推薦《生活之道》給讀者們 （依姓名筆畫序排列）

對於生命，我們只加一分自己之所能，絕不取一分自己之所欲。
泰然無愧、泰然無懼、泰然無爭——奥斯勒醫師

慈濟大學校長　王本榮

台大醫師　王浩威

淡江大學中文系教授　王邦雄

高雄醫學大學校長　王國照

輔仁大學醫學院院長　江漢聲

師範大學美術學系教授　何懷碩

中央研究院院士　李亦園

榮民總醫院院長　李良雄

暨南大學資工系教授　李家同

陽明大學醫學院院長　李建賢

台灣大學校長　李嗣涔

中國醫藥大學醫院教務長　沈戊忠

成功大學醫學院院長　宋瑞珍

和信醫院榮譽院長　宋瑞樓

中國醫藥大學醫院院長　林正介

台大附設醫院院長　林芳郁

高雄醫學大學副校長　林幸道

成大醫院副院長　林其和

中國醫藥大學醫學系主任　吳錫金

文化評論家　南方朔

台北醫學大學副校長　洪傳岳

陽明大學神經科研所教授　洪蘭

莊裕安內科診所醫師　莊裕安

台北醫學大學校長　許重義

義大醫院院長　陳宏基

榮民總醫院醫師　陳克華

台大醫學院院長　陳定信

中山醫學大學校長　陳家玉

長庚醫院院長　陳敏夫

中國醫藥大學教授　陳偉德

台灣大學心理系教授　黃光國

國泰醫院院長　黃清水

和信醫院院長　黃達夫

馬偕醫院院長　黃俊雄

馬偕醫院教授　黃富源

中國醫藥大學校長　黃榮村

醫學院評鑑委員會主委　黃崑巖

國家網路醫院院長　張昭雄

國防醫學院院長　張德明

台灣大學哲學系教授　傅佩榮

中央研究院院士　楊國樞

輔仁大學校長　黎建球

中醫大附設醫院院長　蔡宗博

中國醫藥大學神經部主任　蔡崇豪

東吳大學校長　劉兆玄

高雄醫學大學副校長　賴永勳

和信治癌中心醫院教授　賴其萬

長庚大學醫學院院長　魏福全

世界公民叢書

未來的・全人類觀點

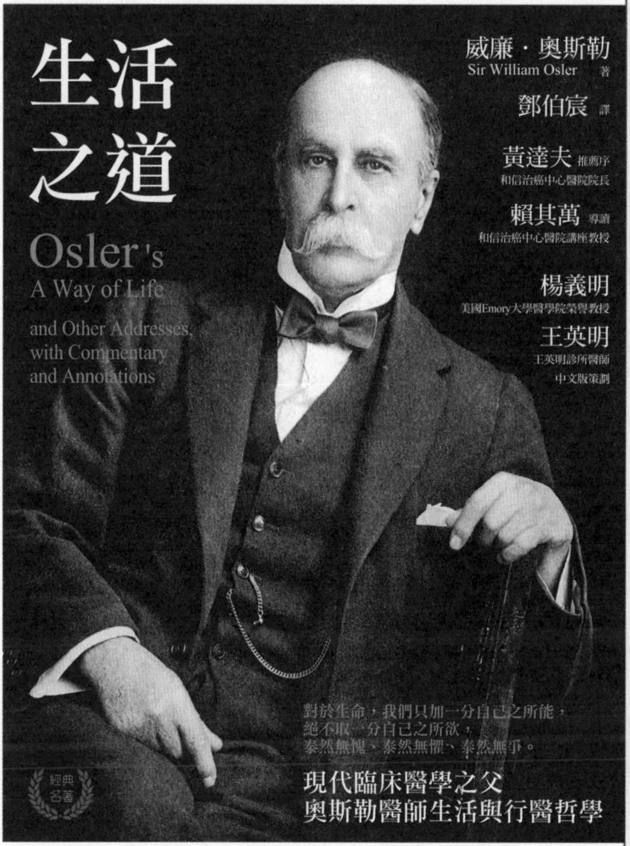
生活之道
Osler's
A Way of Life
and Other Addresses, with Commentary and Annotations
威廉・奧斯勒
Sir William Osler 著
鄧伯宸 譯
黃達夫 推薦序
和信治癌中心醫院院長
賴其萬 導讀
和信治癌中心醫院講座教授
楊義明
美國Emory大學醫學院榮譽教授
王英明
王英明診所醫師
中文版策劃
對於生命，我們只加一分自己之所能，
絕不取一分自己之所欲，
泰然無愧、泰然無懼、泰然無爭。
經典名著
現代臨床醫學之父
奧斯勒醫師生活與行醫哲學

各位，機會為你們敞開著，你們的前途不可限量，
如果你們只顧著追求自己的利益，
把一份崇高神聖的使命蹧蹋成一門卑劣的生意，
將你們的同胞當成眾多交易的工具，
一心只想著致富，你們定可以如願以償；

但如此一來，你們也就賣掉了一份高貴的遺產，
毀掉了醫師為人類之友這個始終維持得很好的名銜，
也扭曲了一個歷史悠久的優良傳統與受人尊敬的行業。

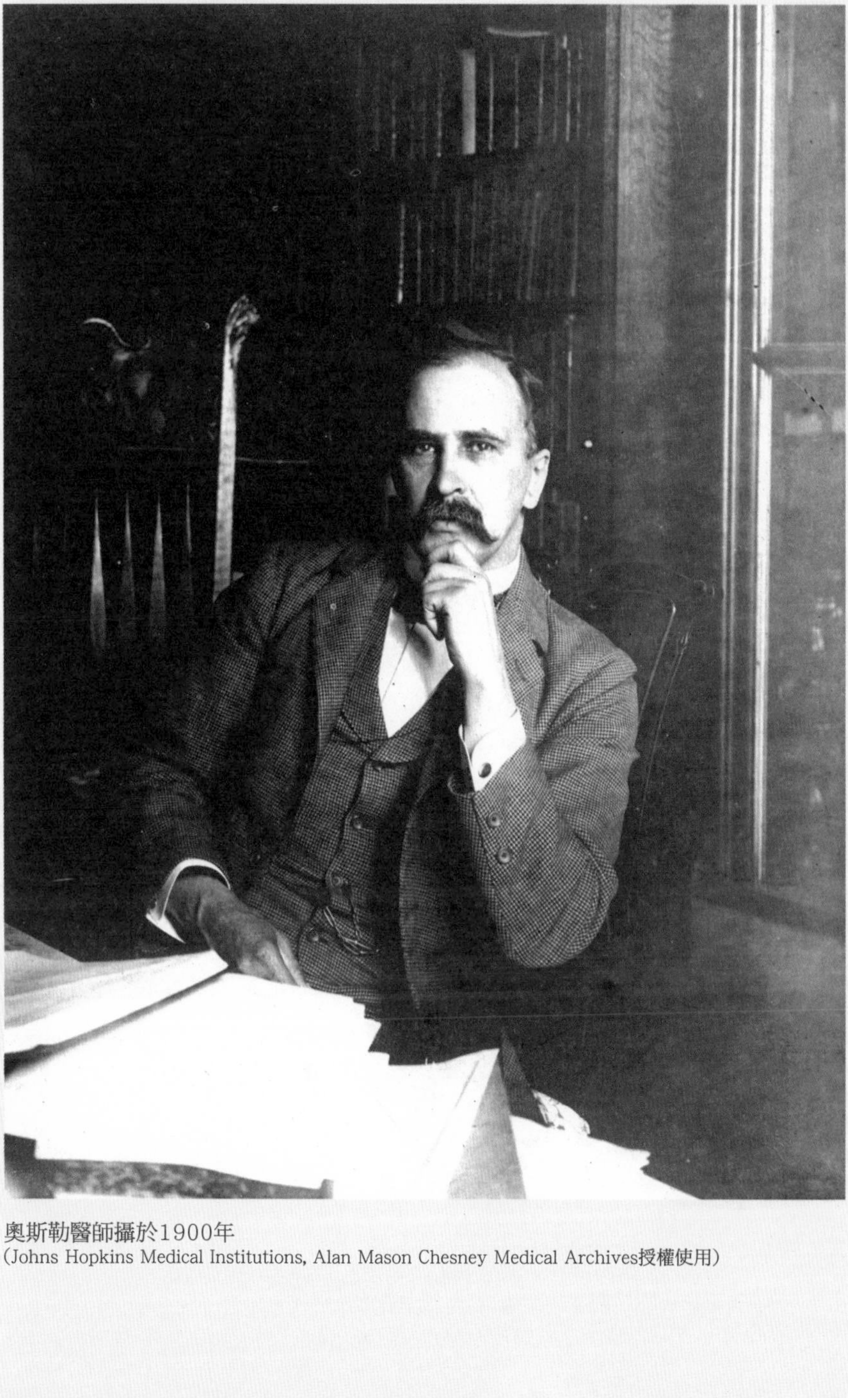

奧斯勒醫師攝於1900年
(Johns Hopkins Medical Institutions, Alan Mason Chesney Medical Archives授權使用)

偉大的教導與教育，

能使人的靈魂在美感、哲學以及智性上，

追求不僅屬於個人，

更是屬於全人類的不朽。

這本書超越了醫學範疇，

是寰宇間的普世價值，

奧斯勒在這裡對醫者所期勉的，

是每一個人都要學習的生命智慧。

立緒文化出版這本書，

與所有可能成為偉大國民的我們共期勉。

生活之道

【目錄】本書總頁數共688頁

I 生活之道

附錄

黃達夫／和信治癌中心醫院院長

中文版推薦序

永恆的典範：威廉．奧斯勒

我在一九六五年到美國之後，發現很多美國醫學生的書架上都有奧斯勒醫師所著《寧靜》（*Aequanimitas*）*這一本不厚不薄的書。一九六七年到北卡州杜克大學醫學院接受血液、腫瘤科次專科醫師訓練時，更常常聽到老師、住院醫師與醫學生引用奧斯勒曾說過的話，讓我印象深刻。

據我所知，當時美國有兩所醫學院的教學病房被命名為Osler Ward，一是約翰．霍普金斯（Johns Hopkins）醫院的一般內科病房，它是該大學醫學生學習內科的主要場所。另一是杜克大學醫院一般內科的女性病房，它也是杜克醫學院最重要的教學場所。杜克醫院病房之所以以奧斯勒命名，就是要提醒後進經常以奧斯勒醫師為學習的典範。

一九一〇年美、加醫學革新時期，除了佛勒斯納（Abraham Flexner）以外，奧斯勒也是促成此醫療大改革成功的要角。奧斯勒在國際醫學界盛名遠播並流傳至今，主要是因為他的醫療理念歷久彌新。儘管醫療知識和技術突飛猛進，今天許多治療方法與他行醫的時代可能完全不同，但是，他所闡述醫學的本質卻是醫療永恆不變的價值。因此，《生活之道》是每一位從事醫療工作者必讀的書。

二〇〇六年六月十一日

---

*Aequanimitas：我的翻譯會是「心平氣和」。

中文版策劃者序

楊義明／美國愛慕理大學醫學院教授

十九世紀末，奧斯勒醫師（Sir William Osler）於北美創始的教育體系與觀念，可說是現代醫學教育的起源。奧斯勒醫師堪稱是醫學教育的始祖、臨床醫學的泰斗、更是醫學院教師的榜樣。我們要在醫學教育上有所成長，就要先行認識這位大師，進而學習他的風範。

奧斯勒醫師一八四九年在加拿大出生，一八七二年畢業於麥吉爾（McGill）大學醫學院。隨後留學歐洲，於倫敦、柏林、維也納，進修生理、病理、外科、神經科學與實驗研究。他於一八七四年返回加拿大，在蒙特婁行醫，同時回母校執教。此時他開創了病床邊（Bedside）教學的觀念，此大膽先進的作風，與當時北美的教學方法迥異，因此備受矚目。

一八八四年他受到賓州大學醫學院（美國第一家醫學院）的禮聘，負責醫教。他到了這頗富盛名的學校，隨即推展醫教改革、實施病床邊教學，以引發學生的學習熱忱，同時設立實驗室，發展研究風氣。他更熱心的參與社區活動，為學術界與一般社會建立起良好的關係。

因為當時北美醫學生只接受課堂上課，完全沒有實際臨床經驗，所以他開始呼籲病床邊教學的重要性，並且加以大力推廣。他的一句名言，點破了臨床教育的真諦。他說**「學習臨床醫學，如果沒有書本做導讀來學習病人的臨床症狀，就好像沒有航海圖來導引海上的航行。但是，如果沒有從病人身上觀察來學習醫學，而只讀書本，就好像學習航海，卻從來沒有出海航行過。」**

他的優異表現，於一八八九年受到新成立的約翰·霍普金斯大學醫學院與附設醫院的大力延攬，擔任內科主任，並主掌教學。**他一面引用德國組織完善的住院醫師制度，同時採用英國良好的實習學生制度（Clerkship），進而成為美國最嶄新的醫學教育體系。**在短短數年中，他把約翰·霍普金斯大學醫學院發展為醫學教育的殿堂，並且成為名聞世界的醫學中心。

他深信醫學院的學生，必須先具備一般大學畢業資格，不但擁有生物、物理、化學的基本知識，同時應具有良好的語文能力，更要有通識人文教育的薰陶。他一再強調醫學院的臨床教育，必須在病床邊來教導臨床醫學，經由建立的實習學生制度，讓學生主動的親身參與臨床醫療及教學活動，使學生能實地來學習。他常提到臨床醫學教育的三部曲，就是「由病人開始，自病人引申，於病人完成」，也就是完全以病人為中心的教學。書本與授課，只是教學的導引與工具。

奧斯勒醫師除了在醫學上的精深造詣，在人文素養上也是極其醇厚。他所編寫的「醫學原則與實務」，成為當時最重要的醫學教科書。他的著作與演說，異常豐富，不但詞藻優美，充滿睿智，而且令人省思，深具啟示。他說「從每個病人身上，才可以看到醫學的奇妙與特別，而不是從病人的表徵上來尋求這些」。他提醒我們「要從生命的詩句上來鼓舞我們每天例行的診療工作」。他更激勵我們「要從日常病房工作中接觸的平凡人身上，感受他們的愛和喜悅，他們的憂傷與悲痛」。

他不但極具教學才華，更擁有教師的教誨本質，就是以自己為模範來教導（Teaching by example）。他強調角色仿同（Role model）的重要性，他的身教與言教，樹立了教師的楷模。

奧斯勒醫師把他對人類的熱愛、人性的尊重、人道的實踐與全人的關懷，都融入在行醫、教學、生活與著作中。他把醫師、教師與學者的精髓，提升到極致。這是大師的風範，更是無比崇高的魅力。

在我個人三十年的醫療服務與醫學教育生涯中，深深體會到，醫療是一個人與人互動的關懷過程。醫療必須建立在對人性尊重的本質與對生命熱愛的精神上。最近幾十年，社會急遽變化，物質的追求成為生活時尚，績效與利潤成為最高目標。我們的人文生活品質不自覺地被侵蝕，人與人的關係也逐漸淡化；近年醫療服務明顯面臨企業化經營的衝擊，更受到不理想的健保體制的影響，使得醫療失去人性，忽略了關懷，更背離了以「人」為中心的醫療照顧。

在多次回國的服務與教學經驗中，我更感受到許多現實的逆境，以及醫療品質的日漸低落問題，實在令我憂心忡忡。我深深覺得要解決這些問題，唯有從精神上的打造及教育上的改革做起。

四年前偶然讀到奧斯勒教授的演講集粹"A Way of Life"，令我精神為之一振，愛不釋手，驚嘆這確是我們現今需要的「生活之道」。這本由杜克大學出版社在美發行的註釋版，是由日本知名的日野原重明醫學博士策劃，在仁本久惠教授的傾力協助下，歷經二十年精心編輯完全，並附以周詳註釋的英文版本。書中每一篇都散發出他對全人類關愛的情懷、醫學教育的獻身、每日工作的投入、生命價值的發揚、人性尊嚴的敬重；字裡行間更洋溢著他睿智的哲理、醇厚的人文素養以及優美的古典英文。

我立即萌生了將此書翻譯為中文的強烈意念，在試著寫信給杜克大學出版社後，其負責人表示樂觀其成，但版權仍屬日野原重明醫學博士。所以我即寫信到東京給他，很快的就收到他誠摯友善的覆函。他對翻譯成中文的意念與計畫興奮不已，並且毫無保留地授與我們中文版的版權。

因此我就著手規劃翻譯與編輯事宜。由於我在國內時間有限，我邀請摯友與大學同學王英明醫師擔任總策劃，成功大學林其和教授、中國醫藥大學沈戊忠與蔡崇豪教授協助編輯與翻譯，同時邀請旅居美國的好友馬明明博士著手翻譯英文版書中的第一篇〈生活之道〉。當一些初稿完成後不久，我們發現，各篇的翻譯文體與文筆無法取得相當的一致性，遑論臻及信、達、雅的翻譯理想境界。這些編輯上無法克服的困難，驅使我們尋求其他的途徑。經過王英明醫師不辭辛勞的奔走，最後才得到立緒文化事業公司的支持，接下《生活之道》的翻譯與出版工作。

現在全書終於出版發行，我們期望國內醫師、醫學生、醫學教育者，有機會閱讀本書後，都能從奧斯勒醫師的言詞獲得啟示。對非醫界人士，也相信他們能因此而悟出日常的生活之道，讓生命過得更有意義。

對參與初期編輯翻譯與最後審閱工作的林其和、沈戊忠、蔡崇豪與吳錫金諸教授，以及費盡辛勞做了初期翻譯的馬明明博士，方彭博士及王璇璣、方禎文兩位同學，我要在此由衷的感激他們。

另外特別感謝醫學教育界前輩黃達夫教授及賴其萬教授為本書撰寫了精彩的推

薦序與中文導讀，對許多醫界賢者的熱心推薦本書，也要致上最深的謝意。好友王英明醫師是本書得以出版的真正幕後英雄，他以過去多年寫作出書的經驗，完成接洽、訂約、聯絡各方的繁瑣工作，並幫忙最後審稿與校訂，並潤筆各重要章節文字，我除了致上內心無限的感激，真不知如何報答。立緒公司能秉持出版人文有關著作的使命，同意出版本書，個人萬分佩服，對鍾惠民總編輯的周全籌劃，許純青主編的費心投入，我亦感銘在心。

寫於二〇〇六年春

於亞特蘭大　愛慕理大學醫學院（Emory University, Atlanta）

中文版導讀

賴其萬／和信治癌中心醫院醫學教育講座教授

幾個月前，美國愛慕理大學小兒科教授楊義明醫師打電話邀請我替他所策劃的奧斯勒醫師（Dr. William Osler）的《生活之道》寫一篇中文導讀。感到汗顏的是，我雖然看過一些有關於奧斯勒醫師的書、演講與文章，但我並不曉得有這一本兩位日本學者（日野原重明教授與仁木久惠教授）所編的奧斯勒醫師二十篇演講集。當我接到這中文譯稿以及英文的原書時，才發現這兩位日本學者這麼用心的在每一篇演講前加上一頁他們的心得，以及文中多處加上註解，以幫忙讀者了解書中的典故。

我覺得這二十篇演講中，幾乎一半都是與醫師的養成教育直接有關，其他有兩篇與護理人員教育與執業有關，而幾篇對醫界提出的諍言，使人感受到怒目金剛的震撼；另外有四篇（〈生活之道〉、〈人類的救贖〉、〈柏拉圖筆下的醫療與醫師〉、〈舊人文與新科學〉），我覺得較為艱深，也許可以留到最後再讀。

在這二十篇的演講中，我們可以非常清楚地感受到奧斯勒教授的人格特質，他念念不忘他的恩師對他的影響，特別是他學生時代的麥吉爾大學醫學院院長帕默·霍華德（Palmer Howard）。在他對賓州大學、約翰·霍普金斯大學所做的告別演說，也可以感受到他對美國、加拿大提供他成長教育的栽培，以及發展過程中的各種助益，以及其他同事們與他的合作心存感激，並且無時無刻的自我反省。看到他對醫界提出諍言的嚴厲態度，才領會到這位謙謙長者對醫界不對的事情也會毅然發出正義的怒吼。

這本書讓我感受到奧斯勒醫師不只是一位醫師，而且是一位學貫古今的智慧長者。他使我深深體會到要做一位良醫，需要通識教育的根柢。希望這本書能夠廣為台灣的醫界所接受，而使醫學生了解通識教育、人文教育對培育良醫的重要性，同時也希望奧斯勒醫師這位大師的引進台灣能喚醒醫界，「知識」、「技巧」的傳授固然重要，但落實專業態度的改進更不容忽視。我對這兩位日本學者翻譯、加註的用心，而成功地幫忙其國人認識奧斯勒醫師，深表敬意，並由此而得到啟示：我們是否用心思考過，我們還有多少可以為台灣的醫學教育盡力的地方……。

最後值得一提的是，奧斯勒教授對於醫學生的讀書風氣一直大力推動，由他的

〈書與人〉，以及他介紹〈湯瑪斯．布朗爵士〉兩篇文章，更可以體會出他對推薦好書的用心，以及在他的心目中，讀書對醫學教育的重要性。最後他也提出十本「醫學生的枕邊書」，這些名著大部分都是份量重而且較不易了解的好書，以目前台灣醫學生普遍缺乏讀書習慣的養成，恐怕像奧斯勒醫師所提出這種大師級的著作列為「枕邊書」的話，只是催眠，而無法真正推動讀書風氣。因此黃崑巖教授、黃達夫教授與我這次先提出十本我們認為可以使醫學生引發讀書興趣的好書，而希望將來全國的醫學生讀書風氣普遍提高以後，我們會再提出更深入、更有份量的名著。

非常感佩楊義明教授雖然身在異鄉，但心懸故鄉的醫學教育，而選出這本好書來找人翻譯。讀了兩位日本學者的編者序以及楊教授的中文版序，才了解這本書翻譯的過程，以及幾位台灣關心醫學教育的醫師所做的幫忙，使我深感「德不孤，必有鄰」。我衷心地希望這本書的中譯本可以帶給台灣醫界的自省以及對醫學教育的重視。

二〇〇六年六月十六日深夜

約翰・麥高文／美國奧斯勒學會創辦人

英文版前言／楊義明、鄧伯宸合譯

奧斯勒醫師（Sir William Osler, 1849-1919）生於一個半世紀以前，去世已有八十多個寒暑，但直到今天仍被視為醫學界不世出的巨擘。自麥吉爾大學（McGill University）畢業之後，他先在加拿大、然後到美國、最後落腳英國，一生都充滿無與倫比的優異經歷，尤其他在美國巴爾的摩市約翰・霍普金斯大學（John Hopkins University）任職那段時日，醫學上的造詣使他儼然一方宗師，北美地區求學問道的人絡繹於途。當時他與同仁所打造的一套體系，直到一個多世紀後的今天，仍然是從事醫學教育者所遵循的典範。這樣了不起的一生，具體而微，從本書編者——日野原重明醫師——所作的年表中，就可看出。

透過等身著作、創意的教學與生活態度，奧斯勒的影響迅速散布，他寫的醫學教科書《醫學原則與實務》（*The Principles and Practice of Medicine*, 1892年初版）問世後，不但奠定英語世界醫學教科書的標準，更經由翻譯遍及世界各地。也正是這本鉅作的付梓，促成了洛克菲勒醫學研究中心（Rockefeller Institute for Medical Research）的誕生。

他的非科學性書籍與文章——所談無非現實人生的生活藝術——時至今日，更廣受閱讀、喜愛並發人深省。他所傳達的最主要訊息，就是在一生以病人為中心的行醫生涯裡，所應盡的人性本分。在奧斯勒的行醫生涯中，每日望聞問切之餘，其間有更多醫療實務以外的學問，值得有心的讀者涵泳再三。本書所精選的正是這些篇章，創新的編寫方式，使一般讀者可由此窺知大師風貌。值得一提的是，原作的旁徵博引，其中不乏文學的典故與比喻，在距今一個多世紀之後，許多當時通用的古典用語，現今已不是我們所熟悉，因此編者不厭其煩地加以闡明。

奧斯勒的這本文集，連同每篇文章的小引與註釋，不但有永恆價值，此時出版亦有時代的意義。今天，對於醫療照顧的施者與受者來說，想要在這條路上走來得其所哉，可真是一項大不易的挑戰。由於醫師的形象越來越受到質疑，醫療這個行業所受到的壓力也是前所未有的。此外，技術發展之迅速，科學數據的大量增加，逼得醫師非去吸收、了解與運用不斷擴增的基本知識不說，而過去二十年來，其他方面的趨勢也一直快速影響醫療的型態，就以近年來的醫療保健政策的改變而言，醫師診療的時間大幅度縮水，就可說是影響深遠。由於醫師看病人的時間受到極大的限制，導致無暇建立醫病關係，病人既無法對醫師產生信心，也就失去了痊癒的能量。

在這個人們與醫療業者相處得不是那麼愉快的時代，對於醫療界，一向都已存在的社會壓力，可說是於今尤甚。現代醫學已經讓醫師們也能夠使用比奧斯勒醫師當時有效千百倍的藥物，同時也更能夠減除病人的病痛與殘障，在疾病的預防、治療與照顧上，能夠提供給病人的遠較過去為多；在緩解疼痛與身體的殘疾上，醫師的配備更是遠勝於前輩。儘管如此，講到受人信任與尊敬，今天的醫師卻是江河日下了。難不成現代的醫療利器反而使醫療的核心成分變質或敗壞了嗎？果真如此的話，又是什麼造成的呢？

行醫究竟是科學、藝術、交易、行業、專業還是某種綜合體？這個問題，今天越來越眾說紛紜。奧斯勒在〈行醫的金科玉律〉（The Master-Word in Medicine）中是這樣說的：**「行醫是一種藝術而非交易，是一種使命而非行業；在這個使命當中，用心要如同用腦。」**在講這句話的當時（一九〇三年），現代醫學剛剛啟蒙，醫學上的知識仍然有限，科學醫療技術的進步還不是那樣受到重視。換作是今天，我們可以猜想，奧斯勒也許會這樣講：「行醫是一種以科學為基礎的藝術；是一種專業而非交易；是一種使命而非行業；在這個使命當中，心一定要跟得上腦。」但不論怎麼說，即使技術與科學大有進展了，奧斯勒的初衷應該還是一樣：一個醫師絕不只是在治療一種疾病，而是在醫治一個獨一無二的人，一個活生生、有感情、正為疾病所苦的人。因此，所謂「心」，始終都是指熱忱、設身處地與無微不至的關懷。對許多病人來說，今天這種核心的成分已經蕩然無存。我就常聽到病人這樣說：「醫師似乎並未用心聽我說話、回答我的問題，或做一些說明，總是匆匆忙忙的；我總覺得他們並不是真正關心我——我呢，只不過是一個號碼而已。」

毫無節制的過分強調科學，很容易就會忽略醫學的人性關懷與憐憫。在此醫療體制迅速變遷的時代，如何在醫療的科學與藝術之間找到平衡點，對醫學院的教學也就形成了新的挑戰。這本書的演講與文章中，反映出奧斯勒醫師令人折服的精闢觀察與深遠見識，也提供了我們雋永的金科玉律，來解決科技與人性關懷的不平衡。

奧斯勒極力主張，醫師之教育首重醫術的養成，但由於醫學知識的有限，應輔以人文的修養。他堅信，人文修養有如酵母之於發麵，可以催化醫療的關懷、同情心與同理心。「在一根樹枝生出的兩串果實，就如醫學的人道與科學，必須互相補足，才不至於嚴重的受到傷害」（Twin berries on one stem , grievous damage has been done to both in regarding the Humanities and Science in any other light than complemental）（見〈舊人文與新科學〉）。他自己在人文方面的深厚修養，在這些篇章中閃閃發光，不僅照亮了醫療「心腦合一」的道路，也可以為任何人提供一盞生活的明燈。

既要有豐富的醫學知識，又要跟得上最新的醫學進展，還要具備人文的素養，更要關心病人在各種狀況所面對的掙扎，說起來，醫師的負擔還真是沉重。正因為如此，醫師還需要具備另一種本事，一種能夠讓自己舉重若輕的生活哲學；關於這一點，奧斯勒在第六篇文章〈生活之道〉中有很清楚的說明，他指出，他自己的成功應歸因於早年養成的一種習慣——生活在「日密艙」（living in day-tight compartments）中。他所強調的智慧是，不要活在昨日的錯誤與失意中，也不要擔憂明天可能帶來的不安與恐懼，而應該使出自己全部的心力來承擔今日，因為「昨日的負擔，如果再加上明天的，只會使今日更加舉步維艱」。對於焦慮的病人或身陷痛苦中的人，這個法門同樣有效；痛苦若只見於今天，自然得以紓緩一些。

我們在急速改變的醫療體系裡，面對著過分強調的技術與科學醫療，就更能發現奧斯勒醫師在人道觀念上秉持的原則，以及他的行醫素養。奧斯勒在這些文章中所談到的倫理、原則與實務，隨著醫學院與護理學院的不斷努力，更將有助於醫學教育與醫療品質的轉化與強化。醫師與護士，乃至於醫技人員、物理治療師與醫療團隊的其他成員，都應該自我期許，做一個富有同情心的科學醫護人員。

奧斯勒的講演集雖然有好幾個版本，但唯獨這本選集另外做了一些功課，在每篇文章之前附加一篇引介的短文，並特別為各篇加註解釋，使現代的讀者讀起來更明白易懂。對於共同編輯的仁木久惠教授，我們要致上最誠摯的感謝，此書得以問世，多虧她的專業以及二十多年來不懈的奉獻。

以個人終生行醫與教學的經驗，以及身為奧斯勒追隨者，我深切相信這本書中的註釋使作者的比喻用語、引經據典及影射詞彙都更加的清晰、明朗。增益作者的畫龍點睛之功，也可以說為奧斯勒的大作提供了一項彌足珍貴的資源。

因為奧斯勒這些鉅作，一定會成為有心讀者的重大資產，當年我卻未及早看到這些註釋而加以細讀，所以相當遺憾。現在藉著這本書的註釋，讀者應該能夠得心應手來閱讀了。這本書裡談生活、談使命，我絕對敢說，任何人如果用心讀過、消化過，一定都會覺得受益匪淺，甚至樂在其中。奧斯勒一切以病人為中心的態度，任何提供醫療服務的人一旦體會了他的深意，在他們參與現行醫療體制，為迫在眉睫的問題尋找解決方案時，一定會有極大的幫助，也將更能夠「心腦並用」地對待前來求助的病人；而病人則將會更滿意於他們所受到的待遇。

有心讀此書的人，千萬不要忘記，奧斯勒的這些文章，談生活也好，談人類的潛力也好，全都是實實在在的生活觀照，絕不只限於醫界中人。即使你不是醫護人員，當你翻閱書中的每一頁，你都會有相同的感受。不論從事什麼行業，追求什麼使命，在日常生活中，我們全都應該不斷地精益求精。無論行醫或教書，奧斯勒都可說是良醫與良師，而他就從未停止自我要求，始終在督促自己好還要更好。正因為如此，這些無比珍貴的寶藏乃能走出醫學史的檔案，進入新千禧年的當代世界。

關於編者

日野原重明博士是一位孜孜不倦、足跡遍歷國際的醫學大使，也是著名的奧斯勒專家，身兼內科醫師與教育家，獻身醫學與醫療工作長達六十餘年。在他的母國日本，日野原重明與東京聖路加國際醫院（St. Luke's International Hospital）有著深厚的淵源，為該院現任董事長，同時也是聖路加護理學院（St. Luke's College of Nursing）董事長，並擔任日本多所醫學院的顧問。

日野原重明於一九三八年在京都大學醫學院取得醫學博士（M.D.）學位，其後又以自己所設計的微擴音器，通過食道監聽心前房的聲音，並以此項研究在該校獲頒哲學博士學位（Ph.D.）。後來前往愛慕理大學醫學院（Emory University School of Medicine）追隨保羅·畢森（Paul Beeson）教授，進一步研習內科，並接受住院醫師訓練。

日野原重明與聖路加國際醫院的淵源，可以追溯到一九四一年。當年他加入該院內科部，至一九五一年升為主任醫師，任期長達四分之一個世紀。這段時期，主要的領域是心臟病學、身心醫學、水分電解質的新陳代謝、以及預防醫學。

一九七一至八九年間，日野原重明擔任日本政府教育及衛生福利部成立的委員會委員。另外分別主持過住院醫師與研究員訓練委員會主席及專科醫師評鑑委員會。

日野原重明亦積極參與日本的民間醫療組織，包括醫學教育學會與基層醫療學會。在國際上，他也是美國心臟學會會員與美國內科醫師學會榮譽會員，並曾出任國際內科協會（International Society of Internal Medicine）與國際衛生評鑑協會（International Health Evaluation Association）主席。近年來專心寫作老化症與安寧療護的相關文章，並致力於音樂治療等另類醫療途徑。

在他活躍的行醫與教育生涯中，日野原重明所獲得的榮譽極多，包括日本醫學學會科學成就獎首獎（1982）、日美訪問醫學者、費城醫師學會榮譽會員（1985）、以及美國哥倫比亞長老會醫學中心死亡學基金會所頒授的醫學成就獎（1992）。一九九三年，日本裕仁天皇頒授勳二等瑞寶章，九八年榮膺東京市榮譽市民，同年，在美國湯瑪斯．傑佛森大學醫學院第一七四屆畢業典禮上獲頒醫學人道獎。一九九九年十一月三日日本文化節，獲頒教育、科學、運動與文化部之名人賞，成為日本史上唯一獲此殊榮的醫師。

日野原重明是公認的奧斯勒專家，將奧斯勒的原則與理念推廣到世界，於奧斯勒的生平與著作，寫文著書更是不遺餘力。一九八三年在日本成立奧斯勒學會，並任會長；同年榮膺美國奧斯勒學會榮譽會員，次年倫敦奧斯勒聯誼會亦授予榮譽會員。日野原重明有關奧斯勒的重要英文文章包括：〈奧斯勒在亞洲的足跡——記一次意義非凡的大事〉（Osler's Peregrinations in Asia——A Report on an Unusual Event）*American Diseases of Children*, vol. 24, September, 1972、〈奧斯勒在日本〉（Osler in Japen）*Osler Library Newsletter*, no. 45, February, 1984，以及〈威廉·奧斯勒醫師的死亡哲學〉（Sir William Osler's Philosophy on Death）*Annals of Internal Medicine*, 118:8, 13 April, 1993。

約翰·麥高文醫師（John P. McGovern, M. D.）

約翰·麥高文醫學博士（John P. McGovern M.D.），美國奧斯勒協會創辦人，德州大學加維斯頓（Gaveston）分校醫學研究所醫學人文科歷史與哲學教授。

日野原重明／日本奧斯勒學會創辦人

英文版編者序

／楊義明、鄧伯宸合譯

威廉・奧斯勒獻身於醫學，在行醫、教學、研究之外，兼及社會關懷，一生不輟，十九世紀後期至二十世紀初，活躍於加拿大、美國與英國。本書所收為其非醫學講演的部分篇章，另附加小評與註釋，以說明其文內所引的章句與比喻。

一生之中，奧斯勒所寫的醫學性文章多達一一五八篇，文學性文章一八二篇，本集收錄其中二十篇。一九〇五年，奧斯勒自己出過一本文集，書名《寧靜及其他——向醫科學生、護士與醫師所作之講演》（*Aequanimitas with other Addresses to Medical Students, Nurses and Practitioners of Medicine*）。

〈寧靜〉（Aequanimitas）一文為這本集子的開卷之作，為奧斯勒辭去賓州大學醫學院內科教授職時的告別演說。文中他強調，面對任何危機時，心靈的「寧靜」是一個醫師最重要的素養。此後，在約翰・霍普金斯大學內科教授任內，到一九〇五年止，奧斯勒又陸續發表二十二次非醫學性的講演，對象為醫科學生、護士、醫師與教師，均來自不同的醫學院、醫學社團、護理學校與醫學研究機構。

一九四一年，我進入日本東京的聖路加國際醫院服務。一九四五年八月，二次世界大戰結束未久，盟軍總部徵調聖路加醫院為其陸軍總醫院，就在交接典禮中，新任陸軍總醫院院長華納．包爾斯醫師（Dr. Warner Bowers）送我一本《寧靜及其他》。從此以後，這本書就成了我的旅途良伴。包爾斯醫師本人極為尊敬奧斯勒，他告訴我，該書是他醫學院畢業時，禮來藥廠所贈送，他隨身攜帶，即使戰時在醫療船上也不忘閱讀。

包爾斯醫師的這份禮物，我在衷心感激的心情中把它讀完，同時也體認到書中的英文詞藻相當艱難，當時就下定決心，有朝一日，定要為日本的醫科學生將它譯成日文。我的計畫是，選擇其中仍然適合當代醫事人員的十六篇，再加進另外四篇精彩的文章，皆屬奧斯勒移居英國，在牛津大學擔任欽定醫學教授時所發表的講演。這四篇分別是：〈湯瑪斯．布朗爵士〉，一九〇五年講於倫敦蓋伊醫院，介紹這位他自己所崇拜的前輩；〈人類的救贖〉，一九一〇年在愛丁堡大學以非神職身分向學生所做的主日佈道；〈生活之道〉，一九一三年在耶魯大學希里曼（Silliman）講座開講前一天，向耶魯學生發表的談話；以及〈舊人文與新科學〉，一九一九年五月就任牛津古典學會會長的演說，同年，奧斯勒辭世。

一九八〇年十一月，明海大學教授仁木久惠（時任聖路加護理學院教授，亦為莎士比亞專家）與我著手將這些文章譯成日文。到一九八三年時，我們為本文加了八百條註釋，交由「醫學書院公司」出版。出版後，不僅醫科學生、醫師、護理人員與其他醫事人員閱讀，也受到一般民眾的喜愛，到二〇〇一年三月底，銷售達到二萬七千冊。

奧斯勒在與醫學相關的講演中，常喜歡引用文學與哲學的典故，包括古代與當代的作家、哲學家與教育家。在他的那個時代，人們寫作雅好用典，廣泛摘引文學與聖經的章句，之所以會如此，在於一般的讀者均接受過同樣的古典文學教育，因此多數耳熟能詳，而引經據典也就成了作者博學多識的象徵。但對一般日本讀者而言，則不免隔閡陌生，對此，我們的註釋顯然發揮了效果，日譯本得有二萬七千本的銷售佳績，這或許是原因之一吧！

於是，我們又有了新的想法，何不出版附加註釋的英文版本，如此一來，將可使英語系國家的醫學生與醫事人員，更加了解奧斯勒的思想與精神，因為，今天在大學的課程中，「古典」教育之普及畢竟不比奧斯勒的時代了。

為此，仁木久惠教授走訪了多間美、加、英的圖書館，進一步加強註釋的部分。在久惠教授美國友人如美國的顧華那（Jane Guwana），及加、英等國學者的協助下，歷時二十年，我們終於大功告成。

最後，我要特別感謝我的好友與同事，美國奧斯勒學會創辦人約翰．麥高文醫師（Dr. John P. McGoverm），他為本書的架構與編輯付出了極大的心力，撰寫前言，並協助出版事宜。同時，對於醫學書院出版社總裁金原優（Mr. Yuu Kanahara）的技術協助與支持，在此一併致謝。

日野原重明博士（Shigeaki Hinohara, M. D.）

仁木久惠／日本明海大學教授（一九八〇）

致讀者

這本奧斯勒的講演選集，旨在與現代讀者分享他的理念，尤其是幾篇與醫界倫理有關的文章，更見其重要與參考價值。書中所選的文章，分別來自約翰・麥高文與查理・羅蘭（Charles G. Roland）所編的《威廉・奧斯勒文集》（*The Collected Essays of Sir William Osler*, Birmingham: The Classics of Medicine Library, 1985）、《寧靜及其他》（*Aequanimitas: With other Addresses to Medical Students, Nurses and Practitioners of Medicine*, 3d ed., New York: McGraw-Hill, 1961, 3d ed.）、《威廉・奧斯勒醫師文選》（*Selected Writings of Sir William Osler*, New York : Paul B. Hoeber, Inc., 1913），以及《人類的救贖》（*Man's Redemption of Man*）。每篇講演的發表日期均在文章的開頭予以註明。

奧斯勒的文章引經據典，旁徵博引，從古代到現代無所不包。註釋不僅是為醫科學生與一般大眾不熟悉的字詞下定義，同時也註明所引章句的出處——古典的、歷史的、文學的、神學的、醫學的（特別是奧斯勒同時代的人名），有些註釋則是幫助說明原文的意思。很顯然地，醫學院已經大不同於往昔，奧斯勒若生於今日，定會有一番完全不同的作為；他主張應有更多的實驗室，以及他對女性所持的維多利亞時代觀點，本書並無意加以鼓吹，這些問題大可交給歷史。我們的希望是，讀者能夠將眼光放在那些不變的事情上，譬如，醫師應該具備整體的眼光與寧靜的心靈、醫師之間與醫病之間的關係、人文與科學的互補等。奧斯勒的文章基本上是針對醫科學生而發，我們卻相信，對其他人，包括醫師、護士、圖書館人員甚至於一般人，都能自其中得到樂趣與啟發，並使生活得到充實。

由於整個事情佔掉了我二十多年的時間，我之虧欠於同事與某些學者的，相對來說也就極大。首先要感謝的是，先前在這方面經營過的許多編輯與學者，我直接間接受惠於他們的極多，但也要感謝幾所圖書館的朋友們，特別是奧斯勒圖書館（麥吉爾大學）、保德雷圖書館（牛津大學）、伊利諾大學圖書館、約翰·霍普金斯大學圖書館、愛荷華州立大學圖書館、多倫多大學圖書館，以及許多研究機構。尤其該感謝奧斯勒圖書館的費司·華里斯博士（Dr. Faith Wallis）與瓊·史凱厥夫人（Mrs. June Schachter），在工作上給我的方便。

我最要感謝且虧欠最多的是顧華那（Jane Kuwana），每篇文章前的引介短文，多虧她所做的準備工作。席維雅·加菲爾德（Sylvia Garfield）、艾莉西亞·安德烈（Alicia Andre）、岸野惠（Megumi Kishino）與七尾潔（Kiyoshi Nanao）（醫學書院出版社），在原稿的校對工作上多有協助，在此一併感謝。

多倫多大學的蜜莉安．史基博士（Dr. Miriam Skey），百忙中協助審閱部分篇章，給我很大的鼓勵；還要特別感謝多倫多大學的威廉．庫克博士（Dr. William Cooke），他讀過全部的原稿，並提出許多寶貴的建議。

最後要感謝的是日野原重明博士與麥高文醫師，如果不是他們始終如一的指導與支持，這本書是無法誕生問世的。

仁木久惠教授（Hisae Niki, M. A.）

I　生活之道

1

寧靜

Aequanimitas

汝等應如岬角，
縱使海浪不斷衝擊，
不僅自身挺立，波濤
至其周邊也為之平靜。
——奧里略（Marcus Aurelius）
《沉思錄》（*The Meditations*）

我說：不要害怕！生命
仍讓人的努力大有機會。
但生命也充滿病痛，
不應心懷過度的希望；
你們既不妄想，故也毋須絕望！
——馬太．亞諾（Matthew Arnold）
《埃特納山上的恩皮多克里斯》（*Empedocles on Etna*）

《編按》

一八八九年五月一日，在賓州大學的告別演說。Aequanimitas 是拉丁文，意思是「平靜無波的心境」。在這裡，指的是希臘斯多噶學派的信條，強調理性當家，克制感情與情緒。

一八八九年，奧斯勒向賓州大學醫學院應屆畢業生發表演講。賓大醫學院當時執美國醫學教育之牛耳，而奧斯勒正要告別該校師生，前往霍普金斯大學，創辦一所新的醫學院。在這篇演說中，奧斯勒敦促畢業學生，**培養沉穩與寧靜，以善處成功與挫折**。

沉穩指的是身體的自我控制。為了保持清楚的判斷，避免憂形於色或驚慌失措導致病人失去信心，沉穩絕對有其必要。慶幸的是，這種特質是可以培養的，而第一步就是要練成一副不動聲色的表情。奧斯勒強調，對於疾病具有廣博的知識，以及能夠掌握狀況並知所應對，乃是沉穩的基礎。

相對於沉穩，心理的特質則是「怡然的」寧靜（equanimity）——取自希臘斯多噶學派（Stoics）的格言 Aequanimitas。要達到這種心靈的境界，必須培養耐心與堅持。身為醫師，不能要求病人太多，因為病痛只會突顯人性的脆弱，使人變得不可理喻。總之，生命的不確定、現實充滿變數的本質、以及時間的急迫性，加上治療的考驗，在在都使醫師保持寧靜的心靈狀態成為高度的挑戰。

奧斯勒不諱言，告別費城，依依離情也不免擾亂了他的寧靜，對於能與如此優秀的同事共事，他表達了最大的感恩之意。

寧靜

對許多人來說，冷淡的習慣使然，這個一年一度的盛典總是顯得死氣沉沉的。但對你們而言，至少是今天在場的人，畢業典禮當然有其嚴肅性，正如這一天所要求於你們的，自今而後，莊嚴崇高，任重道遠。你們已經選擇了自己的守護精靈（Genius），匍匐通過了艱困女神（Necessity）的荊棘，命運姐妹（fatal sisters）的聲音在你們的耳際迴響，你們即將進入遺忘之原（plain of Forgetfulness），飲下忘川之水①。在你們有如潘菲里亞人艾爾（Er the Pamphylian）②一般，身不由己地要上路之前，我有責任跟你們說幾句勉勵的話，代表全體師生，祝福你們此去一帆風順。

---

①此句係由希臘哲學家柏拉圖（紀元前 427-347）取材自神話。Genius 是人的守護精靈；艱困女神（Necessity）所紡之紗困住世界的命運，命運姐妹則為艱困女神的女兒，編織人的命運。人死之後，靈魂去到遺忘之原，飲忘川之水，忘掉過去後再投胎重回世間。（柏拉圖《理想國》）

②根據柏拉圖的記載，潘菲里亞人艾爾死於戰場，死後十二日復生，說他看到了亡者的世界，並描述命運之神如何掌控人的生命。（柏拉圖《理想國》）

你們身經百戰、孜孜不倦，因「苦讀而形銷骨立，目光憔悴」③；我心不免戚戚，事關你們人生的成敗，雖然有許多叮嚀要說，我還是不忍多言，只講兩件事情，希望能有助於你們成功，或在遇到挫折的時候不無小補。

首先要講的是，身為一個醫師，無論內外科，最重要的特質莫過於沉穩；讓我花幾分鐘的時間，跟你們談談這項身體上的氣質。你們當中有些人，在過去嚴苛的歲月中，或許來不及養成這種特質，我倒是可以稍微提示它的重要性，可能有助於你們達到那種境界。所謂沉穩，**就是在任何情況下都保持冷靜與專心，是暴風雨中的平靜，是在重大的危急時刻保持清明的判斷，是不動如山、心如止水**，或者用古人的話來說，就是黏液（phlegm）質④。這種特質一般人最欣賞，雖然其間常不免誤解，但一個醫師若不幸少了這種特質，動不動流露出猶豫與焦慮，隨時碰到緊要關頭，徒然顯出慌亂，拿不定主意，很快就會使病人喪失信心。

在我們的年長同仁裡面，擁有這種特質的可說大有人在；這種天生的氣質，於己固然是一種福分，於他人更是如沐春風，對你們來說，應該不至於陌生，多年的親炙，我深信一定是印象深刻的。沉穩，基本上是一種身體的氣質，我不得不說，你們當中有些人，或許由於稟賦的不足，可能很難做得到。但是，用心培養還是能夠起很大的作用，經過訓練與領會，大部分的人應該都能夠達到相當的境界。首要之務就是善於掌握你們的神經。身為一個醫師，無論內外科，碰到棘手的狀況時，「管不住自己內心的動靜，以至於形諸於外」⑤，連最細微的變化，不安或擔心，全都寫在臉上，那就表示無法有效控制自己的延腦中樞（medullary centres）⑥，隨時都有可能犯下大錯。關於這一點，我曾經多次跟你們談過，要求你們鍛鍊自己的神經中樞，碰到任何專業上的考驗時，哪怕是最細微的擴張與收縮作用，也不至於青筋畢露。就算沒有我的督促，時間在眉宇上刻劃的歲月⑦，也會全面壓熄內心惶恐

---

③湯瑪斯．胡德（Thomas Hood）：〈殺人者尤金．亞芮姆之夢〉。原文為：

苦讀使他形銷骨立，
蒼白無神，目光憔悴。

④奧斯勒在此用 phlegm 一字，取其正面的意思，意為平靜。說一個人心如止水，負面的意義是病態、冷漠與遲鈍。古人認為人的性情取決於四種體液，phlegm 屬於黏液（humor）一型，另外三種體液分別是血液、黃膽汁與黑膽汁。

⑤莎士比亞：《奧塞羅》。

⑥**medullary centres**：**centrum ovale**，指「大腦半球中央的塊狀白質」。

⑦時間在眉宇上刻劃的歲月：莎士比亞，十四行詩，第十九首。原文為：

啊，勿在我的所愛清秀的眉宇間刻劃歲月，
也不要用你老舊的筆墨在那兒畫上線條。

引起的羞紅⑧，但是，在此之前，如果能夠先壓得下來，有朝一日，一副莫測高深的表情，那可就是一大筆的資產。當然，**真正圓融的沉穩，絕對少不了豐富的經驗**，以及對疾病各個面向的了然於胸。具備了這種優質的素養，醫師就可以無往不利，任何突發的狀況既不至於動搖其心理平衡，各種可能的變化也成竹在胸，所採取的行動自是篤定有序。但就其本質來說，這種彌足珍貴的特質卻很容易招致誤解，一般人常批評醫師冷漠，似乎也在這裡找到了理由。然而，某種程度的冷淡不僅有其優點，在做成冷靜的判斷與進行精密的手術上尤其不可或缺。毫無疑問地，敏銳的感受力當然有其可貴之處，但前提卻是不應影響手的穩定與神經的冷靜；對一個專注於工作的人來說，無動於衷無非是為求好心切，小事小處暫且放到一邊，其實才是值得稱許的態度。

因此，各位同學，善加培養這種明智的遲鈍，好讓自己在應付緊急情況時能夠從容堅定，免得事到臨頭了，才要來硬起「我們賴以活命的人心」⑨。

其次，跟沉穩這種身體氣質同樣重要的，則是一種心理上的漫長追求。談到這一點，你們應當都記得安東尼奧．庇護（Antoninus Pius）⑩；這個人，做人堪稱是最好的，身為統治者，也是最睿智的。臨終之際，他總結自己的人生哲學，不過寧靜（Aequanimitas）二字⑪。就他而言，即將穿越世界的火牆⑫，就你們來說，則是要自克拉瑟（Clotho）的紡紗中再生⑬，沈著的冷靜，正是最需要具備的素養。這個境界，說要達到，談何容易，說它必要，無論身處成功或挫折，卻還真不可少！天性固然是與時俱進的，但同樣不可或缺的是，對於人際關係與日常工作的性質，總要具備清楚的認知。要守住一片純良的寧靜，第一要件就是不要去對我們的病人抱太大寄

---

⑧壓熄內心惶恐所引起的羞紅：湯瑪斯．葛雷（Thomas Gray），《寫於鄉村教堂墓園的哀歌》（*Elegy Written in a Country Churchyard*），原文為：

隱藏現實真切的陣陣劇痛，

壓熄內心惶恐引起的羞紅。

⑨華茲華斯：《頌詩：童年回憶中對永生的感應》（*Ode: Intimations of Immortality from Recollection of Early Childhood*）。

⑩安東尼奧．庇護（86-161 B.C.）：羅馬皇帝，以統治期間的太平盛世而備受尊崇，關於其人格，其侄兒也是養子的奧里略，在《沉思錄》中有所描述。

⑪寧靜：有關安東尼奧．庇護的軼事，參閱 *Scriptores Historiae Augustae*, chap. 12, sect. 6，英譯 David Magie（London: William Heneimann ; New York: E. P. Dutton, 1921）, p. 131。

⑫穿越世界的火牆：原文為拉丁文，指每個人都要通過大地周圍的火牆，才能進入天堂的領域。取材自 Lucretius, *De Rerum Natura*, book 1, line 73。

⑬克拉瑟：艱困女神的三個掌管命運的女兒之一。克拉瑟所掌管的是「現在」。

望。「**知識已經來了，智慧卻在門外徘徊**⑭。」談到醫學常識，現代人其實比古羅馬人理智不了多少；魯珣（Lucian）⑮譴責當時的人迷信無知，惡名昭彰的庸醫如亞歷山大（Alexander）⑯者流，輕易就能將人們騙得團團轉。有人總認為，以魯珣的先見之明，他可以說是早生了十八個世紀，殊不知在我們所從事的這一行裡，古人固然輕易相信江湖郎中，時至今日，對某些人來說，這種人性的弱點依然令郎中食髓知味。因此，如果在你親愛的牧師口袋裡找到了千中選一的粉劑膏藥⑰，或在病房中偶爾發現了「華樂保命丸」（Warner's Safe Cure）⑱，千萬要以平常心對待。這種犯規的動作，只當它是必然會發生的現象；心理既有準備，也就見怪不怪了。

說起來還真是奇怪，你們將來所要面對的，正是這樣一群難纏的同胞，奇想怪癖，妄念幻想，不一而足。但是，他們內心世界的這些小毛病，我們越是深入研究也就越會發現，原來他們的弱點我們自己也有，只是五十步與百步的差別而已；要是我們自以為高出他們一等，對於這種半斤八兩的相似，我們又怎麼能夠加以容忍呢？因此，對我們的這些同胞，一定要待之以無比的耐心，持之以恆久的悲心；試想，他們不也正是這樣期待於我們的嗎？

你們即將要面對的，是一個生活在沮喪之中的人，你們卻活得快樂得多；碰到你們，他少不了會無理取鬧，不免會擾亂了你內心的寧靜；這個人的前途未卜，不僅要靠我們的科學和技術，他也跟我們一樣，是一個有血有肉，懷有希望和恐懼的人。為了追求絕對的真理，縱使設定的目標無法達成，找到的只是一些殘塊碎片，我們還是應該一往直前。泰焚（Typhon）糾集叛徒謀害明君奧西里斯（Osiris）的那個埃及傳說⑲，你們應該都還有印象；聖女真理（virgin Truth）的下場也如出一轍，被捕之後，她美麗的形體遭到碎屍萬段，拋散到四面八方；米爾頓（Milton）這樣寫

---

⑭亞弗列．丁尼生（Alfred Tennyson）：《洛克斯來廳》（*Locksley Hall*）。

⑮魯珣（約 125-200）：希臘詭辯家、諷刺作家，批評時人的愚行與迷信。

⑯亞伯諾提克（Abonoteichus）的亞歷山大（約西元二世紀）：魯珣指控，他庸醫誤人，並自稱得到希臘醫藥之神艾斯丘拉匹爾斯（Asclepius）的神助，成為當時人們心目中的偶像。魯珣：《假先知亞歷山大》（*Alexander the False Prophet*）。

⑰指庸醫的偏方。

⑱一八八〇年代，美國流行腎臟與肝臟的疾病，紐約州羅契斯特有華勒（H. H. Warner）其人，製造所謂的「華勒保腎保肝丸」，廣為時人服用，奧斯勒在此用以泛指庸醫偽藥。Stewart Hall Holbrook：《偽藥的黃金時代》（*The Golden Age of Quackery*）New York: Macmillan, 1959, p. 90。

⑲泰焚、奧西里斯與艾希絲：在埃及神話中，埃及明君奧西里斯遭到親兄弟塞特（Set）的謀害（塞特被認為是泰焚的化身，而在希臘神話中，泰焚則是長有一百個蛇頭的惡魔），塞特將奧西里斯碎屍萬段，並拋散到四方；奧西里斯的妹妹也是妻子的艾希絲乃四出尋找，收集屍塊並加以埋葬。

道：「也就是從那一天起，真理悲痛欲絕的朋友們群起挺身而出，有如艾希絲（Isis）四處尋找奧西里斯的屍塊，上山下海，到處去找尋真理的碎片，一塊一塊地收攏起來。」米爾頓又說：「直到今天，我們都還沒有找齊⑳。」但是，我們每個人都可以撿到一塊或許兩塊，等到有那麼一天，生命加諸於心靈的負擔不再那麼沉重，我們或許就能夠看到一幅神聖的景象，一如偉大的自然學家歐文（Owen）或雷迪（Leidy）㉑，只要用一小塊化石碎片就能重建一個生物。

有人這樣告訴我們，**擁有豐盛的寧靜，無非是要讓我們有能力去包容我們不幸的鄰人**。今天，我們的內心之所以得不到安寧，說起來可悲，或許只是因為手頭拮据（straightened）㉒，缺乏那些外邦人所追求的東西㉓。在這裡我卻要特別提醒你們，過不久，你們當中有些人，事業蒸蒸日上了，試煉的日子才真正來臨。或早或遲，事業發達了，鈔票進進出出，你們或許就會浪費了你們的力量，等到發現自己的心靈已經迷失，卻是為時已晚；換句話說，**在你們積習已深的靈魂中，再也容不下溫柔敦厚，生活也就失去了價值**。

令人憂心的是，你們有些人，現在就開始在懷憂甚至喪志了。在未來的執業生涯中，足以讓你們焦頭爛額的事情，當然是無可避免的。但是，就算是碰到最惡劣的情況，也當勇敢地堅持下去。就像雅博河（Jobbok）㉔渡口的那位族長，親信都已離去，僅剩下他獨自一人在黑夜中奮鬥；**希望也許已經遠去，但你們仍應繼續搏鬥，因為唯有堅持才有勝利**。隨著黎明的到來，盼望已久的祝福或許也就跟著降臨。不過，話又說回來，**奮鬥的結果也有可能是失敗，若是如此，你們就當忍耐；對你們來說，那一日還是好的，至少能讓你們得有機會，可以培養怡然自得的寧靜**。你們更當記住，「**只有在我們窮途末路的時候，更美好的日子才要展開**」㉕。縱使災難當前，

---

⑳約翰．米爾頓：《大法官》（*Areopagitica*），收在《約翰．米爾頓散文全集》（*Complete Prose Works of Jonn Milton*）ed. Ernest Sirluck（New Haven, Conn.: Yale University Press, 1959。

㉑理查．歐文（Richard Owen, 1804-1892）：著有《無脊椎動物比較解剖學與生理學文集》（*Lectures on the Comparative Anatomy and Physiology of Invertebrates*, 1843）。

雷迪（Joseph Ledy, 1823-1891）：賓州大學醫學院解剖學教授，為著名之自然學家，詳細資料可參閱本書〈科學的酵母〉一文。文中，奧斯勒不僅推崇其學術上的成就，對其人格尤為敬重。

㉒*straightened*: 亦即 *straitened*，意為生活窮困。

㉓《馬太福音》六章三十一至三十三節，原文為：「所以，不要憂慮說，喫什麼？喝什麼？穿什麼？這都是外邦人所求的，你們需用的這一切東西，你們的天父是知道的，你們先要求他的國和他的義，這些東西都要加給你們了。」

㉔雅博河：約旦河的支流，雅各（Jacob）在此與天使摔角，得賜新的名字「以色列」。《創世記》三十二章二十二至二十六節。

大禍臨頭，含笑抬頭地面對也好過匍匐屈服。而戰鬥若是為了堅守原則或維護正義，即使失敗無可避免，之前又不乏失敗的先例，你們仍當堅持理想，以賈爾德．羅蘭（Childe Roland）㉖為榜樣，挺立在黑暗之塔前面，吹響挑戰的號角，冷靜等待戰鬥的展開。

有人說：「你們常存忍耐，就必保存靈魂㉗。」除了得到寧靜，得使你們在人生的試煉中絕地逢生，忍耐還能帶來什麼呢？如果你們在水邊播種㉘，我將能夠預見，你們將可以收割，獲得許諾的祝福，其間有平安，也有永恆的保證，

終此一生，
超越生命的磨難㉙。

即使在漫漫長冬，你們仍然可以一點一滴撿拾智慧，純潔、平和、溫柔、充滿慈悲和甜美的果實，不帶絲毫的偏頗，沒有絲毫的虛偽。

過去總是如影隨形，是我們擺脫不掉的，是不請自來的；但在生命中，變遷與機會紛至沓來㉚，我們大可以將更多的精力與時間放在當下，放在未來。倒是今天這個日子，豐收之母（Alma Mater）㉛正大張筵席，享受她的無盡豐饒之餘，可不要

忘了回顧以往，你們得有今天的一切，當感謝那些種樹的前人。

一所大學之享有盛名，在於擁有偉大的內涵。為學術機構帶來榮耀的，不是「雄偉、壯觀的陣仗」㉜，不是財富，不是學院的數目，不是禮堂中滿坑滿谷的學生，

㉕莎士比亞：《安東尼與克麗奧佩卓》（*Antony and Cleopatra*），克麗奧佩卓對 Charmian 與 Iras 說：

我的窮途末路開始打造
更美好的生活。

㉖羅伯，勃朗寧：〈賈爾德·羅蘭迎向黑暗之塔〉（Childe Roland to the Dark Tower Came）。

㉗《路加福音》二十一章十九節。

㉘《以賽亞書》三十二節二十節。原文：「你們在各水邊撒種牧放牛驢的有福了。」

㉙羅伯·勃朗寧：《經師班·艾茲拉》。

㉚典出《常用禱告手冊》（*Book of Common Prayer*）的 Communion Service。

㉛豐收之母：拉丁文，這裡指賓州大學。

㉜莎士比亞：《奧塞羅》，原文為

別了，蕭蕭健馬長鳴，
別了，驚心動魄的鼓笛，
旌旗飛揚軍容盛，
雄偉壯觀的陣仗。

而是披荊斬棘，甚至不計毀譽的前人，一步一步走入寧靜的名譽殿堂，攀登「有如群星，直達其頂」㉝。這些人所建立的聲譽，激勵著每位校友、每個師生的心靈，一如今天在我的腦海中，以景仰之情，以感恩之心，記起那些華路藍縷創校者的大名，包括摩根（Morgan）、希本（Shippen）㉞與拉許（Rush）㉟，以及承其後業的衛斯特（Wistar）、費希克（Physick）、巴頓（Barton）與伍德（Wood）㊱。

還有所有的師長——高貴的表率。㊲

而過去，總是令人感傷的，一些已經不在的朋友與同事，「隱入死亡的無盡黑夜」㊳，不免為今天增添了幾分悲悼之意。我們當中，最得你們敬重的愛德華．布倫（Edward Bruen）先生㊴，言教與身教都足為典範，這樣一個熱誠的老師、認真的學者、學校的僕人、善良的朋友，英年早逝，身後徒然讓人留下無限的遺憾與懷思。今天，我們也為我們的姐妹校失去一位傑出教師感到惋惜㊵。山繆爾．葛羅斯（Samuel W. Gross）㊶，實至名歸，可以說是本市的醫界之光，像他這樣的人竟然未能得以天年，更讓我們感念這個精進不已的典範，而興起效法先賢執著、勤奮的警惕。

就我個人而言，尤其感到不捨的，是失去了一位親如慈父的師長，他對我的啟發最多，我今天能夠以這樣的身分在這裡跟大家講話，也全要歸功於他的身教與言

㉝雪萊：《阿多來思》（*Adonais*），原文為：

時間長空的輝煌
或將失色，但不消殞；
有如群星，攀登直達其頂。

㉞約翰．摩根（John Morgan, 1735-1789）與威廉．希本（William Shippen, 1736-1808）：兩人均畢業於愛丁堡大學，師從約翰與威廉．杭特（John and William Hunter）。摩根後來創立賓大醫學院，希本則採用杭特的人體解剖教學，教授解剖學與外科學。

㉟班傑明．拉許（Benjamin Rush, 1745-1813）：醫師、愛國主義者、人道主義者。師從摩根與希本，後為賓大醫學院化學教授。

㊱衛斯特（Caspar Wistar, 1761-1818）：解剖學與婦產科教授。費希克：（Phylip Syng Physick, 1768-1837）外科學教授，在外科手術與器具上，有極多的改進。巴頓（John Rhea Barton, 1794-1871）：賓大附屬醫院醫師，髖關節手術先驅。伍德（George Bacon Wood, 1797-1879）：藥學教授，與 Franklin Bache 合著 *The Dispensatory of The United States*。

㊲高貴的表率（Noblesse oblige）：法文，意指貴族應為行為的表率。奧斯勒在此引申為，身為師長有責任作為表率。

㊳莎士比亞的第三十首十四行詩，原文為：

我乃能溺死一目，不再盼顧，
因為可貴的朋友已經隱入死亡的無盡黑夜。

教；對於帕默．霍華德（Palmer Howard）㊷，這位泱泱大度的教育家，容我獻上出自肺腑的話語，相信在座的各位都能感同身受——

在我逐漸凋零的有生之年，
無論今昔，縱使獨處，
都能感受到他的言行影響於我，
一步一印全在我心㊸。

雖然我在這裡跟大家大談寧靜的道理，自己卻還是把持不住。因此，大可將我的話當成馬耳東風㊹，我自己的情形豈不也正好說明，稍一疏忽就足以讓我們失態。大家一向都認定，在這所美國最好的學府，在這個希波克拉底團體（Civitas Hippocratica）㊺，具有優良的醫學傳統，擁有傑出的教學團隊，以及發願濟世的學子，或許也就會認為，一個人只要胸懷赫丘力士之柱（Hercules Pillars）㊻的志向，一定也能夠在這裡如願以償。但是，天下事冥冥中似有定數，今天，我卻要告別這所大學了。各位先生，不止一次，我因為友誼無價的賜福而得到豐富的生活，能夠有今天的地位，內心的感受實無法用言語表達，此刻尤其如此。過去五年來，承蒙你們對我的善待與寬容，每一思及，最真切的感激便自內心的最深處湧出。在你們當中，身為一個異鄉人，你們並未把我當外人看待，讓我有著在家的感覺。若問我還有什麼要

㊴艾德華．圖尼斯．布倫（Edward Tunis Bruen, 1851-1889）：賓大醫學院的同事。

㊵指費城傑佛森醫學院（Jefferson Medical College）。

㊶山繆爾．威塞．葛羅斯（Samuel Weissell Gross, 1837-1889）：傑佛森醫學院外科教授，曾發展新的癌症治療法，並率先使用防腐外科手術。在《新聞》（*News*）編輯委員會中與奧斯勒共事。奧斯勒之出任賓大醫學院教授，即是出於葛羅斯的推薦。一八九二年，葛羅斯的遺孀 Grace Revere 與奧斯勒結成連理。

㊷羅伯．帕默．霍華德（Robert Palmer Howard, 1823-1889）：麥吉爾大學（McGill University）醫學教授、校長，是奧斯勒就讀大學時的業師，在奧斯勒的心目中身兼慈父嚴師。

㊸亞弗列．丁尼生：《懷 A. H. H.》（*In Memoriam A. H. H.*）。

㊹將我的話當成馬耳東風：莎士比亞：《奧塞羅》。奧斯勒承認，自己雖然力主沉穩，但在當時的情況下，仍然情難自禁。

㊺希波克拉底團體：原文為拉丁文。奧斯勒將一八八九年執美國醫學教育牛耳的賓大醫學院喻為高司島（Cos）——希臘多迪肯尼斯群島（Dodecanese Islands）中之一島——古希臘時代最著名的醫師希波克拉底就是在該島教授醫學並懸壺。

㊻赫丘力士之柱：屏障直布羅陀海峽東口之海岬，古人視之為凡人世界的最西界，並以希臘神話英雄赫丘力士（宙斯之子）命名。在神話中，赫丘力士曾航海前往最西界的金蘋果世界（the Hesperides）。

說的，那就是，未來的日子不論是成功或是磨難，我在這個城市所度過的美好時光，必將長存我心，同這樣一個有著高貴過去與優質今天的團隊共事，如今告別在即，我內心所感到的榮幸也永難磨滅。臨別依依，各位先生，再會了，謹以古羅馬人睿智的格言——寧靜——共勉。

2

老師與學生

Teacher and Student

自有大學以來，其組成即在於滿足知識傳播的供應與需求、以及教學者與受教者之間的關係與約定，其主要的動力來自於一種人對另一種人的吸引，這在本質上固然是最優先的，在歷史上，也是千古不易的；若非如此，一所大學就只是空有其名，喪失了真正的精神，不論它擁有多高的地位或多豐富的資源，那也只不過是私人的財勢藉以壟斷大學的手段而已。

——約翰．亨利．紐曼（John Henry Newman）
《知識的自由交換：經師》（*Free Trade in Knowledge: The Sophists*）

阿德曼特（Adeimantus），啓蒙教育決定了一個人未來的一生。

——柏拉圖（Plato）《理想國》（*Republic*）

《編按》

一八九二年十月四日，於明尼蘇達大學醫學院新院舍啟用典禮的演說。

這篇以醫學教育的「變革」為主題的講演，一八九二年發表於明尼蘇達大學醫學院，該院為美國最早的州立醫學院之一。對於醫學院與大學的結合，奧斯勒樂觀其成，認為此舉將可改善師資、教學與設備；更重要的是，將可促成各學院的良性競爭，有助於提升醫學院的地位。

在實驗教學方面，美國早期的醫學教育遠遠落後於德國，其癥結在於基本條件不足，既缺乏經費充實設備，又缺乏科學訓練的師資。奧斯勒大力呼籲，發展**科學的醫學教育**應列為首要之務。

從事科學的教育，為人師者不僅要有熱忱，同時也要具有實務性的知識，必須時時追求新知，對於全世界同業的研究成果，不可輕易放過。奧斯勒強調醫院臨床教學的重要。對於不能接受新觀念的教授，他則要求他們退休。**醫學這門學科「需要高度整合心智與道德，並讓人求新、務實並有慈悲」**。

奧斯勒敦促學生培養三種習慣，在求學過程以及在未來的執業生涯中，才能夠竟其全功。首先，是要在功課上**培養善獨的藝術或自律**；其次，為了求得更大的進步，要培養條理，亦即**有條理地安排功課、研究與觀察**；第三，則是要**培養徹底，尤其是在醫學科學原理原則的融會貫通上，只有做到徹底，才不至於淪為庸醫。**

三項習慣之外，奧斯勒強調謙卑與尊重事實的重要性。醫師絕不可以過度的自信與自負，也就是說要能夠知錯認錯。奧斯勒同時要求學生要有崇高的理想與熱忱，唯其如此，才能超越重重的障礙。最後，他更規勸學生**應該追求思路的清明、心地的善良與心靈的平靜。**

I

老實說，醫學教育的舊秩序今天已經在改變，讓位給新體制了；我今天所要講的第一部分，跟這項改革有著直接的關係，因此有必要先在這裡簡單地談一談。在這個國家，醫學院通常不是獨立學院、附屬於大學，就是州的研究機構；到目前為止，絕大多數第一流的醫學院都附屬於大學，但實際上卻又與大學的教學體系缺乏有機的聯繫。這一類的教學機構，在過去雖然有其需要①，令人欣慰的是，其數目已在逐漸減少當中。在某些方面，過去的確有其值得肯定的地方——有許許多多的人，華路藍縷，足可與先賢同列史冊——但我們也不得不承認，二十年前，這個國家的醫學教育之令人不敢恭維，他們所建立的那個體系也正是始作俑者②。活在這

①隨著西部開拓所帶動的移民潮，美國新成立的教學機構多達四百餘所，其中多為濫竽充數，對於這樣訓練出來的醫師，奧斯勒痛加批評，並大力呼籲改革。

個世界上，最難能可貴的資產之一，就是具有充分的責任感；但有些為人師者，昧於傳道授業解惑的真諦（請特別注意這一句），根本用不到兩年的時間（譯註：當時醫學院的修業期限為兩年），就足以把這個體系的某些初衷蹧蹋殆盡。教醫學的同仁一定會同意我的看法，五、六十年來，史家在追述這個國家的醫學發展時，大書特書的，都是了不起的成就、偉大的發現、以及相關人士不懈的奉獻，對於責任感的缺乏以及因此而造成的懈怠，則未嘗做過隻字片言的認真批判。不過，總算是已經覺醒了，醫學專科學校的喪鐘已經響起。

今天在這個國家，學院與大學的緊密結合已經大有進展，這還多虧一所著名大學的校長③，大約在二十年前的一次醫學院務會議中，雷厲風行，大肆整頓④，揭開了改革的序幕。當時的大學，所教的僅有今天所謂的通識課程，類似中世紀的初級學程（Scholæ minores）⑤，教導高級學程（Scholæ majores）的技術師資則大多付諸闕如。將醫學院與大學合而為一，本來就是再自然不過的事，其優點更是多重的相互回饋。一所大學裡面的醫學院，不再如我前面所講的那樣可以獨來獨往，而是隨時都會受到周遭的影響，不得不鞭策自身維持在一個高水平，更必須迎頭趕上其他的學院，提高本身的學術水準，在強大的刺激下力求發展。

任何目睹了新教育觀念成長的人，都不難發現，最具體的進步莫過於教學方法、

設備、臨床教學和實驗室的改善，學院之間的良性競爭也取代了以往數人頭的競爭，

---

②亨利．席傑瑞斯（Henry E. Sigerist, 1891-1957）寫到這類的學校時說：「可以想像得到，教學內容極端貧乏，醫學資源付諸闕如，學院毫無資金來源，唯一的收入來自學費，而其中大部分都進了教師的口袋……實驗室根本不存在……大部分醫學院與任何大學都沒有關聯……也跟任何醫院沒有關係，因此，教學只限於理論。當時的受業期限照例均為兩年……而第二年也只是重複第一年的所學，此外，在許多地方，修業期限甚至只有十六至二十週，醫學生也完全不需要先修預備課程就可入學。*American Medicine* trans. Hildegard Nagel（New York: W. W. Norton, Inc., 1934）, pp. 132-133。

③查理．威廉．艾略特（Charles William Eliot, 1834-1926）：哈佛校長（1869-1909），任期內大力提升大學的教學水準，包括整頓醫學院。

④霍姆斯（Oliver Wendell Holmes）寫給莫雷（John L. Motley）的一封信（一八七〇年四月三日）：「首先，我們的新校長艾略特把整個大學翻煎餅似地翻了個徹底，這樣的大刀闊斧，在我們醫學院還真是史無前例，董事會完全接手院務，徹底改頭換面。我們開始領薪水，我雖然不反對，但卻擔心口袋要縮水了。教學課程全面重訂，外來的壓力是部分原因，其結果是班級變小，學生變得更好了。」John T. Morse, *Life and Letters of O. W. Holmes*（Boston: Houghton, Mifflin, 1896）, vol. 2, pp. 187-191。

⑤初級學程與高級學程：中世紀的分級。一般來說，中世紀的課程分為初級研究（文法、修辭與辯證）與高級研究（數學、地理、音樂與天文），二者合起來就是所謂的七門通識課程（Seven Liberal Arts）。奧斯勒主張重返中世紀學制，學生必先修得通識學位才准許修習醫學。

所有這些優點都得歸功於學院與大學的緊密結合。

最後，總算又有了州立的學院，其中又以貴校算是少數的典範之一。以美國的制度來說，其特色乃是培植民間產業，容許民間企業因應部分公共需求。此一理念推到極端，就是任令民間無限度地製造（請注意這個字眼）醫師，完全不考慮文明社會一向所重視的品質，或製造一個從未在病房裡待過一天的大夫；這樣的醫師，畢業之後行醫，其行徑可能有如一個中醫，辨識人體的血脈，端看針灸穿刺之處是否有血噴出。據我的了解，只要是合法立案的醫學院，不論其教學設施多麼簡陋，資格的取得多麼寬鬆，政府當局從不加以干預。除了不干預政策執行得過了頭，更過分的是，在許多州，少數醫師居然可以在任何城鎮取得設校的許可，甚至不需要提出任何實驗或臨床設施的保證。這些反常的現象，現在總算有所改觀了，一方面是因為醫界內部忠於理想的精神重新抬頭，另一方面則是現代醫學教育所訓練出來的醫師日漸受到肯定。至少在三個州，已經可以看到一種務實的認知，大多數的人都認同醫學乃是一門應該在大學中教授的專門技術。

一所學院是屬於州的還是大學的，所得到的資助是大還是小，設備是堂皇還是寒酸，這些畢竟都是次要的；一個高等學府的命運並不繫乎於此，真正的關鍵要素，超越一切物質利益，**可以使一所學校名垂千古**，缺此則一切富麗堂皇皆屬枉然，這個關鍵要素，依我的看法，**全在於人，在於人所珍視並傳授的理想。**約翰．亨利．紐曼（John Henry Newman）在《歷史的素描》（*Historical Sketches*）中，簡潔地表達了這種想法：「**師道的影響力在某些方面可以使一所高等學府形同多餘，但無論如何，學校絕不能少了師道的影響力。有師道才有生命，若沒有，也就一無所有了。**師道對學生的影響力如果失去了應有的地位，用不著其他的因素，學校也就形同支離瓦解，陷入危殆，遭到淘汰。少了師道的影響力，一所學校也就進入了北極之冬，只會淪為一所冰封、石化、鐵鑄的大學⑥。」

從這個觀點來看，一所大學的董事會，最重要的任務就是老師的選擇。在這個國家，大部分的大學院校都要仰賴地方上的資助，大學在選擇人才時，難免受到在地居民的牽制。儘管如此，校董會或學校當局都應該堅持一個原則，在選聘老師時，盡可能爭取最佳的人才，社會輿論也應該給予支持。值得欣慰的是，國內的大學的確也做到了廣開大門，接納適才適所的教師，頗有雅典人的古風，不分地域國別，只問才識學術，接納外人一如自己的國人⑦。一所值得尊敬的大學，從它所開的課

⑥約翰．亨利．紐曼：《歷史的素描》（1872-73; Westminster, Md.: Christian Classics, 1970）, vol. 3, chap. 6, p. 74。

程就不難看出，**文學與科學是沒有國界的，更何況常言說得好：「知識無君王，唯才智是尊，亦無貴族，唯才子是問⑧。**」但是，不可否認的，地方的壓力難違，校董會必須有所堅持，敢於跟地域主義對抗，一所大學是兼容並蓄的學府還是淪為「示播列」（shibboleth）⑨式的學閥，這一點至關緊要。

II

談到老師，容我改寫馬修．亞諾（Matthew Arnold）說過的話，**老師的功能無他，傳授並增益世界上最值得傳承的精華而已**⑩。所謂傳授，就是將自己最在行的知識學問傳遞下去——過濾、分析、分類、闡述原理原則；所謂增益，則是豐富原理原則所根據的事實——實驗、調查、驗證。至於世界上最值得傳承的精華，還有什麼比這更不辱沒老師的名呢？對於我們這些教授醫學的人來說，那更是分內的責任，因為我們的這門**藝術**⑪跟人類的苦難有關，最是天下皆然。

老師，可以從兩個面向來看——知識上，是勞動者也是指導者；技術上，是執業者也是授業者。以醫學的領域來說，就相當於醫學院與醫院之分。

在這個什麼都講求實際的國家，教授科學的老師尚未受到充分的重視，一來由於相關的開銷龐大，再則因為一般民眾對國家的強盛並不十分放在心上，或是根本無知。成立並維持解剖學、生理學、化學（生理學的和藥學的）、病理學與保健學的實驗室，加上聘請學有專長的老師，讓他們能夠專心於研究與教學，所要投入的資本，今天還不是國內隨便一家醫學院所能夠辦得到的，就算有幾家比較幸運的，頂多也只是兩三個科系像個模樣，並不是全部都能夠做到。相對比起來，巴伐利亞（Bavaria）⑫，日耳曼帝國區區一個王國，幅員比我們這個州還小，人口不過五百五

---

⑦接納異邦的才智之士，雅典人有其久遠的傳統，亞里斯多德就是最好的例子。又如塞西亞人（Scythian）醫師 Toxaris，入祠雅典英雄堂，直呼之為「異邦醫師」而不名。事見魯珣（Lucian）" The Scythian", in *The Dialogues of Lucian*（London : Private Printing, 1930）, p. 102。

⑧同註⑥。

⑨舊約《士師記》十二章四至六節。為了辨別不會發 sh 音的以法蓮人（Ephraimites），基列人（Gileadites）就叫他們說「示播列」（shibboleth），如果說成「西播列」（sibboleth），便予以處決。由此衍伸，「示播列」代表語言的歧視所形成的派閥主義。

⑩馬修．亞諾：〈當前批評的功能〉（The Function of Criticism at the Present Time）, *Lectures and Essays in Criticism*（1865）, *The Complete Prose Works of Matthew Arnold*, ed. R. H. Super（Ann Aroer : The University of Michigan Press, 1962）。原文為：「我為批評所下的定義是：公正客觀地學習、增益世界上值得思索的精華。」奧斯勒將此句改寫，以「傳授」代「學習」，以「傳承」代「思索」。

⑪在奧斯勒的心目中，醫學乃是一門藝術。

十萬，卻在它的三個大學城中扶植了好多個蓬蓬勃勃的醫學院，有著充實的實驗室，其中更不乏世界一流的學者主其事，橫渡大西洋前往求學的學子，使其戶為之穿、階為之損，到那裡去尋找在國內追求不到的智慧與啟發。遠在馬奎特（Marquette）與若利耶（Joliet）縱其獨木舟於拉塞爾（La Salle）所發現的大河之前，在杜律（Du Lhut）於聖安東尼瀑布群（the falls of St. Anthony）下與罕倪平神父（Father Hennepin）⑬會合之前，巴伐利亞就已經有教授在傳道授業了。平心而論，我們不得不承認，在那一段開疆闢土、華路藍縷的歲月裡，對這塊土地的人民來說，當然有比實驗室更迫切的需要。但今天一切都不一樣了。就拿我們這個州來說，發展之蓬勃就不下於這個國家，昔日的荒地如今已是玫瑰盛開，繁榮富裕放眼可見，讓人忍不住唱出那首去今久遠的老歌：「遇見這光景的百姓，便為有福⑭。」但是，如果我們不能掌握一個國家命運的祕密，明白真正的考驗乃在於知識與道德的水準，那麼物質享受的大幅提升便存在著危險。對於財利「瑪門」（mammon）⑮的腐蝕力，最有效的防腐劑，莫過於有一群人結合起來獻身於科學，為研究而生，置聲光的誘惑與生活的驕奢於腦後。我們不可忘記，**一個國家之於世界的價值，不在於升斗而在於頭腦，禾麥與肉糜雖不可缺，較諸不朽的智慧產物卻只是糟粕。大地的自然果實易生，心智的精品卻得來不易，**是需要長期培養的。

我所提到的每一門學科都已經相當專門化，教起來需要花大量的時間，不是一個**教授**就能夠應付的，而實驗課程也需要訓練有素的助理。學院的宗旨是要讓各個學門都有專人負責，這些人，**首先該具備的條件就是熱忱**，熱愛所教的科目，不如此則所有的教學都將是冰冷而沒有生命的；**其次，對於所教的科目要具備充分的知識**，絕不只是照本宣科，而應該是從最好的實驗室中親身體驗與實際操作所得來的。幸運的是，這一類的老師，在美國的學校中已不少見。負笈英倫與歐陸的學者，基礎扎實，為我們的教席增加了深度與廣度，學養也磨礪得足以分辨得出醫界的良窳。

---

⑫今天德國南部的一省。

⑬皆為法國的北美洲探險家。馬奎特（Jacques Marquette, 1637-1675）：耶穌會傳教士，與若利耶一同探險威斯康辛河及密西西比河。若利耶（Louis Joliet, 1645-1700）：一六七三年發現密西西比河。拉塞爾（Robert Cavelier de La Salle, 1643-1687）：早期的移民先驅、探險家，沿密西西比河直下墨西哥灣，為路易斯安納（Louisiana）的命名者。杜律（Daniel Greysolon Du Lhut, 1636-1710）：探險家，多次航行蘇必略湖地區，為法國在美國北部建立控制權。罕倪平（Louis Johannes Hennepin, 1640-1701）：天主教神父，隨同拉塞爾走遍大湖區，並於一六八〇年發現聖安東尼瀑布。

⑭舊約《詩篇》一四四篇十五節。

⑮瑪門：《馬太福音》六章二十四節。

尤其是在那些需要博學通儒的科系裡面，老師的水準都是公認最好的，他們的體系則可直追以色列的經師⑯。**第三，我們所要的是有責任感的人**，責任心可以推動一個老師全力以赴，不斷地溫故知新，唯其如此，傳授世界上最值得傳承的精華才不至於流為空談。至於研究員，若要成功，就必須跟得上最新的知識；不同於教師之活在當前，只要闡述現行的東西即可，研究員還必須放眼未來，所作所為都要走在時代的前面。因此，一個細菌學者，除非透徹了解整個體系，對於跟健康與疾病相關的群落都能夠瞭如指掌，並與國內外的每個研究單位保持接觸，否則就會發現自己摸索了半天，竟然是在走別人走過的老路，而且可能讓自己淹沒在浩瀚的文獻中，卻不知道其中有些觀察竟是錯誤的、粗糙的。為了不走冤枉路，英、法、德以及本國各研究單位的研究近況都應該加以掌握，並訂閱六至十種專業期刊。當然，其他的學門也都應該抱持著相同的研究態度。

除了優質的老師與研究人員之外，這個國家今天最迫切需要的，就是有專人領導的優質研究室。

一個老師如果既是授業者又是執業者，如我在前面所提到的，會比專任的老師更受到歡迎。**醫學是一種預防與治療疾病的藝術**，從這個角度來看，像這樣能夠將醫學術語轉換成尋常醫療用語的人，當然也就有用得多。老師如果在研究室工作，也會比較受到歡迎；在醫院工作亦復如此，因為醫院乃是一般人生活中不可或缺的重心。同樣地，了解並傳授世界上最值得傳承的精華更是老師的責任——如果是外科醫師，他的責任就是要徹底明白手術的科學原理，並不斷地研究、修正、改進，使自己在技術上臻於成熟——如果是內科醫師，他的責任則是研究疾病的整個來龍去脈以及相關的預防方法，並不斷地試驗、調配、思索，了解保養、飲食與藥物在治療中的價值——當然，二者都有責任教導學生培養信賴感，並以身作則，對待受苦的同胞要出之以溫柔、耐心與禮貌。

如果有機會的話，我還想談一談醫院對醫學院的關係——談充分臨床指導的必要性，談帶領學生與病人接觸的重要性，走出課堂中的知識雲霧，投入病房中汲取關鍵的知識；還要談談鼓勵年輕人在病房工作中擔當指導者與協助者的正當性，以及住院醫師精益求精的責任——但是，此刻我先要來談的，是另一個跟老師有關而且還滿耐人尋味的問題。

---

⑯奧斯勒所指的，可能是《便西拉智訓》（*Ecclesiasticus*）中所提到的早期抄經人西拉（Sirach）。西拉在耶路撒冷辦了一所學校，教授實務與經文的「智慧」。另在《約翰福音》三章十節中，耶穌問尼哥底母：「你是以色列人的經師，難道還不明白這事嗎？」

一個自己已經過了「四十歲危機」⑰的人，在這兒放言高論，說一所學校裡面，如果年歲老成——更不用說七老八十了——的人太多，對這所學校乃是大為不利的事，在座的年長者，對我這個跟你們一樣的人，想來是會給予寬恕的。不可否認地，到了五、六十歲的時候，開始有一種變化，無聲無息地爬過我們的身上，蒼蒼銀髮與彈性鬆弛在在提醒我們身體的變化，迫使一個人只得老老實實地去開門，而不再會翻牆而入了。這事遲早都會來的；只不過對某些人來說，那簡直是痛不欲生，對另外一些人，卻又來得全然無跡可循。這種身體的變化，對大部分的人都會產生相應的心理變化，但運用力或判斷力卻未必隨之喪失；相反地，心思反而更清楚，記憶力也更強，倒是接受與適應新知的能力變弱了。正是這種心理彈性的喪失，使四十歲以上的人在接受新事物上變得遲緩了。哈維當年就曾經抱怨，過了此一關鍵年齡的人，多數都無法接受血液循環理論⑱。在我們自己的這個時代，有意思的是，某些疾病源自細菌的理論發表後，也要花一代的時間才逐漸為人接受。如要免於這種情況，身為人師者，唯有跟三十多歲甚至更年輕的人打成一片，才能保持開放進步的心靈。

一個教授，最可悲的莫過於已經一無所用，卻仍然昧於事實，倚老賣老，無視環境與時代已經將他淘汰出局，還擺出一副捨我其誰的姿態。當一個人對一個家已經不能貢獻一蠟一蜜，為著整體的利益著想，就當急流勇退，把空間讓給能夠做事的人；下面的心聲，雖然不見得大家都同意，但也不妨聽聽：

請容我就此結束此生……

當蠟炬已經成灰，殘燭

之於年少敏銳的心靈

新事之外，根本不屑一顧⑲。

從東方一路走來，我們已經走得夠遠了，若要拯救自己，唯有讓自己面對升起

---

⑰四十歲危機：法國俚語。奧斯勒認為，四十歲是一個關鍵年齡。一九〇五年，在另外一次講演中，他又討論了年過四十的無奈。參閱〈定期退休〉。

⑱哈維（William Harvey, 1578-1657）：英國醫師、解剖學家，發現血液循環。哈維曾說：「這些看法（血液循環），一如往常，有人大為讚賞，有人認為不過爾爾，有人則痛批……」。"Motion of the Heart and Blood in Animals", *The Works of William Harvey*, trans. Robert Willis（Philadelphia: University of Pennsylvania Press, 1989）, chap. 1, p. 20。

⑲莎士比亞：《善有善報》（*All's Well that Ends Well*）。

的太陽，在任由命運拖行之時，像凱克斯（Cacus）[20]的牛群一般，背對著進入遺忘的洞穴。

Ⅲ

醫科的學生、醫界的後進，你們都有美好的前途，也是我們的希望所寄，我要恭喜各位的是，你們所選擇的使命，結合了知識與道德的關注，這是別的行業所不能比擬的，也不是一般的人生追求所能相提並論的；用詹姆斯．皮傑爵士（Sir James Paget）[21]的話來說，這種結合「所具備的三種特性——求新、務實與慈悲，對心靈純潔而上進的人，其吸引力是永遠不變的」[22]。但我在這裡用不著老王賣瓜；各位既能夠坐在這兒，說這些好聽的話也就是多餘的。因此，我不如利用剩下來的時間，談一些我的想法，談談**有哪些力量是可以讓你們變成一個好學生**，不僅對你們今天有幫助，對爾後你們要負擔更大的責任時也有所助益。

第一重要的，就是及早養成善獨的藝術（the Art of Detachment），**趁早革除年輕人耽於逸樂的壞習慣**。好逸惡勞是人的天性，是伊甸園殘留下來的敗壞因子[23]，可以說是根深柢固的。勤勉之人少見，放逸之人多有，大部分的人都必須跟那個原始的亞當搏鬥，因為，要捨掉輕鬆愉快已經不容易，要勤奮辛苦地過日子尤其困難。特別是你們當中有些人，初次來到大城市生活，這種劣根性會讓不少的誘惑趁虛而入，成為上進的嚴重障礙。**要得到這種本事，一定得要求紀律，才能養成自制的習慣，**為以後更嚴峻的生活鋪設一條坦途。

你們若是在學業上太過於投入，那我也就用不著操心了。但是，大學裡的醫科學生，哪個不是血氣正旺呢？能夠乖乖靜下來的，我還沒有碰到過一個。不過話又說回來，如果你們覺得我的要求太嚴格了，只知道叫你們把善獨的藝術擺在第一位，其他的都要放到其次，我不妨把口氣放軟一點，教你們也能「用正當的消遣調和辛苦的工作」㉔；**任何有成就的企業家或某一個行業的領袖人物，你問到他的成功祕訣**

---

⑳羅馬神話中會噴火的巨人，為Vulcan之子，偷竊了太陽神的牛隻，負責看管的赫丘力士將牛群趕回洞穴。奧斯勒可能在湯瑪斯．布朗爵士《致友人書》中讀到這個故事。*Sir Thomas Browne's Works* ed. Simon Wilkin（London: William Pickering, 1835）, vol. 4, p. 50。

㉑詹姆斯．皮傑（1814-1899）：英國外科醫師，現代病理學的奠基者之一，專長腫瘤與骨骼病變。曾任倫敦大學副校長及皇家外科學院院長。

㉒詹姆斯．皮傑的著作包括：*lectures on Surgical Pathology*（London：Longmans, 1853）, *Clinical Lectures*（New York: Appleton, 1875）。此處所引的句子出處不明。

㉓指聖經中亞當在伊甸園中的墮落。

時，他的回答都只有兩個字，那就是系統；或者用我的說法，就是條理的要求，要是沒有這一套轡頭，天才也只是一匹野馬而已。這個問題可以分成兩方面來說，首先，是有系統地安排自己的功課，就某種程度來說，既定的課程當然是跑不掉的，但卻還要輔以自修，規定自己每個小時要做的功課，並且老老實實地做好，日復一日，自成體系，最後自然能夠成為一種難以改變的習慣，到了學期末了，你就會發現，自己扎實的工夫遠遠勝過那些臨時抱佛腳的同學。這項優點，在你們實習的階段同樣可貴，到了行醫的時候，好處更是說不完的。當一個醫師，各種各樣的要求總是不斷，而且說來就來，忙碌起來的時候，連一點點的空閒都不可得，但只要有心培養，一個做事情有條理的人，一天總能撥出一定的時間做別的事情，多少也可以爭取到一點閒暇；至於那些沒有條理的人，連一天的工作都趕不完，害自己不說，還會連累到同事和病人。

條理還有一層更深的意義，對你們來說並非一蹴可幾，就算做到了，也不值得沾沾自喜，因為那徒然暴露了我們的弱點而已。行醫是一門藝術。以科學為手段，以科學為依歸，以科學為目的；但到目前為止，還沒有完全達到科學的崇高地位，不像天文學或機械工程那樣，是有絕對的規矩可循的。那麼，醫學就不是科學了嗎？當然是科學，但卻只有部分是，像解剖學、病理學以及這些學科在本世紀由於方法上的進步所達成的特殊進展，靠著這些成果，我們總算達到了某種程度的精準，得到了比較可靠的真相；我們已經能夠稱量分泌物的份量，能夠衡度心臟的功率；生殖的深層祕密已經揭露，演化的芝麻也已經開門，所講述的傳奇故事，比阿拉伯的一千零一夜更加迷人。這些支配生命過程的法則，大大增加了我們的知識，相對地，對生命失序——疾病——的了解也大大地有了進展。遺傳的神祕性已經不再神祕，手術室的恐怖已經大為褪色；瘟疫的道理也已經真相大白，耶布斯人（Jebusite）亞勞拿（Araunah）[25]的禾場奇蹟在任何地方都有可能重演。所有這些改變，全都歸功於觀察、分類，以及據此所建立的通則。只要我們效法達爾文的毅力與審慎，以開放的心靈仔細蒐集事實，不為奇思異想所誤導；事實相積、範例相累、實驗相續，其間相互關係的理路，經大師點點滴滴彙整，原理原則自會應運而生。但是，在行醫這件事情上，我們的強項卻也襯托出我們重大的弱點。我們研究的是人，是意外

㉔正當的消遣調和辛苦的工作：可能語出米爾頓的告學生書，原句為：「消遣與工作互替，往往可以消除兩者均過度的倦怠。」John Milton, "Prolusion 6" in *The Works of John Milton*（New York: Columbia University Press, 1931）, vol. 12, p. 205。

㉕《撒母耳記下》二十四章十八至二十五節。上帝在禾場命令天使停止瘟疫，耶路撒冷乃得免於疫病，大衛為了感謝上帝，便買下那裡並在那兒建壇。

傷害或疾病的主體。一個人，除了相貌之外，他的構造以及他對刺激的反應，如果都跟他的同類一樣，是同一個模子打造出來的，完全沒有二致，那麼，我們早就能夠在醫療上達致某些確定不移的原則了。但是，事實卻非如此，不僅每個人的體質各異，反應各個不同，更重要的是，身為醫師，我們更是經常犯錯；我們經常困在浮面觀察所得到的結論當中，那不僅司空見慣而且是致命的；我們也經常掉以輕心，單憑一兩次經驗就自以為是，以至於重蹈覆轍。

條理之外，還要加上**第三點，徹底的品質**，其重要性則可以說是我今天的重頭戲。不幸的是，以當前的課程安排來說，沒有幾個學生能夠合乎這個要求，但藉著這個機會，或許可以明白它的價值，只要持之以恆，因此所得到的益處，一生都享用不盡。我們這一行的基礎知識——化學、解剖學與生理學——絕不可點到為止，應該充分而深入，巨細靡遺或許有所不能，但大原則一定要能夠掌握。身為學生，你們應當通曉整個體系，才能在知識上精益求精，同時也才能夠看清楚大師們在研究室中的一步一腳印，縱使你們尚無法亦步亦趨地跟上。經過良好的基礎訓練與適當時間的充實，你們可望達到一個水準，為日後生涯的使命做好充分的準備。由於這一類的知識攸關疾病、生命的危殆與病痛的緩解，因而使你們值得信賴，成為人們的導引。當然，在短短的求學期間，你們還無法掌握各科的細節，難以有效對治各種個案，但在這段時日裡，能夠做到徹底，最起碼不至於讓你們變成一個庸醫。聖伯甫（Sainte Beuve）㉖曾經說過，拿破崙有一天說，有人在他面前講別人是個庸醫，他的回答是：「庸醫又如何，江湖郎中，哪個地方沒有㉗？」注意了，這種無所不在的亂象並非僅存在於醫界之外，而徹底正是能夠使你們自己免於落到這個田地的關鍵。馬修．亞諾講到聖伯甫的那段典故時，同時也為庸醫下了一個定義：「**優劣不分，好壞不分，真假不分，謂之庸醫**㉘。」教育所要求的標準越高，濫竽充數的可能性就越低；學校送出去的人，心智的陶冶如果還不能讓他分辨優劣、好壞與真假，那麼學校也就成了濫竽的淵藪。我們這個大家庭，如果教出這樣的壞子弟，我們所要服侍的那些人又將如何自處呢？早在隱多珥（Endor）㉙的時代起，甚至連統

㉖聖伯甫（Charles Augustin Sainte-Beuve, 1804-1869）：法國作家，精於醫術。

㉗ Martthew Arnold, "The Study of Poetry", in *English Literature and Irish Politics, The Complete Prose Works of Matthew Arnold*, ed.R. H. Super（1882; Ann Arbor : The University of Michigan Press, 1937）, vol. 9, p. 162。關於聖伯甫，另參閱 *Les Cahiers de sainte-Beuve*, ed. J. Troubat（Paris : A. Lemerre, 1876）, p. 51。

㉘同註㉗。

㉙《撒母耳記上》二十八章七節。掃羅在隱多珥找了一個靈媒，召喚撒母耳的亡魂，向他徵詢與法利賽人打仗的建議，預言了掃羅的戰敗與死亡。

治者都喜歡求神問卜搞偏方，一般老百姓更是深好此道，即使到了今天，其情況恰如醫學之父㉚同時代的柏拉圖所描繪的那個舊世界：「他們活得可真快活！沒事就去看醫生，雖然毛病越來越複雜也越來越嚴重，卻總以為任何人建議的偏方都可以藥到病除㉛。」

善獨的藝術、條理的要求以及徹底的品質既可以讓你們成為一個名副其實的學生、成功的執業醫師，甚至偉大的醫學研究人員；但**在人格上，真正能夠給你們力量的是謙卑的美德**。還記得那位聖潔的義大利人嗎㉜？當他走到煉獄的入口時，在他的心靈導師指引之下，去到島岸的沙灘上，用蘆葦纏縛在腰際，藉以表示完全拋棄了自尊與自負，已經準備好要踏上升往上界領域的艱困之路；你們同樣應當如此，今天，在這個旅程的出發點上，亦當手執謙卑的蘆葦，象徵你們對於前路迢迢、困阻重重、以及自己所恃的才能有限，都已經做好了心理準備。

各位正值雄心勃勃、自信滿滿的年歲，既熱中於競爭，慾望更是讓你們個個都想出人頭地，我在這裡大談這種美德的必要性，不免顯得八股，但是，基於它的本身與它所帶來的好處，我還是堅決相信，適當的謙卑乃是行為上的第一要求。**談到謙卑的本身，這不僅是對真相心懷敬重，更是在追尋真相的過程中，對於我們所遭遇的困難能夠虛心面對**。相較於其他行業，我們學醫的人，對於自己的錯誤特別敏感

——簡直可以說到了病態的地步。就某方面來說，這種心態並無不妥；但之所以會如此，往往卻是過度自信所造成的，如果予以鼓勵的話，徒然助長自負，以至於一提到錯誤，不論在什麼情況下，都會覺得有失顏面，甚至不分行外或是業內，一律視之為屈辱。因此，打從一開始，我們就應當抱持一種心態：對於我們所面對的人，健康的或生病的，任何跟他們有關的事情，我們不可能做到絕對的了解；即使受過最好的訓練，診察上的失誤仍屬不可避免；我們所從事的業務，絕大部分都錯綜複雜，絕不會是只有一種可能，判斷錯誤更是在所難免。我再說一次，打從一開始，我們就應該謹守著這種態度，才能夠勇於面對錯誤，也才不至於因愧疚而生猶豫；如果不是如此，自負積漸成習，承認真相的勇氣日趨衰弱，從錯誤中汲取教訓以免

㉚希波克拉底（約 460-375B. C.）：古希臘醫師，在高司（Cos）著名的艾斯丘拉匹爾斯廟（theTemple of Asclepius）教授有系統的醫學知識。奧斯勒此處所指的是希波克拉底誓言（Hippocratic Oath），亦即醫學生的誓詞。

㉛柏拉圖：《理想國》Book 4, 426。

㉜聖潔的義大利人：指但丁（Dante Alighieri, 1265-1321），義大利詩人，《神曲》的作者。他的心靈導師指維吉爾（Virgil, 70-19 B.C.），羅馬詩人，著有《伊里亞德》（*The Aeneid*），但丁視其為引導他通過地獄與煉獄的嚮導。"Purgatory" *La Divina Commedia*（1307-1321）, canto 1。

重蹈覆轍的能力也將隨之喪失。

說到它所帶來的好處，謙卑的美德可以說是一項大禮。只要心懷這種可喜的想法，自己並非完美的記憶㉝自會歷歷在目，別人的缺點也就微不足道了，套句湯瑪斯·布朗爵士的名言，你就會「留一隻眼睛看他們的長處」㉞。同業之間的爭論與得理不饒人之所以尋常可見，一方面固然是因為承認錯誤時那種病態的屈辱感，另一方面更是因為缺少體諒之心，對自己的過失倒是忘得一乾二淨。你們當還記得，希拉克之子講過的一番話，話生雙翼㉟，迅速傳遍了艾斯丘拉匹爾斯（Esculapius）的一家子人：「規勸朋友，在他還沒有做之前；若他已經作了，規勸可以使他不再做。規勸你的朋友，在他還沒有說之前；若他已經說了，規勸可以使他不再說。規勸朋友，十之八九若都只是責難，那就大可不必句句聽從㊱。」的確如此，十之八九都只是責難，那就大可不必句句聽從了。

年輕人總是好高騖遠，道理雖然簡單，要理會卻不容易，就算明白了，要謹守分寸更是困難。**忙中求序，鬧中求靜，本來就不是簡單的事；但是，「寧靜中自見智慧」㊲要持續不斷追求高遠的目標，就非得沉潛不可**。以目前國內的風氣來說，條頓人的這個觀念還真不討好，因為它大違美國年輕人急功近利的脾胃。但不管怎麼說，初起步時，紀律總是令人感到不耐煩的，有朝一日，磨得你皮破血流的鐐銬將會成為你最堅強的防衛，而鎖鏈也將成為榮耀的袍服。

坐在林肯大教堂（Lincoln Cathedral）㊳裡，放眼所見無一不是人間精品，凝視其中的一件，一時之間，教堂內所有的聖者與紋章全都隱沒，內心油然而生一股敬意，如此美好的事物，是什麼樣的心靈所孕育，又是什麼樣的雙手所製作？在那一段（相對我們而言）黑暗的歲月中，打造出如此超凡入聖精品的人，究竟是何方神聖？他們的藝術祕訣何在？是什麼樣的精神在推動著他們？沉浸在這些思緒當中，我居然

㉝只要心懷這種可喜的想法：見莎士比亞「第三十首十四行詩」，原詩為：

心懷可喜的想法
過往的記憶便歷歷在目，
悲嘆多事之遍尋不著，
舊愁心痛徒然虛耗時光。

㉞湯瑪斯．布朗：《基督徒的德行》（1716）, part 1, sect. 28。

㉟話生雙翼：荷馬史詩中的慣用語，意指傳播得極快的話語。

㊱《便西拉智訓》：十九章二十三節。

㊲原句為德文，見歌德 *Torquato Tasso*（1790）, I, ii, 54。

㊳英格蘭十三世紀哥德式大教堂，以唱詩班台座上的天使雕像聞名於世。

沒有聽到歌聲已經揚起，接著，彷彿是在回應我的出神，又彷彿是從我的內心響起，詩班領唱男童清越的嗓音唱出：「祢的權柄、祢的榮耀與祢的國度的大能，俱叫世人知曉㊴。」這，豈不正是答案！那些人，在一個他們並不了解的世界裡，尋尋覓覓，不論多麼無助，卻以輝煌的理念表達了他們對神聖之美的認知，而這些作品，我們驚為天人，卻只不過是外在的表徵，而其所象徵的，正是賦與他們力量的那個理想。

就我們而言，雖然處於一個完全不同的時代，生命所提出來的問題卻是相同的，條件雖然也已經改變，但跟這個世界的過去一樣，物質的豐盛照樣使得理想的影響式微，也模糊了手段與目的之間的終極差異。然而，我們仍然在追尋理想的國家、理想的生活、理想的信仰㊵，這一類的夢想依然縈繞於人心，又有誰會懷疑，正是這些理想在提升整個人類的進步？同樣地，我們雖然只是百業之一，卻也擁有我們所珍視的標準，其中的某一些，我已經試著加以說明，遺憾的是，詞不能盡意而已。

我的講話，主要的對象是各位醫科的學生，因為今天你們所聽到的一些理念，跟你們的未來是密不可分的。**各位，機會為你們敞開著，你們的前途不可限量，如果你們只顧著追求自己的利益，把一份崇高神聖的使命糟蹋成一門卑劣的生意，將你們的同胞當成眾多交易的工具，一心只想著致富，你們定可以如願以償；但如此一來，**

你們也就賣掉了一份高貴的遺產，毀掉了醫師為人類之友這個始終維持得很好的名銜，也扭曲了一個歷史悠久的優良傳統與受人尊敬的行業。另一方面，我也提出了一些理想，值得給大家做個參考，儘管它們跟當前的情況頗有扞格，但若加以重視，當會產生積極的影響，就算你們所抱持的態度一如經師班・艾茲拉（Rabbi Ben Ezra）所說的：「我無所求於未來與過去，只求當下的安適㊶。」它們也還是有其價值的。這一條道路雖然未必帶來地位與名聲，但始終如一地走下去，於年輕時的你們，總會帶給你們不熄的熱忱與喜悅，得使你們超越一切的障礙；於成年的你們，會使你們在人與事上能夠安詳以對，而少了一份善良的心地，也就一無是處了；於老年時的你們，將可帶給你們最大的祝福：平靜的心靈，或許還能像蘇格拉底祈禱文所祈求的，得著靈魂深處的美以及內在與外在的統一㊷；或許還可以有聖伯納（St. Ber-

---

㊴《詩篇》一四五篇十二節。

㊵柏拉圖《理想國》中的理想：近乎完美的政治制度，最純淨的信仰教誨，用以打造盡可能美好而高貴的人生。

㊶羅伯・勃朗寧（Robert Browning），"Rabbi Ben Ezra", Stanza 7, lines 4-5。在這首詩中，勃朗寧所表達的是 Rabbi Abenezra（1092-1167）的思想。Rabbi Abenezra 或名 Ben Ezra 為一偉大的猶太詩人、哲學家、醫師，為追求知識，曾遊歷歐洲、亞洲與非洲。

nard）所許諾的：泰然無愧、泰然無懼、泰然無爭㊸。

㊷見柏拉圖 *Phaedrus*, 279b-c。

㊸原文為拉丁文。見克拉尼的伯納（Bernard of Cluny）所著之 *De Contemptu Mundi*, ed. H. C. Hoskier（London: B. Quaritch, 1929）。

3

書與人

Books and Men

富貴擁笑，書可娛人；愁雲堆眉，書可慰人。
腹中有書，可壯膽氣；胸無點墨，言之無物。
——李察・德貝里
《愛書人》

書本非死物，行間有生機，
活躍如生前，作者傳後裔；
又如精華之保存於瓶中，盡是萃取自智者之靈魂。
——約翰・米爾頓（John Milton）
《雅典最高審判官》（*Areopagitica*）

置身書中，儘管無知、貧乏，吾人大可自得、自適、自安，而不必感到羞愧。大師們循循善誘，不執鞭杖，不出厲聲，不收束脩。你隨時請教，他們從不休眠；你心有疑問，他們無所隱瞞；你犯了錯誤，他們不責不罵；你顯露無知，他們不會恥笑。啊，說到慷慨大方，唯書可以當之；他有求必應，而凡委身於他的乃得自由。
——李察・德貝里（Richard de Bury）
《愛書人》（*Philobiblon*）

《編按》

一九〇一年波士頓醫學圖書館啟用演講。

這篇講演於一九〇一年波士頓醫學圖書館的新館啟用時發表。圖書館之重要，還是用奧斯勒自己的話來說：「研究疾病之現象而沒有典籍，猶如航行於無海圖之海域，而光是研究典籍卻沒有病人，則無異於尚未出海。」

圖書館之於醫學研究，扮演著關鍵的角色，等於是為醫學界的一切成果開了一扇窗戶。奧斯勒強調，讀書應如「篩子」，只保留精華，與之相對的則是「海綿」，不分好壞一律予以吸收。一個醫師開始執業生涯之後，難免囿於自我中心、自我教育的孤立情境，圖書館正可以避免因此而導致的「提前老化」。**不讀書無以保持心智的敏銳**，以至於與現實脫節、對環境冷漠，終至落伍而遭淘汰。奧斯勒鼓勵年輕醫師善用科學期刊的新知識，以建立自己的聲譽。

閱讀的樂趣無窮而且好處多多，可以開拓眼界、培養歷史感、激發新的想法，以及提升心性的品質；對於圖書館，奧斯勒譽之為促進醫學進步的重要催化劑。

眼見這座堂皇的寶庫時，我們這些今晚從別的城市前來道賀的人，免不了都會有幾分羨慕之情；但就我個人來說，那一腔嫉妒的酸水立刻就被兩股強烈的情感轉移了。首先是，對於這座圖書館，我打從心底湧起的那股感激之情。一八七六年，我還是個少不更事的小伙子，對於某些臨床上的問題亟思有所解答，在麥吉爾卻苦無文獻可查，於是我來到了波士頓，不僅找到了自己所要的東西，更得到了熱情的照顧與溫厚的友情。說起來這或許只是我個人的小事，但我仍然希望盡可能地和盤托出，我始終覺得，這座圖書館拉了我一把，才使我有了一個良好的起步。每次來到圖書館，館長布萊恩醫師（Dr. Brigham）①的親切接待，一如二十五年前，始終是那樣令人如沐春風。而我們的老朋友查德威克醫師（Dr. Chadwick）②，只要看到來人不曾空手而歸，眼中流露出來的那股滿足，尤其令人動容。他最喜歡引用「慢慢來，

①布萊恩（Edwin Howard Brigham, 1840-1926）：擔任波士頓醫學圖書館館長達三十四年，亦為波士頓圖書館協會會員。哈佛醫學院畢業，但從未執業，一生奉獻給醫學文獻的蒐集與保存。

不要放棄」這句話③，像這樣鼓勵人家鍥而不捨的，已經算是少見，更不用說還陪著你一路到底，那種不厭其煩的耐性了。總而言之，收割的人，到頭來往往都不是撒種的人④。為了公益的目的，有些人總是為人作嫁，辛苦地付出，為的只是要讓他們一手建立起來的事業贏得別人的信心。我們的朋友總算還不至於如此，這個場合之盛大隆重，對於他的執著應是足堪告慰了。

談到圖書館的價值，我所使用的詞藻也許不免誇大，但絕對是由衷之言。三十年來，書籍帶給我樂趣，更使我受益匪淺。**研究疾病之現象而沒有典籍，猶如航行於沒有海圖的海域，而光是研究典籍卻沒有病人，那就無異於未曾出海**。對於圖書館，著書之人最能體會箇中的價值，像我們這些出過大部頭著作的人，尤其應該到各處的醫學米娜薇（Minerva Medica）⑤神殿去大獻祭⑥一番；若不是有圖書館這個胎盤循環系統供應養分，我們所生出來的作品真不知會貧乏、瘦弱成什麼樣子。對我們來說，「他所虧欠於別人的，正是最有利於他自己的⑦。」實在是再貼切不過了。

像這樣一座極具規模的圖書館，對老師與執業醫師來說，都是不可或缺的。因為，世界上所有相關的知識，他們都必須知道，而且必須盡快地知道。他們是鑄造知識貨幣的人，而他們所用的礦藏全都散布在各處的期刊、學術會議記錄與專論中。美國的醫學之所以能夠兼容並蓄，今天存放在國內五、六個城市以及外科總圖書館

（Surgeon-General's Library）⑧內的珍貴收藏可以說功不可沒。

威廉・布朗爵士（Sir William Browne）說，只要有一個「口袋圖書館」，就能夠滿足生命的需要——神學，只要訴諸希臘文聖經⑨；醫學，有希波克拉底的格言⑩也就夠了；至於自己的好心情與活力，有一本艾爾奇佛（Elzevir）的《霍里斯》（*Horace*）⑪，一切盡在其中矣。但是，像他這種三重的快樂⑫，對於一個真正關心圖書

---

②查德威克（James Read Chadwick, 1844-1905）：婦科專家，美國婦科學會創始人，波士頓醫學圖書館館員。

③原文為德文。Johann Wolfgang von Goethe, "Zahme Xenien", part 2, stanza 6, lines 2-3 。Benham 在《名言集粹》（*Book of Quotations*, 1907）指出，此句為歌德的座右銘。

④見〈二十五年之後〉註㉑。

⑤米娜薇：羅馬神話，智慧、藝術與戰爭女神（相當於希臘神話的雅典娜），為三大主神之一，另二神為朱比特與朱諾。

⑥大獻祭：指古希臘以百頭公牛為獻祭的祭典，後來衍伸為大規模的犧牲或屠殺。

⑦原文為德文，出處不明。

⑧即今日華盛頓特區的國家醫學圖書館（National Library of Medicine）。

⑨指新約聖經的希臘原文。

⑩指希波克拉底的醫書與倫理標準。威廉・布朗經常引用希波克拉底的話。

大業的人是不會羡慕的。他會認為，每個圖書館都應該設有一大群導師，指導讀書的藝術，出於愛心，教年輕人如何讀書。說到讀書，古時候有位作家曾經說過，讀書人可以分成四類：「海綿，不分好壞全都吸收；鏡子，接受得快，放出來也快；布袋，只留住了香料的渣滓，精華全都流失；篩子，只保留精華⑬。」

對一個平常的醫師來說，要避免相當容易發生的提早老化，善用圖書館是少數法門之一。一旦展開執業生涯，生活圈子縮小，自我中心與自我教育都會使醫師陷入獨來獨往，除非經常用心進修或與醫學團體切磋，否則很快就會停滯不前，不知今夕何夕。**身為一個醫師，不讀書居然能夠懸壺，的確令人驚訝，但因此而表現拙劣，絕不令人意外**。不到三個月前，有一位醫師，住處離外科總圖書館不到一小時的路程，有一天帶著十二歲的女兒來找我。只要稍微診斷就知道患的是幼兒黏液水腫（infantile myxœdema）。這位先生顯然在「沉睡谷」（Sleepy Hollow）⑭中度過了二十年的太平日子，就跟李伯（Rip Van Winkle）⑮大夢醒來時一樣，一身的肌血依舊有如當年。我向他提出一些問題，他的回答是：從未在期刊上讀過任何有關甲狀腺的報導；從未看過任何呆矮病（cretinism）或黏液水腫的照片。換句話說，對於這方面，他的認知一片空白。他說，他從不讀書，但光是看診就已經忙得沒有時間了。我不禁想起約翰・班揚（John Bunyan）曾經談過行醫成功的幾個要訣，他說：「醫師之所以出名或聲譽遠播，不在於消腫或取刺，也不在於給擦傷的腿部貼塊膏藥，這些連老太婆都會。若要出名或聲譽遠播，甚或是一夕成名，就非得治好幾樁要命的大病。你得讓他起死回生，讓瘋子回復清明，讓盲人重見光明，讓愚昧得著智慧——所有這些，才稱得上是妙手回春，有了這樣的本事，如果又是破天荒的創舉，自然是實至名歸；也就可以高枕睡到日上三竿⑯。」我這位朋友若是個會讀書的，未嘗不能治

---

⑪艾爾奇佛（Louis Elzevir，約 1546-1617）：荷蘭著名書商，與其兒孫於一五八一至一七一二年之間出版許多西方經典作品。

霍里斯（Quintus Horatius Flaccus，約紀元前一世紀）：拉丁抒情詩人、諷刺作家。此處指艾爾奇佛出版的霍里斯作品集。

⑫英國醫師威廉．布朗（1692-1774）。特別偏愛艾爾奇佛出版的《霍里斯》，幾乎書不離手。奧斯勒的原註為：「威廉．布朗在皇家醫師學會一次年會中講演，說：『談到人的野心，有一例子，光是滿足還不夠，還要在三個領域中所向無敵：在一國之中，要以財富稱霸；在學術界，要摘取桂冠；還要在醫藥之泉中享福。』」

⑬ John Donne, *Biathanatos*（1646 and 1648）, preface.

⑭ Washington Irving, *The Sketch Book of Geoffrey Crayon, Gent*.（1819-1820）。集中包括《沉睡谷傳奇》（*The Legend of Sleepy Hollow*）與《李伯大夢》（*Rip Van Winkle*）。

⑮李伯為一好吃懶做之人，一覺睡醒，已經過了二十年，妻死家毀，人事全非。

療幾個要命的大病，甚至啟愚昧於昏瞶！年輕醫師若是善用期刊上的新知，要一炮而紅也並不是什麼難事。

在我們這一行裡，還有第三種人。這種人對書之親密，猶勝過老師或同業，他們為數不多，話也不多，卻實實在在是整塊麵糰裡面的酵母。在世俗人的眼裡，他們是個藏書狂，有時候還挺不負責任，老是你的就是我的[17]。不過，今天既有畢林斯醫師（Dr. Billings）[18]與查德威克醫師[19]在座，我也就只敢點到為止了。他們之所以愛書，既是為了書的內容，也是為了書的作者，他們不僅保存了醫學傳承的鮮度，今晚我們能在這裡享受如此豐盛的饗宴，更是拜他們所賜。特別是在這個國家，當個人的口袋裡都只揣著一把功利之尺時，我們需要有更多這樣的人。

他們所做的事情，於兩方面都是極有價值的。從歷史的體系著手，對於許多醫學問題的了解能夠收到正本清源之效，舉個例子來說，對於肺結核的認識，學生如果能夠追溯到寇霍（Koch）[20]，其結果一定清清楚楚，但若僅從病人下手，他的了解必是不完整的。對於重大的疾病，四分之一個世紀以來，我們的圖書館致力於歷史的整理，希望能給學生帶來心理的深度，這對生活來說，也是一項極為可貴的資產。正如羅威爾（Lowell）[21]所說，過去是個極好的保母，對那些剛斷奶的人尤其如此。

人最糟的行為
就是將過往的種種棄置不顧
以至於過去乃溺斃於毫無意義的現在㉒。

---

⑯ John Bunyan, *The Jerusalem Sinner Saved; or Good News for the Vilest of Men, The Complete Works of John Bunyan, ed. Henry Stebbing*（1688; New York: Johnson Reprint Corp. 1970）, vol. 2, p. 462.

⑰原文為拉丁文：「我的與你的」。奧斯勒指借書不還的壞習慣。

⑱畢林斯（John Shaw Billings, 1838-1913）：美國醫師、圖書管理學家。外科總圖書館與紐約公共圖書館都是在他的手中一路成長，並與 Dr. Robert Fletcher 合編《醫學指南》（*Index Medicus*）月刊，刊登最新的醫學文獻，也是約翰．霍普金斯醫院的籌備人之一。

⑲見註②。

⑳寇霍（Robert Koch, 1843-1910）：德國醫師、細菌學先驅，一八八二年分離出結核桿菌，製造出結核菌素，在肺結核的治療上取得突破性的進展。

㉑ James Russell Lowell, *The Biglow Papers*, "The Debate in the Sennit: Sot to a Nusry Rhyme", preface to no. 5。原文如下：「過去是個極好的保母，但我們遲早都要斷奶，即便如此，跟 Plotinus 一樣，在我們百般不願地長大之後，還是會從學校飛奔回家，投入她的懷裡。」

㉒ Charles Lamb, "Sonnet", 9.

但是，總有一些人竭盡所能地宣揚傳統，還真可以說是功德無量。即使是在今天，我們每個人都還是跟柏拉圖時代一樣，所受的教養有高有低㉓，一個人如果沒有敬業的精神，不能潔身自好，書的精髓與價值並不能保證他不會變成一個無賴。幸運的是，我今天所提到的這些人，他們在我們的心裡播撒傳統的種子，其中除了他們視為至寶的經典之外，也包括他們所師法的前人；他們的存在，不斷地提醒我們，在人類的歷史裡面，沒有一個行業能像他們那樣，將如此眾多心智傑出、人格高尚的靈魂聚於一堂。**今天，我們最需要的正是這種高尚的教育，而這是在學校學不到，在市場上也買不到的，只有靠每個人自己去身體力行。這種無言的薰陶，沉湎於前人的美善，「浸淫於夙昔的典型」㉔，其影響力絕對是無與倫比的。**

我一直有一個希望，每個圖書館都能夠選一套不朽的經典，闢為專室以示尊崇。每個國家也都會有一些代表性的作品，列入所謂的名人堂，其中自不乏偉大的醫學經典；當然，不一定非要是書籍不可，事實上，劃時代的貢獻經常也出現在看似一時的期刊上。以美國來說，挑選一套醫學經典或許還言之過早，但是，有哪些貢獻是足以列入榮譽榜的，廣泛地展開徵詢，或許已經是時候了。數年前，我就將自己心目中的大師列出了一份名單，時間到一八五〇年為止，今天晚上拿出來，或許也是大家樂於分享的。波士頓的醫師是出了名的謙虛，但在某些圈子裡，卻有著一種相當奇特的現象，亦即只要是新英格蘭地區的「現行狀態」㉕，則都大有不屑一顧之慨，這一點倒是跟其他地方大異其趣。今天，有不少後灣的布萊明（the Back Bay Brahmin）㉖，打從心底就瞧不起波士頓的醫療現狀，認為任何地方都要強過這裡，借用卡頓·麥特（Cotton Mather）的話來說，總是在預言「亞細亞的燈檯要被挪走了」㉗。這種心態的確是不尋常，將新英格蘭打造成為新世界知識中心的那股影響力，在我們這個可塑性極大的行業裡居然感覺不到。嚴格地說，應該不會是這樣的；在這個國家，論學養，論人品，再也沒有哪一個地方能夠比得上這裡，擁有那麼多的

㉓ Plato, *Republic* , book 7, 537 foll.

㉔ James Russell Lowell, "Memoriæ Positum", part 1, stanza 2, lines 9-10.

㉕ *status præens*，為醫學術語。

㉖指居住在波士頓後灣地區，自恃頗有文化品味的人。後灣為一高級住宅區。

㉗亞細亞的燈檯要被挪走了：Cotton Mather "General Introduction", *Magnalia Christi Americana*（New York: Russell & Russell, 1976）, sect. 3, p. 27。原文為：「且容我們客氣一點地說，對你們來說，考慮將那座來自『外界黑暗』的燈挪到大西洋的另一邊，可能對你們比較有利些。但在這一點上，我們卻要質疑你們的領導者，這些『黃金燈檯』或許不應該那麼快就『挪到外面去』。」麥特這段話引用的是《啟示錄》二章五節的經文。奧斯勒在這裡用「亞細亞的」，是因為《啟示錄》一至二章所講到象徵七所教會的七座燈檯都是來自亞細亞。

傑出之士，而這些人在我的心目中，全都夠資格進入名人堂。到一八五〇年為止，我算了一下，基於不同的理由，共有二十五項第一流的成就稱得上是美國的醫學經典，其中新英格蘭地區就佔了十項。但在醫學方面，論到人，可能猶勝著作一籌，像拿丹．史密斯（Nathan R. Smith）、奧斯丁．弗林特（Austin Flint）、威勒．派克（Willard Parker）、阿隆佐．克拉克（Alonzo Clark）、以利夏．巴列特（Elisha Bartlett）與約翰．達爾頓（John C. Dalton）等人[28]，哪一個不是來自新英格蘭，而個個熱愛真理，熱愛知識，最重要的是，身為醫師知所分際、表率，都是少有人能夠出其右的。

約翰生醫師（Dr. Johnson）說得好，**魄力通常與格局呈正比**[29]；一個人固然如此，一種事業亦然。我們今天晚上所看到的一切，充分反映了你們的魄力與格局。一座圖書館，說到底也就是一劑強力的催化劑，提供大量的養分，大力推動一個行業進步的速度，我深深相信，你們將會發現，在維護書籍、維護同業的心血結晶上，你們所付出的犧牲乃是超人一等的。

㉘拿丹・史密斯（1797-1877）：美國醫師，解剖學與外科學教授。費城傑佛森醫學院的創校教授，後任教於馬里蘭大學，亦為達特茅斯與耶魯醫學院的創校人之一。發明前夾板（anterior splint）為其在外科上的主要貢獻。

奧斯丁・弗林特（1812-1886）：美國醫師，水牛城醫學院的創校者之一，分別任教於紐奧良醫學院與長島醫學院。一八六一年創辦 Bellevue 醫學院。

威勒・派克（1800-1884）：美國外科醫師，於一八六七年切除膿腫的盲腸而知名，為紐約內外科學院（College of Physicians and Surgeons）教授。

阿隆佐・克拉克（1807-1887）：內外科學院病理學教授，診斷技術一流，在醫學方面的貢獻包括：聽叩診、斑疹傷寒的治療與以鴉片治療腹膜炎。對美國的醫學教育也有極大的貢獻。

以利夏・巴列特（1804-1855）：美國醫師與教育家。麻州 Berkshire 醫學研究中心、路易斯維爾 Transylvania University、馬里蘭大學、路易斯維爾大學、紐約大學與內外科醫學院解剖學教授。奧斯勒曾為巴列特作一小傳：〈巴列特：羅德島的哲學家〉。

約翰・達爾頓（1825-1889）：美國生理學教授、內外科學院校長。之前曾任教於水牛城大學與佛蒙特大學，其論文〈論人類生理學〉（Treatise on Human Physiology）曾為美國醫學院所使用的標準教科書。

㉙ Samuel Johnson, "Boerhaave", in *The Works of Samuel Johnson*（London: J. Nichols and Son, 1810）, vol. 12, p.17.

4

整合、平安與和諧

Unity, Peace, and Concord

必要的，是整合；非必要的，是自由；慈悲（愛）則是一切。
——聖奧古斯丁（St. Augustine）
《懺悔錄》（*Confessions*）

人生苦短，不應虛擲
別作蟲鳴批評或作犬吠譏諷
不要爭吵或斥罵：
天就要黑了；
起來，留意你自己的使命，
上帝在催了！
——愛默生（Ralph Waldo Emerson）
《致 J. W.》（*To J. W.*）

《編按》

對美國醫學界所做的告別演說，一九〇五年四月二十六日發表於馬里蘭州內科與外科醫師年會。題目取材自《常用禱告手冊》（*The Book of Common Prayer*）的連禱文。

一九〇五年，奧斯勒自約翰．霍普金斯醫學院退休，「要到同一個葡萄園裡的另一處去工作」，前往英倫追求文獻上的探討。在這篇告別美國醫界的講演中，他對同業表達深摯謝意，特別是那些滿懷理想主義的人士，他們多年來所推動的改革，促成了醫學科學、醫學教育與醫學倫理的進步。而這些理想所標舉的，無非就是千百年來地上諸國所企求的整合、平安與和諧。

整合：由於國際間資訊交流的增加，以及在疾病預防與治療上的進步，醫師之間的鴻溝已經逐漸消除，為求更進一步的整合，奧斯勒強調，州與州之間（最後是國與國之間）醫師執照的相互承認，以及醫學院之間的合併，以因應實習教學與臨床設備的需求，並與順勢療法的醫師同業尋求和解。

平安：為了達到平安，**醫師必須對抗三大敵人：其一，是會使人淪為庸醫的無知，其二，是冷漠及其所造成的不必要死亡，其三，是墮落與人格上的缺陷。**

和諧：奧斯勒強調醫界內部和睦的重要性，特別是醫學院校之間。國與國之間，尤其是專業團體之間，都已經越來越重視這個問題。他極力敦促醫師應避免紛爭，互為競爭的學院應培養友善的互動關係，輔導年輕醫師——待之如自己的子弟而非競爭對手——並隨時向前輩的醫師求教。奧斯勒要求，身為醫師應避免撥弄是非、爭權奪利與逞口舌之利。

整合、平安與和諧

在這樣的場合，要選擇一個題目跟各位來談，對我倒也不是什麼難事。可以確定的是，此時此刻，不宜用腦，適合用心，心裡想的，口裡就說出來①。過去的二十五年，這個國家的醫學界所給我的恩惠，以及過去的十六年，我生活在本州與本市，你們所給我的照顧，我心中的謝意，絕非言語所能表達。我們所共同熱愛的這個行業，若說我整個生命都活在其中，或許是言過其實了，但若說我有什麼成就，那就確實是它所成全的，而我對它的奉獻，也確實是發自內心的。就一個人的命運來說，像我這樣受到醫界厚待的人恐怕並不多見。想當年，我只是一個初出茅廬、毫無經驗的年輕人，麥吉爾學院之所以錄用我，靠得就是學院中那些老師們，只因為他們不嫌棄我當學生時的表現。在蒙特婁十年的美好歲月中，除了醫師與學生，我很少見到外人，但無論在工作上或休閒上，我從不覺得缺乏。在費城，我絕大部分的時間都放在醫院與社團上，與學生一同過著平靜的學生生活。隨著業界的朋友

①心裡想的，口裡就說出來：《馬太福音》十二章三十四節，原句為：「心裡所充滿的，口裡就說出來。」

逐漸增多，讓我與公眾有了較為密切的接觸，但我寧為業內弟兄做僕人的初衷始終不改，隨時願意盡我所能，略盡棉薄。至於我在這裡的生活，各位是知道的。**我立志做安靜的人，辦自己的事，對外面的人行事端正**②；而其中最使我歡喜的事，就是同你們密切合作，主動分擔你們的勞務。但是，每當寂靜的心思喚我回到過去美好的時光③，觸動我的心的，並不是那些已經完成的，而是許多被我丟下未做的④，是我錯失掉的機會，以及我逃避的戰鬥和虛擲的寶貴光陰——這些，今天都要站出來接受審判了。

我們所處的時代，是一個值得大書特書的時代，是一個重建與創新的復興時代，不僅知識大幅地振興，教學也全面地獲得改革。在費城與巴爾的摩，我有幸同那些熱心腸的人士攜手，推動前所未有的大改革，雖然我們當時身在其中而感覺不到它的價值，但日後每一想起，都覺得與有榮焉。但話又說回來，正因為這些改變影響深遠，時間是不容許我們停下來的。我所想到的，是另一個跟我們的事業有著相同重要性的面向；由於這個面向事關我們彼此之間以及我們與公眾之間的關係，我們不妨稱之為人性的。

在人生裡面，最醒目的對比莫過於可能與事實、理想與現實。照一般人的看法，**理想主義**往往是徒託空言的夢想家，追求的都是不可能的東西；但翻開人類的歷史，許多最不可能或最沒有指望的事情，豈不都是他們一步一步按照他們的想法所打造出來的！最後得讓全人類甦醒過來的，正是他們堅持到底的那股精神，不僅使改革得以實現，甚至掀起了革命。那些**炙熱的靈魂，無形無量，其所散發的精神力量遠大過知識，至精至微，難以言說**，但對日常生活又極見效果，至今仍然活在我們現實的理想之中。縱使是遇到挫折，一切的抱負都只是徒勞，他們也絕不放棄，始終呵護著一個屹立不搖的希望，在世人的唾罵與恥笑聲中，仍然滿懷信心地祈禱。這類人物的抱負，說到根本上，其實就是我們為地上的國家所做的禱告，祈禱「整合、平安與和諧」的臨到⑤。這個來自基督聖壇的祈禱，從世間男男女女的口中，從絕不放棄希望的高貴靈魂，一個世紀接著一個世紀傳遞下來；對整合的盼望，對安定的指望，對和諧的渴望，始終深植在人類的心中，激發著人類最強烈的情緒，也一直是人類某些最高貴行為的動力。你們或許會說，那只不過是一種激情罷了；但是，

---

②典出《帖撒羅尼迦前書》四章十一至十二節。

③典出莎士比亞，十四行詩第三十首，lines 1-2。

④典出《常用禱告手冊》。早晚禱告時懺悔所用的禱詞，原句為：「我們當做的丟下未做；我們不當做的卻做了。」

⑤取材自《常用禱告手冊》的連禱。原句為：「請祢賜給地上的國整合、平安與和諧。主啊，請俯聽我們。」

這個世界難道不是被感情或情緒所帶動的？這個國家難道不曾有過浴血的激情⑥？根深柢固的愛國情操，深植於所有美國人民的心中，難道就不是激情？豈不正是這種激情，為這些州帶來了整合、平安與和諧？對所有的國家來說固然是如此，對一個國家亦然；對全體人民來說如此，對個人亦然；對整個醫界來說如此，對醫界的每一份子亦然，如果我們常在心裡與口中為整合、安定與和諧祈禱，我們自會明白這個古老的禱告是何等偉大的抱負。從這個禱告，我們可以學到些什麼，也就是我今天要講的主題。

整合

在這個世界上，唯一具有普世一致性的行業就是醫療，無論走到哪裡，醫療所遵循的規矩相同，所懷抱的志向相同，所追求的目標也相同。這種普世一致的同質性正是醫療最大的特色，它是律法所沒有的，也是教會所沒有的，即使有，其程度也有所差別。在遠古的時代，律法雖然可以媲美醫療，但醫師不論走到哪個國家，都有回家的感覺，只要有兩三個人聚在一起⑦，就會緊緊結合成為一體，這可是律法所做不到的。同樣地，基督教會也有它崇高的使命，有它的神職人員獻身，分布同樣地廣泛，滿懷著其創教者的人道情懷，但卻少了那種普世的一致性——走入那城（羅馬），走入世界⑧——而正是這種普世的一致性，使醫師在地球上的任何一個國家，只要置身相同的情況，都會採取同樣的作為。另外，醫療在目標上也是普世一致的，亦即不分時地，都是要發現疾病的原因，加以預防或治療並紓解其症狀與痛苦。在短短一個世紀多一點的時間內，這個目標一致的行業，散布在世界各地，為人類所做的事情，是人類任何其他群體過去所完成的事業所無法比擬的。醫界所送給人類的這些禮物，如此之珍貴，以至於一般人懵然無知於其可貴之處；免疫學、衛生學、麻醉學、外科消毒、細菌學與新的治療方法，所有這些在人類文明中所造成的革命性影響，恐怕只有機械技術的突飛猛進差堪比擬。這項醫療上了不起的優勢，有朝一日將會造成一場日常生活的革命——事關生老病死，是我們每個人遲早都會碰到的——在人類受苦受難的歷史上，這場革命將會破天荒地帶我們更接近那

---

⑥指美國內戰（1860-1865），結果使美國得以保持統一。

⑦典出《馬太福音》十八章二十節：「因為無論在那裡，有兩三個人奉我的名聚會，那裡就有我在他們中間。」

⑧原文為拉丁文 *urbi et orbi*。原是教皇在羅馬大教堂廊廳上祝福時所用的詞句。

個應許的日子——以前的事都會過去，到時候，不會再有不必要的死亡，悲哀與哭號不再，也不會再有疼痛⑨。

我們常聽到有人抱怨，說我們在疾病預防上的成果勝過於治療。這雖然是實情，但我們在治療上所下的工夫，其實也已經大有進展。我們不否認，在這方面，今天仍有其局限；但對於哪些疾病是藥石可醫的，哪些是要靠運動與新鮮空氣的，我們已經了解得更多；對於疾病過程的奧祕，我們已經學會如何去探索，絕不再容許自己一知半解地自欺，寧願等待時機成熟，也不再在黑暗中摸索，在昏昧中迷失道路。我們確定可以治療的疾病，清單正不斷地加長；我們能夠有效修正治療過程的疾病，數目在不斷地增加，而絕症的數目（仍然很多，而且永遠都會很多）則在減少之中——因此，在這方面不僅可說成就非凡，而且我們已經走對了路，年復一年下來，我們將更了解疾病，也將能夠更有效地予以治療。所有這些了不起的科學成就，是無數人在許多地方同心協力才贏得的，而經過不斷合作所獲得的結果，更是受到了全體的肯定才確立其地位的。今天，任何地方的重大發現，一週之內，頂多十天，就可以傳遍世界，我們談起德國、法國、英國或美國的醫界，某種程度的差異雖然難免，但跟總體的相似度相較，那又微不足道了。專家們不僅彼此知道對方，對某某人的研究往往也瞭若指掌，這種情形可說司空見慣；一個人在某方面有所突破，或是開發了某項特殊的技術，又或是設計了什麼新的儀器，要不了多久，大家也都在用了。布列斯洛（Breslau）⑩的一位外科醫師成功開發了一項救命的新技術，到了下個星期，可能就有人在這裡照著做了。醫療上的一項發現，隨著下一期醫學週刊的發行，馬上就變成了公共財。

這種廣泛的有機整合，在它的背後有一股強大的力量在推動，那就是醫界的國際組織——我指的並非醫界的國際大會（the International Congress），它實際上只是一個大而無當的組合——我指的是那些正在迅速去國家化的結社。幾乎在每個文明國家，醫界都會整合起來，組成大型的結社，維護本身的權益與推動科學的研究。美國醫師特別值得驕傲的是，他們所擁有的一項全國性資源——美國醫師協會（American Medical Association）——無論其規模或影響力，今天在這個世界上，都是同類團體中首屈一指的。對於過去十年來主持這個機構運作的人，我們真的應該致上最大的謝意，其有效的改組，使得州的協會不得不隨著調整機制，而本州的協會在新的

---

⑨典出《啟示錄》二十一章四節，原句為：「上帝要擦去他們一切的眼淚，不再有死亡，也不再有悲哀、哭號、疼痛，因為以前的事都過去了。」

⑩當時位於德國南部的一個城市，亦即今日波蘭西南部的洛克勞（Wroclaw）。

章程下首次集會，成果斐然，尤其令人感到欣慰。但是，在整個重整的計畫中，郡協會的組成，這個州與國家協會的基層單位，卻沒有受到我們的關照與配合。整個計畫要完全落實，自非一蹴可幾。既然起頭並未能夠做到盡如人意，我將會要求協會的成員合作，請他們多付出一點關心。至於郡的會員，我則特別請大家支持以全國為著眼的計畫，其能否成功固然有賴於各位，其利害也是與各位休戚相關的。

在人類演進的過程中，**基於共同的福祉結合起來，乃是進步的主要動力之一**；醫界若能形成一個世界性的組合，其為人類所帶來的希望，必將大過任何其他國際組合所做的努力。集中、整合、團結，將各個次級單位焊接起來，每個國家都已經在進行。在許多仍然有待努力的地方，有三項是刻不容緩的，容我簡單地說明一下。

在這個國家，各州的委員會相互承認執照，迄今仍是地方上最迫切的需求。既然要求的條件相同、考試檢測的性質也相同，又足以證明其資格的符合，州的委員會就沒有理由不發給執照，容許一個持有他州執照的人在本州註冊行醫。在自己的國家裡面，一個醫師的自由居然會受到限制，實在是最荒唐不過的事。舉個真實的例子來說，幾個月之前，有一個已經在三個州註冊的人，能力強，並擁有二十年的執業經驗，在專業上又好學不倦，是個救過好幾位全國知名人物的醫師，但為了一張執照，居然還要再接受一次測驗。這真是何等的變態！對於一個向來不分畛域的行業，這又是何等的諷刺！我要特別請求大家，盡你們的全力支持一項目前正在展開的運動，促成一視同仁的互惠承認。國際間的互惠承認則是另一個問題，同樣重要，但困難也更大；儘管還有好長一段路要走，但我們希望在二十世紀結束前能夠實現。

第二件迫在眉睫的事，是將我們太多的醫學院加以整合。過去二十五年來的變化，已經使得情況大為改觀，未能獲得補助或捐贈的醫學院，今天在經營上所受到的壓力可說是空前的。在過去，一所醫學院有七名教授，就可以收三百名學生，財務上便相當可觀，還付得起豐厚的薪水；但隨著實習與臨床教學的實施，支出大幅增加，如今每到年終，能夠分給老師的所剩無幾。而學生的學費並未相對地提高，其結果是，只有靠老師的自我犧牲與奉獻，毫不吝惜地付出時間甚至自掏腰包，才能勉強維持一個局面。要解決這個問題，最順其自然的辦法就是將醫學院加以合併。舉個具體的例子來說，若將本市的三所醫學院加以整合，光是科系合併就可以節省大量開支，相對地還可以提高效能。解剖學、生理學、病理學、生理化學、細菌學與藥理學，可以由整合後的學院在財力許可下分別教授。合併後的學院，可以向社會募資，並呼籲地方捐贈實驗室；臨床的課程則交由分立的醫院執行，每所醫院都可以在疾病的研究上提供可觀的設備與資源。這種「一網打盡」，不僅可以行於本市，在里奇蒙（Richmond或譯列治文）、納斯維爾（Nashville）、哥倫布（Columbus）、印第安納波里（Indianapolis）與許多其他城市，同樣也有必要。即使是較大城市的較大學院，也可以將各自的科學本錢「集中」，以利醫界的未來發展。

第三個急需解決的問題，則是接納順勢療法（Homoeopathy）⑪的同業，向他們敞開門戶。時至今日這個科學醫學的時代，還在「治療法」（pathies）⑫這個老問題上吵嚷不休，真可以說是落伍了。一個醫師只滿足一種「體系」的時代早已過去，對於一群擁有相同高貴傳統、相同信念、相同目標與相同志向的人，只因為對藥物的作用——醫術中最不確定的要素——持有不同的主張，就將他們予以區隔，那根本是許久以前的習氣。我們那些順勢療法的弟兄們並不是睡著了，相反地，他們清楚得很——至少有不少人如此——對他們來說，問題不在於他們對疾病的科學研究一無是處，而是他們應該了解自己所處的地位是非主流的。想到有那麼多優秀的人，某種程度地被隔絕於醫界的主流之外，不免令人感到遺憾。說起來，錯誤還是由我們起的頭，為了微不足道的小事跟我們的弟兄撕破臉，其實是最不智、最愚蠢的行為。究其實，我們之所以跟他們爭吵，不過是為了他們行醫時有自己的「示播列」（Shibboleth）⑬而已。順勢療法之與新醫學有所牴觸，其情況有如老式的複方給藥（Polypharmacy），儘管它有著一定的貢獻，卻也因此給毀了。艾斯丘拉匹爾斯

（Æsculapius）⑭的袍服，在這個國家比別處來得較為寬大，大可以互讓一步做個修改，一方面將名稱之爭擱置，另一方面，對於治療方法的五花八門，不妨理性看待，這個問題雖然始終困擾著醫界，但終究不過是前進輪子上的蒼蠅罷了⑮。

---

⑪順勢療法：德國醫師翰尼曼（Samuel Hahnemann）率先採用的一種治療方法，給予少量的藥劑，讓健康人產生病患類似的症狀。

⑫治療法：奧斯勒指的是十九世紀前半葉順勢療法與對抗療法（allopathy）之間的對立。所謂對抗療法指的是相對於順勢療法的一種方法，其對疾病的治療訴諸於製造相反的效果，亦即壓抑症狀。順勢療法對疾病的治療則在於擴大症狀，其所根據的理論是，症狀代表身體本身與疾病的對抗。奧斯勒認為，兩種理論各有所長，但都不能單獨作為科學醫學的基礎。

⑬示播列：一種通行的口令，源出舊約聖經《士師記》十二章四至六節，代表語言歧視所形成的派閥主義。見〈老師與學生〉註⑨。

⑭艾斯丘拉匹爾斯：希臘的醫療之神。見〈柏拉圖筆下的醫療與醫師〉註⑧。

⑮輪子上的蒼蠅：典出伊索寓言，在寓言故事中，停在車輪上的蒼蠅洋洋得意地說：「看哪，我揚起了那麼大的灰塵！」

平安

許多人都在尋求平安，但只有少數人得著，啊，我們卻不在這少數的人當中。說起平安來，耶戶（Jehu）回答約蘭（Joram）的那句話：「平安不平安與你何干⑯？」我們每個人可能都會問同樣的問題，因為我們的生活本來就是一場無休止的戰鬥，一切都是戰鬥精神掛帥。**跟基督徒一樣，身為醫師也有三個大敵——無知，即是罪惡；冷漠，即是塵世；墮落，即是魔鬼**⑰。有一句很棒的**阿拉伯格言**，是這樣說的：「**自己無知，卻不知道自己無知的人是個傻瓜，別理他；自己無知，卻知道自己無知的人，那是單純，教導他。**」大體上來說，我們每天所應付的就是這兩種人。單純的，我們教他；傻瓜呢？我們則心平氣和地忍受。**我們一方面要對抗死不認錯的無知，一方面也要處理束手無助的無知，但不是用理直氣壯的利劍，而是用靈巧柔軟的口舌。**偽醫、庸醫之所以得逞，靠的就是人們的無知；這些狡猾的大敵，既是最古老的也是最頑強的，跟他們開戰，用什麼戰法才最有效果，絕不是輕易可以決定的。弗勒（Fuller）⑱說得再好不過，他說：「在詩人的筆下，艾斯丘拉匹爾斯（Æsculapius）與賽爾西（Circe）⑲的兄弟姐妹無不維妙維肖……究其實，不論在什麼時代（照一般人的說法），女巫、老媼與騙子都是在跟醫生搶生意⑳。」因此，對社會大眾施以有系統的教育是有必要的。有一項會議即將在巴黎舉行，針對庸醫的橫行，討論的主題多達二十五項，可望對這個問題提出重要的解決方案。去年在德國，舉辦了一場極為有意義的展示，把庸醫與偽醫相關的花樣都攤在陽光下，讓人們認清這種邪惡勾當的各種面目，收到了很大的宣導效果。在華盛頓，衛生部也將成立

---

⑯見《列王紀下》九章十七至十九節。原句為：「……約蘭說，打發一個騎馬的去，迎接他們，問說：平安不平安？騎馬的就去，迎接耶戶，說，王問說：平安不平安？耶戶說：平安不平安與你何干？你轉在我後頭罷！……」耶戶是一名隊長，背叛了以色列王約蘭，他對王所差來的人所做的回答，意思是，和平為時已晚，他只有背叛一途。

⑰在《常用禱告手冊》中，神父行浸禮時，為受洗的信徒劃十字時要說：「以此象徵你今後不再羞於承認相信釘十字架的基督，並勇敢地在祂的旗下對抗罪惡、塵世、魔鬼。」因此基督徒的大敵指的就是罪惡、塵世與魔鬼。

⑱弗勒（Thomas Fuller, 1608-1661）：見〈湯瑪斯．布朗爵士〉註⑰。

⑲賽爾西：荷馬史詩《奧德塞》中的妖魔，用歌聲將奧德塞的部下變成豬。

⑳弗勒的意思是，真醫師（如艾斯丘拉匹爾斯）與假醫師（如賽爾西）很難分辨，而且彼此競爭。見Thomas Fuller, "The Good Physician", in *The Holy State and the Profane State*, ed. James Nichols（1642; London: Thomas Tegg, 1841）, book 2, chap. 2, maxime 8, line 53。

一個相關的永久性展示館，不妨借鏡德國，舉辦全國性特展，但我也敢斷言，許多惡名昭彰的慣犯也會申請參加，這樣大好的免費宣傳機會，他們可是不會輕易放過的。倒是德國採取了一項有效的強制措施：任何公開銷售的專利藥品都必須經過政府專家的分析，做成說明，羅列成分與功效，否則一律禁止參展與販售。

我們所要對抗的大敵中，最最危險的就屬冷漠——不需要什麼原因，也無關於缺乏知識，**就只是單純的漠不關心，只顧著追求別的利益，或因為自負而產生的一種輕慢。在整個社會中，有百分之二十五的死亡，正是肇因於這種不可饒恕的冷漠**，它助長了人的負面效應，大大抵銷了上個世紀所成就的功業。當最高的法則，公眾的健康㉑，都遭到了忽略時，我們憑什麼為一條讓企業與電力穿越大陸的鐵路系統感到驕傲？當我們想到一個國家正享受巨大的物資財富，卻也知道有人連基本的生活條件（對於這方面，古羅馬人都可以做我們的老師）都付諸闕如時，我們於心能安嗎？當我們知道忘川㉒的冷漠正讓喪鐘佔領每間教室，把小孩、少男、少女帶走，那些「小小的紅色校舍」㉓又能給我們什麼安慰呢？西方文明誕生於知識，以身體與頭腦一點一滴耕耘得來的知識，但在許多與生命相關的最主要部分，我們卻沒有讓知識發揮應有的效能。相當諷刺的是，地球上卻有一個小國㉔，在人的正面效益上可以為我們上一課，教我們一些至少到目前為止值得借鏡的地方，講到這裡，我們又不得不向東方去尋找智慧了。或許不出幾年，我們的文明就會遭逢到極為嚴酷的考驗㉕，如果因此能夠使人走出冷漠，讓他明白只有人的熱心投入，知識才是有益的；如果因此又能夠使整個社會走出冷漠，不至於讓中世紀的黑暗捲土重來，那或許也是因禍得福了。

對抗我們的第三個大敵——**各式各樣的墮落**——由於它總是無聲無息的，對付起來絕非容易，不可稍有懈怠。對於**人們的不道德**、**不檢點**、**不慈悲**，沒有人比醫

㉑最高的法則，公眾的健康：典出拉丁諺語 *salus populi suprema est lex*，意為「人民的安全（福祉）就是最高的法則」。但 *salus* 一字亦可解作奧斯勒所用的「健康」。

㉒忘川：人死之後飲忘川之水，即忘記生前的一切。見柏拉圖《理想國》，book 10, 614-621。

㉓「小小的紅色校舍」指典型的農村小學，因其校舍通常漆成紅色或用紅磚建築。對奧斯勒來說，這是強制小學教育普及化的具體證據，他曾說，此一制度落實於全美國與加拿大，堪稱當時偉大的成就之一，但是，因為無知以至於缺乏疾病的預防與治療，導致許多孩子夭折，使此一功德大打折扣。

㉔奧斯勒指的可能是日本，他曾為一本雜誌寫過一篇社評，談到「日本在現代醫療體系上的進步……」（*Medical News*, Philadelphia, 1887）。

㉕奧斯勒所說的文明的考驗，很快就因第一次世界大戰的爆發得到了印證。從歷史的角度來看，奧斯勒確有先見之明。

師更說得上逆耳的忠言。對於人品上的污點，我們的話別人常能聽得進去，尤其是對青年人，我們可以拿自己的經驗告訴他們，單純的生活是可以做得到的，道德的墮落是危險的。如果有時間，場合也適當的話，我倒希望能夠喚起醫界，對蔓延在這塊土地上的社會墮落——黑死病㉖——負起一些責任。但在這裡，我只能請大家留意紐約普林斯．摩洛醫師（Dr. Prince Morrow）㉗所發起的一個重要協會，這個組織的目標之一，就是要在這個重大的問題上教育社會大眾。在這裡，我敦促各位，一如我們曾經對抗過肺結核那樣，加入這一支使命重大的十字軍。

和諧

整合可以促進和諧——利害與共的一個共同體，相同的目標，相同的宗旨，可以產生一種志同道合的情誼，既有許多人積極採取合作的態度，縱使有磨擦，也可以減少誤解與不滿的機會。在我們的行醫生活中，最令人欣慰的就是，在國內，不論走到哪裡，其間總是充滿著善意，你去到不同的地方，跟那裡的人相處一陣子，你就會發現大家都是在做著救人的好事，到處都在用心提升教育的水準，也都各盡醫師的本分，做出無私的奉獻。有人可能會告訴你，賺錢第一才是主流，庸醫、密醫抓不勝抓，凡事按照我們的道德標準，那只是自命清高而已。還有一些人，則跟以利亞（Elijahs）㉘一樣，老是抱怨東埋怨西，說他們過的日子還比不上父祖輩。無論是在執業的場合、學院或醫學社團中，對於個人的生活情況，能夠像我有這樣好的機會做實地觀察的人並不多，過去二十年來，由於我看得太多了，對於現在，我只是充滿著感激，對於未來，我則充滿著希望。魯特琴之所以會出現小小的裂縫，常是因為我們之間原本應有的那種同業和諧消失了。今天，在較大的城市，業界之間的傾軋已經減少了許多，十九世紀前半葉，醫師之間的衝突嚴重，如果你們有興趣一窺細節，不妨去讀高德威爾（Caldwell）的《自傳》（*Autobiography*）㉙，但我還是要很遺憾地說，教授們還是那樣最得罪不起，醫學院之間的競爭也始終缺乏友善與善

㉖社會墮落——黑死病：奧斯勒在此所指的是性病，特別是指梅毒。黑死病（Blackdeath）原指十四世紀流行於歐洲的淋巴腺鼠疫，當時曾奪走歐洲半數人口。

㉗普林斯．摩洛（1846-1913）：美國醫師，專攻性病與泌尿科，為衛生公共教育推廣先驅。

㉘以利亞（紀元前九世紀）：希伯來先知。見《列王紀上》十九章四節，原句為：「（以利亞）自己在曠野走了一日的路程，來到一棵羅騰樹下，就坐在那裡求死，說：耶和華啊，罷了！求你取我的性命，因為我不勝於我的列祖。」

㉙ Charles Caldwell, *Autobiography*（1855; New York: Da Capo Press, 1968）, pp.407-411.

意。我們不得不承認，此風之盛於今未衰，雖有稍減之勢，但畢竟不如我們的理想。這種情形不僅給公眾留下壞的印象，而且會妨害我們自己的進步。不過是幾天前的事，我收到一封信，是一位相當理性平和的業外人士寫來的，對一家大醫院的一項計畫表示關切。關於這項計畫，我本人也曾從旁參與過協商。懷著相當難過的心情，我要引述他的一段話，之所以如此，因為這封信出自一位醫界的好友，是一位在各方面跟我們都有長期接觸的人，他是這樣寫的：「我要告訴你的是，作為一個醫界以外的人，最感到困擾的是，在一項牽涉廣泛的計畫中，我們看到的是，因彼此相嫉而引起的極端不合不僅存在於專業與非專業之間，也存在於專業本身中間，彼此所責難的無非都是派系利益，實在很難讓一個外行人理解，這樣的爭吵能夠搞出什麼樣的結果來。」

全國性的專業團體，特別是美國醫師學會，將人們齊聚一堂，讓大家互相認識，知道各人的特長，而在家鄉卻少有這種機會。這也印證了布若許醫師（Dr.Brush）㉚昨天在講演中所說的，在較小的城鎮與鄉村地區，反而容易造成相互間的誤解。只有我們身在其中的人才清楚，對醫師來說，要在彼此之間維持良好的關係確屬不易。行醫不僅僅是用腦，還涉及到人心；在某一個病例上，當一個人明明已經盡了最大的努力，動機與行為卻遭到了誤解，不僅家屬，連自己的同事都給予嚴厲的批評，這種情形絕不少見；但是，當事情臨到的是別人，他如果也是那個老亞當（old Adam）㉛當道，照樣也會還之以其人之道。根據我的觀察，醫師之間的不和有三大因素。其一，是缺乏友善的互動，唯有良好的溝通才足以促進彼此間的了解。對於年輕的醫師，年長資深的醫師有責任待之如弟子而非競爭對手。至於年輕醫師，當你才起步就接到不少病例，這時候，你怎樣對待前輩，他們就會怎樣對待你；如果你明白世事本就如此，是無法避免的，而你又能夠虛心、友善地溝通，剛開始，情況或許極為微妙，但僵局終會打開，以後也就不再會出現緊張。**年輕人務必要善體年長者的心思，凡事切勿急著強出頭**，應多聽前輩的意見。因此，年輕人剛出校門，最好多扮演助理或夥伴的角色，行醫的工作將可因此輕鬆許多，也可以促進彼此間的和睦與友誼。你可能會碰到一個人，聽說他集非專業的行為於一身，什麼樣的壞事他都有分，但事實上，他卻可能是個好人，是個因妒忌而遭到排擠的犧牲者，是個派系之爭的箭靶；經過了解之後，你可能會發現，他不僅是個愛家、愛孩子的好丈夫、好父親，而且尊敬他、推崇他的也大有人在。總之，促進和諧之道無他，關

㉚布若許（Edward Nathaniel Brush, 1852-1933）：馬里蘭州立大學心理學教授、巴爾的摩內外科學院教授。

㉛意指人類繼承亞當的天生罪惡。

鍵在於自己所持的心態。聽到別人受到讚美，看到一個年輕人在你的專業上表現不俗，都應該心懷感激，因為這於大家都是好的。**妒忌，柏拉圖說是靈魂在發炎㉜，對一個能夠以健康心態看待人生的人，乃是不可能發生的。**在相互競爭的學院之間，老師固然應該著意培養彼此的認識，更應該鼓勵學生交誼。如果聽說某個剛起步的學生犯了錯，或有一點「脫線」，不妨站出來跟他談談，甚或為他說幾句話。唯有這樣才有可能把他治好，不如此，徒然加重他的病情罷了。

說到第二個因素，則是我們自己可以直接控制的。**在所有的墮落裡面，其災難性的後果不亞於不道德，其嚴重性更甚於不檢點的，就屬沒有包容心，因為它的破壞性之於心靈與道德的高貴，就有如疾病之於身體的健康。**這乃是現代人最常見的毛病，尤其容易將我們行醫的人困住，也是破壞業內和諧的主要敵人。這種墮落通常是不經意的，是一念之間的，是心靈與舌頭潛意識的習慣，是不知不覺逐漸養成的。一提到某個人的名字，數落就跟著來，要不然就是把對他不利的翻來覆去，或者是拿同業的無妄之災當作消遣，甚至於破壞他的人格。這種以中傷別人取樂的人，真可以說是「口中所言，好話死盡」㉝。看不起一所學校的表現，瞧不順眼某個實驗室的工作性質，又或小褒兩句繼之以痛貶，凡此都足見其心靈之貧瘠與不知與人為善。這種墮落裡面所包藏的可悲成分，以及對人格所造成的壞影響，我們總沒有當一回事，殊不知這正是基督與他的門徒們毫不容情所批判的。「不可按外貌斷定是非，總要按公平斷定是非㉞。」豈不正是我們每個人每天都在心裡要求自己一定要做到的嗎？有一個門徒，也是我們這一行裡的，湯瑪斯．布朗爵士，對於這個問題，有一個了不起的想法：

你們的口裡拼命否定撒旦，卻又崇拜魔鬼而毫不感到罪惡。千萬不可用這種不潔淨的心去污染別人的名，也不可因你們嫌棄某人就踐踏他的本質——進讒、詆毀、打小報告、散謠言、污衊中傷或惡意扭曲，全都是有失寬厚與心胸狹隘的惡行！既不符聖保羅高貴基督徒之質，也有失亞里斯多德彬彬君子之風㉟。勿信聖雅各書（Epistle of st. James）的偽經㊱，才足以坦然面對並破解傷害真理以及連信仰都奈何不了的惡言，摩西摔壞了法版，

㉜柏拉圖《理想國》，47e。
㉝ Alexander Pope, "The Rape of the Lock", canto 3, line 16.
㉞《約翰福音》七章二十四節。
㉟「聖保羅高貴基督徒」見《腓立比書》四章八節。亞里斯多德在《倫理學》中則討論了君子的特質。
㊱在湯瑪斯．布朗的時代，《雅各書》的真實性仍受部分學者的質疑。

律法卻不毀壞㊲；但愛心一旦不存，律法也就破碎。沒有愛便沒有完整，唯有愛才得全備。你們當以謙卑看待自己的優點，雖然你們有些地方豐盛，仍要不計算人的惡，不嫉妒，凡事包容，凡事盼望，凡事相信，凡事忍耐㊳，若沒有這些美德冠冕，就當認為自己是貧乏的、不足的；有了這些始終如一的美德，乃能在天上詠唱三聖頌㊴。㊵

第三個導致醫師不合的因素則是蜚短流長，嚼舌的人喜歡在醫師之間撥弄是非。當一個病人開始講某某大夫心不在焉、馬馬虎虎時，唯一有效的規則就是不聽，立即請他或她閉上尊口，因為像這種事情保不準幾個月後你又會再聽一次。醫師之間的不和，總有半數是放縱病人說短道長所搧起的，唯一能做的就是充耳不聞。有的時候，流言蜚語是擋不住的，那麼就用另外一招——絕對有效，而且屢試不爽——病人編派某個醫師的不是，全都不要相信，縱使聽起來煞有其事。

告別這個國家的醫界，告別這些老同行，都是我一路走來依戀不已的人，若非英倫去此不遠，若非知道自己還是在同一個園子裡的另一處工作，若非你們還相信我仍將關心你們的事業與醫學院的福祉，此去將是何等不捨。碌碌人生，匆匆忙忙，推推擠擠，難免冒犯了某位弟兄——但誰又免得了呢？或許出於無心，我可能在屋裡放了一箭而傷到了一位弟兄㊶，果真如此的話，我在這裡請求原諒。至少此刻我在心裡讀到的是，我愛你們大家。我從來不曾跟人爭吵，正如華特．塞維奇．藍道（Walter Savage Landor）㊷說的，因為沒有任何事是值得跟人爭吵的，也因為我相信，爭吵只會造成怨恨、不平、甚至災難，更因為我相信，整合、平安與和諧才是有福的。

㊲見《出埃及記》三十一章十八節、三十二章十九節、三十四章一節。經文講述摩西到了西乃山頂，上帝給他兩塊石版，其上刻有十誡。摩西下山後，見到以色列人違背他的話，崇拜金牛犢，大為震怒，將石版摔下山去毀掉。在他毀壞金牛犢並帶領人民懺悔後，上帝命他再做兩塊新的石版，並在石版上重新刻上誡命，昭示以色列人，祂的契約仍然有效。

㊳《哥林多前書》十三章五至七節。

㊴三聖頌：希臘東正教與羅馬正教於耶穌受難日禮拜中的誦詞：「聖哉！聖哉！聖哉！全能的神，永在的父，憐憫我們！」如此聖哉（Holy）反覆三次。

㊵湯瑪斯．布朗 "A Letter to a Friend, Upon the Occasion of the Death of His Intimate Friend", in *The Works of Sir Thomas Browne*, ed. Geoffrey Keynes（London: Faber and Faber, 1964）, pp. 116-117。

㊶莎士比亞，《哈姆雷特》，V, ii, 254。

㊷藍道（1775-1864），英國詩人、散文作家。" Dying Speech of an Old Philosopher", in *Poems by Walter Savage Landor*（London: Centaur Press, 1964）, p. 172。

對你們，我的弟兄——此刻聽我講話的、或會在別處讀到我所講的、在窮鄉僻壤從事我們這行偉大工作，勞動不息卻所得菲薄的、有幸得在這塊科學園地工作與教學的、以及散布在這塊土地上的每個弟兄，我要送給你們一段話作為我的臨別贈言：

我今日所吩咐你的誡命不是你難行的，也不是離你遠的；不是在天上，使你說：「誰替我們上天取下來，使我們聽見可以遵行呢？」也不是在海外，使你說：「誰替我們過海取了來，使我們聽見可以遵行呢？」這話卻離你甚近，就在你口中，在你心裡，使你可以遵行。——愛㊸。

㊸《申命記》三十章十一至十四節。「愛」字為奧斯勒所加。

5
學生生活
The Student Life

不要為明天憂慮，
因為明天自有明天的憂慮。
——《馬太福音》六章三十四節．登山寶訓

《編按》

一九〇五年四月十四日講於麥吉爾大學，同月又講於賓州大學。

這篇講演發表於一九〇五年，是對美國與加拿大學生所做的告別演說。奧斯勒跟學生縱談事實的發現，指出其本質之不完整性，敦促他們要**以包容的心靈與開放而誠實的態度追求事實**。醫學治療的對象是「人的身心異常與病態」，因此需要特殊的氣質——幽默感之外，還要加上知識來源的均衡，亦即讀書萬卷與行路萬里不可偏廢，求知之外更要善於觀察他人。**成功，既有賴於早期的訓練，更需要持之以恆**。奧斯勒強調，**學問之道無他，專精與徹底而已，並應保持面面俱到**。身為學生，特別是醫科學生，與教師相處，心存兄弟之誼，亦師亦友可矣。

教育是終身的學習過程，學校的短短幾年，只是打基礎的準備工作而已，畢業之後，有系統的學習與觀察仍應不輟。要保持終身的成功與清醒，奧斯勒提出幾項忠告：

一、對所有的病例，有系統地勤做筆記，無論自己的診斷，是清楚、有疑還是錯誤，忠實地登錄下來——以從經驗中得到成長。有助於增長自己的智慧，亦即所謂的「隨手可以用得上的知識」。

二、隨時吸收新知，並學以致用於自己的病例。縱使與自己的工作無關，也不可輕易放過。

三、身為一個開業醫師，每隔五年，應放下工作重返醫院或實驗室，以恢復活力或「清頭醒腦」，此事雖然不易但極重要。

奧斯勒警告，**財富、政治、或者是身處要津，對醫師而言，其間陷阱重重**。他同時提醒大家，千萬不要以為做一個專科醫師比做一個普通醫師來得輕鬆，並殷殷叮嚀，專科醫師最容易因獨沾一味而變得眼界狹窄，規避之道在於與其他領域的同業保持密切接觸。若身在教育界，特別是任教於小的學院，千萬要避免因例行的工作內容與封閉的生活圈子而停滯不前。身為人師，若要保持高度的熱忱與奉獻的精神，最要緊的是責任心與均衡感，他追憶自己以前的導師，帕默·霍華德醫師（Dr. Palmer Howard），就是一個理想的老師。**醫療是一種使命，其所以高貴，是因為能夠謙卑、有信心、以醫學的傳統為榮，並對未來抱持希望。**

學生生活

I

學生對自己研究的東西專注不移，唯有戀愛中人的一往情深可堪比擬。莎士比亞說，有三種人不食人間煙火①，瘋子因其執著於一念，詩人因其癲狂於文思，戀人因其眼中唯有伊人；其實他大可以也將學生列入其中，因為學生的求知慾燃燒起來時，也是「集百慮熔於一爐」②。學生若要讓自己變成一個灰眼女神（grey eyed goddess）③的崇拜者，一切都按照她的規矩行事，一心不亂全神貫注之外，還要有堅持到底的精力才行。但是，如同追尋聖杯④，追求米娜薇（Minerva）並非是人人

---

①莎士比亞《仲夏夜之夢》（*A Midsummer Night's Dream*），V, i, 7-8。

②同註①。原句為：

　瘋子、情人與詩人
　集百慮熔於一爐。

都能夠做得到的。對某些人來說，只是追求一種純潔的生活；但對另一些人來說，卻是如米爾頓所說的，是「一種強烈的本性」⑤，如果是這樣，學生就比較像是詩人——是天生的，而非後天打造的⑥。當我們每個人的內在天性與外在環境混合作用時，激發出火花，如果是**一個真正的學生，多少都會具有某種程度的神性**，不再在乎世俗的眼光。這時候也就有如史納克（Snark）⑦，縱使你無法說出他到底長成什麼樣子，但卻有三個絕對錯不了的特徵，就算他變成了怖猙（Boojum）⑧你也認得出他。哪三項特徵呢？**全心追求事實的慾望、堅持到底的決心，以及一顆開放、誠實且能免於猜疑、欺騙與妒忌的心**。

剛起步的時候，「事實」這個大問題，可以先不必去煩惱。因為**一旦全心全意地開始追求，事情就會變得簡單**。事實、完全的事實、絕對的事實⑨，沒有人是一生下來就知道的；相反地，即使最完美的人，所見也只是片斷、部分，完完整整地全部呈現乃是不可能的。因此**抱持永不滿足的心態、慾望與飢渴去追求真相，靈魂必將得以提升⑩！這樣的一股熱情，應是其始也一，其終也一**⑪。說到學生所追求的，何以說它有如難以捉摸的少女無法掌握呢？也正因為它的難以捉摸，才需要具備第二個特徵，也就是要有堅持到底的決心。**打從一開始，我們就要很坦白地接受一個事實：人類的能力是有限的，否則的話，等在你們前面的一定是失望**。盡了最大的努力所能得到的結果也就是最好的，而最好的結果必歸於最好的人——了解了這一點，你們也就會知所滿足，同時也會知所謙卑，維持更上層樓的追求慾望。但千萬

---

③指羅馬的智慧、藝術與戰爭女神米娜薇（Minerva）——亦即希臘的雅典娜女神。米娜薇誕生自宙斯的頭顱，代表知性，是感官的對立面，象徵人類另一個全新的意識層面。Alexander Eliot, *Myths*（New York: McGraw-Hill, c.1976）, p. 196。

④聖杯：根據傳說，耶穌最後晚餐所用的杯子，在他被釘上十字架後也承接了他的血。據信聖杯後來由Arimathea的約瑟（Joseph）帶到不列顛，曾在亞瑟王與他的騎士面前顯靈，但唯有德行純潔的人才看得見，於是大家都發願要做到，結果只有Galahad、Percival、Bors驚鴻一瞥地看見。從此，聖杯即象徵一個追求的目標，唯有完美並堅定奉獻的人才能達成。

⑤John Milton, "Introduction", *The Reason of Church-government Urg'd against Prelaty*, book 2, ed. Harry Morgan Ayres, *The Works of John Milton*（New York: Columbia University Press, 1931）, vol. 3, p. 236.

⑥拉丁諺語。

⑦史納克：一個千變萬化的魔神，見 Lewis Carroll, *The Hunting of Snark*（1876）。

⑧怖猙：史納克最可怕的變形之一。

⑨在法庭上作證時，一手放在聖經上所做的誓詞：「所言皆為事實，完全的事實，絕對的事實。」

⑩Ben Jonson, "The forest: To Celia", stanza 1.

⑪莎士比亞，《馬克白》（*Macbeth*）, I, vii, 5。

不可忽略，**一定要保持心靈的彈性與包容**，才能避免前功盡棄。蘭姆（Charles Lamb）⑫曾說，即使事實擺在眼前，有些人卻不知道去把握。問題其實並不在此，而在於即使我們眾裡尋它千百度，但心眼卻是盲的，事實就算是跟你打了照面，你還是壓根也看不見。但一個人若是一步一步循序漸進地追求真相，對事實演變的每個階段都一清二楚，這種情形就不至於發生。人生的大悲劇之一就是，想要獲得事實真相，就非要誠實地先跟自己搏鬥一番，才不至於心盲目瞎。哈維（Harvey）⑬十分了解他同時代的人，連續過了十二年，在所有的事實根據都齊全了之後，才敢將血液循環的理論公諸於世⑭。學生也**唯有堅持到底的決心加上虛心，才能夠使自己達到一個新的境界**，在那兒，新的事實誕生，舊的事實獲得修正。再來是第三個特徵，有一顆誠實的心，才能使你們與同學保持切磋，少了這種相互的砥礪，也就無異於獨行於荒野廢墟。我之所以特別強調**一顆誠實的心**，因為**誠實的頭腦大抵傾向於冷漠與嚴苛，是做判斷用的，不會有同情心；然而唯有心中常存恩慈，不計算人的惡**⑮，**才能設身處地替別人設想**。唯其如此，才能寬大為懷，形成良性的競爭，不至於心懷惡意、妒忌，也唯有這樣，才能避免養成假科學精神，鬼鬼祟祟躲在實驗室裡埋頭苦幹，唯恐別人搶了你的鋒頭。

你們都是一個大家庭裡的兄弟，不是來當學徒的，因為一講到學徒，就意味著有一個師父在；做老師的千萬不可有這個名稱所代表的心態，即使要用這個名稱，不妨換個意思，像我們的法國同業那樣，一種聽起來令人窩心的說法，意思是一種心智上的親密結合。兄弟情誼的培養並不是一件容易的事——椅子或板凳一旦有了裂縫就很難彌補。跨越峽谷的懸臂結構，需要兩邊合力才有辦法架設起來。好的老師不是高高在上，用高壓將知識被動地泵入接受者的腦袋。新的教學法已經揚棄了這種方式。**老師不再是「傳道先生」**（Sir Oracle）⑯，他或許也想放下身段，但潛意識裡卻有所不能，實際上，**他應該也只是一個學生，一個幫助年輕學生的年長學生。**在一所大學裡，如果洋溢著這種單純而熱情的氣氛，教者與被教者之間便不會有明顯的距離——兩者同在一間教室裡，一方只不過比另一方多知道一些而已。在這樣

---

⑫蘭姆（1775-1834）：英國散文作家。奧斯勒在自己的回憶錄中也引過類似的話，但出處不明。

⑬哈維（1578-1657）：見〈老師與學生〉註⑱。

⑭奧斯勒的原註為：「這些論點，一如往常，有人滿意，有人不滿，甚至還有人詆毀我，說我膽敢背離天下所有解剖學家的看法，真是大逆不道。」。奧斯勒引自英文版的 *De Motu Cordis, Anatomical Dissertation upon the Movement of the Heart and Blood in Animals*（Canterbury: G. Moreton, 1894）, p. 20。

⑮心中常存恩慈，不計算人的惡：《哥林多前書》十三章五節。

⑯傳道先生：自以為無所不知，好為人師的人。莎士比亞《威尼斯商人》（*The Merchant of Venice*）, I, i, 93。

的氛圍中，學生才會覺得自己是家庭的一份子，家庭的光榮就是他的，家庭的福祉也一樣，家庭的利益當然會是他的第一考慮。

如果你告訴一個新生，說教育並不是來上課，來學一門醫學的課程，只是在老師的陪伴下，花幾年的時間為一生做個準備而已。相信他一定無法理解這樣的說法。事實上，**在人生的這場競賽中，不論是跌倒、失敗，或是充滿信心地抵達終點，關鍵全在於競賽開始之前你們所受的訓練，以及你們所擁有的續航能力**。關於這方面，無須我多言。總之，你們全都可以做個好學生，少數幾個會很傑出，偶爾還會有一兩個，別人做不到或做不好的，他卻輕而易舉，那大概就是約翰·法瑞爾（John Ferriar）所謂的天才了⑰。

在這個忙忙碌碌、熙熙攘攘的花花世界——這正是這塊大陸的現實寫照——要訓練一個第一流的學生並不容易。在現今的環境裡，要與世隔絕可是比登天還難，正因為如此，我們的教育市場上到處都有路邊的果實可採。聖克里索斯頓（St. Chrysostom）的忠告長在我心，他說：「**避開大路，把自己移植到某個與世隔絕的地方，因為種在路旁的樹保不住尚未成熟的果實**⑱。」在這片國度裡，到處都有充數的濫竽，膽大妄為地幹著自己並不在行的行當，這全都要拜一大堆不切實際的課程所賜，看起來是學了不少，能學通的卻是寥寥可數。一般人總是讀書不求甚解。說起來，現代的學生如果想要成功，**專精最是要緊。把事情徹底地弄通弄懂本是一種習慣，只是極難養成，它乃是極為可貴的珍珠，值得勞神費力地去找到它。**半調子總是只求安逸，花蝴蝶一般過日子，全然不知知識的寶藏是要費盡辛苦從過去裡挖掘，是要耐心地到實驗室中去尋找的。就拿這個國家早期的情況來說，對那些只想學幾招花拳繡腿的學生來說，學醫簡直易如反掌，甚至只要跟幾個法國或西班牙的移民混熟了，掛牌懸壺也就順理成章，哪怕擺在他面前的原文書還是阿拉伯文的！**我們要的則是另外一種學生，是那種心懷理想、眼界開闊，於歷史淵源做過深入涉獵，能夠洞察生命底蘊的人。**我們所要的這種人不出鋒頭，是深藏不露的。但是，專精也有其缺點。最怕的是，所浸淫的問題可能只是一個「希臘文的虛字」⑲，或是滴蟲屬（Trichomonas）的鞭毛，又或只是史前馬的腳趾，以至於輕重不分，本末倒置，只因為不能跟世界上的新知識接軌，以至於一生都浪費在毫無價值的研究上。你們當還記得，

---

⑰法瑞爾（1761-1815）：蘇格蘭醫師。他對天才的看法是：「別人要拼了命才做得好的事，他卻彷彿天生就能夠做得完美的人。」" Of Genius" , in *Illustrations of Sterne*（1798; London: Cadell and Davies, 1812）. vol. 1, p. 180。

⑱聖克里索斯頓（347-407）：見〈行醫的金科玉律〉註㊿。

⑲希臘文中的虛字，通常只有連接文氣的作用，沒有本身的含意。

《中途》（*Middlemarch*）裡面的那個柯少本（Casaubon）⑳，他辛苦一生的研究就是因此而盡付東流的。為要免於重蹈覆轍，我們就必須趁早甩掉國家民族的觀念。**一個真正的讀書人，一定是一個世界公民**，更何況，**人生在世，沒有比忠於自己更重要的，又哪裡能夠只拘於一國一族呢！偉大的心智、偉大的作品超越時間、語文、種族的限制，作為一個學者，如果不能從天下一家的的觀點去思考生命的問題，絕不可能集思廣益，成一家之言。**一個人專精的是什麼並不重要，但如果他只從他自己的土地吸收知識的養分，不管他是法國、英國、德國、美國、俄羅斯、日本、還是義大利人，往往成不了真正的學問；**真正的學者必定毫無偏見，能夠以開放的心靈與果決的態度承認並接受一切知識應有的地位。**一個人是在哪一條學問的川流上放舟也不重要，重要的是，川流所經之處，自有許多來自其他地方的溪河匯入其中。研究若要有成，就必須與他國的學者廣泛接觸；君不見，許多已經解決或根本無解的問題，只因為昧於其他地方的進展，多少人竟為之虛擲了多年的寶貴歲月。此外，除了書本上、期刊上的知識，來自於人的知識也不可忽略。學者應該盡可能地到別人的土地上去與人交往；**旅行不僅可以拓寬眼界，可以親身印證各種傳聞，他山之石更可以攻錯，而從別人的機會與局限反觀自己的幸與不幸，又可以更深一層地觀照人生。**如果有機會的話，能夠跟大師接觸，接其薪火，受其光照，或許從此茅塞頓開。

總而言之，**專精必須輔之以大眼光、大思維，並留意一門知識在其他地方發展的現狀，否則就可能陷入所謂專家的狹谷，有深度而無廣度**，或者是對自己的重要發現視若珍寶，卻不知在別處早已有人捷足先登。博學通儒的時代已經過去了，思之令人不勝唏噓！高踞峰頂縱覽整個知識領域的大學者，像史加里戈（Scaliger）、哈勒（Haller）與洪堡（Humboldt）㉑這一類的大儒，或許我們再也無緣見到了。但是，誰又敢說不會再有新的大學問家出現呢？一個二十世紀的亞里斯多德今天或許正抱著奶瓶，連他的父母與朋友作夢都不會想到，有一天他會成為偉大的人物，縱使那位斯泰吉拉人（Stagirite）㉒再世也將黯然失色。一個真正偉大的學者，其所能產生的

---

⑳柯少本為一勤奮的學者，發願窮畢生之力證明所有的神話（亦即希臘神話、南海諸島的創世故事，以及非洲的部落傳說）全都是舊約聖經的墮落，但他的努力皆屬白費，因為他根本無知於當時世界上的新發現。George Eliot, *Middlemarch*（1871-1872）。

㉑史加里戈（Julius Caesar Scaliger, 1484-1558）：義大利醫師與學者。著作包括拉丁詩集、拉丁文法以及有關亞里斯多德與希波克拉底的論述。哈勒（Albrecht von Haller, 1708-1777）：瑞士解剖學家，遊學英、法、德等國。見〈科學的酵母〉註㊿。洪堡（Alexander von Humboldt, 1769-1859）：德國博物學家、地理學家、旅行家，曾前往墨西哥、中南美探險並繪製地圖，後又深入中亞地區。著有 *Comos* 五卷，描述整個物質世界，公認是當時最有價值的自然科學鉅著。

價值絕不下於一條新建的跨州鐵路；他所能發揮的功能是不拘一格的；從他目前的狀態，沒有人知道，何時何地他會發光發熱。即使外在的環境再怎麼不利，今天這個時代似乎都大有可為。以這個國家來說，最偉大的學者當中，出身於窮鄉僻壤的大有人在。總之，米爾頓所說的「強烈的本性」，環境是很難予以埋沒或摧折的。

學生的研究應該給予充分的自由。千萬不可像腓利士人（Philistine）㉓那樣，拿功利主義去擾亂他，動輒問他：「能為誰帶來好處？」破壞了純粹科學的精神。說老實話，那些在化學、物理學、生物學、生理學上從事尖端研究的人，今天在應用科學與產業界雖然創造了傑出的成就，但在他們的腦子裡未必存有實際應用的念頭。這些創造力豐富的學者研究問題時，往往超越了世俗所重視的應用層面，其奉獻也總是無私的，而這些都是一般凡夫俗子所無法理解的。

時至今日，醫科學生無論走到哪裡都被視為醫界的寵兒。我必須承認，曾經有一段時間，我們當中有些人應該都還記憶猶新，醫師就像是莎士比亞筆下的法斯塔夫（Falstaff）㉔，有人供他「住的、穿的、好酒、好食、奉承他、阿諛他，陪他東扯西拉」㉕，曾幾何時，這些都隨著時代的不同而改變了，如今你們這些「學醫的」比「學神學的」還要保守。由於你們的所學迥異於其他，如同我說過的，加諸於你們整個生活與心理的壓力，可說十倍於從前。只要是人，心理的、身體的異常與疾病都是免不了的——這部機器正常也好，失靈也罷，總之你們的任務就是要維護它的健康。人生所有的階段——赤裸裸的新生兒、天真無邪的小孩、剛注意到頭頂知識樹的少年男女、身強體健正當壯年的男人、眉宇間充滿母愛的婦人——這個奇妙世界上最複雜的機制，也就是你們所要研究與照顧的課題。在醫學與醫療上，所有的東西今天幾乎都已經改頭換面，但多少個世紀以來，我們所思考、所關心的生命本質卻一點都沒變。以色列美歌者㉖生病的孩子、雅典大政治家毀於瘟疫的希望㉗、艾爾皮諾（Elpenor）的英年早逝㉘、以及「圖里（Tully）為女兒而哀痛欲絕」㉙，所

㉒斯泰吉拉人：指亞里斯多德。亞里斯多德出生於古馬其頓的斯泰吉拉城（Stagira）。

㉓腓利士人：俗不可耐、瞧不起學問與藝術的人，特指觀念、品味低俗之人。在德國，大學生最先用philister一字形容沒有知識的民眾；後來卡萊爾（Carlyle）率先用於英文，但廣泛使用則始自馬修・亞諾（Matthew Arnold）的 *Culture and Anarchy*（1869）之後。

㉔法斯塔夫：莎士比亞《亨利四世》*Henry IV* 與 *The Merry Wives of Windsor* 中的快活胖騎士。

㉕莎士比亞，*The Merry Wives of Windsor*, V, v, 156-158。

㉖以色列美歌者：見《撒母耳記下》二十三章一節，大衛被稱為「以色列的美歌者」。大衛與烏利亞（Uriah）的妻子有染，生一子。「耶和華擊打烏利亞妻給大衛所生的孩子，使他得重病。」（《撒母耳記下》十二章十五節）

有這些都不分年齡不分種族，照樣發生在我們的身邊，發生在哈姆雷特、奧菲莉亞、李爾王的身上。

我們的志業所繼承的遺產，是萬世不變的悲傷與痛苦，如果我們不能奮起創造奇蹟，紓解人類每天睜眼就會面對的悲劇，此一永恆的傷口就將成為難以承受之重。認清楚你們所從事的工作，單調而沉悶，乃是真實生命的詩歌——是男男女女尋常、平凡、憂急的愛喜悲愁所化成的詩歌——你們才能獲得最大的支撐力量。同樣地，生命的喜劇也會在你們的眼前上演，只有醫師在病人中間扮演調皮的帕克（Puck），為那些提坦妮雅（Titanias）與巴特姆（Bottoms）㉚插科打諢，才能夠引人破涕為笑。還有幽默的一面，其實也跟悲慘的一面一樣常見。置身於我們那些同胞之間，如果你們有一顆善解人意的心，能夠體諒那些難以想像、可笑亦復可憐的情狀，那可真該感謝上天的厚賜。不幸的是，這份神賜的厚禮並非一視同仁，不是每個人都有的，弄得不好，還會弄巧成拙。這種氣質的力量往往在於眼神而不在於言語，溫柔敦厚正如羅威爾（Lowell）所說，好似「南向吹拂的」和風㉛，於學醫行醫都有莫大的幫助。沉鬱乖張的個性最要不得，一天裡面種種的繁瑣煎熬固然耐不住，去見病人時掛著一張馬臉，那就更不可原諒了。

對人固然要用心著意，對書本也一樣。學生之於書本，要能夠靜得下心來——

一坐起碼就是二到三個小時——一枝筆、一本筆記，全神貫注在一個主題上，抱定決心弄懂每個細節與困難，力量自然就會生出來。書本上所有的問題與敘述，都應該養成自己解決的習慣，盡可能不要假手他人。非常重要的是，培養杭特（Hunter）那種「**少想多做**」㉜的態度。一旦有疑問，譬如說，發燒過後，指甲會出現凹槽的問題，就該從指甲由根部長到頂端要花多少時間去追起；對於這個問題，大部分人都興趣缺缺，少數人會去查書，只有兩個人，老老實實用硝酸銀在指甲上做記號，

㉗指伯里克利斯（Pericles，約 493-429 B.C.）。伯里克利斯治理雅典三十年，史稱黃金時期，他推動改革，高級官員由人民選舉產生，並大幅提升雅典的文化生活，對外征戰，於紀元前四三一至四〇四年間，與斯巴達開戰，即史上著名的伯羅奔尼撒戰爭，結果斯巴達獲勝，取代雅典成為希臘最強大的國家。伯里克利斯於戰爭期間染瘟疫而死。

㉘艾爾皮諾：奧德塞的夥伴，死於意外事故。荷馬，《奧德塞》book 10, lines 550-560。

㉙指西塞羅（Marcus Tullius Cicero, 106-43 B.C.）：羅馬政治家、作家，有一女兒，名 Tullia（約 76-45 B.C.），極為寵愛，但不幸早逝，得年僅三十一。Tullia 逝世後，西塞羅寫《悼偉人》以為寄情。

㉚在莎士比亞的《仲夏夜之夢》中，帕克為一調皮的精靈，逗弄精靈之后提坦妮雅與織布工巴特姆，讓他們開心。

㉛指開朗的心情。James Russell Lowell, "An Epistle to George William Curtis", postscript, line 54。

幾個月之後，正確的答案也就揭曉了。他們的這種精神才是正確的。**讀書所產生的疑問，一定要自己動手去檢驗**。從一開始，你們當中的許多人就都有一個很難做到的難題——充分做好痛下苦工的心理準備。離開醫學院的青年人，一批接著一批，能夠不為自己的基礎教育鬆散而後悔的，還真的沒有幾個。人文與科學教育的基礎不夠扎實，今天看起來，似乎並不是什麼了不起的大事，這種教育上的問題，也只有米爾頓（Milton）與洛克（Locke）才重視㉝，但只要你們肯痛下工夫，克服了這種基礎上的缺點，一旦優游其間，書本上的東西也就易如反掌了。在學生生涯中，無法養成親近書本的習慣，老提摩西・布萊特（old Timothy Bright）㉞就曾說過，跟黃花大閨女之羞於見人是一樣的，常是不自覺的。

做一個研究「人」的學生，要培養自己的能力，還需要走出去——到不同的環境裡去了解人，了解他們的習慣、性格、生活與行為的模式，以及他們的缺點、長處與特性。先從觀察同學與師長著手，然後及於每個病人，看病之外，更可以學到一些別的東西。盡可能跟外界打成一片，盡可能入鄉隨俗。學生社團、學生聯合會、體育活動與社交圈子，有計畫地參與，可以克服羞澀，不至於變成書呆子，形成了日後嚴重的障礙。你們當中不乏個性熱情的人，對於這方面也早已注意到了，正當念書的時候，似乎用不著我來鼓勵你們，但是，**能夠做到恰如其分，又能夠把自信**

與狂傲分得清楚的人其實不多，特別是高年級的學生更是如此。高年級生往往有如從歡樂山（Delectable Mountains）下山的朝聖者，走迷了路，偏離了正途，進到了「自滿」（Conceit）之鄉，你們當還記得，正是在那兒，那個不可一世的少年郎「無知」（Ignorance）遇見了基督徒㉟。

我還有一個希望，就是鼓勵我們最優秀的學生到處去遊學。我不敢說我們已經準備好了，儘管課程安排的差異性頗大，甚至幾所頂尖的學校也是如此，但毫無疑

㉜面對生理學病理學的問題，杭特所採取的態度就是實事求是，以實驗與觀察為基礎，而非理論。他曾說：「少想多做，要有耐心，要求精確。」見 James Paget, "Hunnterian Oration",（February 13, 1877）, in *Selected Essays and Addresses*（London: Longmans, Green, 1902）, p. 192。杭特其人見〈舊人文與新科學〉註⑲⑤。

㉝兩人均曾當過家庭教席，談過教育的問題。米爾頓曾做過姪兒的家教，後來在《談教育》（*Of Education*, 1644）中闡述自己的教育理論。洛克（John Locke, 1632-1704）曾做過 Anthony Ashley Cooper 的家教，在《關於教育的一些想法》（*Some Thoughts Concerning Education*）中寫道：「許多自認為沒有把孩子教好的人，都跟我談過這個問題。」ed. John W. Yolton and Jean S. Yolton（Oxford : Clarendon Press, 1989）, p. 79。

㉞提摩西．布萊特（約 1551-1615）：英文速記的發明人，後棄醫而改入神職。

㉟ John Bunyan, *The Pilgrim's Progress*（1678; London: George Routledge and Son, n.d.）.

問地，在不同的老師教導下，既可以開拓心胸，又可以培養氣度，如此一來，乃得以掃除「我是屬保羅的，我是屬亞波羅的」㊱那種狹隘心態，而**門戶之見正是學醫最大的忌諱**。

關於用功問題，我還要利用幾分鐘再多講幾句。一天當中，什麼時候才是用功的最佳時間？這個問題或許有人不以為意，認為根本沒有所謂的最佳時間，任何時間都是好的；的確，對一個全神貫注於某個大問題的人來說，任何時間都沒有差別。前幾天，我問大名鼎鼎的記者艾德華．馬丁（Edward S. Martin）㊲，他通常都在何時工作，他的回答是：「不會是晚上，更不會是用餐中間。」這個答案你們有些人一定覺得深獲我心。有人做事情，深夜最有效率，有人則是在早上，若是在過去，大部分的大學生尤其喜歡後者。伊拉斯謨斯（Erasmus）就是個典型，他說：「絕不可在深夜工作，既鈍頭腦又傷身體㊳。」有一天，我跟喬治．羅斯（George Ross）㊴在伯利恆聖瑪莉醫院（the hospital of St. Mary of Bethlehem）㊵散步，當時的主治醫師塞維奇醫師（Dr.Savage）㊶指出，院內的病人可以分成兩大類——一類在早上的時候沮喪，另一類則是開心，他認為，心情的起伏跟體溫有關——早上體溫偏低的人沮喪，反之則開心。這種現象，我認為指出了一個事實，很可以說明學生在什麼時間用功這件事情。在精神病院外面，同樣可以分成這兩大類，雲雀型的學生㊷喜歡看到日出，早起帶著一張開心的臉吃早餐，晨起六點的時候最「旺」。這一類型的學生，我們都不陌生。貓頭鷹型的㊸則剛好相反，早上起來，一副沒精打采的睡臉，心不甘情不願地起床，因為一天裡面最好睡的時候給催命的早餐鐘聲破壞了，毫無胃口不說，連同桌人的聒噪與好心情也同他作對似地。這一類型的人，只有等到一天漸漸過完，體溫上升了，才開始對自己、對別人耐起煩來；等到了深夜十點，他

㊱《哥林多前書》一章十至十七節。原句為：「……我是屬保羅的，我是屬亞波羅的……。」一般人總喜歡說自己是某校出身的，奧斯勒主張應該不要有這種門戶之見。

㊲艾德華．馬丁（1856-1939）：美國新聞從業人員，著有 *A Little Brother of the Rich, and other Verses*（1890）, *What's Ahead and Meanwhile*（1927）及多本著作。

㊳引自伊拉斯謨斯的書信第七十九。J. A. Froude's, *Life and Letters of Erasmus*（New York: Charles Scriber's Sons, 1894）, p. 65。

㊴喬治．羅斯（1845-1892）：見〈二十五年之後〉註⑯。

㊵倫敦南區的一間精神病院。

㊶可能指喬治．亨利．塞維奇（George Henry Savage: 1842-1921）：伯利恆醫院醫師，著有 *Dreams: Normal and Morbid*（1908）。

㊷喻雲雀之晨起鳴唱。

㊸喻貓頭鷹夜行的習慣。

才真正地醒過來，我們開心的雲雀已經對著書本猛打呵欠，甚至於脫靴子上床的力氣都沒有了，反觀我們的瘦貓頭鷹，土星過了天頂㊹，兩眼炯炯發光，滿臉神采奕奕，正準備大幹四個小時——隨你們怎麼說——埋頭苦讀或是興致勃勃地高談闊論，非到淩晨兩點不肯罷休。這兩種類型的學生，我們不得不承認，很難說誰好誰壞，只能說是完全不同的兩種體質——雖然我也拿不出什麼證據——總之，就是體溫的特性吧！

II

在念書的這段期間，你們的學生生活都可以過得充實而愉快，但離開學校後，開始承擔新的責任，斷層時期的問題就會隨之出現，其關鍵則在於你們今天所持的心態。如果你們求學只是為了學位，文憑就是你們念書唯一的目的，可以想像得到，畢業以後，你們也就從辛苦念書的枷鎖中解放了出來，書本從此拋到九霄雲外，再也不會想到有系統地去進修了。另一種情形則是，由於你們養成了良好的讀書習慣，不論什麼科目都讀得夠深入，你們便可能會知所不足，覺得該學的東西還很多，因此只將大學的所學看作是學生生涯的起點，你們才會寓學於醫做個**醫師學生**（studentpractitioner），這將對你們的執業生涯大有益處。一個人離開師長，開始走自己的的路之後，依我來看，至少有五年的考驗等在前面——他的未來就看這五年，從這五年，他的命盤也將確定。不論他是待在鄉下還是從事醫院或研究室的工作，是到海外繼續深造遊學還是安頓下來與父親或朋友開業——這五年的過渡期都與他的學生生活大有關係。一個人如果不具有強烈的向學精神，畢業之後，他可能如釋重負，再也不需要忍受懸梁刺骨，只要每週一本期刊上的營養食品，他的心靈也就足夠讓他維持冬眠；等到十年之後，他的心智已經僵化，就算想要給他注入一點學生的活力，也已經是有所不能了，到時候，縱使他足以勝任例行的看診，也擁有一定的能力與地位，但卻不再心存一丁點的信念，對於診斷與治療的用心，可能還比不上股票與賽馬。當然，學生在畢業後隨之就結束了學習，未必全都會是這種下場。有些人充滿了行醫的熱忱，善盡醫師的責任，也扮演一個好醫師的角色，但在能力上與精神上卻可能跟不上時代，以至於與知識日漸疏遠。你們要特別當心，正是這關鍵的五年，足以把我們最大的本錢都給蹧蹋掉。對一個軍人來說，最令人難以忍受的，莫過於戰鬥在四周打得如火如荼，卻叫他按兵不動；一個醫師若叫他無所事事，往

㊹在星象學中，土星象徵憂鬱，一般相信，當土星從東方升起行向天頂時，其影響力最大。

往可以將他的銳氣消磨殆盡。在城市裡，或許還不至於是這種情形，診所與學校有工作可做，醫學團體多少也有刺激的作用；但若是在小鎮或鄉下，讓一個人乾耗在那兒幾年，哪怕他的能力再強，退步也是免不了的。因此我十分期盼，在北美洲，能夠盡快有一個制度，可以讓青年人有機會成為工作的夥伴或助理。事實上，任何擁有大量醫療業務的人，若沒有訓練有素的人從旁協助，工作的效率都會大打折扣。如果你們有五年或十年的時間，能夠與資深的醫師攜手，為他上夜班，為他做檢驗的工作，甚至於為他打雜，對資深醫師的好處固然不可限量，對病人也是大有益處，你們自己更是受益良多。如此一來，在剛起步的那幾年，你們就不至於落到冷得可以凍死人的孤獨中，而能夠在宜人的環境中開花結果，被培養成為一個訓練有素的醫師。但願你們絕大多數人的命運都能夠如此！**也但願你們不會有更大的野心！在社會上不要成為一個暴發戶，而要像家庭醫師那樣，忠實地實踐我們的任務，日子雖然過得辛苦嚴謹，收入不豐，工作繁重，只有很少的時間進修，更不用說休閒娛樂了——所有這些都可以使你們百煉成鋼，打造成高貴的品質。**在學生生活中，若要說醫師命中可以得著些什麼，我老實告訴你們，或許不能像猶大（Judah）或便雅憫（Benjamin）那樣得到豐厚的遺產，但卻可能像以法蓮（Ephraim）所得到的那一份㊺。如果敏於觀察，有良好的臨床底子，又如我說過的，具有強烈的天性，寓學於醫當可如魚得水，甚至達到更高的學術水準。在英國亞伯丁郡（Aberdeenshire）的小村落班科里（Banchory），有一人名叫亞當斯（Adams）㊻，他不僅是好醫師，手術極為高妙，還是傑出的博物學家，像這樣多才多藝絕非尋常等閒，亞當斯卻做到了，而且還不止於此，更躋身醫界大學問家之列。他熱愛古典學術，儘管醫務繁重，但百忙中「幾乎讀遍古代傳下來的希臘經典」㊼，翻譯了包勒．艾吉納特（Paulus Aegineta）㊽、希波克拉底以及阿瑞特斯（Aretaeus）㊾的作品，均由賽登翰學社（Sydenham So-

---

㊺事見《創世記》。猶大：雅各（Jacob）與利亞（Leah）所生的四子；便雅憫：雅各與拉結（Rachel）所生的么兒，是雅各的最愛。雅各預言他們的未來：「猶大啊，你弟兄們必讚美你……猶大是個小獅子，我兒啊，你抓了食便上去……。」（《創世記》四十九章八至十二節）以及「便雅憫是個撕掠的狼，早上要喫他所抓的，晚上要分他所奪的。」（《創世記》四十九章二十七節）。以法蓮：約瑟（Joseph）的次子。祖父雅各臨終時選了他，給他的地位更高於兄弟瑪拿西（Manasseh）。

㊻亞當斯（Francis Adams, 1796-1861）：蘇格蘭醫師，傑出的希臘醫學學者。

㊼引自 *The Dictionary of National Biography*。

㊽包勒．艾吉納特（約紀元前八世紀）：希臘醫學作家，為古希臘的最後一名通儒，著有 *Abridgement of Medicine in Seven Books*，幾乎包羅當時所有的醫學知識。

㊾阿瑞特斯（約紀元一至二世紀）：見〈醫界的沙文主義〉註⑩。

ciety）[50]出版。以一個蘇格蘭的鄉村醫師，博學如此，足堪激勵我們每一個人善用寶貴的光陰。

即使具有求知若渴的精神，又具備充分的基礎素養，**一個醫師若要寓學於醫，至少要有三樣東西用來激勵與維持他的自我教育**。哪三樣東西呢？**一本筆記、一間書房，以及每五年一次的充電**。說到記筆記的價值，還真不是三言兩語可以道盡的。當個學生，絕對少不了它。隨身攜帶一本筆記，可以揣在外套口袋；看新的病人，問過什麼問題都記下來；檢查完一個肺炎病例後，花兩分鐘的時間，把當天的情況扼要記下。一旦養成這種有系統的例行習慣，越是忙碌，在檢查完病人後，你就越有時間作好結論。筆記的最後，簡單註明「沒有問題」（clear case）、「症狀不明」（case illustrating obscurity of symptoms）、「診斷有誤」（error in diagnosis）等等。做結論的時候，大可以像寒鴉玩的把戲[51]，也就是我們許多人一窩蜂蒐藏東西時的那種瘋狂，舉凡病例的研究、各個病例之間的關係以及文獻上的病例，都不要放過——這可不是一件簡單的事。趁早做好三種分類——沒有問題的病例、有疑問的病例、錯誤的病例，而且要注意遊戲的公平性，千萬不可自欺，不可逃避事實；**對別人可以寬容，但不可輕易饒過自己**，要不斷地嚴加督促。**林肯**有名的警句，你們應該都記得，他說，**騙人可以一時，但不可能一世**。倒是欺騙自己卻是可以一世的，但絕對沒有好處。必要的時候，對自己一定要殘酷；你們在後頂骨部位感覺到的膿腫以及道德的壞死，要治療就得動用刀子與烙器；在你們做了一次錯誤的診斷之後，在卡歐（Gall）與史柏齊姆（Spurzheim）[52]的自尊中心，你們也會發現有發炎的現象。唯有這樣累積你們的病例，在畢業後的自我教育中，才能得到真正的進步；也唯有這樣才能從經驗中得到智慧。一般人總認為，一個醫師的經驗越多，知道的也就越多。這其實是不對的。考柏（Cowper）常被人引用的句子，也是我最喜歡向醫界朋友提出來的，最能道出其間的區別：

> 知識與智慧，絕非同一樣東西，
> 甚至不太有關聯。知識
> 是在腦子裡塞滿別人的想法；

㊿以湯瑪斯．賽登翰（Thomas Sydenham, 1624-1689）之名所成立的學術團體。賽登翰有「英國希波克拉底」之稱，公認為現代臨床醫學與流行病學的創始者。

[51]寒鴉：屬烏鴉的一種，據說會蒐集各式各樣的東西。

[52]卡歐（Franz Joseph Gall, 1758-1828）、史柏齊姆（Johann Kaspar Spurzheim, 1776-1832）：見〈科學的酵母〉註[57]。

智慧是在心靈中聆聽自己的。
知識是以自己所知甚多而驕傲；
智慧是以自己所知有限而謙卑[53]。

我們所講的有**見識或智慧，指的是隨手可以運用、可以產生效果以及對知識本身同樣有用、有效的知識**，就好比麵包之於麥子。你們可以讓一個人擁有蒸汽機各個部分的全部知識，懂得它運作的原理，但卻可能不放心讓他去操作。**要得著見識，除了蒐集資料外，還要懂得運用它們。**有一句老話說得極好，是赫拉克里特斯（Heraclitus）[54]談到他的前輩們時所講的——他們都很有知識，但卻沒有見識——對於兩者的區別，這位了不起的以弗所人（Ephesian）[55]真可說是一語道破。在這方面，丁尼生（Tennyson）也有一行常被人引用的名句：

知識迎面而來，但智慧踟躕不前[56]。

每個年輕的醫師都應該有樁心願，在自己的家裡擁有三個像樣的房間：一間書房、一間工作室、一間嬰兒房——書籍、嗜好與小孩——如果無法做到三者齊備，我鼓勵大家無論如何不可少了書籍與嗜好。先從一本好的週刊或月刊開始，好好地閱讀它們；接下來，做有系統的研讀，針對一個主題，把大學裡學過的東西擴大範圍去研究，譬如說唸奧巴特（Allbutt）或納斯耐吉（Nothnagel）㊼。等到你們逐漸上路

㊸考柏（William Cowper），*The Task*（1784），book 6, "The Winter Walk at Noon"，lines 89-97。

奧斯勒略去了後面的四行：

知識是一堆無用的物質，
只是形成智慧的原料，
若非精研細磨放對地方，
看似豐富實是累贅。

㊹赫拉克里特斯（約 540-470 B.C.）：希臘哲學家、形而上學家，因其悲觀的人生觀，而有「哭泣哲學家」之稱，他的名句是：「萬物皆無常。」其作品均失佚，僅有少數句子因其他作家引用而流傳下來。

㊺赫拉克里特斯生於小亞細亞的以弗所（Ephesus）。

㊻ Alfred Tennyson, "Locksley Hall", line 141.

㊼奧巴特（Thomas Clifford Allbutt, 1836-1925）：英國醫學作家、醫師。發明短小型臨床體溫計（1866），著有 *Systems of Medicine*（1896-1899）。納斯耐吉（Carl W. H. Nothnagel, 1841-1905）：德國醫師，研究神經系統的生理學與病理學，並編著 *Spezielle Pathologie und Therapie* 共二十四卷（1894-1908），英譯：Alfred Stengel, *Nothnagel's Encyclopedia of Practical Medicine*（Philadelphia: W.B. Saunders, 1904）。

了，再養成每年購買幾部專門論著的習慣。讀書要有兩個目的：其一，讓自己熟悉該項主題的新知識，以及其最新的進展；其二，要有助於了解與分析自己的病例。關於讀書這件事，在學生還沒有離開學校之前，做老師的就應該讓他們知道，在什麼地方可以找到最好的文章，教他們使用書目索引——那可是個豐富的寶藏，每一頁都大有看頭，光看題目就可以學到東西。疾病的描述與疾病在病人身上所表現出來的情形，其間是有差別的，關於這一點，讀書時應該要有清楚的認知。總之，稍微用點心，不需要花太多的錢，你們就可以弄出一個像樣的書房。在這養精蓄銳的五年當中，對醫學史應該有個清楚的概念，可以去讀法思特（Foster）[58]的《生理學史文集》（*Lectures on the History of Physiology*）與巴斯（Baas）的《醫學史》（*History of Medicine*）[59]。另外，準備一套「醫學大師」叢書[60]，並訂閱《書與史雜誌》（*Library and Historical Journal*）[61]。

行醫之外，每天一定要讀書或做些其他事情。我當然了解，看診是十分耗費精神的事；不妨用米開朗基羅的話來說：「有些事情需要全神投入，絲毫容不得心有旁騖[62]。」但是，**如果有樣嗜好，只會讓你們成為更健全的人**，而不致變成不稱職的醫師。什麼嗜好倒是無所謂，園藝或種菜、文學、歷史或書目學都無妨，也都會讓你們去接觸書籍（如果時間允許，我滿想多談談另外兩個房間，其重要性絕不下於書房，而且更不容易搞定，倒是在頭腦、心靈與雙手的教育上都有相輔相成的價值）。寓學於醫進修的第三個要件是每五年一次的充電，而這也是最難做到的。每隔五年回到醫院、回到實驗室去，為的是給頭腦和心靈來次翻修、接受新的洗禮，做新的整合等等。不要忘記帶著筆記本，分成三紮，老實去做。另外，從一開始就要為旅行存錢，務必省喫儉用，錢要花在刀口上；為嬰兒室所準備的房間也可以先鎖上——下定決心，**一切以教育好自己為先**；如果一切順利，我估計，滿了三年就可以有六週的時間去進修專業科目，或者等個五年，更可以花六個月去深造。「鄉

---

⑱法思特（Michael Foster, 1836-1907）：英國病理學家、劍橋教授、醫學史家，在生物學、生理學與胚胎學的教學上引進現代方法，強調實驗教學的重要性。

⑲巴斯（Johann Herman Baas, 1838-1909）：德國醫師。

⑳醫學大師叢書（New York: Longman, Green, 1897-1899），包括杭特、哈維、赫姆茲、賽登翰、維瑟里爾等。

㉑奧斯勒的原註為：「Brooklyn，每年二美元。」

㉒米開朗基羅（1475-1564）：文藝復興時期義大利雕刻家、畫家、詩人，所畫之人體解剖圖深為奧斯勒所崇拜。此處所引是米開朗基羅與葡萄牙藝術家 Hollanda（1517-1584）談論繪畫藝術時所言。Francisco de Hollanda, *Four Dialogues on Painting*, trans. Aubrey F. G. Bell（Westport, Conn.: Hyperion Press, 1979）, p. 13。

下郎中」（Dr. Hayseed）⑬的話絕不可信，他會告訴你，那樣只會壞了你的前途，年輕人做不到五年就休三個月的假，簡直荒唐到家，聞所未聞。你如果跟他說，那是一個醫師為灰皮質層（Grey Cortex）⑭這個金礦所做的投資，他一定不屑一顧。但是，如果你已經成家，妻子兒女又怎麼辦呢？丟下他們！對這些最親最近的人，你固然有責任，但對你自己、對醫界、對社會大眾，你的責任更大。就像伊莎費娜（Isaphaena）她丈夫的故事——那顆滾燙的心，願他得到平安——我在《一個阿拉巴馬的學生》（*An Alabama Student*）中所描述的⑮，你們的妻子也將樂於分擔你們所做的犧牲。

有了好的身體與好的習慣，到第二個五年結束，你們就可望一切都安頓下來——三個房間都一應俱全了，還有一間馬廄、一片庭院，雖無金庫卻有人壽保險，或許有一兩筆貸款，以及在鄰近置的一塊田產。年復一年，你們誠實地面對自己，每個病例都忠實做成筆記；因此，你們將會頗為滿意地發現，有疑問的病例與錯誤雖然仍難避免，但顯然減少了許多。在地方上，如一般所說的，你們也「贏得」了人心，各種疑難雜症都找上門來，又因為面對錯誤時，你們總能嚴於責己，寬於待人，鄰近的醫師同行，不論老的少的，有事也都樂於找你們商量。在業務方面，由於請了助理，工作量也大為減輕。這樣的一幅景象絕不是空中樓閣，而是隨處可見的；這樣的一個人，也正是我們在鄉村地區與小鎮上所需要的。講到照顧病人，他絕不會自以為大材小用，更不會有所保留！如果再加上樂觀的天性與強大的吸收能力，那就更可以成為這一行中的佼佼者，將使得業內與業外的庸醫、偽醫難以立足，其作用可能還勝過十來個地方上的司法人員。啊，還不止於此哩！這樣的一個醫師，可以說是地方上的福氣——堅定、理性而熱誠，凡事總把自己放在最後，一心總是為他人設想，健康人的荒唐糊塗、生病人的無理取鬧，都不至於擾亂他的原則；像這樣的人，臨到他心上的至福必是真實的——是「使人富足，並不加上憂慮的」[66]。

這樣的一個人，若說還有什麼危險，那就是隨著財富而來的。**過辛苦的日子，人往高處爬的時候，往往不會有事，但一旦成功了，許多人便在誘惑的面前屈服。**政治就是許多鄉村醫師的陷阱，而且通常都是最優秀的；在地方上有了聲望，有了一點錢，能夠為黨保住席位的，非他莫屬！這樣的好人，我就常拿他們來警惕學生；

---

[63] 美國俚語，指不學無術的醫師。

[64] 灰皮質層：覆蓋大腦半球與小腦的神經組織。奧斯勒以此喻心智。

[65] 奧斯勒，William Osler, *An Alabama Student and Other Biographical Essays*（London: Chiswick Press, 1906）。
阿拉巴馬的學生指 Dr. John Y. Bassett（1805-1851），將妻子與二子留在家中，獨自前往巴黎留學。

[66]《箴言》十章二十二節。

你們若是走了這條道路，會有什麼下場，不妨去問問你們深交了十來年的好朋友——蒙田或普魯塔克吧⑰！如果你們是住在大一點的城鎮，千萬要抗拒開療養院的誘惑，那絕不是一個普通醫師的本務，除了會讓你們犧牲了自己的生活外，還會帶來很多麻煩。還有第三樣，就是抗拒遷往大地方的誘惑。在農村地區或小鄉鎮，如果你不虞匱乏，大可修身養性，照顧好金錢，拿一部分精神服務鄉梓，自然可以在地方上得到受人尊敬的地位。在我的朋友當中，就不乏鄉村醫師，莫不恬淡自適，忠於工作，以行醫自豪；若說現在要我為自己的人生另做選擇，我會欣然追隨他們。

說起來相當奇怪，**醫師學生寓學於醫**，也有可能因為太過於用功而妨礙了自己的生涯。**書呆子是不可能成功的；鑽在書堆裡，知識可能根本發揮不了實際的效果。但是，失敗絕不是因為書讀得太多，而是因為知人太少。**我要提醒你們的是，務必克服自卑與缺乏自信。我知道一些這種例子，簡直無可救藥，但也有些人卻治好了，不是因為公共生活救了他，而是託同行兄弟的福，只因為他們了解他的能力，不斷地開發他隱藏在內心深處的寶藏。在大城市裡行醫，想要維持學生時代的生活習慣可是不容易的；**能夠讓熱情持續燃燒的真誠，往往會被每天工作的勞塵給悶熄。**因此，想要讀書唯有出之以真心，才有可能成為一個好學生。早年我在蒙特婁醫院駐院時，就認識這樣一個人⑱——對待病人固然全心全意，高超的醫術更使他忙得不可開交，但他在車上也讀，在露希娜（Lucina）⑲床邊的燈下也讀，因此總是能夠掌握最新的醫學動向，但他並不以此為足，對於一種疾病，總要徹底了解它的真相才肯罷休，也正因為如此，我們乃結成莫逆；日日夜夜，不管多忙，他總會跟我花兩個小時尋找資料，儘管可能只是白忙一場，或者並不能因此解開一種新疾病如惡性貧血之謎。

Ⅲ

專科醫師學生（student-specialist）的寓學於醫可得小心上路，其間雖然有兩大優點，卻也有兩大危險，必須時時保持警醒。由於現代醫學之龐雜，乃有縮小範圍加以徹底耕耘的趨勢；專精於一個小科目，特別是在技術上已經相當成熟的，因而自

---

⑰蒙田（Michel Eyquem de Montaigne, 1533-1592）：見〈湯瑪斯．布朗爵士〉註⑱。普魯塔克（Plutarch，約 46-125）：見〈舊人文與新科學〉註㊺。

⑱奧斯勒的原註為：「晚年的約翰．貝爾。」約翰．貝爾（John Bell, 1852-1897）：蒙特婁總醫院外科醫師，麥吉爾大學臨床外科教授。

⑲露希娜：羅馬神話中司分娩的女神。

得於其間的人可以說不在少數，君不見，皮膚科、喉科、眼科與婦科確實也因這種專攻一門而大有進展！如此一來，專科醫師通常較為自由，多有閒暇，或至少不缺閒暇，不至於像一般科醫師那樣被應接不暇的病人綁住，日子大可以過得合理些，有時間怡情養性，還能夠參與公共事務，為同業謀取福利，也藉此為自己爭取投票時的支持。說老實話，在大城市裡，我們的圖書館與醫學社團能夠獲得一些資源，還真虧了他們無私的奔走。至於危險，或許不至於發生在強者的身上，但有些軟弱的弟兄就難講了；如果他選擇某個專科只是因為那個領域比較輕鬆，那麼，譁眾取寵與賣弄技巧就不免會取真才實學而代之。醫師的格局如果遠大於所專精的科別，而且又能全盤予以掌握，那當然就不會有問題；但專業若只是工具，那就會是災難了，碰到每個科目都有可能的兵荒馬亂時，嚴重的傷害往往也就因此造成。除了人的格局小之外，**長期專注於一個小領域的另一個危險，則是洞察力的喪失。**要避免這種情形，最保險的辦法莫過於持續培養專科的基礎醫學，進修的重點如果能夠跳脫技術的層面，保持與生理學和病理學的接觸，眼界自會加寬。此外，專科醫師之需要實驗室的訓練，更勝於我們其他人，同時也需要與其他科目作廣泛的接觸，以矯正錯把蟻丘當世界的眼光褊狹之弊。

至於**教師學生**（student-teacher）的寓學於教，每個老師都是現成的例子，只是程度不同而已。老師如果不能教學相長，那就絕不會是個好老師。踏上教書這條路，一開始時，常是滿腔熱誠，但幾年下來，一成不變的例行工作，很容易將一個人的活力消磨殆盡，光是抗拒難以避免的退化傾向，就足以消耗掉全部的精神。在比較小的學校，同一個科目裡面沒有志同道合的同事，孤立適足以造成停滯，不出幾年，早年的熱情之火就再也無法照亮逐漸養成的因循敷衍。就多數老師來說，課務份量的不斷增加導致研究時間的越來越少，一個第一流的人才跟他所教的學科脫節，錯往往不在於自己，而在於身不由己的外務纏身。一個有心進修的教師，除了五種天生的感覺能力外，還必須具備另外兩種——責任感與均衡感。對於工作的重要性，剛開始時，我們大部分人都會產生高度的認知，對於信託給我們的責任，也都會有全力以赴的意願。說到一個有責任感的老師，無非準時、上課第一等等，但還有更重要的，對學生，一定要傾囊相授，絕不打折；對所教的學科，一定要真材實料，務求最好；對於枯燥的細節，要出之以無限的耐心與熱誠；對於每個學生更要做到無私奉獻與一視同仁；同時，還要能夠善待自己的助理。所有這些應該都是責任感的自然流露。至於均衡感就不是那麼容易了，除了訓練，主要是靠天性；有些人從來就做不到，有的人卻是自然天成。但即使是最周到的人，也需要時時加以培養，而**凡事不可太過**[70]則是每個老師最好的座右銘。在我年輕的時候，有一個標準的教師學生，帕默・霍華德（Palmer Howard）[71]，我深受他的影響。如果你們想要知道他是怎樣的一個人，不妨去讀馬修・亞諾（Matthew Arnold）題獻給他父親的那首名詩《拉格比禮拜堂》（*Rugby Chapel*）[72]。年輕時的霍華德醫師，也是選擇了「一條深思熟慮、目標清楚的道路」[73]，並堅定不移地終生追求，即使所要付出的時間不斷地增加，甚至到後來年事已高，投注於醫學研究與教學的熱忱從未絲毫減退。一八七一年夏天，當時我還是個四年級學生，初次親炙他的教誨，由於魏爾孟（Villemin）劃時代的成果[74]與倪爾梅耶（Niemeyer）的大膽觀點[75]，肺結核的問題正成為當時熱門話題。在蒙特婁總醫院，每一個肺部損害的病案都要經他的過目，我也因此得窺拉昂列（Laënnec）、葛利佛（Graves）與史托克（Stokes）[76]的門徑。不論什麼時候，通常是在晚上十點之後，如果懷爾克（Wilks）與莫克森（Moxon）、佛喬（Virchow）或羅奇坦斯基（Rokitanski）[77]都幫不上我的忙，我就揹起書包去找他，他一定是熱情地招呼我，讓我在那兒查閱病理學會的記錄（Transactions of the Pathological Society）[78]與德桑布賀大辭典（*Dictionnaire of Dechambre*）[79]。正因為是一個學生，才是一個標準的老師，任何一個新的問題他都不放過，在嚴苛的行醫生涯中，好學的精神使他得以維持高度的熱情，也使照亮年輕時代的火焰持續燃燒。回首往事，我見過的老師或同事不知凡幾，但能夠像他那樣，將高度的責任感與心理上的年輕活力如此完美

⑦⓪凡事不可太過（nothing over-much）源自拉丁文的 *ne quid nimis*，意指凡事皆取中庸。拉丁文又源自柏拉圖的 *Protagoras*。

⑦①帕默・霍華德（Robert Palmer Howard, 1823-1889）：奧斯勒在麥吉爾大學的老師與導師。見〈寧靜〉註㊷。

⑦②馬修・亞諾（1822-1888）：英國詩人，其父 Thomas Arnold 為拉格比學校之校長，一八四二年葬於該校禮拜堂。

⑦③馬修・亞諾 Matthew Arnold, "Rugby Chapel", line 85。

⑦④魏爾孟（Jean Antoine Villemin, 1827-1892）：法國醫師。由於他對肺結核的研究，促成巴斯德導出這種疾病係由細菌傳染的結論。

⑦⑤倪爾梅耶（Felix von Niemeyer, 1820-1871）：德國醫師，著有 *Lehrbuch der Speziellen Pathologie und Therapie*（1858-1861）。

⑦⑥拉昂列（Théophile René Hyacinthe Laënnec, 1781-1826）：見〈醫界的沙文主義〉註㉙。葛利佛（Robert James Graves, 1793-1853）、史托克（William Stokes, 1804-1878）：見〈行醫的金科玉律〉註㉖。

⑦⑦懷爾克（Samuel Wilks, 1824-1911）：倫敦蓋伊醫院與皇家兒童醫院醫師，著有八卷 *Lectures On the Specific Fevers znd Diseases of the Chest*（1875）。莫克森（Walter Moxon, 1836-1886）：英國醫師，蓋伊醫院講師。佛喬（Rudolf Virchow, 1821-1902）：見〈舊人文與新科學〉註⑦⑥。羅奇坦斯基（Karl von Rokitanski, 1804-1878）：奧地利醫師，現代病理解剖學的奠基者之一，著有 *Handbuch der Pathologischen Anatomie*（1842-1846）。

地結合，可說是絕無僅有了。

講到這裡，在我的記憶中卻也升起了一列長長的影魅，都是我教過、愛過的學生，全都是來不及成熟就夭折了——精神的、品德的或肉體的。對於成功，我們絕不吝於表揚稱讚，但卻絕少去正視別人的失敗。也不知道是為什麼，或許是我不太沉湎於現在，我的心思大都放在過去，在我的記憶裡，那許多我愛過卻又失去的學生，每每想起就不勝疼惜。**頌被征服者**（*Io victis*）[80]：且讓我們也為那些失敗者詠唱一番吧！偶爾，我們不妨想想那些在生活戰鬥中倒下的人，那些掙扎過卻失敗、甚至來不及掙扎就失敗了的人。在我失去的學生裡面，有太多是因為心理上死亡了，其原因則不一而足——有的是因為學校的難產，有的是因為嬰兒期的營養不良，總之，心理的佝僂病、發育不全、營養失調，使多少原本前途大好的年輕人就此夭折！而由於第一個關鍵五年的失調，壞血病與佝僂病也為學生簽發了心理的死亡證明。到了十年之期結束時，看到那些早期大有前途的心靈，能夠健全長成的竟是如此之少，對照顧這些學生的老師來說，其失望與痛心又是何等深重！但**真正的悲劇卻是品德的死亡**，是另一種奪走我們許多好同業的殺手，只因為他們背離了米娜薇（Minerva）[81]的純潔、正直與敬業，陷入了巴克斯（Bacchus）、維納斯（Venus）與賽爾西（Circe）[82]的羅網之中。

每每想起這些以過去為背景的悲劇，如此慘淡、灰暗，絕望以了殘生，昔日那些學生的名字與臉龐（其中不乏我引以為傲的）便恍然如在眼前，不禁令我為之顫慄，不得不強迫自己回想他們跟你們今天一樣的那段美好時光，何等幸福，何等無憂無慮，在講堂的長凳上、在實驗室裡，在病房中，而所有這些都彷彿是在夢中。回想起來比較不那麼沉痛，但卻更令人錐心的，是那些正值花樣年華的學生生活突然中斷——肉體的死亡。所有這些，全都在做老師的記憶中，一碰就會痛，平常雖然不太提起，但感覺卻像朗費羅（Longfellow）記憶深處不變的象徵，是「對無言的

---

⑱病理學會的記錄：一八四七至一八九三年間，病理學會在倫敦發行的會議記錄。

⑲德桑布賀大辭典：《醫學百科大辭典》（*Dictionaire Encyclopédique des Sciences Médicales*,1864-1886，共一百卷，由法國醫師 Amédée Dechambre（1812-1886）編著。

⑳原文為拉丁文，為奧斯勒自創。拉丁文中原有 Vae victis 一詞，意思是：「哀被征服者」，為高盧人 Brennus 征服羅馬時所說。事見 Livy（59 B.C.- 17 A.D.）, *History of Rome*, book 5, chap. 48 。奧斯勒將之改為「頌被征服者」，拉丁文 Io 意為「頌揚」。

㉑米娜薇：羅馬神話中的智慧與藝術女神，相當於希臘神話的雅典娜。

㉒巴克斯：希臘神話中的酒神與狂歡之神。維納斯：羅馬神話的性愛女神，亦即希臘神話的阿芙蘿黛蒂。賽爾西：荷馬史詩《奧德塞》中，以魔法使奧德賽的部下變成豬的女巫。

思想表達沉默的敬意」[83]。如今回想起來，那些逝去的都是我們當中最優秀的，最耀眼的、最聰敏的卻都被帶走了，比較平庸的如我們，反倒逃過了劫數。這些人的遽逝，徒留高堂之悲、手足之痛，有的還有髮妻之心碎，並帶走了他們的希望，今日在此追憶，不免仍要為他們一掬同情之淚，更為我們醫界的損失感到惋惜，像多倫多的齊默曼（Zimmerman）、蒙特婁的傑克．克萊恩（Jack Cline）與麥當勞（R. L. MacDonnel）、費城的弗列德．帕克（Fred Packard）與柯克布萊（Kirkbride），以及巴爾的摩的黎芬古德（Livingood）、雷季爾（Lazear）、歐本海默（Oppenheimer）與伊克斯勒（Oechsner），[84]全都是當時的一時之選，卻都在綠葉青青時飄然墜落，識者莫不深感傷痛！

行醫之於你們，全在乎於你們自己——對某些人，或許是煩惱、操心，是一輩子的困擾；對有些人，則是每日的喜悅，是可以造福人類的快樂人生。秉持著學無止盡的學生精神，你們當可以充分實踐我們這個行業的崇高使命——**知所謙卑，乃能知道自己的弱點，進而尋求力量；滿懷信心，乃能知道自己的能力，並承認自己的有限**；以繼承光榮的傳統為榮，乃能珍惜前賢賜給人類的這份禮物；抱持確定不疑的盼望，確信未來的福祉必將大於過去。

⑧③ Henry Wadsworth Longfellow, "The Herons of Elmwood" , line 36.

⑧④ 齊默曼（Richard Zimmerman, 1851-1888）：見〈行醫的金科玉律〉註㉛。傑克．克萊恩（1852-1877）：奧斯勒在麥吉爾的好友，同時也是奧斯勒期刊聯誼社的會員，目的在於交流法國與德國的醫學期刊。逝年二十五，死於白喉病。麥當勞（Richard Lee MacDonnel, 1853-1891）：奧斯勒在麥吉爾的同事，死於肺結核。帕克（Frederick A. Packard, 1862-1902）：兒童醫院與費城醫院醫師，死於傷寒。柯克布萊（Thomas Story Kirkbride, 1809-1883）：賓州醫院精神科主任醫師。黎芬古德（Louis Eugene Livingood, 1860-1898）：曾協助奧斯勒修訂教科書。一八九八年搭乘的 Bourgogne 號郵輪沉沒於北大西洋時遇難。雷季爾（Jesse W. Lazear, 1866-1900）：雷季爾〔Jesse W. Lazeal，1866-1900〕：奧斯勒的助教。當時有幾名醫師自願接受蚊子的叮咬，以證明黃熱病確實是由蚊子傳染所致，雷季爾即為其中之一，結果不幸因此於一九〇〇年病逝。歐本海默（Arthur Oppenheimer，逝於 1895）：奧斯勒在約翰．霍普金斯的助理，死於傷寒。伊克斯勒（Henry William Oechsner，生卒不詳）：奧斯勒在約翰．霍普金斯時的實習醫師。

6

生活之道

A Way of Life

每日之所需，每日自會備齊。
——歌德（Goethe）

《編按》

一九一三年對耶魯大學學生演說。

奧斯勒於一九一三年對耶魯學生發表的演說，大家都以為，講的不是道德就是信仰，卻沒料到，竟是家常道理：「一副萬用的生活把手」。他叮嚀學生，要養成良好的習慣，說他自己的成功並不在於頭腦，而在於把握今朝的習慣。他引用**湯瑪斯．卡萊爾**（Thomas Carlyle）的名言說：「首要之務，**不是著眼既不可追又不可及的過去與未來，而是做好清清楚楚擺在手邊的事情。**」

巨輪之所以能夠浮海，靠的是有水密艙。奧斯勒拿這個道理比喻人生，囑咐大家管好自己的「日密艙」（"day-tight" compartment）。每一天，只有將過去和未來關在外面，才能將全副精力放到現在。奧斯勒自己，每日之始，絕不為過去已做、未做之事懊悔；對未來的夢想，則是不妨偶一為之，但最好還是拋諸腦後。全心全力做好手邊的工作，日復一日，自可免掉日後的手忙腳亂、死追活趕。

歌德說：「晨起懶散，必致整天荒廢。」要避免怠惰，良好的心理管理絕不可少。奧斯勒提醒說，飲食隨便，菸酒房事過度，只會傷身弱神，徒然壞了身心。他拿柏拉圖的馬車做比喻：駕者若不善御，感性的黑馬就將拉著理性的白駒走偏掉。

奧斯勒也叮嚀大家靈修、祈禱、讀經，可以使人明白，**儘管世事多變，愛、希望、恐懼、信心與悲憫始終是不變的。**「日密艙中寧靜過，心自輕靈，乃可浮載自己與旁人的重擔。」醫界前賢的典範不遠。

各位同學——每個人在思想上、言語上、行為上，都有一套自己的生活哲學①，行之而不自覺。其實，有而不覺，那才是最好的，如果自以為是，那才最糟。生活哲學是自然養成的，對年輕人，你要教他，他是不會聽的。他會問你，明亮的眼睛、鮮紅的血液、有力的呼吸、強壯的肌肉，有哪一樣跟哲學有關？那位偉大的斯塔吉拉人（**Stagirite**，編註：指亞里斯多德〔**384-322 B.C.**〕，生於希臘的斯塔吉拉**Stagira**）豈不也說，青年人是不屑學那些的②。他們聽見卻不明白，是沒有益處的③。那麼，我又何必來煩你們呢？那是因為，我真的有好東西要分享給你們，既無關於哲學也無關於道德和信仰，雖然有人告訴我，演講總不外這其中的一樣或兩樣，最好是三樣都齊備。我所要談的，既是老生常談又是從所未聞，雖然簡單卻好處多多；說它

①在思想上、言語上、行為上：奧斯勒的印象可能來自《常用禱告手冊》中《領聖餐禮》裡面的「藉思想、言語、行為」的告白。但是，英國國教的教士與祭童，在領聖餐的儀式中，長久以來也習慣用「在思想上、言語上、行為上」，因此不難想像，奧斯勒的印象也可能來自童年時禮拜儀式。

②亞里斯多德：《倫理學》（*Nicomachean Ethics*），卷一，第三章，1095a: 3-10。

簡單，你們有些人可能就會跟古代敘利亞國元帥乃縵（**Naaman**）一樣，聽先知說只要到約旦河裡去浸洗一下就可以潔淨痲瘋病，不免大失所望，掉頭而去④。大家都知道，有一種五十分錢就可以買到的那種工具組，只有一副把手，卻可以套在十多種的器具上。一般來說，品質都很糟，就算你到最好的木匠鋪去，也不容易找到一副像樣的；但是，工人、司機、水手必定人手一副，每個有條理的家庭，打開儲藏室的抽屜，一定也少不了。雖然只是一副把手，許多日常的小事，沒有它還真辦不了；不論是雪菲爾德（**Sheffield**）⑤的精品還是那些劣等貨，從小手斧到螺絲起子，這副把手絕對適用於任何工具。我要送給你們的，正是這樣一件禮物——一副萬用的生活把手。

其實我所要講的，只有一個「道」字，是一個平平凡凡的人平平凡凡過日子最淺顯的寫照；這樣的人，要說他有什麼生活哲學，也不會比《如你所願》（***As You Like It***）裡面那個牧羊人高明到哪裡去⑥。我要指點你們的，不是一套窒礙難行的大道理，也不是一套大計畫，而是一條道路，一條即便愚昧也不致失迷的道路⑦；是一種習慣，就跟任何其他的習慣一樣，好的或不好的，簡單得很——但也可能難如登天！

I

幾年前，流行過一句話，上面寫著：「生活只不過是『老調』重彈，日復一日。」講白一點，就是：「**生活只是一種習慣**」，也就是一連串不需要經過大腦的行為。這可真是至理名言，是一切行為——身體的或心靈的——的根本，也是亞里斯多德教學的精髓；對他而言，習慣的養成正是品德的基礎。「總而言之，任何習

---

③他們聽見卻不明白，是沒有益處的：此句見於聖經《以賽亞書》六章九節（耶穌在《馬太福音》十三章十四節曾予引用）及四十二章二十節。「是沒有益處的」另見《提摩太後書》二章十四節。

④乃縵：一名敘利亞的元帥，希伯來的先知以利沙（Elisha）治好了他的痲瘋。但是，由於以利沙沒有到屋外為他按手禱告，而是叫他去約旦河浸洗，乃縵大為不悅。不過，乃縵最後還是聽從先知的話，並因此治癒了惡疾（《列王紀下》五章十至十四節）。

⑤雪菲爾德：位於英國約克夏郡，以生產優質工具聞名。

⑥莎士比亞戲劇。劇中人物柯林（Corin）為一牧羊人，對小丑塔奇史東（Touchstone）講述了自己的哲學。

⑦《以賽亞書》三十五章八節：「在那裡必有一條大道，稱為聖路……行路的人雖愚昧，也不至失迷。」

慣都是同一種行為的結果，我們所該做的，就是給行為立個規矩。」（編註：《倫理學》（*Nicomachean Ethics*），卷二，第一章）七個月大的嬰兒，要他站起來，非倒下來不可；長到一歲大，他就能站起來走路了；到了兩歲，他可是在跑步了。之所以如此，不過是肌肉與神經養成了習慣。一試再試，一摔再摔，力氣就有了。放根指頭到嬰兒的口裡，他就滿懷期待地吸吮起來，那也不過是哺乳動物數百萬年來的習慣反應而已。再怎麼複雜的動作，只要經過不斷的練習，我們身體的某一部分都能夠絲毫不差地做出來。音樂家演奏一首高難度的曲子，注意看他的動作。靈活的十指，敲、彈、撫、觸、弄，無不恰到好處，還能跟你談笑風生，樂器彷彿自動鋼琴，跟他毫無瓜葛似的。這也還是習慣，長時間的不斷練習，加上無數次的失敗，自然就具備了這種能力。同樣的道理，也可以拿來說明精神和品德。**用柏拉圖的話來說，由精神和品德所構成的「人格」，就是「長期養成的習慣」**⑧。

我所要提倡的生活之道，其實也就是習慣，是一種長期不斷重複，逐漸養成的習慣。這種每天身體力行的功課，我稱之為「生活日密艙」（編註：此詞為奧斯勒自創，借用自輪船的水密艙〈water-tight compartment〉）。你們一定會說：「啊，那還不簡單，簡單得就跟以利沙（Elisha）的忠告一樣！」（編註：見註④）我先不急著跟你們辯它的價值，倒是我自己的體會之深，還真是言語難以表達的。談到我這個人，大家都說，我生長在很理想的環境中，是牧師九個孩子中最小的一個；曾經在四所大學任教，寫過一本滿成功的書⑨，應邀在耶魯開一個講座，一般的風評都說，是個學養俱厚的人。但是，天知道！少數幾個知心的朋友就了解，我只是一個再平庸不過的人。你們或許會問，那些教授頭銜以及不過爾爾的資歷又怎麼說呢？其實不是別的，不過是一種習慣，一種生活之道而已，是每天所做的功課。至於其重要性，也正是我將竭盡所能要你們牢記在心的。

約翰生博士（Dr. Johnson，編註：Samuel Johnson〔1709-1784〕，英國評論家、作家及辭典編纂家，為第一本英文大辭典之編纂者）說，**影響人的一生的往往都是微不足道的小事**，他說：「激發熱誠與激情的，不是超級的天體，也不是體液的屬性，而是第一本讀過的書，是早年聽到的一段談話，或某些偶然的意外⑩。」拿我自己來說，就

---

⑧普魯塔克（Plutarch）：《道德學：論美德》（*Moralia: On Moral Virtues*）W. C. Helmbold 英譯，（Cambridge, Masd.: Harvare University Press, 1957），Vol. 6, p. 35。

⑨奧斯勒出生於加拿大安大略省德康希（Tecumseh）的邦海德（Bond Head），父親為牧師，家中兄弟姐妹九人，奧斯勒為么子。曾在四所大學任教，包括麥吉爾、賓州大學、約翰·霍普金斯、牛津。此處所提到的著作為《醫學原則與實務》，為當時醫學生人手一冊的教科書。一八九二年初版，曾多次再版，並被翻譯成德文、法文、西班牙文與中文。

有兩件事情。我之所以轉學到安大略威士頓（Weston）的三一學院中學，只不過是傳單上的一句文宣，說高年級生晚上可以到交誼廳學唱歌、跳舞——說到歌舞這類才藝，我根本不是那塊料；但是，正如掃羅（Saul）尋找他的驢子⑪，我也發現了更有價值的東西：一個塞爾伯恩的懷特（of the White of Selborne）⑫，一個了解大自然，知道如何使孩子喜愛大自然的人。另外一件事，發生在一八七一年的夏天。當時我在蒙特婁總醫院（Montreal General Hospital）實習，對自己的未來憂心忡忡，既擔心畢業考的結果，又煩惱畢業後將何去何從，隨手拿起一本**卡萊爾**的書，一翻開，映入眼簾的就是一個熟悉的句子：「**首要之務，不是著眼既不可追又不可及的過去與未來，而是做好清清楚楚擺在手邊的事情**⑬。」意思再平凡不過，但卻有如當頭棒喝，變成我養成一種習慣的起點，讓我能夠善用我僅有的天賦。

II

在聖經中，耶穌比喻葡萄園裡的工人是按日僱用的⑭；這故事教導我們應當求每日的飲食，而不要掛念明天可能發生的事⑮，至於明天的，是不當去想的⑯。就現代人來說，這些道理都帶著些東方色彩⑰，勸人如何做個完全的人⑱，就跟勸人

⑩當時的說法是，出生時若有超級天體出現，將會影響到一個人的一生與命運。按照舊的生理學理論，人的個性決定於四種體液（黏液、血液、黃膽汁與黑膽汁）。山繆爾・約翰生的原文為：「激發熱情與奮鬥精神的，既不是超級的天體也不是天生的體液，而是第一本讀過的書，早年的某些對話，或某些意外。」

⑪掃羅尋找父親的驢子時，遇到了先知撒母耳（Samuel）。上帝向撒母耳顯靈，告訴他掃羅將成為以色列的第一任國王（《撒母耳記上》，九章三至二十七節）。

⑫奧斯勒此處將他的導師約翰生牧師（Red. W. A. Johnson）比做吉伯特・懷特（Gilbert White）。威廉・亞瑟・約翰生（1816-1880）：加拿大神職人員、校長、地理學家及自然學家，曾任威斯頓（Weston）聖菲力教會教區長，創辦三一學院中學，並任首任校長。該校為一專收男生之高級中學，最初設於威斯頓，現在位於希望港（Port Hope）。奧斯勒就讀該校十八個月，對於自然的興趣，深受約翰生的影響與啟發。約翰生是最早擁有顯微鏡的人士之一，經常帶領學生尋找化石。奧斯勒學醫，深受其影響，並經常在文章中提到這位恩師；參見〈湯瑪斯・布朗爵士〉（*Sir Thomas Browne*）。吉伯特・懷特（1720-1793）：英國自然學家與教士，著有《自然史與塞爾伯恩古蹟》（*Natural History and Antiquities of Selborne*），深受奧斯勒喜愛。

⑬首要之務，不是著眼既不可追又不可及的過去與未來，而是做好清清楚楚擺在手邊的事情：奧斯勒所喜愛的句子；出自卡萊爾《評論與雜文集》（*Critical and Miscellaneous Essays*）中的〈時代的標誌〉（Signs of Times）。卡萊爾的原文是「最重要的是」，而非「首要之務」。

⑭在基督的葡萄園裡，工人是一天一僱的：《馬太福音》二十章一至十六節。

追求至福一樣⑲，只是叫人在精神上下工夫，而不是叫他們去採取行動。我卻不一樣，我可是要督促你們劍及履及，老老實實接受我的忠告，絕不像《傳道書》（*Ecclesiastes*）用的那種口氣所說的：「你們說，今天明天我們要往某城裡去，在那裡住一年，做買賣得利。其實明天會如何，你們哪裡知道⑳。」更不會是奧瑪・卡亞姆（Omar Khayyám）「酒罐與汝」那種伊比鳩魯式的得過且過㉑；我所要用的，是一種最現代的精神，把它當成一種生活之道，一種習慣，一種著魔似地追求，當下就用開東方的神祕主義與悲觀態度，免得自己輕易就敗下陣來。「一天的難處一天當就夠了」㉒，說得好不辛酸，何不改成：「一天的福氣一天享。」何苦讓瞻前顧後㉓的壞習慣變成生活的負擔呢！就好像一個病人，因眼部的肌肉一時間不協調而造成複視，只要戴上調整眼鏡，立刻覺得舒服，回到清晰的立體視覺；同樣地，過度擔心的學生，只要不再瞻前顧後，也就可以得到平靜。

我曾經進到一艘大郵輪的船橋上，郵輪當時正以時速二十五節的速度破浪前進㉔。「她是有生命的。」同行的旅伴說：「每一塊鋼板都有生命；有如一頭巨獸，有頭腦和神經，有一副龐大的胃腸，強而有力的心肺，加上一組無與倫比的動力。」才說著，信號聲響起，船上所有的水密艙開始關閉。「這是我們最大的保障。」船長說。「儘管鐵達尼號的殷鑑不遠㉕？」我說。「是的。」他回答道：「儘管鐵達

⑮我們所要求的飲食：《馬太福音》六章十一節；《路加福音》十一章三節。此句原為耶穌的禱詞：「我們日用的飲食，今日賜給我們。」

⑯至於明天的，是不當去想的：《馬太福音》六章三十四節：「所以，不要為明天憂慮，因為明天自有明天的憂慮；一天的難處一天當就夠了。」

⑰這類訓示有時候雖然被視為基督教的教誨，但在別處的倫理系統中也經常可見，例如奧瑪．卡亞姆的詩句：

啊，親愛的，填滿今日的聖杯

清掉過去的悔憾與未來的恐懼：

明日！何必，明日或許我已

追隨七千年前昨日的我。

節自 *The Rubáiyá of Omar Khayyám* 第三版，Edward FitzGerald 英譯（1872）。

⑱《馬太福音》十九章二十一節。耶穌告訴富有的青年人：「你若願意作完全人，可去變賣你所有的，分給窮人……來跟從我。」此為耶穌對完全的認知之一。

⑲《馬太福音》五章三至十二節；《路加福音》六章二十至二十三節。所有這些有關至福的話語，均為耶穌的登山寶訓。

⑳你們有話說，今天明天我們要往某城裡去，在那裡住一年，作買賣得利。其實明天如何，你們還不知道：《雅各書》四章十三至十四節。奧斯勒誤以此段文字出自《傳道書》。

㉑奧瑪．卡亞姆（約 1025-1123）：波斯詩人與天文家。他是在比喻一個人放縱於感官的歡娛，特別是酒色。

㉒《馬太福音》六章三十四節。

尼號的殷鑑不遠。」大家要知道，比起那艘巨大的郵輪，你們是更了不起的一個生命體，正要展開一趟漫長的人生航程。而我要求於你們的，正是要懂得緊緊關好你們的「日密艙」，控制好機器，以確保航行最大的安全。讓我們到船橋上去，去看巨大的隔離壁井然有序地運作。按下一個按鈕，傾聽生命每一層的鋼門關上，將過去——已經逝去的昨天——阻絕在外面；再按下另一個按鈕，讓金屬的巨幕也將尚未誕生的明天阻絕。於是，你們將得以安全，得到一個安全穩當的今天！詩人奧利佛．溫戴爾．霍姆斯（Oliver Wendell Holmes）吟詠的千古絕唱《墓葬鸚鵡螺》（*Chambered Nautilus*）㉖，其中一行，大可將之改為：「默默勞作，日復一日。」就是要我們關上過去，讓已死的過去埋葬於它自己的死亡㉗！

但是，說來何等輕鬆，要做到卻不是那樣簡單！過去的種種，陰魂不散有如鬼魅，趕走它們，真是談何容易。祖母的藍眼，祖父的瘦頰，在精神上與倫理上，都成了你們的一部分。你們世世代代的先人，一直都在思考的「天命、未知、意志與命運——宿命、自由意志、未知、定數」㉘，或許孕育了新英格蘭的良知，才使你們某些人唱頌詩篇第五十一篇㉙以獲得救贖，卻不跟隨基督走進貧民窟㉚。埋葬已死的昨天吧！因為，昨天只會引導傻瓜走向灰暗的死亡㉛，跟你們並沒有什麼關係，如果你們的意識清楚的話。逝去的每一個昨天，確實無所不在，每天都在我們的裡

㉓瞻前顧後：作者想起雪萊的詩：《雲雀》（*To a Skylark*）86-87行，其原文如下：

我等瞻前顧後

苦苦追求而不可得。

㉔一九一三年四月五日，奧斯勒偕同 William McDougall 及 F. W. Mott 搭乘坎帕尼亞號前往美國，記下旅程中的這一段經過。見哈維．庫興（Harvey Cushing）所著《奧斯勒醫師》（*The Life Of Sir Walter Osler*）卷二，pp. 349-53。

㉕在這段對話的一年之前，一九一二年四月十四日，英國的鐵達尼號撞擊冰山沉沒，一五一三人罹難。時人皆認為，鐵達尼號是不會沉沒的，因為這艘郵輪有好幾個水密艙，但因為隱沒於水面下的冰山割裂了水密艙，大量海水湧入，終至沉沒。

㉖詩人霍姆斯的作品《早餐桌上的獨裁者》（*The Autocrat of the Breakfast Table*）。原詩是：「年復一年，默默勞作。」

㉗《馬太福音》八章二十二節。原文是：「耶穌說，任憑死人埋葬他們的死人。」奧斯勒將「死人」改成「已死的過去」。

㉘約翰．米爾頓（John Milton）：《失樂園》（*Paradise Lost*）。

㉙《詩篇》五十一篇一至九節；禱告要求憐恤、潔淨、寬恕。

㉚「新英格蘭的良知」特指最早期的新英格蘭移民。這些人均為不信奉英國國教的喀爾文派，注重的是宗教改革的理論，救贖要靠個人堅定的信心以及戒除惡習，而不強調出外行善。奧斯勒的老師 W. A. 約翰生所屬的教派，則比較重視行善。

面運作，但我們的肝臟與腸胃何嘗不是如此呢？過去，總是在不知不覺之中影響著我們的生活，但我們絕不能讓它稱心快意。雞毛蒜皮的困擾、有的沒有的污衊、微不足道的挫折、失望、罪過、遺憾，甚至歡喜——全都應該埋葬在夜晚的忘鄉之中。啊！可是對我們許多人來說，也正是在那個節骨眼上，過去的幽靈開始作祟，

夢魘欺長夜，
懷憂亂寸心㉜。

它們絡繹不絕，撬開眼簾，罪惡、悔恨、遺憾，新的舊的，此起彼落，紛至沓來，所有這些過去的罪惡，陰魂不散，在年輕的心靈中造成可怕的折磨，至深且痛，不知讓多少人跟尤金．亞芮姆（Eugene Aram）一樣，哭喊著：「啊，主呀！請容我緊緊一握，掐死我的心靈㉝。」像這種昨日之病留在我們體內的遺毒，我在這裡提供一則「生活之道」，做為對抗的疫苗，也就是喬治．賀伯特（George Herbert）所說的：「夜裡剝光你的靈魂㉞。」這裡，指的不是自我反省，而是像脫衣服一樣，徹底剝掉白天所犯的錯誤，無心的或有意的，醒來，你就是一個自由人，一個新生命。偶爾盤點存貨當然無可厚非；但是，回首往日，羅得的妻子（Lot's wife）的下場就是

你們的前車之鑑㉟。有很多人，彷彿被下了咒，陷溺在過往的泥淖之中，結果寸步難行，昨日之非癱瘓今日之是；過去的煩憂，有如懊悔之蛆，在生命的核心裡化膿生瘡㊱，無異自掘墳墓。**只有使徒保羅的榜樣，每日一死，㊲復活過來就是一個新人，每一天就是一世人的縮影**。

㉛導引傻瓜走向灰暗的死亡：莎士比亞：《馬克白》。

㉜查理・蘭姆（Charles Lamb）：《憂鬱病人》（*Hypochondriacus*）。夢魘（Incubi）是想像中的魔鬼或惡靈，侵擾人於睡眠之中。

㉝尤金・亞芮姆（1704-1759）：語言學者，為了取得微不足道的財務而殺死一個鞋匠。Thomas Hood 以此為題材寫成《殺人者尤金・亞芮姆的夢》（*The Dream of Eugene Aram, the Murderer*）。

㉞喬治・賀伯特：《教堂的門廊》（*The Church Porch*）。

㉟羅得的妻子逃離所多瑪（Sodom），回頭觀望，變成鹽柱。《創世記》十九章二十六節。

㊱懊悔之蛆……化膿生瘡：作者想到拜倫的詩作《這一天，我走完三十六個年頭》（*On This Day I Complete My Thirty-Sixth Year*），原詩為：

我的日子已成黃葉；
愛的花與果凋零；
蛆、膿與悲傷
是我僅有！

Ⅲ

昨日的負擔，如果再加上明天的，只會使今日更加舉步維艱。因此，要跟隔絕過去一樣，徹底將未來也隔絕開來。夢想、空想、胡思亂想、空中樓閣，古人豈不早已說過，全都只是「亂我腦，碎我心」㊳。有人說，未來是屬於年輕人的。但是，只要是擔心明天，對於明天的不確定感，徒然會毀掉今天的努力。有誰能夠告訴我，明天會發生什麼事情？大家都知道，明天的一切都在未定之天；但是，明天的祕密卻在各人自己的掌握之中。且讓我們隨尤里西斯（Ulysses）走一趟冥府㊴，取出魔環，擺開祭壇，向泰瑞西雅（Tiresias）㊵提出問題。他的答案，我已經有了：**未來即今日，並無明天！**現在才能使一個人獲致拯救㊶。**專心全意活在當下，不去想著前面，才是未來的唯一保證**。就當作你們生命的範圍是一個只有二十四小時的圈子吧！有一本了不起的書，笛卡兒（Descartes）的《方法論》（*Discours de la Méthode*），扉頁有一幅圖，畫的是一個人在園子裡掘地，面朝土地，上面是流瀉的天光，底下的一行說明是：「**工作並盼望**」（Fac et Spera）㊷這幾個字代表一種良好的態度，也是一句極好的格言。盼望上蒼是可以的，但絕不可望著遠方的地平線——那可是極其危險的；因為，真理、幸福、安定都不在那兒，那兒只有虛幻、空無、不實在的許諾、漫天遊走的鬼火㊸——地平線上的召喚，全都是在誘惑不知足的人，放著腳邊的真理與幸福不顧，去追求遠在天邊的海市蜃樓。有朝一日，爬到了峰頂，得以一覽大地全景，或許到了那個時候，你們才會真切地檢討自己㊹，原來笛卡兒叮嚀我們應該經常要做的檢查，我們竟然一輩子只做了一回。

㊲每日一死：《哥林多前書》十五章三十一節。

㊳亂我腦，碎我心：羅伯．勃朗寧（Robert Browning），〈陽台〉（In a Balcony）。原詩為：

是什麼亂那許多人的腦，碎他們的心？

就是你，命運，你的時辰在天國。

㊴尤里西斯：伊撒卡（Ithaca）國王奧德塞（Odysseus）的拉丁名字，為《伊里亞德》（*Iliad*）中的英雄，也是《奧德塞》（*Odyssey*）之主角。特洛伊戰爭結束後，尤里西斯在返家途中，經歷一連串的危險，時間長達十年，其間曾冒險前往冥府。

㊵泰瑞西雅：荷馬史詩《奧德塞》中的盲眼預言家。

㊶現在才能使一個人獲致拯救：《哥林多後書》六章二節。

㊷工作並盼望：原文為拉丁文，fac也有「吃苦」的意思。笛卡兒（1596-1650），法國哲學家、數學家與科學家，強調理性，他的「確定的原則：我思故我在」，傳頌千古。

㊸鬼火：拉丁原文意為虛假的火，亦即夜間所見的磷火，代表虛妄。

一個擔心未來的人，糾糾纏纏的結果，無非是虛耗精神，懷憂喪志。因此，趕緊將前前後後巨大的隔離壁關上，著手培養一個日密艙的生活習慣。千萬不要灰心，因為就跟其他的習慣一樣，這個習慣也是經年累月才能養成的，至於方式，則有賴於你們自己去找出來。我所能說的，只是一個大方向，並且鼓勵你們，正當青春年華，你們應當有勇氣堅持下去。

IV

現在，可以來談談（今天）本身的事了！最重要的，就是**自己做抉擇**！要跟約伯（Job）一樣，不要讓任何仲裁者介入㊺，隨時掌穩自己的輪舵。知道自己的有限，並充分融入機器順暢運轉的樂趣。對於自己能夠活著，能夠看到日出，能夠置身在這塊天賜其美的豐腴大地，任你馳驅，任你享用，應該打從心底生出至大的喜樂，並將全部創造的活力灌注於其間。**勃朗寧**（Browning）說得好：「**在我們四周展開、張開雙臂迎接我們的，是一個為我們打造、任我們享用不竭的世界**㊻。」首先要問的是，早晨起來的感覺是什麼？因為，一日之計在於晨。在我們當中，頗有一些人，一大早起來就精神委靡，卻不知道，青年人睜開眼睛就覺得生活好累或提不起勁來，那是因為自己蹧蹋了生命的機器，讓引擎做了太過度的操勞，又不清除裡面的灰燼與爐渣。有些人，與尼古丁女郎（Lady Nicotine）交往過密，或與巴克斯先生（Mr. Bacchus）廝混終日，更等而下之的，是與少女阿芙蘿戴蒂（Aphrodite）纏綿通宵㊼，所有這些，「對軟弱的青年人來說，都是強大的腐蝕」㊽。**一個人若要儀表得體，就**

㊹有朝一日，爬到了峰頂，得以一覽大地全景，或許到了那個時候，你們才會去真切地檢討自己：作者或許想到華茲華斯的作品《序曲》（*The Prelude*）。華茲華斯攀登威爾斯的斯諾敦山（Mount Snowdon）觀賞日出，而有下列的句子：

有如一莊嚴的智者，行止
與內涵，風範與理想，
渾然一體，行將展現無遺。

㊺自己做抉擇！要跟約伯一樣，不要指望任何仲裁者介入：《約伯記》九章三十三節。原文是：「我們中間沒有聽訟的人，可以向我們兩造按手。」「聽訟」一詞有「仲裁者」或「中介者」的意思。約伯的意思是，在他與上帝之間，不需要仲裁者來確保上帝的公平對待。

㊻勃朗寧（Robert Browning）：《克萊昂》（*Cleon*）。

㊼尼古丁女郎、巴克斯先生、阿芙蘿戴蒂：分別代表香菸、酒精與性慾。蘇格蘭散文家與劇作家詹姆斯．巴利（James Barrie）有一本戲談抽菸的散文集，書名即為《我的尼古丁女郎》（*My Lady Nicotine*）（1890）。

先要有一副乾淨的身體。冷眼旁觀今天的學子，論儆醒認真的氣質，論敏捷靈活的體態，我不免懷疑，自蘇格拉底與柏拉圖以來，還真是每下愈況。我敢大膽地說，**古聖先賢心目中的典型，不是別的，不過是健全的身體加上健全的心靈而已**[49]。兩者只要缺其一，單獨一項是不可能清新甜美的，你們更當記住，經師班．艾茲拉（Rabbi Ben Ezra）說得真切：**肉體與靈魂是相輔相成的**[50]。**早晨的形貌造就一個人的一天——**大體上是要求一部乾乾淨淨的機器——廣義來說，**講的只是身體的規矩**。但是，法國的俗諺說得好：「**快樂得自於腸胃**[51]。」伏爾泰（Voltaire）[52]**豈不也說過，消化不良的人**（dyspeptic）[53]**不可能活得有好臉色，又說，身體功能有障礙的人，抗壓力必低。維持身體的健康，有助於保持心識的清明**，每天最初幾個鐘頭的感覺，正是檢驗正常狀態的最佳指標。口齒清晰、頭腦清楚、眼睛清明，是每一天的天賦權利。正如馬希教授（Professor Marsh）[54]從一根骨骼就能夠判定是哪一種動物，同樣地，**從醒來的第一個小時，就能夠看出一個人的一天**。俗話說，好的開始是成功的一半，萬事端看起頭。就青年人來說，早晨起來，之所以感覺委靡，通常是兩種原始本能——生物性的習慣——缺乏管理所致。其一，是與個人的保養有關，另一則與物種的延續有關。講到適當的飲食，耶魯的學生應該做個好榜樣；但是，師長的忠告，青年人總是馬耳東風的居多[55]。儘管如此，我在這裡還是要不厭其煩地強調，在飲食上養成了漫不在乎的習慣，那可是心理健康的大敵。我自己一貫的生活規矩是，任何食品，凡是無益於我的健康的，必定毫不猶豫地予以杜絕，凡是有違於我的待客之道的，也會毫不避諱地指出來。時至今日，講到喝酒，儘管酒精成癮的還只屬少數，但在一群男人裡面，早起宿醉以至於整天無能的，總是不計其數。說什麼淺嚐即止，其實是很不容易做到的，事實很清楚，要保持身心的最佳運作，最好是滴

㊽莎士比亞：《仲夏夜之夢》。

㊾柏拉圖：《泰米爾斯》（*Timaeus*）。

㊿勃朗寧：《經師班．艾茲拉》，原詩為：

讓我們呼喊：「萬物之美

皆我有，靈魂之有益於肉體，絕不多於肉體之有益於靈魂。」

51「快樂得自於腸胃」：此句可能出自希臘哲學家伊比鳩魯。

52伏爾泰（1694-1778），法國哲學家、歷史家與散文家。

53消化不良的人：泛指因身體局部不適或疾病導致的吸收不良。

54馬希（Othniel Charles Marsh），1831-1899，美國古生物學家，耶魯大學教授，曾為採集化石深入美國西部。

55馬耳東風：談到青年人不聽忠告，奧斯勒引用的是《哈姆雷特》中的台詞：「報春花道上，自走輕佻步，他的忠告，全當馬耳東風。」

酒不沾，對你們青年人而言，我在這裡奉勸一句，最保險的作法莫過於徹底戒除。至於抽菸，你們大部分人也都明白，過度的結果，就是早上起來時的眼睛渾濁、頭腦遲鈍。自己不妨留意、觀察，必要的話，就該節制。從前額到後腦勺，[56]如果覺得緊緊的、沉沉的，記性變差，目似死魚之眼，舌頭生苔，口有惡濁之氣——你們有許多人都清楚——我也明白——抽菸過量正是禍首。另外一種原始的本能，則是為了傳宗接代，是自然加諸於我們每個人的，那也是肉體的沉重負擔。總而言之，駕馭柏拉圖之車[57]，哪怕是我們當中最優秀的人，也一定要全神貫注。野性難馴的感性黑馬，非經一番苦鬥，嚴加管束，是無法叫牠安分的。你們都是過來人，感性那匹黑馬一旦發作起來，拖著你們的理性白駒亂竄，下場往往就是車毀人亡。

既有一副清新可喜的軀體，一天之始就不至於有那種遲鈍的感覺，也就不會像歌德之所言，晨起的懶散導致荒廢的一天[58]。**將心靈當作一部運轉的機器，妥善加以控管，使之積漸成習，收發自如有如行走，這也正是教育的目的**；但是，真能達到的卻不多見！真要做到這一地步，念茲在茲之外，卻也不宜操之過急，總要讓自己有喘息的機會。時間，其實很多，日子，也還滿長的。一天裡面，醒著的時候起碼有十六個小時，至少拿三、四個鐘頭，安安靜靜收服你的心靈機器。**專注是學習有成的祕訣，只要能夠專注，自會逐漸生出力量**，克服任何科目。**不論多麼遲鈍的心靈，**

持續不斷的努力自會發光。有句老話說：「青年人不快就不爽。」比這更糟的是，**無法養成寧靜專注的能力，乃是心理問題最主要的癥結**。有些年輕人，一起步就是這種步態，以至於永遠一事無成，對於這種人，柏拉圖最是同情㊾。人生最大的悲劇之一，就是年輕學子一窩蜂地急功近利，患得患失，到頭來誤了自己的一生；也就是說，他這一部人的機器，雖然日日夜夜地轉動，卻得不到別人的賞識與重用。關於這方面，以色列的一位智者早有所見㊿，威廉・詹姆斯（William James）則是這樣說的：

56後腦勺：指枕骨部位。

57柏拉圖：《法德拉斯》（*Phaedrus*）。

58晨起的懶散導致荒廢的一天：此句出處不明。

59奧斯勒講的可能是柏拉圖的學生希奧泰特斯（Theaetetus），為一數學家。科林斯戰爭（390-387 B.C.）期間，年方二十的希奧泰特斯受傷，險遭不測。但到紀元前三六九年，有人提到他，用蘇格拉底的評語說：「如果他還活著，一定大有成就。」（Plato: Theaetetus）。

60以色列的一位智者：指希拉（Sirach）。奧斯勒此處以希拉喻威廉・詹姆斯。希拉為一經師，教導實際生活的「智慧」，並從事經書與學問的研究。見《便希拉智典》（*Ecclesiasticus*）。威廉・詹姆斯（1842-1910）：美國心理學家、哲學家，任教哈佛大學，教授解剖學、生理學、衛生學、心理學與哲學，以實用主義創立者知名，小說家亨利・詹姆斯為其兄弟。

發作的頻率與嚴重性既不在於天性，也不是因為工作太過於繁重，癥結乃在於那種時不我予的莫名恐慌，處在壓得喘不過氣來的緊張中，焦慮其質，憂鬱其果，內心得不到和諧與安適，總而言之，我們在工作中，這些問題很容易隨之俱來，但是，一個歐洲人，做同樣的工作，十之有九卻不致如此[61]。

歌德說：「**才能自會在靜默中形成。**」[62]但卻也不需要整天埋頭苦幹，十六個小時中，撥幾個鐘點也就足夠了，只不過，須得每日用功，有恆心、有條理、有系統，日復一日，自會養成強韌的心理機能，恰如小孩學步之於強化脊髓，音樂家勤練之於神經中樞。亞里斯多德說，學生要在競爭中得勝，動作需緩，聲音需沉，言語需慢[63]，千萬不可沉不住氣，稍微受到挑弄就尖聲厲叫，倉促行動。將自己關在「時密艙」（hour-tight compartments）中，全心專注於手中的事情，工作量自然會增加，熟能生巧也自在其中。這種心理習慣一旦建立，生活可以無慮矣！

專注是一門慢工出細活的藝術。慢嚼細嚥，心理上一點一滴地適應了這種習慣，光憑這一點，在《吹毛求疵傳奇》（*Fable for Critics*）中，羅威爾（Lowell）生動描述的那種「心理的消化不良」，自然也就不會找上門來㊹。滿腦子追求效率所造成的莫名恐慌，也用不著去煩惱，只要用心地去尋找，著意地去下工夫，這種無中生有的心理作用很快就會消失。一個人的學問，絕不能用眼前的來衡量；就算你把全世界的手指頭都加起來，也無法去量化一件最有成效的工作㊺。自我教育打造心理機能，是在為一個遠大於學校的領域做準備。每天有四、五個小時不是太多，但是始終如一的操練，必得這日知會另日，這週確認另週㊻，這月見證另月，而培養出一個好習慣。如此這般，有一錠銀子的人就可因此賺得厚利，有十錠銀子的人至少也可以守住本錢㊼。

這項功課持續不懈，可以讓人在這個世界上活得清明理性，同時能矯正青年人

㊶威廉・詹姆斯：〈休閒福音書〉（The Gospel of Relaxation），收在《哲學論文選集》（*Selected Papers on Philosophy*）。

㊷歌德：《佗葛特・塔索》（*Torquato Tasso*）。

㊸亞里斯多德：《面相學》（*Physiognomy*）。

㊹心理的消化不良：羅威爾（James Russell Lowell）：《吹毛求疵傳奇》一〇六行。

㊺勃朗寧：《經師班・艾茲拉》。此詩提醒青年人，生活的守則與追求的目標，千萬不可流於短視。

㊻此句回應《詩篇》十九篇二節：「這日到那日發出言語，這夜到那夜傳出知識。」

的動輒倦怠、煩躁、焦慮以至於心緒不寧，沒有比這更好的了。以此做為護身符，恰如喬治．賀伯特（George Herbert）所說：

赫赫此石
化物成金[68]。

養成這種習慣後，對於「生活是什麼？」這個一再被人提起的問題，你可以大膽回答：我不去想它，我活出它來；唯有這種生活哲學，讓你觸及生活的真正價值，掌握生活的潛在意義。蛻脫絕望，通過疑惑之城與巨痛，身懷此一護身符，乃能到達喜樂山，在那兒得遇心靈的牧者——知識、經驗、儆醒與真誠[69]。你們或許有人質疑，這只不過是伊比鳩魯式（Epicurean）的禁慾主義[70]，哪裡比得上霍里斯（Horace）的甜美詠唱：

斯人何樂，獨樂斯人，
說自己擁有今日的人，
安坐其間，乃能放言，

明日汝等皆黃花——唯我活在今朝[71]。

你們會怎麼想，我不介意。我只不過告訴你們一套生活哲學，這套哲學，在工作上，使我大得裨益；在生活上，也受惠良多。華特·惠特曼（Walt Whitman），身為他的醫師多年，他不常跟我談到自己的詩作，頂多偶爾吟上幾句；但我記得，一個夏日的午後，我們坐在他坎登（Camden）小屋的窗前，一群工人打從屋前走過，他友善地招呼他們。之後，他說：

「啊，勞動一天，無論用手或是用腦，何等尊嚴！我曾嘗試

---

(67) 奧斯勒引用《馬太福音》中耶穌講的比喻。銀子比喻上帝所賜的才能。在這個比喻中，在僕人當中，並沒有人得到十錠銀子，但主人給其中一人五錠，這人做了很好的投資，結果增加了一倍。只得到一錠銀子的僕人，將銀子丟到地上，主人見了便責備他說，他至少可以拿去放貸者那兒生點利息。

(68) 喬治·賀伯特：《靈丹妙藥》（*The Elixir*）。赫赫此石，指煉金師所尋找的傳說中的煉金石。

(69) 蛻脫絕望，通過疑惑之城與巨痛：約翰·班揚（John Bunyan）：《天路歷程》（*The Pilgrim's Process*）

(70) 伊比鳩魯（約紀元前 342-270），主張生活的快樂來自於節制。

(71) 霍里斯：《頌詩》（*Odes*）。

提升當下與現世，

使他們明白每日工作或交易的尊嚴⑦。」

唯有用這種態度生活，你們才能學會如何把穩犁頭不致犁刀偏掉，也才能夠成就真正的人生。

V

身心的琢磨之外，還有什麼呢？

你們應當都記得，在耶穌行世的所有事件中，最令人感動的是那位焦慮的猶太人老師尼哥底母（Nicodemus）⑬夜裡求見耶穌，恐怕他多彩多姿的一生獨缺永生的平安。基督對他所說的訊息，也就是對全世界說的，同時也是現今最需要的訊息。耶穌說：「你當從聖靈重生⑭。」你們都希望自己成為人中之龍——身為耶魯人，這是你們的權利——你們應當也都識得那些構成世界之鑄⑮的偉大心靈，你們當從他們的靈出生，不論是拿撒勒人（Nazarene）⑯耶穌充滿靈性的追隨者，或是這個時代自各國挑選出來⑰的偉人，你們都當以他們為典範。

一日之始，必當始於耶穌與祂的主禱文[78]，而不必其他的。無須教條，你們禱告，信心也就盡在其中，足以啟發你們所涉獵的任何神學。當思想給心靈上了顏色，千萬不可錯過世間最美好的文獻，就那樣讓日子溜走了；你們必當熟讀聖經，也許你們不像你們先輩那麼認真的學習，聖經仍有其傳諸久遠的權威，能琢磨人格，塑造行為，要學習以利戶（Elihu），能明白上帝的大能與美意[79]。日復一日，每天十五至二十分鐘，與先賢同在，日積月累，將可以與先聖為友，你們將得到屬於自己時代的信心。他們講述先人的事蹟，你們當傾聽。但是，每個時代自有其精神與理想，

---

(72) 華特・惠特曼《草葉集》（*Leaves of Grass*）中的〈展覽會之歌〉（Song of Exposition）。原詩為：「每日行走與交易的尊嚴」而非「工作或交易」。

(73) 尼哥底母：為一法利賽人，也是 **sanhedrin** 的成員，後來祕密追隨耶穌（見《約翰福音》）。

(74) 《約翰福音》三章五節。

(75) 世界之鐳：指世界上傑出的人物。奧斯勒在這裡拿鐳的巨大能量作比喻。鐳的危險性當時尚不清楚，用來比喻只是取其好的一面。

(76) 指耶穌基督。

(77) 自各國挑選出來：《啟示錄》五章九節；七章九至十四節。

(78) 《馬太福音》六章九至十三節；《路加福音》十一章二至四節。

一如自有其禮儀與娛樂。你們當然認定自己的學校是最好的大學，而且正處於全盛時期。當你們回首去看看七〇年代甚至九〇年代（譯註：指十九世紀），你們一定會覺得當時的學生居然那樣邋遢與乏味。其實你們若往前面去想，免不了也會發現，你們今天的衣著與時尚，在你們後繼者的眼裡，還不是同樣的寒酸。變遷是不變的定律，各個時代都有偉大的新思潮，今天如此，伯里克利斯（Pericles）[80]時代亦復如此。唯一不變的是人。**儘管大家都說人類一直都在進步。構成人性的愛、希望、恐懼與信心，以及人心的悲憫，始終都是不變的**，任何文學作品中，撥動慈悲之弦的靈感泉源，同樣是不分時地的。

日密艙中寧靜過，心自輕靈，乃能負載自己與旁人的重擔。用不著去羨慕溪邊的青蛙（Batrachians）[81]。生活是一件再平常不過的事，簡單明瞭，有世世代代的偉人在前引路，進入他們的心血，他們的思想定可成為你們的靈感。在我的眼裡，已經看到了二十年之後的你們——堅決的眼神、寬闊的頭腦、光潤的面頰，一群在這個世界上生活成功的紳士；不論你們屬於哪一個領域，感性的或理性的，前人的精神酵母都是你們所需要的，唯有酵母[82]的發酵力量夠強，才能轉化平凡如納米希斯（Nemesis）的人，《詩篇》的詩人如此說到他們：「他將他們心裡所願的賜給他們，卻使他們的心靈軟弱[83]。」

我在前面引述過約翰生博士所講的，小事影響人的一生。我的這些話語或許微不足道，但有可能給你們一點幫助，使你們知道怎樣數算自己的日子，得著智慧的心㉔。

---

⑲要學習以利戶（Elihu），能明白上帝的大能與美意：以利戶為一青年，曾與約伯辯論。蘭姆則是以利戶的家族。以利戶描述大自然的美與力，相信創造自然的造物主比人類聰明得多，因此人類無權質疑他對宇宙的統治。《約伯記》三十七章。

⑳伯里克利斯（約 490-429 B.C.），雅典全盛時期的領導人。

㉑奧斯勒此處講的，可能是指亞里斯多芬（Aristophanes）於紀元前四〇五年寫的《青蛙》；亞里斯多芬拿史蒂克斯河（Styx）邊的嘓嘓蛙鳴諷刺抒情詩人。耶魯學生喜歡在運動比賽時吶喊叫囂，奧斯勒因此拿這齣戲劇中的青蛙大合唱做比喻。

㉒酵母：奧斯勒偏愛的字眼。另見本書〈科學的酵母〉（The Leaven of Science）。

㉓他將他們心裡所願的賜給他們，卻使他們的心靈軟弱：《詩篇》一〇六篇十五節。原文是：「他將他們所求的賜給他們」，奧斯勒將「所求的」改為「心裡所願的」。奧斯勒所記得的有可能是《詩篇》二十一篇第二節：「他心裡所願的，你已經賜給他。」也可能是《詩篇》二十篇四節：「將你心所願的賜給你。」

㉔得著智慧的心：《詩篇》九十篇十二節。

II 醫道

7

醫師與護士

Doctor and Nurse

無言並非愚者之智，但時機若對，那就是智者之明；智者之無言並非不決，而是沉默之德，胸中自有丘壑而不發，正見其深不可測。這種無言勝於雄辯，不言則已，言必重於泰山……

——湯瑪斯．布朗爵士（Sir Thomas Browne）

《基督徒的德行》（*Christian Morals*）

在芸芸眾生裡面，總有一些人或某一類的人是高人一等的：軍人、水手以及牧羊人固然不多，藝術家也很罕見，神職人員那就更是少之又少了，倒是醫師，照例來說幾乎都是如此。他（可以說）是我們的文明所開出來的花朵；當我們做人的階段告終，只能放到歷史裡面去讓人瞻仰時，論到時代的缺點，怎麼算都輪不到他的頭上，反而是人類的美德，多數都能見諸於他的身上。講到他的慷慨，大有文士之風，絕無市儈之氣；論到心細，那可是千錘百鍊出來的；說到藝高，那更是無數挫折鍛鑄的結果；尤其難能的是，集赫丘力士的樂天與勇氣於一身。正因為如此，他為病房中帶來生氣與活力，縱使並非常如他的所願，也總是能夠藥到病除。

——羅伯．魯易斯．史蒂文生（Robert Louis Stevenson）

Preface to *Underwoods*

《編按》

一八九一年，奧斯勒向約翰・霍普金斯醫院護理學院首屆畢業生的致辭。

這篇講演是一八九一年對約翰・霍普金斯護理學院首屆畢業生所發表的。讀這篇文章，應該站在當時社會對女性的觀點來看，在那個時代，全美僅有三十五所護理學校。

奧斯勒強調，在人類受苦受難的這場大戲中，醫療人員做為「不可或缺的龍套角色」，其需求正與日俱增，但他也指出，護理人員之存在，不免令人想到人類的生老病死，難免受人排斥。他又強調，世世代代以來，女性一直扮演著照顧傷病的角色，護士這一行的形成，固然源自於「愛你的鄰人」的宗教精神，但也是戰爭的產品，並由南丁格爾將護理提升到現代的地位。

奧斯勒要求護士要有愛心，不可責難病人。同時，他強調醫學研究的重要，**人之所以受到病痛的折磨，是因為對自然的規則無知，而不是因為有罪。**

奧斯勒認為，護士的訓練（當時為兩年）在於培養健全的人格與善良的心地，他同時斷言，畢業生進入社會後，將擁有充實而快樂的生活，因為**快樂之道無他，在於「獻身於一份能夠讓心靈滿足的工作」**。

這一份講詞，每年在畢業典禮上分發，畢業生人手一份，已經成為約翰．霍普金斯的傳統。值得一提的是，這一屆的畢業生瑪莉．亞德雷德．納婷（Mary Adelaide Nutting），後來成為全國護理教育的領袖人物，先後出掌約翰．霍普金斯與哥倫比亞護理學院。

有些人——譬如說醫師和護士——的存在，總在提醒我們是何等的脆弱；每一想到這種人，就讓人神經兮兮的，因此不免奇怪，這個世界怎麼會如此寬待他們。在牧師面前，情況就不可能那麼黯淡，絕不至於像前面所提到的那種人，老讓人聯想到殘酷的現實；至於律師，那就更不至於讓我們傷腦筋了。如此說來，我們很可以想像，在未來的太平歲月裡，神性與法律都將派不上用場；因為，到了那個時候，四海之內都是兄弟，再也沒有人會打官司，每個人都是自己的牧師，溫柔的人更將擁有這個世界①。但是，我們卻無法想像，會有那麼一天，出生、活著、死去，都將跟那支「灰色大軍」②沒有任何瓜葛——正是這支「灰色大軍」，讓我們畏懼不已，也讓我們不由自主地聯想到「醫師與護士」。

畏懼，確實是的。但幸運的是，大約也只是隱隱約約地感覺到。我們就像小男孩一樣，在遺忘之殿的角樓陰影下玩耍，卻正一步一步走向它，完全沒有注意到，

---

①《馬太福音》五章五節。原句為：「溫柔的人有福了，因為他們必承受地土。」

等在我們前面的就是地底歲月的死陰幽谷③。**病痛難免，但生是喜樂的；這個世界的座右銘應該是「舞著向前」**④。我們何妨想像自己是住在快樂谷中，對待自己，也不妨學學那個國王之對待佛陀⑤，把一切可以觸動命運的東西都藏得嚴嚴密密的。說我們聰明，或許是的，但誰又知道呢？幸運的是，生命的悲劇雖然看到過，卻還沒有臨到自己，而且正是因為太貼近了，以至於看不清楚全貌。更幸運的是，喬治·艾略特（George Eliot）不是說過：「假使我們擁有異於常人的敏銳感官，聽得見小草的生長、松鼠的心跳，碰到寂靜以外的任何聲響，那就死定了⑥。」

但是，話說回來，總有那麼許多的人，或是任性胡為、瞎鬧快活、不用腦筋，或是迫於生活的拮据緊逼，蹧蹋了身子，等到「人類命運的使者」⑦登場，拖著我們，或者更糟的是，拖著我們的至親上場，我們才會驚覺到，人生原是一場苦戲，也才會想到舞台上的那些龍套——醫師與護士。

如果說以男性為主的醫科畢業生吸引了大部分人的眼光與關注，妳們至少還有值得欣慰的地方，因為妳們的使命才是更悠久、更榮耀的。在所羅門的一卷書冊中，有一幅動人的圖畫，畫的是夏娃初為祖母，俯視著年幼的以諾（Enoch）⑧教導瑪荷拉（Mahala）如何紓解孩子的痛苦。女人，是「日子之間的環節」⑨，一代接著一代嚴格教導出來，如同瑪荷拉之於以諾，伊蓮（Elaine）之於藍斯洛（Lancelot）⑩，扮

②湯瑪斯．葛雷（Thomas Gray）：《禮讚伊頓學院的遠景》（*Ode on a Distant Prospect of Eton College*），原詩為：

看哪，在地底歲月的死陰幽谷中

一支灰色大軍在目，

這個死亡的親屬，

比他們的皇后更為醜陋。

③同註②。

④整句話的意思是：「生命太美妙了，憂愁乃是多餘的。」奧斯勒可能想到拜倫的詩句：「舞著前行！勿使歡樂受限。」（*Childe Harold's Pilgrimage*）

⑤釋迦佛陀（約 563-483B.C.）：印度哲學家、佛教創始人。相傳釋迦出生時，有預言說他將會出家，他的國王父親為了不使預言成真，讓他生活在豪奢逸樂之中，並使世間一切可悲哀之事遠離於他，但仍然留他不住。

⑥喬治．艾略特：*Middlemarch*。

⑦湯瑪斯．葛雷，《禮讚伊頓學院的遠景》，原詩為：

但見環伺於他們四周的是

人類命運的使者，

與黑色噩運之神的邪惡列陣。

演著呵護與照顧的角色。這種使命的召喚，從美索不達米亞（Mesopotamia）⑪平原傳到凱美洛（Camelot）⑫的比武場，也傳到了約翰．霍普金斯醫院，而這些場景之所以如此相似，則是因為代代相傳的精神都受著基督徒慈善的影響。寬恕敵人，包容錯誤，待人如己，許多古人都以此期許自己；但是，真正為大愛賦予血肉的，還是對於那個大哉問——誰是我的鄰人？——所做出來的大哉答⑬，也正是這個大哉答，改變了這個世界的態度。在古代的歷史中，聖潔的或褻瀆的，稱頌女性之大勇的，可以說屈指可數，但在基督教會的正史中卻不乏其例，倒是在我們這個世紀，也有足以相提並論的例子。母性的慈愛感召孝親之情，可以說所在多有；但是，真正的大勇應是底波拉（Deborah）而非利斯巴（Rizpah），是雅億（Jael）而非多加（Dorcas）⑭。

人類由野蠻進入文明，有賴於逐漸的分工；醫師與護士的分流也是基於此，並且在人類永無休止的戰爭中成為不可缺少的配角。談到人類的歷史，可以說是一部激情與野心、軟弱與虛榮的記錄，其間的野蠻與兇殘觸目皆是，即使是到了今天，思想家為了要我們接受他的理論，隨時都會像古人那樣，關上憐憫之門，放出戰犬⑮。也正是在一場喪心病狂的人類相殘中⑯，妳們這個當時還定位不明的行業，總算在南丁格爾的帶頭下取得了今天的地位。

人，個別地來說，自成一個自足的小宇宙，在隔代遺傳的長鏈上快速地躍進，祖先的軟弱意志與強烈慾望，全都繼承接收了下來，血液與大腦全都不乾不淨，因

---

⑧以諾：亞當與夏娃的兒子。這一段可能出於奧斯勒的杜撰，因為在《舊約副經與拓文》（*Apocrypha and Pseudepigrapha*）中並無此一記載。

⑨丁尼生（Alfred Tennyson），"In Memoriam A.H.H."，敘述一個母親的角色。

⑩丁尼生，*The Idylls of the King* 中的〈藍斯洛與伊蓮〉（Lancelot and Elaine）。

⑪聖經中的地名，傳說為以諾居住之地。

⑫英國民間傳說亞瑟王的宮廷所在。

⑬《路加福音》十章二十九至三十七節。耶穌舉善心的撒馬利亞人幫助陌生人為例，回答這個問題。

⑭奧斯勒拿底波拉與雅億的果敢跟利斯巴與多加的仁慈作對比。底波拉：以色列的女先知與領袖，率領族人打敗迦南人（《士師記》四章四至十六節）。利斯巴：以色列王大衛將前任掃羅王的七個兒子交給基遍人，基遍人將它們全都吊死，並曝屍讓鳥獸啃啄；其中二人的母親利斯巴，露宿屍旁，驅趕鳥獸，感動了大衛王，同意收屍並予以厚葬（《撒母耳記下》二十一章一至十四節）。雅億：希百（Heber）的妻子。敵對的迦南人將領西西拉前來求助，雅億設計將之殺害（《士師記》四章）。多加：約帕地方的女基督徒，「廣行善事，多施賙濟」。死後，經聖彼得禱告而復生（《使徒行傳》九章）。

⑮放出戰犬：莎士比亞《朱利亞斯．凱撒》。

⑯奧斯勒指的是克里米亞戰爭（1835-1856）。

此，在人生旅途上，激烈的競爭，重重的障礙，一路上總不免跌跌撞撞，如果沒有一個庇護所讓他可以復原，下場就只有死路一條。也正因為如此，在醫院裡面，聽不到疾言厲色的批評，有的只是愛心、平安與休息，那也是理所當然的。在這裡，我們學著去照顧我們的手足同胞，不分貴賤，一視同仁，只有全心的付出，同時以此為榮；在這裡，我們每天所接觸的，全都是令人心煩意亂的問題，不是書本上所教的抽象東西，而是活生生面對最後一回合戰鬥的可憐人，他們拚命掙扎卻無能為力，清點著自己「未受聖禮、一事無成、未受淨身、未做結算」的一生⑰。當我們在他的床前交頭接耳，說這場戰鬥已成定局，唯一能做的就只剩下讓他安寧以終時，醫師最常說的就是那句老話：「父親吃了酸葡萄⑱。」我倒希望能夠聽到妳們清清楚楚地用祈禱者司提反（Stephen）的那句話⑲來安慰他們。

人類生而就有外在的大敵，自然，那個大摩洛（Moloch）⑳，不分老的少的，動輒向我們強索鮮血為稅，從搖籃中劫走嬰兒，從母親懷中奪走稚子，從家庭中搶走父親；但是，如果不是這樣，我們這一行也就沒有什麼戲好唱了。生而為人，既然跟我們這一行結下了不解之緣，說他天生就被撒旦附體，是個有罪之身，當然也就不足為怪了。只不過，我們今天已經超越了這種觀念，碰到大瘟疫，再也不會說，「這是我們罪有應得的」㉑，因為我們知道，問題是出在排水溝上；看到有人痛失所愛，只能匍匐於地，領受「主的愛深責切」㉒，我們也不至於附和他，因為我們知道，問題出在牛奶應該消毒。但不管怎麼說，就算我們跳脫了這一類老舊的教條，對於自然，卻未必就真正地了解了。自然，就其無情來說，真可以說是殘酷不仁；國家的規則，只有壞人才會忌憚，自然的規則卻是一視同仁，但我們卻又不能因此而厚責於自然。真正可悲的是，對於自然的規則，我們若是一無所知，由於無知，我們又每天犯錯，那就要付出血腥的代價㉓。幸運的是，今天的醫療大有進展了，

---

⑰莎士比亞：《哈姆雷特》。

⑱舊約《以西結書》十八章一至二節。原文為：「耶和華的話又臨到我說，你們在以色列地怎麼用這俗語說，父親喫了酸葡萄，兒子的牙酸倒了呢。」奧斯勒強調，醫師總認為病人是在給他們添麻煩，就像流亡的猶太人總是把自己的不幸怪到父親的頭上。

⑲《使徒行傳》七章五十九至六十節。原文為：「他們正用石頭打的時候，司提反呼籲主說，求主耶穌接收我的靈魂。又跪下大聲喊著說，主啊，不要將這罪歸於他們。」

⑳舊約聖經中猶大族（Judah）所崇拜的神祇，向人索取小孩做為祭品。

㉑在早期基督教的觀念中，生病乃是罪惡的處罰。

㉒新約《希伯來書》十二章六節。

㉓舊約《利未記》四至五章。

各種疫病以及人類外在的大敵，其規則已經能夠找得出來，而且可以教導給妳們，了解自然的法則是什麼，讓妳們得以有路可循，得以發榮滋長。

畢業班的同學們，現在來給你們算個命，那一定很有趣。算全體的，當然不可能，算個別的，我又沒有那個本事；但就整體而言，有些事情倒是可以大膽預言的。以一個女性來說，妳們未來的日子一定會比現在更好。我之所以敢這樣大膽地斷言，因為在過去兩年中，妳們一步一腳印地走來，已經使妳們的心靈更敞開，心地更善良，人格也更健全了。

若就實際來說，妳們每個人將來的生活，則會是忙碌的、充實的、快樂的，在程度上遠遠超過妳們自己的期望，而其意義之大，更不是這個世界所能給予的。忙碌，那是一定的，因為有妳們這項專長的女性，無論公私，需求量都極大。充實，也是必然的，因為妳們所要照顧的，都是些無法照顧自己的人，這些活在艱困中的人，需要的正是一雙溫柔的手、一顆善良的心。至於妳們的日子，一定是快樂的，因為它們既忙碌又充實；**快樂的祕訣無他，獻身於一份能夠讓心靈滿足的工作而已**；在這裡，**對於生命，我們只加一分自己之所能，絕不取一分自己之所欲**㉔。

最後，千萬記住我們自己的角色，在戰場上，我們是多餘的但卻是有用的；在人生的舞台上，我們只是一個龍套，但重要的是，從進場到出場，總會有人絆倒在舞台上，這時候，我們則是一根支架。妳們將守在黑暗之河的岸邊，看著那麼多的人登舟，因此將不再畏懼那個老舟子㉕，因為，祂的祝福就是妳的通行證，祂的足跡妳走過，祂的疾病妳看過，祂的子民妳照顧過。

黑暗之飲的使者㉖
終將在河邊找到你，
遞上杯子，邀你的靈魂
至唇際暢飲——而你坦然無懼㉗。

㉔奧斯勒的這句話，後來編入巴特萊（Bartlett）所輯的 *Familiar Quotations*（1955 ed.）。

㉕希臘神話中的舟子 Charon，搭載死者的靈魂渡過忘川，前往地府。

㉖東方有「黑暗之飲的使者」傳說。在穆斯林的傳說中，Azrael 是死亡的使者，在猶太天使譜中，在人死去時，Azrael 將靈魂與軀體分開。

㉗ *The Rubáiyát of Khayyám*, 3rd ed., trans. Edward FitzGerald（1872）, quatrain 43.

8

護士與病人

Nurse and Patient

我曾說，我要謹慎我的言行，免得我舌頭犯罪。惡人在我面前的時候，我要用嚼環勒住我的口。
——《詩篇》三十四篇一至二節（*Psalm* 34:1-2）

你若聽到一言，讓其消亡於你；
千萬留心，勿使它將你爆掉。
——《便西拉智訓》十九章十節（*Ecclesiasticus* 19:10）

看哪，在地底歲月的死陰幽谷中，
有一支灰色大軍在目，
這些死神的親屬
比他們的皇后更加醜陋：
毀我們的關節，燒我們的血管，
每一條勞苦的肌鍵為之傷裂，
更深處的重要器官為之衰竭：
——湯瑪斯・葛雷（Thomas Gray）
《禮讚伊頓學院的遠景》（*Ode on Distant Prospect of Eton College*）

一八九七年於約翰．霍普金斯大學的演說。

《編按》

這篇講演講於一八九七年，對象是約翰．霍普金斯醫院護理學校的畢業生，透露了維多利亞時代對女性的觀察，並對護士這一行業表示極高的讚佩。奧斯勒語帶諷刺，挖苦男人說，明明有病（無助）卻還排斥女人的照顧。但他表示，生病的男人根本就是「不識好歹」，殊不知護士乃是神的恩賜，減輕了病人的負擔，常使藥石成為多餘，「全都弄得妥妥當當」。

奧斯勒提醒護士不可感情用事，切勿過度涉入病人或其家人的生活。他還特別叮嚀，要有堅定的信心，言語謹慎，避免談論病情或使用醫療術語。

談到護士的婚姻「問題」，奧斯勒的看法是，一個好的護士必有好的歸宿。他將護士比做柏拉圖《理想國》中的女看護，說她們是社會上頂尖的女性，加上護理的經驗，尤屬難能可貴。

請留意，當時可是一八九七年——奧斯勒極力鼓吹，年過二十五歲仍然小姑獨處的婦女，當護士乃是極為理想的職業，因為只靠社交與宗教活動，並不能滿足她們的心靈。他認為護士是一項可貴的資源，呼籲仿照德國模式，成立護理同業公會訓練護士，為沒有醫學院背景的醫院提供優秀的護士。

對於人類來說，奧斯勒盛讚護士是一種至大的恩賜。但他警告，照顧病人若流於例行公事與無止無休，將導致有害的結果，會使「悲心柔軟的邊緣」鈍化，護士與醫師都是如此。最後，他勉勵護士與醫師行事必依「黃金律」，並堅守自己的理想。

據庫興（Cushing）說，這篇講演「使得那些自視甚高的護士們大大地不以為然」，但話又說回來，庫興又說，在幾次病得非請護士不可的時候，了解奧斯勒那些怪癖的人都知道，他也「只有笑笑而已」。

身為生活中的一份子，專業的護士可以從好幾個角度來看——慈善的、社會的、個人的、職業的以及家庭的。說到她們的好處，我們大可以好話說盡——恭維到舌頭都掉得下嗎哪①；至於說到壞處——那就不妨睜一眼閉一眼，因為場合與時間都不適合。我倒寧願跟各位仔仔細細地談幾個問題，都是跟我們大家的福祉大有關係的，當然，跟我們個人也一樣，因為，也許哪一天她就找上門來了。

在我們這個剛剛開始文明一點的社會裡，她帶來的，到底是福氣還是恐怖？如果從病人的角度來看，我看必屬後者無疑，理由如下：任何有一點自尊心的人，只要不是被穿制服的人看管，大概都不會太在乎。人一生病，模糊了雙眼，蒼白了兩頰，削尖了下巴，整個人瘦得剩下一把骨頭，都不好意思給老婆看到了，遑論一個全身白、藍或灰衣的陌生女人。更糟的是，她之對待一個人，除非得經她的許可，

---

①嗎哪（Manna）：以色列人在曠野中缺糧食，上帝顯靈所賜給他們的食物。見《出埃及記》十六章十四至三十六節。

否則是一點自由都不給的，尤其是他正在發燒，那就更慘了。至於講到她的德行，也只有利慕伊勒王（King Lemuel）②才數得清楚了。在她的眼裡，你可是又回到了襁褓之中，在她的手裡，你只是一塊什麼都做不了主的人形泥巴。她什麼都管，從洗澡、擦身、餵食到量體溫，你就跟每個病人一樣，只有像約伯那樣哇哇叫的分——「饒了我吧，讓我清靜一下③。」別過頭去，面對牆壁，一聲不吭，心裡巴望著不如安靜死了的好——這豈不是他世世代代生來就擁有的特權，是老天賜給他的動物本能？唉！所有這些，只要是訓練有素的護士，哪一個弄不出來？另外還有哩！原來總是順著病人心意的慈母、愛妻、好姐妹、老朋友以及老僕，照應他的需求時，全都遵照醫師的指示，翻來覆去都是些老套；這個時候，妳們可是高高在上，大權在握，給每一種病都加上一堆煩人的家庭作業，全都是我們的父執輩聞所未聞的。剛才所提到的那些人、那些事，妳們全都撇得遠遠的，剝奪了我們不可分割的權利。妳們是侵略者，是革新派，是篡位者，凡妳們所做的，母親、妻子與姐妹最溫柔、最窩心的責任，全都一筆勾消。妳們的小小關心，只要一露面，卻可能造成一陣痛苦。照顧一個生命，何等重大的事，把它交到一個陌生人的手裡，或許算得上是塵世間最大的苦難了。所有最神聖的東西，全都獻祭給妳們的求好心切與一絲不苟了。現代的社會，複雜得不得了，護理與慈善這兩樣事情，看來交給第二手還是比自己親自去做要好些，只不過，跟許多至福（Beatitudes）④所要付出的代價一樣，千篇一律都是黃金的鎖鏈，既是這樣，恰如詩人⑤所說，寧願從天上回到地下去了。

病人這種不識好歹的毛病，我雖然同情但並不苟同，此外，妳們雖然被當成一種恩賜，但畢竟有某些限度。當然，有了妳們，醫師診療時可以省好些力氣；對待發燒的病人，也絕不像以前那樣每兩小時服一次藥就算了事，妳們所做的事情多得多；更何況，隨著人們的知識漸增，對整個藥方，妳們還得說得出個道理才行。在《物種源起》一書討論「本能」的那一章裡面，達爾文生動地描寫了一種工蟻神奇的看護能力。她被引到「奄奄一息缺乏照顧的主人面前，立刻動手做事，只要還有一口氣在，只見她又是餵食又是救護，清出一些巢室，照顧幼蟲，全都弄得妥妥當當」⑥。沒錯，「全都弄得妥妥當當！」每每想到病房裡這樣的場景，腦海中浮現的，就是井然有序取代了一團混亂，病房中如此，在家裡也一樣。

---

②《箴言》三十一章十至三十一節。利慕伊勒王口中理想的女人或妻子。

③《約伯記》十章二十至二十一節。原文為：「我的日子不是甚少麼，求你停手寬容我、叫我在往而不返之先，就是往黑暗和蔭之地以先，可以稍得暢快。」

④《馬太福音》五章三至十一節。耶穌登山寶訓中的八種至福。

⑤米爾頓（John Milton），《失樂園》，book 2, lines 1051-1052。

照例應該是帶來喜樂的信使，但一個訓練有素的護士也有可能變成悲劇的化身。一個長期臥病的妻子，一個迷人卻軟弱如亞柏史密斯夫人（Mrs. Ebbsmith）⑦的護士，加上一個軟弱的丈夫——所有的丈夫都是軟弱的——如果再加上妳們失掉了自己的原則，醞釀一場家庭悲劇的因素都有了，那可是再平常不過的事。

對一個妻子，這種事情固然不免擔心受怕，對一個丈夫，妳們卻也可能成為揮之不去的夢魘。人生的進程緊迫，有些心志薄弱的姐妹少不了吃足苦頭，而我們每個人的內心裡，總流動著一股莫名的情緒暗流，是很容易爆發成歇斯底里或神經衰弱的急湍與漩渦的。碰到這樣一個不幸的女人，憑著無微不至的同情，加上柔中帶剛的慧黠，妳們自能獲得充分信任，成為她的守護磐石，因此她便緊緊抓著不放，深恐一鬆手又將逐流而去。於是妳們成了她的生活重心，成了她的家庭支柱，有時候卻也成了丈夫與妻子之間的陰影。有一個可憐的受害者就曾這樣說過：「她佔有了我老婆的身體與靈魂，更令我擔心的是，她簡直就成了她的另外一種絕症⑧。」女人之間有時候會發展出這種微妙的吸引，只能用亞里斯多芬（Aristophane）講到人類起源時的理論才說得通⑨；但一般來說，這種情愫乃是弱者依賴強者的自然傾向，妻子或許在護士身上找到了「剛毅與節制」⑩，而這又正是她在丈夫身上怎麼找都找不到的。

碰到這一類的情況，就得仔細拿捏同情的分寸，這還真不是一件容易的事。這與個人的稟賦大有關係，妳們若屬沉不住氣的性子，要制服妳們的衝動就越是要痛下工夫。無論如何，絕對不要讓妳們外在的舉止暴露了妳們內心真實的動靜。如果

---

⑥達爾文（Charles Darwin），《物種源起》（*The Origin of Species*）, chap. 8, "Special Instincts: Slave-Making Instinct"。

⑦指 A W. Pinero《聲名狼藉的亞柏史密斯夫人》（*The Notorious Mrs. Ebbsmith*）一劇中的女主角亞柏史密斯夫人。

⑧可能是奧斯勒病人的丈夫對他發的牢騷。

⑨在柏拉圖的《饗宴》中，亞里斯多芬說，人類原來有三種性別。雄性與雌性之外，還有雌雄同體，一個頭顱兩張臉孔，四手四足。宙斯為了處罰人類對諸神的一次攻擊，將他們從中間一剖為二，於是為了「想要找回整體」，原來是雌雄同體的人就成了異性戀者，原來是單性的就成了同性戀，「其理由是，人類本來是單一的，是一個整體，這種找回或追求整體的慾望就稱為愛」（柏拉圖《饗宴》189-193）。

⑩馬修·亞諾（Matthew Arnold），"A Farewell" lines 21-24。原詩句為：

而女人——靈魂的狂熱蘊藏
活躍與奔放
乃在所愛的人身上尋找
剛毅與節制。

妳們管束不了自己的情緒，以至於「打開了同情之淚的神聖源頭」⑪，那就只會一敗塗地。千萬記得，走馬上任之前，先認清自己的弱點。女人可以玩弄男人一世，玩弄女人卻只能一時；幾個禮拜之前，我跟妳們談過的那位護士，落到走投無路的地步，就是妳們命運可能的寫照。病人是個典型的雅鳳賽英．普萊西斯（Alphonsine Plessis）⑫，人見人愛，但是，嬉遊的報春花徑⑬走到盡頭，就是嚴格管束的療養。三個月胡天黑地的生活下來，她被送到山裡一個安靜的處所靜養，隨同的是兩個可靠的護士，其中的布蘭克小姐（Miss Blank），受過良好的訓練，經驗豐富，是個典型的新英格蘭好女孩。唉呀，但她卻完全把持不住自己！由於吸菸過度曾經產生過嚴重的症狀，某某大夫是嚴格禁止菸草的。但就在到了那兒的三個禮拜之後，有人去那個隱僻的處所探視，卻吃驚的發現，病人和護士居然一同在陽台上享受頂級的埃及香菸！

牧師與醫師要承受人生不幸的祕密，妳們雖然不同於他們，卻是每天都要面對那些已經隱藏不住的苦難。在妳們的面前，櫥櫃已經整個打開，就算妳不情願，病人最神聖的信任已經交在妳們的手上，甚至可能沒有第二個人知道。**希波克拉底的誓言**（Hippocratic oath）⑭**禁止洩漏病人的祕密**，今天，在妳們的畢業典禮上，開始生效。

我送給大家兩句格言：「守口緊言，如栓嚼環⑮。」「耳進一言，死於我口⑯。」願大家謹記在心，並刻在妳們鑰匙環的小牌上。說到寡言、慎言，古早人喋喋不休的年代，猿人斑德洛哥⑰**整天聒噪，言語佔據了思想的位置**，很少人用心培養過這種美德。少言寡語或許是天生的缺點，但我說的這種卻是後天培養得來的無價之寶。湯瑪斯．布朗爵士曾經清楚地區分兩者，他說：「**沉默並非愚人之智，只要時機對，那可是智者的冠冕，它並非拙言之醜，而是寡言之德**⑱。」也就是卡萊爾

---

⑪ Thomas Gray, "The Progress of Poesy", III, 1, 94.

⑫小亞歷山大．杜馬（Alexandre Dumas, the Younger, 1824-1895）*La Dame aux Camelias* 以及普契尼（Giacomo Puccini, 1858-1924）歌劇 *La Bohème* 中女主角的現實真身。

⑬ the Primrose path of dalliance：莎士比亞，《哈姆雷特》I, iii, 50。

⑭希波克拉底誓言：*Hippocratic Writings*（Harmondworth：Penguin, 1983），pp. 26-27。原句為：「凡我所見所聞，公開的或私下的，不得洩露者，我都將嚴守祕密。」

⑮《詩篇》三十九篇一節。

⑯《便西拉智訓》十九章十節。

⑰斑德洛哥（bander-log）：吉卜齡（Rudyard Kipling）*The Jungle Book*（New York: Doubleday, Doran, 1894），pp. 52-54。為書中的猿人，專門散播他們躲在樹上偷聽別人所講的話。

⑱ Thomas Browne, *Christian Morals*, part 3, sect. 18.

所說的「沉默的智慧」⑲。

醫療的事情跟恐怖的事情一樣，不少人特別感到興趣。當所照顧的病人進入恢復期，工作較為輕鬆，常會有人慫恿護士講出病房或手術室裡「有的沒的」，要是沒規沒矩的，只要話匣子一開，往往欲罷不能。說疾道病這種事，不過是天方夜譚一類的把戲，一個好護士絕不會以此自詡。

有一種頗不可取的行為，近來似乎有逐漸成為一種風氣的趨勢，我不能確定這是否跟妳們有關，不過卻聽到有人提到妳們的名字。我所要說的，是公開談論疾病的風氣，這本來是不應該發生的。毫無疑問地，這樣一來多少會導致圈內的流言四散，一旦形成風氣，陰溝裡的穢物上了報紙，徒然污染了我們日常生活的清流。**公開談論私人的疾病，是十分不得體的事。**不到一個月之前，我坐在街車上，聽到對面而坐的兩個婦人聊天，只見她們衣著體面，卻是一副芙薇雅的（Fulvian）的口氣⑳，講起自己的病痛，大有互別苗頭的味道，聲音之大，每個人都為之側目。我也曾聽到一位年輕女性在餐桌上高談闊論，大談自己跟家庭醫師的對話，連她的母親都羞紅了臉。今天，什麼事情都可以拿出來大肆宣揚，連自己的小病小痛也不放過，跟我們祖父輩的那種好習慣一比，這種倒退實在令人不敢苟同。老一輩的作風，喬治·桑（George Sand）㉑是這樣寫的：「那個時代，對於生死，人人都知道該如何自處，從來不把自己的病痛掛在嘴上。就算痛風正在發作，走到哪裡，也絕不露出半點痛苦的神色。自己的痛苦絕不外揚，才見得良好的教養。」身為醫師，我們若不能這樣，那可是罪加一等了，偏偏我們當中有些人，卻跟販夫走卒一樣，喜歡開「磕牙坊」㉒。

既然醜話已經講開，我就再講講另外一種危害。儘管妳們所受的訓練是最完整的，還是免不了一知半解、半調子科學的危險，那可是最要命、最常見的心態。在每天的功課中，妳們抓重點，學些醫學的術語，卻總是漫不經心，以至於沒能真正弄懂箇中的道理。偶然一天，我要處理一個個案，很可以看出一個護士的所學；當時我沒能遇到外科醫師，便以極為客氣的口吻問護士，醫師對這個案例的看法如何，她不加思索地回答：「他認為，跡象顯示是小管內黏液瘤（intracanalicular myxoma）。」我不免大惑不解，問她是否聽他講過，「其原發處是外胚葉的（epiblastic）還是中胚

---

⑲ Thomas Carlyle, "The Hero as King", in *Heroes and Hero Worship*（1840; Oxford University Press, 1965）, p. 294。原句為：「但願我輩英國人能夠維持我們難能可貴的沉默之智慧」。

⑳芙薇雅（Fulvia）：馬克．安東尼的妻子，工於心計，凶悍潑辣。莎士比亞，*Antony and Cleopatra*, I, i, 20。

㉑喬治．桑，*Histoire de ma vie*, vol. 1, pp. 43-44。

㉒磕牙坊（talking shop）：指談論個人的私事與工作。

葉的（mesoblastic）㉓？」「我相信是中胚葉的。」我們這位夏娃的女兒毫不猶豫地回答。我心裡想，即使她是身在滑鐵盧㉔，一定也還是會這樣「冷血」㉕地把海棉球遞過來——而我要的卻是紗布。

一旦見聞了某些事情，想要追根究柢的好奇心是很難加以抗拒的，偏偏真相卻總是可望而不可及，但不論如何，就算到頭來依然一無所知，到底還是比僅知皮毛卻硬充無所不知要高明得多。

我的一個朋友，是一位相當傑出的外科醫師，寫了一篇文章，大有普里斯萊夫人（Lady Priestley）㉖的味道，題為「專業護士的墮落」（The Fall of the Trained Nurse），但算他聰明，始終沒有發表過，不過他同意我在這裡引述其中的一段：「第五種常見的墮落，是拿來當成婚姻的籌碼。這些現代的薇絲特女祭師（Vestals）㉗淪落到這般庸俗的田地，在性的方面弄得惡名昭彰，用不著我舉出實例，這種失格已經是飽受批評。我相信，有關此一問題，醫院院長協會（Association of Superintendents）已經掌握了一份集體調查的資料，女督察、護理領班、護校結業生與在校生，為了黃金指環㉘出賣傳統價值的，各佔多少百分比，我們很快就會有一個確實的數字出來。」

這樣一段得罪人的文字，我本可以不必引述，但若能夠藉此澄清某些情緒性的偏見，未嘗不是好事。事實上，專業護士終究還是要結婚的。年輕男子一結婚也就無所作為了㉙，同樣也可以說，女人未婚也就算不上是一個完整的女人。儘管妳們滿懷著聖．泰瑞莎（St. Theresa）㉚的熱情，一旦碰上了「彎弓男童的盲目鈍箭」㉛，

㉓黏液瘤：一種惡性腫瘤，其主質由結締組織與黏液蛋白（mucoid）構成。

外胚葉：幼胚脫離胚胎層之前的初發外層。

中胚葉：幼胚脫離胚胎層之前的初發中層。

㉔冷血：原文為法文 *sang froid*。在此處，奧斯勒指的是「鎮定」。

㉕奧斯勒的意思是，滑鐵盧之戰極端慘烈，救護人員所面對的處境異常艱難，心情也非常驚慌。

㉖普里斯萊夫人：伊莉莎．錢伯斯．普里斯萊（Eliza Chambers Priestley，約 1837），其夫 Charles Priestley 為醫師。她於訪美期間曾會晤奧斯勒，可能對護士有所批評。在她丈夫臥病期間，她寫下了親身的經驗：「當時尚無專業護士，在整個長期的煎熬過程中，只有一次，我說動了一個護士，來做了幾天，但她卻成天喝酒，毫無用處……男護士做的是夜班，對我同樣一點幫助也沒有，我聽得清清楚楚，他們就在隔壁呼呼大睡。」*The Story of a Lifetime*（London : K. Paul, Trench, Trubner, 1908），pp. 125, 131。

㉗薇絲特女祭師：古羅馬的家庭女神薇絲特（Vesta）的祭師。初民時期，一火難求，因此在家庭中，並不為薇絲特立像，而是以一爐不滅的火為其象徵。奧斯勒在此意指未婚的貞女。

㉘黃金指環：指訂婚戒指。莎士比亞，《威尼斯商人》（*The Merchant of Venice*），V, i, 146-48。原句台詞有「一個黃金指環，微不足道的戒指／就是她所給我的。」

㉙年輕男子……：莎士比亞，《萬事皆好》（*All's Well That Ends Well*），II, iii, 315。

什麼理想、衝勁、抱負全都會拋諸腦後，但妳們就該為此遭到批評、譴責嗎？當然不是，相反地，妳們該受到的是稱許，只不過我在這裡要借用納婷小姐（Miss Nutting）㉜的特別要求，希望妳們引以為戒——在妳們學習期間潔身自好，拒絕追求者，扮演好自己的角色，為醫師分憂。專業護士所象徵的，並不是薇絲特女祭師，而應該是柏拉圖《理想國》中的女看護㉝——是社會中精挑細選出來的女性，懂得保健之道，而且跟最好的人與最壞的人都接觸過，充滿同情心；公私領域中的護理經驗，雖然未必能使她們成為馬大（Martha）㉞，在許多方面，卻不失為良好的生活伴侶；因此，當她們得了那種最古老的病——沙崙的玫瑰（Rose of Sharon）㉟得了同樣的病時，豈不就曾大大方方地唱說，這種病是「葡萄汁與蘋果都醫不來的」——她們又何須受到譴責，反而應該是可喜可賀的事。

我們可以這樣說，**一個專業的護士**，於私來說，她的能力得之不易，於公而言，她乃是人類的大福氣，足可與醫師、牧師並列，其貢獻也絕不稍遜。她的使命由來已久，早在人們所能記憶的年代之前，她已經是三位一體㊱之一。**為了設計解除痛苦的方法，上天準備了善良的頭腦；為了安撫飽經憂患之餘還要負擔額外苦難的「逆旅」㊲，上天則準備了溫柔的心腸與充滿愛的雙手，服侍悲傷、匱乏與病痛的人們。**

護士的培養及其成為一種專業，雖是現代才有的，但其源遠流長，早在人類穴居的時代，母親豈不就已經取溪中冷水為病兒敷額，傷者逃離敵人的追殺，也有人為其奉上湯藥。而今天，作為一種職業、一份工作，國內的護理發展已經相當普遍，畢業的學生極多，需求量也不小，但在許多地方，仍然供過於求，甚至能力極強的人都不免一職難求。因應現狀，調整供需，現在正是時候了。

來到本校申請入學的女生，絕大部分都選擇護理，以便能夠獲得一份適合女性的工作；但這裡卻透露了另一個值得正視的面向：今天有越來越多的婦女，不願意

㉚聖．泰瑞莎（1515-1582）：西班牙的聖者，以擁有靈視知名。

㉛莎士比亞《羅蜜歐與茱麗葉》*Romeo and Juliet*, II, iv, 16。「彎弓男童」指愛神丘比特。

㉜納婷小姐（Mary Adelaide Nutting, 1858-1948）：約翰．霍普金斯醫院護理學校校長，與 L. L. Dock 合著 *A History of Nursing*。

㉝柏拉圖《理想國》，book 5, 456a-e。

㉞馬大：《路加福音》十章三十八至四十二節。馬利亞（Mary）的姐姐。馬大活動力較強，而瑪利亞則較沉靜。

㉟《雅歌》二章一至五節。原句為：「我是沙崙的玫瑰花，是谷中的百合花……求你們給我葡萄乾增補我力，給我蘋果暢快我心，因我思愛成病。」

㊱指醫師、牧師與護士。

㊲逆旅：*Rubáiyát of Omar Khayyám*（1872）, trans. Edward Fitzgerald, quatrain 17, line 1。

或不能履行自然賦與她們的最高責任。一個女人，到底到了什麼年齡才算是所謂的老處女？這一點，我不敢斷言；但粗略地說，大約是二十五歲。到了這個關鍵的年歲，一個女人若不能自謀生計，又缺乏不可或缺的家庭生活，這些往往都會成為她本身的不安定因素，除非她另有管道轉移精力或感情。一個懂得看人的人，或許光從她的臉上，就可以讀到老人才會有的滄桑；她的心裡或許會響起莎芙（Sappho）㊳感傷的詩句：

甜美的蘋果紅漾枝梢，
高高在上的枝梢，以至
採果人忽略了，啊，並非忽略，
而是根本搆不到呀！㊴

儘管能力夠強、心地又好，但春華虛度，寶貴的生命不免浪費在毫無意義的社交活動，或消磨於時有時無的宗教工作。這樣的女性，最需要一份能夠滿足心靈的職業與使命，但最好也不需要再去就讀正規學校，或是加入傳道的工作。

一個有制度的護理同業公會，類似德國的婦女工作會（Deaconesses）㊵，就可以扮演一個角色，成立或大或小的訓練班，而不必訴諸正規的學校教育。這樣的社會團體，奉聖雅各（St. James）㊶為師，可以完全是非宗教性的。如此一來，對小醫院，特別是那些沒有醫學院背景的醫院最為有利，又可以使現行許多濫竽充數的訓練學校無以立足，因為在這一類的學校中，學生所受的教育根本配不上如此意義重大的工作。學員在受訓期間，從一個部門轉到另一個，直到完整接受全部的教育為止。這樣一個組織，跟地區護理一旦結合起來，可以提供的服務將是難以估計的。凱瑟華斯（Kaiserswerth）婦女工作會的貢獻是世界有目共睹的，迪奧多．弗萊勒（Theodor Fliedner）㊷的創舉應該早日在這個國家實現。但是，在沒有宗教組織的協助下，我

㊳莎芙（約 620-565 B.C.）：希臘女詩人，為艾奧尼亞（Aeolian）抒情詩派兩大詩人之一。

㊴ Sappho, *Sappho : Memoir, Text, Selected Renderings, and a Literal Translation*, trans. Henry Thornton Wharton（London: John Lane, 1885）, no. 93, p. 132.

㊵原為中世紀基督教會管理社會慈善事業的組織。一八三六年，迪奧多．弗萊勒（Theodor Fliedner）在凱瑟華斯恢復此一制度，建立新教的類似組織，訓練婦女從事醫護與社會工作。

㊶聖雅各：耶穌的異母兄弟，《雅各書》的作者。雅各寫道：「這樣看來，人稱義是因著行為，不是單因著信……身體沒有靈魂是死的，信心沒有行為也是死的。」（《雅各書》二章二十四至二十六節）

㊷迪奧多．弗萊勒（1800-1864）：德國新教神學家、慈善家。

們的非宗教社會力量是否進步到足以建立這樣一個同業公會，我卻持懷疑的態度。對今天的婦女來說，「人道宗教」（Religon of Humanity）㊸畢竟還不成氣候，她們所想的，無非是比較實質、能夠餵飽肚皮的東西。

人生在世，沒有比服侍上帝的子民更崇高的了。這樣做，雖然未必能讓一個婦女達到她心目中所要的，甚至離她的理想還差得極遠，但身為一個女人，天生母性的渴望卻可以因此得到滿足。羅慕樂（Romola），一個學生，奉養失明的父親，好學不倦，我們尊敬她；羅慕樂，一個虔誠的教徒，以一顆枯萎的心承受女人最深重的絕望，我們憐憫她；羅慕樂，一個護士，捨身到瘟疫中照顧垂死的人，我們愛她㊹。

唯有踏著已經死去的自我，我們才能夠將自己提升到更高的境界㊺，也唯有將消耗我們大部分生命的自私習性與感情捨棄，我們內在的生命才能夠達到寧靜。我認為，我們每個人都曾經有過靈光一現，感受到那種能捨能取的悸動，去小我而擁抱慈悲。但這種常見於年輕時的感動，往往隨著年歲的增長而淡去。夢想也許永遠難以實現，但是，對於別人為成功所付出的努力，那種感動若能夠使我們有所感悟，一切也就不致白費了。在一個單位裡面，**堅持工作的高度理想，可以抵擋等因奉此的腐蝕力量**；但若沒有付諸實際的行動，那也就只是鳴鑼響鈸而已㊻。我們有些人，人生的磨難像走馬燈一樣，足以將我們的慈悲心給磨鈍，殊不知，在人之初時，那原來是何等的敏銳。一個大的組合難有慈悲的熱心，其本身存在的條件就限制了它為善的能力。面對這種痲痹人心的力量，我輩醫師與護士，身為醫界的當事人，唯一能做的就是**反求諸己**，對待病人時，秉持「人性的黃金律」（Golden Rule of Humanity）㊼，亦即孔子所說的：「**己所不欲，勿施於人。**」聽起來何等地耳熟，這豈不也正是律法與先知的道理，是基督徒長久以來所遵循的道路。

㊸法國哲學家孔德（Auguste Comte, 1798-1857）所提出的主張，目的在於促進個人與國家的和諧與福祉。

㊹羅慕樂：喬治．艾略特（George Eliot, 1819-1880）小說《羅慕樂》中的女主角，婚姻失敗，陷入絕望的深淵，後來獻身於護理工作而脫胎換骨。

㊺丁尼生，"In Memoriam A.H.H.", part 1, stanza 1, lines3-4。原句為：

我奉此為真理……
人若踏著已死的自我
可以升至更高的境界。

㊻《歌林多前書》十三章一節。原文為：「我若能說萬人的方言，並天使的話語，卻沒有愛，我就成了鳴的鑼，響的鈸一般。」

㊼黃金律：《馬太福音》七章十二節、《路加福音》六章三十一節。原文為：「所以無論何事，你們願意人怎樣待你們，你們也要怎樣待人，因為這就是律法和先知的道理。」

9

教學與思想——醫學院的兩種功能

Teaching and Thinking——
The Two Functions of a Medical School

在自然如此豐美的田畝中（所給的多過所應許的），卻只知道羨慕別人所得的賞賜，以至於問題叢生，鬧出許多難纏的、無謂的質疑，真是令人汗顏。自然本身就是我們最好的顧問；她所劃出來的道路可供我們行走，只要相信自己的眼睛，我們就可以由下往上提升，終將登堂入室。

——威廉．哈維（William Harvey）

《有關生物發生的解剖學課題》（*Anatomical Exercitations Concerning the Generation of Living Creatures*）

《編按》

一八九五年於麥吉爾醫學院的演說。

這篇講演一八九五年發表於麥吉爾醫學院（MacGill Medical School），開宗明義強調，人類所受到的醫療照護，從來沒有如此好過。奧斯勒列舉了最新的進步，例如外科的麻醉與消毒防腐、分娩的過程、以及瘟疫與流行疾病的預防，全都為平均壽命的增加做出了貢獻，也對人類造成了重大的影響，但總被認為是理所當然的。

其實，之所以有這些進步，全都得歸功於具備了教學與研究這兩項功能的大學。麥吉爾這所還算新的醫學院，教學的功能已經十分完備，奧斯勒勉以加重實驗與臨床的師資與設施。實驗教學雖然費資耗力，在了解疾病的複雜現象上卻是極為關鍵的。

奧斯勒指出，儘管疾病的預防與治療已經大有進步，但由於少數醫師的不用心與訓練不足，醫師仍然不時遭到批評。隨著人們對於專業的需求，以及求診人數的與日俱增，醫師的數量也一直在增加之中。有些糾紛卻是病人要求不妥當的處方所造成的。隨病人體質的各異，同一種疾病而有不同的變化，這種認知也已經逐漸成熟。奧斯勒強調，治療輔以飲食與運動，其重要性不可忽略。好的教育制度與好的教學設備，固然有助於加強學生執業時對抗疾病的能力，但奧斯勒希望學生也能夠接受前輩的啟發。

奧斯勒接著談到**大學的另一項功能——充實知識的總儲存量**。他承認，好的老師未必有時間或意願從事研究，好的研究人員則多數不善於教學；但他強調，這兩者是不可偏廢的。從事研究的人必須與時俱進，有理想、有抱負、有衝勁；他們「會為大學帶來好的活力」，自己也會成為廣受爭取的對象。

奧斯勒指出，教學與實驗的責任會使得教師分身乏術，無法從事研究，因此有必要設置助教獎學金與研究生獎學金，藉以吸引學生協助研究工作；訓練年輕的研究人員，教授還可以兼收教學相長之利。奧斯勒預見蒙特婁（Montreal）有朝一日將成為「美洲的愛丁堡」，醫學院的研究成果一旦闖出了名號，將會吸引最優秀的學生，並成為世界所推崇的醫學中心。他敦促大家要為責任與崇高的理想獻身，以培養大學的精神。

教學與思想

I

今天，有許許多多的事情，大家都在趕著要做，其實卻大不利於我們十九世紀的文明發展——政治的選舉權徒然造成無政府狀態，心靈上的普遍不安也導致人心的浮動，歐洲的動盪與各國之間的齟齬，倒是為我們吹噓不已的進步，下了最好的註腳。但就實質來說，進步確實無可置疑；若說個人的生活品質大為改善了，相信是不會有人反對的。全體人類，或至少有一部分，已經享受了一段極為安定的時期，顛沛動盪之苦似乎也遠離我們許久了；更重要的是，個體的價值從來沒有這樣受到重視過，人類，而且也只有人類，從來沒有這樣長壽過，至於個人之為一個生命體，從來沒有這樣受到尊重過，而有關於個人的權利保障，也從來沒有這樣被當成一回事過。但是，若跟醫療保健的大幅改善相比，所有這些就不免相形失色了。隨著國民的繁衍，喜樂卻沒有增加①，以賽亞（Isaiah）的悲嘆今天我們也還是聽得到。的確，**人的悲愁與煩惱，物質未必能夠解決**，倒是身體的病痛，雖然不可能徹底根除，卻前所未有地減輕了，每個人宿命的塵世憂煩②也大大地為之緩和了。

在我們人生的朝聖之旅上，悲苦遲早難免，或許我們已如驚弓之鳥，又或許，我們說什麼也不會乖乖地去求助古時候那種靈魂的醫師③；但是，由我們這些醫師經手處理的身體病痛，倒是相當快速地減少，讓人滿懷希望，大大喘了一口氣。

在《順從的原理》（*Grammar of Assent*）中，有一段名句，約翰·亨利·紐曼（John Henry Newman）④這樣問道：「從出生到死亡，忍了一輩子還要忍下去的疼痛，誰能夠秤出它的總重，量出它的總長？然後還要加上從過去幾個世紀直到未來，人類已經承受和將要承受的痛苦⑤。」但若換個角度看——想想奈米希絲（Nemesis）⑥，她可是受了整整五十年的痛苦！今天，外科手術用的麻醉與防腐倒是給這個魔鬼上了手銬，自從有了它們，人們所免掉的疼痛，總量可能比文明社會已經受過的還要多些，甚至連分娩時的陣痛詛咒也從婦女的靈魂中抽離了。

最高明的詐術在於不動聲色⑦。說到這一點，我們做醫師的可是在行得很。不信的話，且聽我道來。對於我剛才提過的事，你們每天上班的時候，何嘗放在心上。那個蹺著二郎腿主宰你們祖父母出生的朱諾（Juno）⑧，今天已經換成了一個站在一旁守護的親切女神，這你們不是不知道，就是全不當一回事。看到嬰兒出生時肩膀的位置不對，你們總以為，反正有氯仿（chloroform）以及可口的忘憂藥（Nepenthe）⑨可用，卻不知道，若是五十年前，那種痛苦竟只能靠滑輪或一些隨手抓到的小東西撐過去。你們卻還沾沾自喜，好像是託你們的福，毀滅的箭鏃才不至於濃密飛來，今天也才少見瘟疫在暗夜中行走⑩；你們哪裡知道，你們今天之所以能夠像希西家（Hezekiah）⑪那樣，只要禱告就能夠獲得應許，全是現代科學在短短幾年中賜給你

---

①《以賽亞書》九章三節。原句為：「你使這國民繁多，加增他們的喜樂，在你面前歡喜，好像收割的歡喜，像人分擄物那樣的快樂。」

②宿命的塵世憂煩：原文為德文 *Weltschmerz*，指世事難料之憂，也指悲天憫人的懷抱。

③靈魂的醫師：通常指神職人員，但自奧斯勒的時代起，精神醫師也用此一名稱。

④約翰．亨利．紐曼（1801-1890）：見〈老師與學生〉註⑥。

⑤紐曼（John Henry Newman），*An Essay in Aid of a Grammar of Assent*（1870; Oxford：Clarendon Press, 1985），chap. 10, sect. 1, pp. 256-257。

⑥奈米希絲：希臘神話，司報應的女神。

⑦拉丁諺語。

⑧朱諾：羅馬神話，專司分娩的女神。當艾爾克蜜恩（Alcmene）臨盆要生下赫丘力士時，朱諾故意予以拖延，因為她的丈夫朱比特就是赫丘力士的父親，只要朱諾蹺著二郎腿，孩子也就生不下來。

⑨忘憂藥：古代的一種藥劑，據說可以忘憂解愁。

們的禮物。

我說你們不明瞭這些事，你們聽在耳裡，機伶一點的，或許會在心裡反思，那是因為你們都將這一切視為理所當然，就好像陽光、花朵及老天對你們的厚賜一樣。

我們做醫師的來到這個世界上，無不說自己的使命是最崇高的、最尊貴的，殊不知我們面對的挑戰可不是輕而易舉的，不僅治病如此，在教導人們保健，以及預防疫疾的散播上也是如此。我們雖然不否認，近些年來，在實際的成果上，我們這個群體比起其他的專門行業，的確令人刮目相看，但這並不是因為我們得天獨厚，還差得遠呢——我們也只是人而已；但我們有理想，這一點意義重大，而且理想是可以實現的，這一點的意義尤其重大。當然，在我們當中也有基哈西（Gehazis）[12]這種人，眼中只看到鈔票，耳朵只聽到公牛的哞叫與金幣的叮噹，但到底只是少數而已。**平凡而肯下苦工，自然能夠成就自己，於自己的志業能夠犧牲奉獻，自然就會拼出我們的最好成績。**

今天，在這個良心事業到處都在蓬勃發展的當兒，我們在這裡齊聚一堂，只能算是一個小小的插曲，但卻也促使我深思大學的某些面向，在促進人類的健康上所扮演的角色。

一所好的大學具有兩項功能，教與思。教學當然是一所大學必須傾一切資源的首要之務，既要充實各個學系，還要支付薪資，單單履行這項功能就已經不是一件簡單的事。麥吉爾醫學院成功的故事，很可以說明其間的重重困難；為了使這所學院躋身一流學府，真可以說是華路藍縷。關於這方面，我是知之甚深的，因為我曾經在這裡甘苦與共過十年，今天總算看到自己的許多夢想都已經實現了。說老實話，如果不是親眼目睹，這樣富麗堂皇的建築群，無論如何都是難以想像的。在那一段歲月裡，我們確實是夠拮据的；我還記得，霍華德醫師（Dr.Howard）⑬掩不住滿腔的

---

⑩今天也才少見瘟疫在暗夜中行走：《詩篇》九十一篇五至六節，原句為：「你必不怕黑夜的驚駭，或是白日飛的箭。也不怕黑夜行的瘟疫，或是午間滅人的毒病。」

⑪希西家的禱告：《列王紀下》二十章二至三節，《以賽亞書》三十八章二至五節。

⑫基哈西：《列王紀下》五章二十至二十七節。以利沙（Elisha）治好了乃縵（Naaman）的痲瘋，婉拒他的報酬。以利沙的僕人基哈西卻追趕乃縵，向他索取銀子與布匹，假稱是以利沙改變了心意，後來以利沙發現了，便將痲瘋轉到基哈西身上作為懲罰。

信心，把校長的信拿給我看，校長捐出他第一龐大的遺產，給學校發放教職員的薪水，金額之大，讓我樂得幾乎當場就要唱出「西面讚歌」（*Nunc dimittis*）⑭。今天，真可以說是天壤之別了，單看蒙特婁總醫院與皇家維多利亞（Royal Victoria），在這座城市裡面，都是醫學院的最重要部分，就不難看出教學設施的增加，以及需要足以勝任的畢業生與醫師是何等地迫切！這也正是一切的核心；正是為此，我們才要求必須的協助，成立大型的研究室與大型醫院，使學生能夠真正學到醫學的科學與技術。化學、解剖學與生理學可以提供全面性的觀照，使學生能夠將人與疾病放在生命中的適當位置，同時打下關鍵性的基礎，以便養成足以信賴的經驗。這些學科，每一門都複雜而艱深，需要花大量的時間與精力才能小有所成，即便是如此，在短短幾年中，學生能夠掌握的，頂多也只是原理原則以及某些基礎性的事實，但也只有到了那個程度，學生才有一個立足點，正確了解疾病的現象，而這才是構成醫療學程的部分；對我們來說，這還只是終底於成的手段——實實在在的關鍵手段——而已。一個人若不具備充分的人體解剖學與生理學，便不可能成為一個稱職的外科醫師，而一個醫師如果沒有生理學與化學，就只能漫無目的地遊蕩，永遠無法獲得正確的疾病概念，只會耍弄玩具槍似的藥理，這裡對著疾病開一槍，那裡對著病人打一槍，連自己都不知所云。

我們這個學系的主要功能是在教導疾病的知識，疾病是什麼？其症狀又是什麼？如何預防以及如何治療等等；而四百多位來自四面八方的年輕學子，你們所要學的，無非就是這些東西。這項任務充滿著難題，有些是醫療本身的，有些則是出在個人的身上，更有一些，是缺乏醫療常識所造成的，而且這種情形還不在少數。

疾病的過程非常複雜，想要找出控制它的方法並非易事，在觀念上，我們雖然已經看到了革命性的改變，但新的醫學理論仍然只是對未來的一種憧憬。說到了不起的進步，這個世紀有三樣值得一提，分別是流行疾病的控制、外科的麻醉與消毒防腐。由於這三項成就在紓緩人類的痛苦上大有貢獻，其他的進步相對來說也就其次了。在所謂的傳染病方面，針對其發生原因所做的研究，往往直接導致控制方法

---

⑬霍華德（Robert Palmer Howard, 1823-1889）：奥斯勒在麥吉爾大學的老師及導師。

⑭西面讚歌：*Nunc dimittis*為拉丁文版本的開頭兩字。收錄在英國國教《常用禱告手冊》（*Book of Common Prayer*），作為晚禱之用。其中引《路加福音》二章二十九至三十二節，西面（Simeon）的讚詞為起首：

主啊！如今可以照你的話，釋放僕人安然去世；
因為我的眼睛已經看見你的救恩——
就是你在萬民面前所豫備的；
是照亮外邦人的光，又是你民以色列的榮耀。

的發現；譬如傷寒的流行，只要有良好的排水系統與乾淨的水源，疾病幾乎也就為之絕跡。這類傳染病的特效療法，展望也同樣樂觀，縱使失敗仍不可免，卻無須氣餒，研究人員的努力已經找對了路，在二十世紀之前找到有效的疫苗，對抗許多接觸性傳染病，當非空想。

但在日前，一位見多識廣的老同行曾經語重心長地說：「沒錯，很多疾病的確較少發生了，有些甚至絕跡了，但新的疾病卻蠢蠢欲動，我總覺得，醫師的需求只會有增無減。」

徹底消除傳染疾病，乃是我們不敢期望的，多年之後，許多疾病仍然會繼續存在，縱使是可以預防的，也還是有待我們的努力；但醫師的數量仍可望大量增加，之所以如此，理由有二。首先是專業化的趨勢，這將使得許多今天仍在從事舊式家庭開業的業者有了新的出路；其次，人們求診的頻率增加，也使得醫師的需求比以前增加。

不能否認的是，對於預防的了解，我們的進展要比治療來得快速，但也多少帶著點無知，好像我們已經不再是活在愚人樂園（fool's Paradise）⑮裡，天真地以為，不管什麼病到了我們的手裡，都可以用藥丸和藥水決生定死。殊不知各種熱病的來龍去脈，我們這一行可是花了好幾個世代才弄清楚的，藥物的作用就算有，也不是絕對的；上個世紀的中葉，隨便發個燒，拿一帖藥就索價六十鎊，這種老多佛（Dover）⑯大不以為然的情形，到了今天，寧願拿錢請個好護士，風險小得多，病人也舒服得多。在這一行裡，最困難的莫過於用藥一道。即使是最權威的（其實是非必要的），其間還是充滿著不確定與矛盾，總讓我感覺到經師班．艾茲拉那幾行名句中的大力量：

啊，誰才可以定奪呢？
十人之所愛，卻非我之所願，
我所甘心接受的，卻又是他們之所避與所輕；
以眼以耳，十人對我一人：都只是推測，
於此，他們與我：我的靈魂又該相信誰呢⑰？

---

⑮愚人樂園：意指基於錯誤的信念，一廂情願而不自知。

⑯多佛（Thomas Dover, 1662-1742）：英國醫師。此處所引述的見於其所著的 *The Ancient Physician's Legacy to his Country*（London：Printed for the author and sold by A. Bettesworth, 1732）, p. 140。原文為：「老實說，發個燒，一帖藥竟然索價三鎊，我都說不出口，但就我所知，他們動輒開價四十、五十、甚至六十鎊。」

這種不確定感的主因之一，在於任何疾病所表現出來的症狀都是千變萬化的；兩個個案就有如兩張面孔，絕不可能完全相同，尤其麻煩的是，不僅疾病本身如此，病人各有其獨特性，更使疾病所呈現出來的病徵大異其趣。

由於對藥物依賴的減少，飲食、運動、沐浴與按摩等老法子[18]又有捲土重來之勢，紀元前一世紀，比斯尼亞的艾司克來皮亞（Bithynian Asclepiades）[19]就是用這些療法治療羅馬人，效果出奇的好。儘管藥物的使用率降低了，但今天在使用的技術上卻日新月異，對於藥物正反兩面的效應，我們知道得更為清楚，甚至可以非常篤定地說——跟五十年前的情形正好相反——用藥反受其害的，百中不得其一。

說到醫療方面的難處，有許多都跟人脫離不了關係，最常見而又最可悲的，莫過於怠忽了自己的專業，身為醫師，這種毛病我們常犯，卻往往不自知。有些人根本不具備基本的教育養成，連醫學的基礎科學都未能掌握；有的則是為老師所誤，教育最最要緊的就是耐心，但許多學生卻無緣享受；更有一些人，早早就落入了自滿的陷阱，自以為無所不知，無論犯錯或成功，對他們都起不了作用，白白蹧蹋了經驗的養分，到頭來甚至比初出道時更加不如。實際上，**醫師只有兩種。一種是用頭腦的，一種是光用嘴巴的。**對於自己的專業，勤奮不懈，一心求其通達的人，整個人都活在醫院或診療室中，對於疾病及其演變的過程，總要多方了解、透徹認識，這種人在成功之前，少不了要經過多年的磨練。至於我們當中的那些中堅份子，口若懸河猶勝過卡西歐（Cassio）⑳，談起自己來，全都是說的比唱的好聽。

再來要談到的難處，則跟我們醫師所服務的社會大眾有關，這個問題，若是在一般的場合，我寧可不談。醫療常識的缺乏可以說是十分普遍，通常教育程度越高，問題反而更嚴重。舉一個群體為例，神職人員所受的教育通常都高過一般人，但是，對於祕方與江湖郎中的支持，他們卻是出了名的不遺餘力，在日常的與宗教的文字當中，可以說俯拾皆是；依我的看法，他們遠遠地偏離了土倫會議（Council of Trent）㉑的正道，沉迷於江湖術士與加倫式的（Galenical）㉒迷信，而且大有變本加厲之勢。

---

⑰ Robert Browning, "Rabbi Ben Ezra", stanza 22, lines 127-132.

⑱按摩（Frictions）：指治療性的揉搓。

⑲艾司克來皮亞（124-40 B.C.）：希臘醫師。普魯薩（Prusa）比斯尼亞（Bithynia）人，紀元前一世紀在羅馬行醫，治療方法脫胎於原子（細胞）理論，以恢復身體的協調為目的，大力主張簡單療法如飲食、運動與沐浴等。

⑳莎士比亞：《奧塞羅》一劇中，伊亞哥（Iago）中傷卡西歐說：「他是個什麼東西？……不過是個言過其實的傢伙罷了。」

但你們還必須知道，人是天生就喜歡看醫生的動物，加上好幾代的猛藥用下來，身體已經養成了嗜藥的習慣，我曾經講過，人之異於禽獸，貪藥好醫正是一大特色，這才是我們必須克服的最大難題。雖然只是小病，飲食與調養本就足夠應付，但看了醫生非拿方子不可，其結果是，藥師為苦藥包裝糖衣，尋醫問病成了一種誘惑，我還真擔心，翰尼曼（Hahnemann）㉓之輩好不容易把人類從藥罐子裡面解放出來，我們卻又要自投羅網了。未來我們只能期待民智更開，我們自己也更加的理性，**在醫療中，服藥乃屬末節**的觀念才可望建立，庶幾可以重回艾司克來皮亞所提倡的老法子。

總之，所有這些難題——於醫療上的，於你於我的——都逐漸在減少當中，年復一年，那些大可不必要吃的苦頭，都正在快速地消除。

教導人們認識疾病、如何預防？如何治療？乃是大學最可貴的功能之一。前輩如霍姆斯（Holmes）、薩特蘭（Sutherland）、坎貝爾（Campbell）、霍華德（Howard）、羅斯（Ross）、麥當勞（MacDonnel）以及其他的人㉔，身教言教俱在，這片土地上，千家萬戶莫不深受其惠。過去幾年來，學校與醫院都經過了重大的改革，教學設施倍增，受惠的將不只是本市的市民，學生畢業後，所到之處均將澤惠廣被；而任何推動醫學教育更上層樓的捐助，有助於全國醫療素質的提升，如此一來，診斷的錯誤可望更少，處理緊急醫療的技術可望更強，無數的病患均將因此免於痛苦與恐懼。

醫師需要具備一顆清醒的頭腦與一副慈悲的心腸；其所從事的工作，既費力又複雜，不僅要把心智運作到最高的限度，更要時時訴諸感情，卻又要能夠動心忍性。

㉑一五四五至一五六三年之間，羅馬天主教為對抗基督新教對正統教義的攻擊，斷斷續續在士倫召開團結大會，強化宗制的權威。奧斯勒所要強調的是，基督教愈來愈偏離了士倫會議所制定的規矩，不僅在宗教上愈趨迷信，在醫療上亦復如此。

㉒加倫（Claudius Galen，約 130-200）：定居於羅馬的希臘醫師。在維瑟里爾（Vesalius）與哈維出現之前，在解剖學與相關的思想觀念上獨領風騷長達一千年，對草藥的應用也有所涉獵。「比起藥物治療，他似乎更熱衷於用符唸咒，Cullen 認為，英格蘭流傳久遠的驅邪項鍊，他就是始作俑者。」（*Encyclopedia Americana*, 1969）。

㉓翰尼曼（Samuel Christian Hahnemann, 1755-1843）：德國醫師，順勢療法（homeopathy）的創始人，此法以小量藥物治療，藉以使健康人產生與病人類似的症狀。

㉔均為麥吉爾醫學院的教授。霍姆斯（Andrew Fernando Holmes, 1797-1860）：麥吉爾醫學院創始人之一，後出任院長。教授化學與藥學，於生理學與病理學貢獻卓著，深受學生喜愛，奧斯勒的 *Practice of Medicine* 即題獻給他。薩特蘭（William Sutherland, 1816-1875）：化學教授。坎貝爾（George W. Campbell, 1810-1882）：外科與產科教授，奧斯勒就讀該校時的院長。羅斯（George Ross, 1845-1892）：臨床醫學教授。麥當勞（Richard Lee MacDonnel, 1853-1891）：臨床醫學教授，奧斯勒的至友。

身為醫師，影響力之大從未有如今日，造福能力之強也從未有如今日，造就人才奔赴此一召喚，乃是一所大學得以成其偉大的責任，也是各位最高的使命，對抗疾病與死亡，是一場永不終止的戰鬥，你們的條件與能力更勝於你們的前輩，但你們切要以他們的精神為動力，以他們的希望為養分，「因為**每個生命的希望正是我們勇往直前的大纛**」[25]。

III

大學的另外一個功能是思想。各個學系教授新的知識，教導學生明白「現在狀態」（*status præsens*）[26]是如何一步一步走過來的，同時教導學生如何指導別人，並制定教學的相關作業。但是，所有這些東西，如果未能透徹了解其必要性與重要性，一切都有可能流於形式。我這裡所講的思想功能，指的是一所大學的專業團隊有責任擴大人類的知識範疇。一所大學之所以能夠成其大，關鍵在此，也唯有如此，才能夠對人類的心智發揮其影響力。

我們今天是站在這個領域的歷史轉捩點上。經過多年的努力，教學的設施已經近於完備，與總醫院及皇家維多利亞醫院的合作，學生透過實習也能夠在各個科別上進入情況；當前，我們正站在一個制高點上，應該要盡一切可能提升大學的位階，領導未來進步的趨勢。儘管已經付出了如此巨大的努力，獲得了如此豐富的厚賜，竟然還說全功未竟，不免令人洩氣，但學校既已發展到了這個階段，某些質疑卻是必須面對的。一個進步的學府，其改變是緩慢的，其腳步是不易被愛深責切者察覺的，唯有立足當下，以其為演進過程中的里程碑，才能夠掌握未來的方向。學校早在闊台路（Coté street）的舊址時，雖屬規模初立，人事與制度就已經有模有樣，到我們進了大學路的新大樓時，已經是更上層樓，今天，你們所享有的資源，比起十年前的我們，又不知要好上多少倍了。舊秩序的改變無所不在㉗，但能隨其變而變的，才是有福之人。像濟慈「亥伯龍」（Hyperion）一詩中那些一敗塗地的諸神，就只能望著真理的福報而興嘆，無法消受奧希納斯（Oceanus）㉘的智慧之言（八年前，我曾在一次開學典禮上引述此詩，如今再引，心情大不相同）：

㉕此句出處不明。

㉖醫學術語，原文為拉丁文。

㉗丁尼生（Alfred Tennyson），"Morte d'Arthur", line 240。

㉘奧希納斯：希臘神話中的泰坦人，為河神與海仙之父。John Keats, "Hyperion"。

初生之犢踩著我們的腳跟，
……天生我輩
注定望塵莫及㉙。

如今，踩著我們腳跟的初生之犢來了，大有機會成就一番大學的新事業，其範圍與目標，我在這裡扼要地做個說明。一般來說，教授現成知識的老師未必就會是優秀的研究人員，他們當中，有許多並沒有受過充分的訓練，有些則是沒有足夠的時間可以分身。即使是學生心目中最好的老師，對於自己專長的科目，極有可能完全昧於更高層次的學術，至於研究人員，縱使才氣縱橫，教起書來不過爾爾的卻也大有人在。一所學校到了這個階段，如果還想要將本身提升到教學與思想兼顧的境界，就必須**遴選一些傑出之士，這些人不僅在本科上通古博今，學術成就躋身世界一流，更要有理想、有抱負、有衝勁，能夠為知識的累積身體力行，帶動風潮。只有胸懷這種格局的人，才能使大學成其大。**要找這樣的人才，就需要廣求於天下四方；一個學術機構，就算是身披史特拉波（Strabo）㉚的大氅，挑選教授時，目光卻不出校門，容或找得到好的老師，卻很難尋獲好的思想家。

進步的主要障礙之一，在於日常授課與研究工作的壓力極大，足以讓人筋疲力竭，以至於無法追求更高的成就。要克服這種障礙，首先要為教授提供足夠的助手，使他們不至於因教學而疲於奔命；其次，則是鼓勵研究生或其他人，在教授的指導下從事研究工作，有了完善的助教獎學金與研究生獎學金制度，一所大學也就擁有了一群能幹的年輕人，在學術的外緣地帶探索、考察、標界與勘誤。他們的工作有如外顯的標幟，讓人知道這是一所具有思想的大學。在一群青年才俊的圍繞下，教授固然會受到激勵，力求最好的表現，更會使他在自己專長的領域內維持領先，充分掌握學術的動態。

大學與醫院的結合，有朝一日終將使蒙特婁成為美洲的愛丁堡㉛，成為一個醫學中心，追求善知識的人將絡繹於途，研究室也將吸引最優秀的學子，而日後桃李

㉙同註㉘。

㉚此一比喻不僅盛行於當時的歐洲，亦流傳於北美。史特拉波（54 B.C.-24 A.D.），著名的希臘地理學家，足跡廣被，作品描述所到之處的風土人情與歷史。見 Thomas Browne, *Religio Medici*, part 1, sect. 56。奧斯勒藉此比喻「醫學無國界」。

㉛愛丁堡大學為著名的醫學中心，十九世紀時，北美學子負笈該校的為數甚眾。麥吉爾醫學院的創辦人史考茲曼（Scotsmen）取法於愛丁堡，將醫院與大學緊密結合。

遍天下，也都屬一時俊彥。

麥吉爾的前景看好，舉世難得一見。過去十年的進步已經為未來立下了最大的保證。在這塊大陸上，再也找不到一個城市如此慷慨地支持高等教育，如今，有待培養的，是一種無以名之的東西，我們姑且稱之為**大學精神**，這種精神，一所富有的大學可能付之闕如，一所拮据的大學可能飽和充實，**這種精神的關鍵在於人而非金錢，是無法在市場上買到或自己生長出來的，而是要靠不懈的奮鬥與崇高的理想，長期累積才能逐漸形成**，沒有這種精神，任何一所學院，不論多麼有名，奈哈虛坦（Nehushtan）㉜的大名也就寫在它的大門上了。

㉜奈哈虛坦（Nehushtan）：舊約中銅蛇的名字。見《民數記》二十一章八至九節。經文講述上帝命令摩西製造銅蛇，治好了被火蛇咬過的以色列人。但到了希西家（Hezekiah）王的時代，人民將銅蛇當作偶像崇拜，希西家乃將之打碎（《列王紀下》十八章四節）。奧斯勒以此比喻故步自封。

10

行醫的金科玉律

The Master-Word in Medicine

充實心靈，每一分鐘每一小時於其間孕育，於其間開拓，如同王國之統治，始於征服。
——羅伯．魯易斯．史蒂文生（Robert Louis Stevenson）

說到習慣，只有開始的時候咱們才是主人，
習慣之養成，漸進而無形，
如疾病之生成。
——亞里斯多德，《倫理學》（*Ethics*）

《編按》

一九〇三年於多倫多大學生理暨病理實驗室啟用典禮之演說。

奧斯勒的這篇講演，相當長但也極受好評，一九〇三年發表於多倫多大學生理暨病理實驗室啟用典禮。對於這所他曾在三十年前就讀過的學校，奧斯勒讚揚其師資，並肯定該校不久前與另一所學校的合併。

很明顯地，三十五年來，醫學院的變化令他頗有滄海桑田的感慨。在醫學教育的領域，奧斯勒當時的影響力正如日中天，約翰·霍普金斯醫學院就是剛由他一手創立。對於多倫多的新建設將有助於醫學教育與研究的提升，他備極稱讚，但殷殷叮嚀：創造偉大的成就，關鍵在於教師而不在於設備。因此敦促學校，多給教師時間，使能投入研究。

奧斯勒揭示**「生活的祕訣」**，其**「金科玉律」只在作工二字**。二十五個世紀以來，醫學之所以不斷進步全在於勤奮。他強調作工、條理與追求完美的重要性。

他要求學生養成良好的工作習慣，同時勉勵他們兼顧教育的兩個層面，一是醫學技術的研究，另一是內在的修養，使自己成為一個實實在在的好人。儘管課業繁重，**千萬不可失去熱忱，並要懂得付出**，也不可因為過度投入某一方面而偏廢了其他。**學位絕不是終極目的，而只是終身學習的開端。**

花最少的力氣讓自己的能力極大化，他建議學生培養條理、專一與鍥而不捨的習慣。醫師尤其需要注意細節、心存完美與知所自省。

用功不宜過度，以免有害健康。但奧斯勒強調，多數的學生，真正的問題並不在於用功過度，而是在於擔心功課。**減輕憂慮之道無他，今日事今日畢而已。**奧斯勒又叮嚀，求學期間應該盡量避免感情的糾纏，並將宗教與科學區隔開來。

完全投入專業科目，其他的一概不顧，同樣不足為訓，只會造成目光如豆之弊。要避免這種情形並**貼近醫療的人性面**，**醫科學生需要在通識教育方面終身學習**，他建議學生**每天小讀經典作品，有助於超越日常生活中的困擾與挫折。**

行醫不是在做生意而是一種使命，對同業與病人都應待之以愛心與善意。碰到其他醫師蜚短流長，奧斯勒建議充耳不聞，有任何的誤解，應立即設法修補。他提醒學生，他們的領域有著高貴的傳統，他們的責任是組成「一支默默工作的大軍」，處理悲痛傷病。醫療的知識與技術之外，人道的精神、崇高的原則與良好的判斷也都不可或缺。

最後，奧斯勒祝福學生能夠在醫療這條道路上找到幸福。他強調，他自己從老師那兒受惠良多，他們「真誠而鮮活的教誨，為我們在黑暗中點亮一盞明燈」。他特別將自己的成功歸諸於詹姆斯・包維爾醫師（Dr. James Bovell）與約翰生神父（Rev. W. A. Johnson）。他為**成功**所下的定義是：**「成就你想要的並以此知所滿足。」**

行醫的金科玉律

I

在對大學部的學生們開講之前，身為本省的一個子弟以及這所學校的老校友，我先要來談談隨著這個學期而來的重大改變。在安大略省的歷史上，這些改變的重要性可以說是空前的。我們都看到了，今天下午剛揭幕的實驗室，莊嚴而堂皇，不僅見證了學校當局充分了解科學之於醫學的必要性，同時也為醫學的基礎科學設定了最高的教學標準。當然，他們還做了別的事情。他們深知，**一所學校之偉大不在於磚石而在於頭腦**，因此而採取了一項明智的政策，建立了一個偉大的科學中心，使這座城市乃至這個國家也為之沾光。主管部門顯然也走對了路。提供訓練有素的助教，為數之多，足以為充滿活力的教授分勞，不致過度消耗於常態的教學上，而可以為世界做出更多的貢獻。要說有遺憾的話，可能是年輕聽眾心裡所在意的，為什麼要將解剖學與生理學從大學的生物實驗室分出去，這樣一來，無異於把此一曾在本市發揮過重大影響力的組合給打散了。事實上，新實驗室之得以成立，還得歸功於藍姆賽·萊特教授（Professor Ramsay Wright）①的帶頭，多少年以來，他始終鍥而不捨，用盡各種方法致力於醫學的分科，並無私地奉獻出時間，為醫學院爭取最大的權益。還值得一提的是麥考倫博士（Dr. A.B. Macallum）②，我要特別對他的治學能力與熱忱致上敬意，他在學術上的成就不僅舉世聞名，更使這所大學因他而名傳遐邇，凡有生理學教學及研究生根的地方無不聽聞。這落成的新建築與他的關係，你們全都明白，我也就不多作說明了。

不過，今天值得大書特書的，還有更為重要的事情。只要錢到位了，一磚一石，平地起高樓並不是什麼難事，難在要到市場上買到來之不易的水泥，才能夠讓一座城市中旗鼓相當、互相競爭的兩所醫學院合而為一③。此一合併之得以完成，足見兩校領導人眼光之遠大，對於本省醫界之需求有著極為深刻的認識。將京士頓（Kingston）與倫敦（London）學院併入或加入省立大學（the Provincial University），不是因為牽扯太廣而不被看好嗎？那樣的日子已經成為過去了。想當年，小學校由於經費來源不足，經營起來對學生、教授與社會大眾都沒有好處。但是，人事效率的提升雖有其利也有其弊，目前在位子上的醫師可能不得不耐著性子閒上一陣。不過，在學院合併後，學生的數量增加，任何一家醫院，在內科、外科與專門科目方面所能提供的醫療訓練也會出現落差；因此，合併之後，還需要到市與省的其他每家醫院去找五十個或更多的床位，並在每家醫院指定兩到三位醫師，將醫院的床位分配給一部分學生，為期三個月以上。這些醫師的大名，我在這裡不需要明講了。在渥太華、京士頓、倫敦、漢彌敦（Hamilton）、葛爾夫（Guelph）與卻頓（Chatham），我們都知道一些人，足可帶領小部分四年級生，將他們訓練成為一個好醫師。我在這裡只是提出建議，困難並不是沒有，但是，為這個千頭萬緒的人生做一些努力，難道不值得嗎？

醫學院的同學們：希望今天之於你們，就如同三十五年前我進這所學校時一樣，是為一個美好的人生與美好的使命揭開序幕。不過話又說回來，那時候的我，是從二次曲線與對數中脫逃出來，好不容易擺脫掉胡克爾（Hooker）與皮爾森（Pearson）④，那種解脫的經驗卻是你們所沒有的。回想當年，一身裸骨總算找到了合意的衣

①藍姆賽．萊特（1852-1933）：多倫多大學首任生物學教授，該校今天的動物實驗室即以他命名。

②麥考倫（Archibald B. Macallum, 1858-1934）：多倫多生物學教授。

③指多倫多大學與三一學院大學（University of Trinity College）的醫學院。奧斯勒前往麥吉爾就讀之前，曾在三一學院念書。

裳，我才終於知道什麼叫做如魚得水。你們卻不同，你們今天得天獨厚，不知強過我們多少倍，這用不著我說，即使說了，你們也不見得能夠了解。只有當年在破舊教室中教過書、聽過課的人，對這些年來的變化才能體會一二，幾位我的恩師，今天也都在座，李察生醫師（Dr. Richardson）、奧登醫師（Dr. Ogden）、索爾伯恩醫師（Thorburn）與歐萊特醫師（Dr. Oldright）⑤——對他們來說，這樣的變化可能是作夢都想不到的。乍看之下，有些東西依稀眼熟，但卻再也不復往日，啊，俱往矣，那些熟悉的老地方⑥！甚至整個景觀都改變了，身臨此境，頗有鄉愁，孤獨、遺憾之情油然而生。所幸今天見到了幾張熟悉的老面孔，感恩之情總算可以一寬心中的失落。至少對我來說，每次回憶起那兩年快樂的時光，都是如飲醇酒。今昔對照，優劣立判——每所醫學院莫不如此——在我們那位傑出哲學家畢提．克羅奇亞（John Beattie Crozier）⑦的筆下，那個時代簡直糟透了，但我的感受卻不同，總覺得自己是身入寶山。誠如某人所說，**教學在教育中只是最不重要的部分**，而在我的記憶裡，**每一位老師的言教與身教，無不真誠而鮮活，在黑暗中為我們點亮一盞明燈。**他們全都是我記憶的背景，每個人的影響與教化於我都是最大的恩惠。威廉．包蒙（William R. Beaumont）與艾德華．馬柏瑞．哈德爾（Edward Mulberry Hodder）⑧堪稱是我們上一代裡面英國外科醫師的最高典範。亨利．萊特（Henry Hover Wright）⑨在我們的心目

④奧斯勒指的是他在三一學院的第一個學期，當時所學的是神學。胡克爾與皮爾森均為英國國教神學家。胡克爾（Richard Hooker，約 1554-1600）：著有 *The Law of Ecclesiastical Polity*（1594-1597）。皮爾森（John Pearson, 1613-1686）：切斯特（Chester）主教，著有 *An Exposition of the Creed*（1659）。與奧斯勒在三一學院中學及三一學院均為同學的 Canon Arthur Jarvis 寫道，奧斯勒在與三一學院院長 Whitaker 發生爭執，決定棄神學改而學醫。見"The Reminiscence of Canon Arthur Jarvis, UE", ed. Patrick Cain and Sean Morley, *Trinity College Historical Society* 1（1992）, p. 19。

⑤李察生（James Henry Richardson, 1823-1910）：多倫多大學首屆畢業生，後赴英國深造，為第一個在皇家外科學院取得證書的加拿大人，返國後在多倫多大學教解剖學。奧登（Uzziel Ogden, 1828-1910）：生理學、產科學與婦科學教授，維多利亞學院院長。索爾伯恩（James Thorburn, 1830-1905）：多倫多大學藥學與治療學教授，加拿大醫療協會會長。歐萊特（William Oldright, 1842-1917）：多倫多大學衛生學教授，安大略省衛生委員會首任主席。

⑥啊，俱往矣，那些熟悉的老地方：奧斯勒所引為蘭姆（Charles Lamb）的詩句，原句為：「啊，俱往矣，那些熟悉的老面孔。」

⑦克羅奇亞（1849-1921）：加拿大作家，奧斯勒在多倫多大學的同學。據他說，由於他的興趣是文學與哲學，對當時的環境極為不滿，在他的筆下，教授「浮誇而不切實際……對於我們所提出的看法，不是不屑一顧就是假意憂心……動不動就大發雷霆……冷漠而不關心。」說到上課的情形，則是：「乏善可陳的教科書……胡亂塞給我們，連一句說明都不給，將我們丟在一個看似遍地皆寶的地方，卻無助、惶惑、一無所得。」"The University", in *My Inner Life: Being a Chapter in Personal Evolution and Autobiography*（London: Longmans, Green, 1898）, part 1, book 2, chap. 12, pp. 225-226。

中，根本就是責任的化身，每當我們蜂擁著趕早上八點的課時，總覺得他盡責任盡得過了頭。還有艾肯（William T. Aikins）⑩，既是一個技術高超的外科醫師，又是普通醫師心目中的良師。上李察生醫師的解剖學課，我們讚佩之餘，總覺得他的熱情使解剖學也染上了一層生氣。實務醫學與治療學的課，奧登醫師上完最後一個學期，接著是索爾伯恩的第一個學期，對我來說，還真的是雙重的收穫。至於歐萊特醫師，他在婦科學上無私奉獻的生涯才剛剛開始哩！

說到我的恩師，有一位，我視如至親，以子女之情待之。對於詹姆斯·包維爾醫師（Dr. James Bovell）⑪的這份感情，今天在座的，相信也大有其人——這位先生，才思別具、卓然不群，只要場合對了，常有驚人之語。這所大學的評議委員會如果在一八五一年挑選了赫胥黎（Thomas Henry Huxley）擔任學校的講座，這位年輕的博物學家還會成為演化論的保羅（Paul）嗎⑫？**人，一定要學有專攻，否則難以出人頭地。**偏偏包維爾博士卻是個多元取向，各種學問都要深入涉獵的綜合體，旁騖過多正是他最大的致命傷，這種缺點，即使是天才，身陷其中恐怕也難以脫身。他的心智彷彿是個四面陀螺，永遠轉個不停，任何一面朝上，時間都不會太久。《物種源起》頂著暴風雨出版，震撼了科學界的時候，我們這位先生反而是見風收帆，轉而躲入港口避風，寫了一本討論自然神學的書，如今你們要讀，也只有到二手書店才

能找到，擺的位置還在培里（Paley）⑬之下。他這個人嗜書如狂，又無所不讀，談

---

⑧包蒙（1803-1875）：英國外科醫師，在多倫多教眼科學，也是多倫多大學首任外科學教授，後出任院長。哈德爾（1810-1878）：英國外科醫師，在多倫多教授外科學，也是上加拿大醫學院（Upper Canada School of Medicine）的創辦人之一，在該校教授產科學與婦科疾病。

⑨萊特（1816-1899）：多倫多大學內科學教授。

⑩艾肯（1827-1895）：外科醫師，同時熱心參與多倫多醫學教育。

⑪包維爾（1817-1880）：奧斯勒崇敬的三位老師之一。對於這位他「以子女之情待之」的老師，奧斯勒曾說：「與包維爾相處的三年，受益最為良多。啊，其書其人！他的書架上，人類最美好的靈魂盡在其間，於他的身上，你希望一個老師所具備的全都有，頭腦清楚，滿心是愛，胸懷艾斯丘拉匹爾斯精神，是他使我了解希波克拉底誓言的精髓所在：『教我以醫術的老師，我終生敬之如父』。」"Introduction", *Bibliotheca Osleriana*（1929 ; Montreal : McGill-Queen's University Press, 1969）, p. xxiii。

⑫赫胥黎（1825-1895）：英國動物學家，率先為達爾文辯護的學者之一。保羅（逝於紀元六十七年）：新約聖經中的使徒之一（此處喻赫胥黎之於達爾文有如聖保羅之傳布基督教義）。對於包維爾在大學裡未受重用，奧斯勒歸咎於他自己的漫不在乎、缺乏專攻以及懷才不遇。包維爾於一八五〇年協助哈德爾博士籌辦三一學院醫學系，後來進入多倫多醫學院，任教至一八七五年。

⑬培里（William Paley, 1743-1805）：卡里索（Carlisle）副主教，著有《自然神學》（*Natural Theology*），主張自然界的秩序井然乃上帝創造自然的明證。達爾文理論問世之前，此書流傳甚廣。奧斯勒在此認為，培里的著作有其價值，但其後的類似作品則不足觀矣。

起當時的科學，從原漿到演化論，他都頭頭是道，有時候甚至是天馬行空，全因為缺少一根專一與精確的筋，而這種有如船身壓艙石的特質，非經長期培養是無法獲致的（有時候甚至苦練也屬枉然）。他的心性倒是虔敬的，很早就投入了牛津運動（Tractarian movement）⑭，是個先進的神職人員，也是一個挺好的英國國教徒。有一天，他跟好友達林牧師（Rev. Darling）⑮閒聊，說他自己就跟《天路歷程》（*Pilgrim's Progress*）裡面的那個船伕⑯一樣，一路划向羅馬，眼睛卻老是定定地望著藍貝斯（Lambeth）⑰的方向。他的《走向祭壇》（*Steps to the Alter*）與《論講基督降臨》（*Lectures on the Advent*）在在證明他在信仰上的堅定；到了晚年，更以李納克利（Linacre）⑱為師，成為另一個卡騰·麥特（Cotton Mather）⑲，要將醫學與神學合而為一。

講到這裡，我不免深深懷念起這位喜歡談論形而上學的先生，他讀康德、漢彌敦（Hamilton）、李德（Reed）與穆勒（Mill）⑳，那股狂熱令人動容。當年在省立大學，指導年輕人心靈思想走上正道的重任，全都落在畢文牧師教授（Rev. Prof. Bevan）㉑的肩上，但有傳言說，飢餓的羊群翹首，卻沒有人餵食㉒。在我看來，所指的正是有一幫人，以魏斯理（T. Wesley）㉓為首，每天跟著包維爾教授，聽四小時的課，還跟他辯個沒完。正是——

⑭牛津運動：英格蘭教會中一個由神職人員組成的團體，強調其為上古與中古羅馬教會的延續，要求嚴格遵守正統的教理，服膺《常用禱告手冊》。一八三三至四一年間發行 *Tracts for the Times* 雜誌，主張加速回歸羅馬天主教會，並採用其儀典。

⑮達林（William Stewart Darling）：多倫多聖三一教會牧師。

⑯船伕：約翰・班揚《天路歷程》（1678 ; London: George Routledge and Son, n.d.）, p. 154。

⑰藍貝斯宮（Lambeth Palace）：坎特伯里大主教主教府，位於倫敦南方。

⑱李納克利（Thomas Linacre，約 1460-1524）：見〈舊人文與新科學〉註⑧。

⑲卡騰・麥特（1663-1728）：美國公理會牧師，著有科學小冊 *Essays to Do Good*（1710; London: J. Dennet, 1808）, pp. 84f。主張神職人員在醫療問題上應與醫師諮商。

⑳康德（1724-1804）：德國形上學家、先驗哲學家。漢彌敦（William Hamilton, 1788-1856）：英國哲學家。李德（Sampson Reed, 1800-1880）：美國哲學家，著有 *Observations on the Growth of the Mind*。穆勒（John Stuart Mill, 1806-1873）：英國哲學家，著有 *On Liberty*。

㉑畢文（James Bevan, 1801-1875）：多倫多大學形上學教授、神職人員。時人對他的評價不一，在神職界頗受敬重，但學生則反應不佳，該校校長 Daniel Wilson 曾形容他是「一根既乾又老的棍子，令人退避三舍」。T. R. Millman, *Dictionary of Canadian Biography*（1871-1880）, vol. 10, p.40。

㉒米爾頓（John Milton）, *Lycidas*, line 125。原句為：

飢餓的羊群翹首，卻得不到餵食，
只得餐風飲霧，
敗壞心腹，傳布惡疾。

> 神意無非預言、意志與命運，
> 命運注定、意志自由、預言專斷㉔。

但不論怎麼說，在他的一生之中，主要工作到底還是以醫師為主，論診斷技術，令人心折；論心地善良，受人敬重。出身於最優秀的學府，曾為布萊特（Bright）與艾迪生（Addison）㉕的弟子，也是史托克（Stokes）與葛利佛（Graves）㉖的摯友，堅守蓋伊（Guy）㉗的傳統，教導我們應同樣敬重他的老師。身為一個老師，他掌握約翰·杭特（John Hunter）㉘的不二法門，生理與病理的一體性；身為醫學研究所的講座教授，在生理學的課程中，他討論病理的過程，在腫瘤病理的課程中，則說明原生質的生理現象，以解學生之惑。一八七〇年九月，我接到他的來信，說他大概無法從西印度返國了，我知道，我將失去一個父親、一個朋友；但在蒙特婁的羅伯·帕默·霍華德（Robert Palmer Howard）㉙那兒，我又得著了一個繼父，這兩位先生以及我的第一位業師，威斯頓（Weston）的約翰生牧師（Rev. W. A. Johnson）㉚，我將我一生的成功全都歸功於他們；至於我所謂的**成功乃是，成就你想要的並以此知所滿足。**

㉓魏斯理（T. Wesley Mills, 1847-1915）：加拿大生理學家、獸醫。與奧斯勒先後在多倫多與麥吉爾同學。

㉔米爾頓《失樂園》（*Paradise Lost*）, book 2, lines 559-560。

㉕布萊特（Richard Bright, 1789-1858）與艾迪生（Thomas Addison, 1793-1860）：英國倫敦蓋伊醫院醫師與醫學院研究員。

㉖史托克（William Stokes, 1804-1878）：愛爾蘭醫師，以聽診器的研究知名。葛利佛（Robert James Graves, 1796-1853）：愛爾蘭醫師，甲狀腺機能亢進症即以其名命名。包維爾曾在愛爾蘭數年，師從史托克與葛利佛。

㉗蓋伊醫院（Guy's Hospital）：倫敦著名醫學院，以研究著稱。

㉘約翰．杭特（1728-1793）：蘇格蘭解剖學家、外科醫師，以屍體解剖以及將症狀與癥結關聯起來研究人類病理學，為醫學的發展帶來重大的改變。在此之前，醫學研究的焦點是放在動物生理學，以了解健康的系統為主。杭特的方法是經驗性的，以觀察為基礎。詳見〈舊人文與新科學〉註⒆。

㉙霍華德（1823-1889）：奧斯勒在麥吉爾的業師。見〈寧靜〉註㊷。

㉚約翰生（William Arthur Johnson, 1816-1880）：奧斯勒在威斯頓三一學院中學的老師，奧斯勒在該校就讀十八個月。受約翰生的影響，奧斯勒對自然科學產生興趣，因此棄神學改而習醫。詳見〈生活之道〉與〈湯瑪斯．布朗爵士〉。

II

一次普普通通的講演能有多少價值，我完全無法確定。記憶中我所聽過的講演，受邀而去的不少，綁鴨子上架的倒是不多，但說到受用無窮的，可說是一次都沒有。一般說來，我講演不喜歡老套，但今天情況特殊，有著特別的意義，能夠站在這裡實在是極大的快樂。前面所講的，我擔心對大部分聽眾來說仍不免是陳腔濫調，但務請稍安勿躁，因為，對於在場的多數人而言，不管你們覺得多無趣，那些陳年舊事多少還是可以給你們一些啟示的。當我一張一張臉這樣望過去，最特別的就是，沒有一張是完全相同的。不同於你們全都是男性與白人，你們的稟賦各個不同，智性與心理上所受的訓練也大相逕庭，作你們的老師不免會擔心由於個別的條件相去懸殊，難免有些人將來的生涯會受到影響；成功的有，失敗的也有。有的春風得意弄到身敗名裂，有的鑽營逢迎博得一個空名；你們當中的佼佼者，有的因為不知愛惜自己的生命，不免早早凋零，沒多久就加入了那些英年早逝的精英行列，而最有才華的人，甚至跟我的老朋友狄克．齊默曼（Dick Zimmerman）㉛一樣（今天他若在場一定歡喜得不得了），眼見成功近在咫尺，卻難逃命運的一擊，轉眼都成了空。

但是，就在遺忘之神的罌粟漫天亂撒之際㉜，你們當中不乏有人將會成為社會所信靠的中流砥柱，或者有朝一日當上這所學院的主管；倒是絕大部分的人，按照我們的希望，應該都會受到幸運之神的眷顧——成為一個幹練、健全、有智慧的普通醫師。

在這樣的一個場合，實話實說本來就是本分，我不妨就把我的生活祕訣老實道來，檢視一下我所看過的賽局是怎麼玩的，以及我自己又是怎麼玩的。有一個叢林的故事，想來你們是知道的，毛利（Mowgli）想要報復村民，唯一能夠幫他的只有海息（Hathi）和他的幾個兒子，於是他就送了一個口訣過去㉝。我所要給你們的，也是在你們有所指望的時候，能給你們保證，至少能讓你們靠著它可以得著些好處。這個口訣雖然是個小東西，卻是個金科玉律，作用非同小可。它是一粒開門的芝麻，

㉛齊默曼（1851-1888）：組織學、病理學與外科學實務教師，奧斯勒在多倫多大學的同班同學，三十七歲去世，奧斯勒深感惋惜。

㉜罌粟：因具有麻醉作用，拿來比喻遺忘。「漫天亂撒」的罌粟，奧斯勒的意思是，有人留名，有人被遺忘，往往由不得人，而與個人之是否有貢獻無關。Thomas Browne, *Hydriotaphia, Urn-Burial*, in *The Works of Sir Thomas Browne*, ed. Geoffrey Keynes（1658; Chicago: The University of Chicago Press,1964）, vol. 1, p. 167。

在這個世界上，就跟點石成金的手指頭一樣，可以化腐朽為神奇。要是你們笨，它可以讓你們開竅；要是你們已經開了竅，它可以讓你們無往不利。只要將這個神奇的字眼放在心裡，必定可以無所不能，要是沒有它，怎麼努力都將是白費與苦惱。有了它，生活變成奇蹟，瞎子可以透過觸摸看見，聾子可以透過眼睛聽到，啞巴可以用手指說話。有了它，年輕人得有希望，中年人得有信心，老年人得有安慰。它是受傷心靈真正的良藥，一帖就可以讓沉重的心如釋重負。說起來，過去二十五個世紀以來，醫學之得以進步，全都直接得之於它；掌握了它，希波克拉底才能將觀察與知識變成我們這一門技術的經緯線。加倫（Galen）[34]曲解了它的意思，以至於十五個世紀不思不想，直睡到維瑟里爾（Vesalius）的大作《論結構》（*De Fabrica*）問世[35]，才如大夢初醒。哈維（Harvey）[36]靠著它將一個脈搏放大成為大得多的循環，這個脈搏的跳動，我們今天都還感覺得到。杭特（Hunter）深深明白它的高不可仰、深不可測，乃能高踞於我們歷史的頂端，成為詮釋它的最佳典範。靠著它，佛喬（Virchow）[37]擊碎岩石，進步的巨流乃嘩然湧出；而到了巴斯德（Pasteur）[38]的手裡，則證明它是個吉祥物，為我們打開了內科學與外科學的新天地。它不僅是進步的試金石，而且是日常生活中度量成就的一把尺。不論是誰，今天能夠站在你們的面前，同樣也是靠著它，他之所以有這個榮幸跟你們演說，全都是因為他在像你們今天這個年紀的時候，就已經將它刻在心上所致。說到**這個金科玉律，不過就是「作工」**（Work）而已。誠如我說過的，**它就是那麼個小東西，但你們若當下寫在你們的心版上，綁在你們的額頭上，其後續的力道將是源源不絕的。**工作固然重要，工作習慣之於你們這個有機體的一部分，其無與倫比的重要性，想要教你們能夠了解還真不是一件簡單的事。你們這個階段就跟湯姆．索耶爾（Tom Sawyer）差不了多少，總

㉝ Rudyard Kipling, "Letting in the Jungle", in *Second Jungle Book*（1895；New York：Doubleday Doran, 1929），p. 96。原文為：「我有一個口訣給他，叫他趕快到青蛙毛利這裡來，他若不聽，告訴她，看在伯特波爾農場麻袋的分上，一定要來。」奧斯勒借用吉卜齡（Kipling）的叢林口訣化身行醫的金科玉律。吉卜齡為奧斯勒喜愛的作家之一，奧斯勒罹患支氣管肺炎臨終之前，在讀給他聽的讀物之中，他特別要求要有《叢林叢書》。

㉞ 加倫（Claudius Galen，約 130-200 A. D.）：加倫對動物所做的解剖觀察有極多的錯誤，但由於他的權威，從未有人質疑過。見〈教學與思想〉註㉒。

㉟ 維瑟里爾（Andreas Vesalius, 1514-1564）：現代解剖學之父。見〈科學的酵母〉註㊾。

㊱ 哈維（William Harvey, 1578-1657）：見〈老師與學生〉註⑱。

㊲ 佛喬（Rudolf Virchow, 1821-1902）：見〈舊人文與新科學〉註⑯。

㊳ 巴斯德（Louis Pasteur, 1822-1895）：法國化學家，對人類的狂犬病與犬類的恐水症發展出治療與預防方

認為「工作就是身不由己的事情，身可由己的事情才叫做遊戲」㊴。

天底下許許多多的難事，說穿了不過是工作習慣。對我們大部分人來說，工作可是一場艱苦的戰鬥；能夠順其自然的人不多，從來不想去學會愛它的倒是不少。「我求求你們，看一眼你們那些勤快的夥伴，看他們是怎麼在做事的。」羅伯．路易．史蒂文生（**Robert Louis Stevenson**）㊵曾說：「一個匆匆播種、草草收割的人，只顧著圖自己的樂子，到頭來只會把自己弄得焦頭爛額。獨來獨往，把自己關在小閣樓裡，優哉游哉泡在墨水罐子裡，或者是一陣風似的衝進來，不給人好臉色，神經繃得緊緊的，總要發一陣牢騷才去工作。這樣的夥伴，我可不在乎他做了多少事，做得又有多好，總之在別人的生活中他都是個麻煩人物㊶。」至於操勞過度、悶悶不樂的人，他們的問題也不少；這種人偶爾也會清醒，講出這樣的名言，譬如：「滿懷期望的旅行過程好過抵達終點，真正的成功在於工作的本身㊷。」如果你們想要知道書生的悲慘，以免自己也落得相同的下場，就不妨去讀讀《憂鬱解剖學》（***Anatomy of Melancholy***）㊸的第一卷、第二章、第三節、第十五小節；但我還是要在這裡提醒你們，小心對付這些邪惡的東西，希望你們在學生時代就能養成良好的習慣。

打從一開始，你們就應該清楚自己的目標與目的——了解疾病及其治療，以及了解你們自己。一方面，**事業的教育將可以把你們訓練成為一個專業人員，另一方**

面，則是一種內在的教育，使你們成為一個真正的好人，方方正正，沒有瑕疵。一種是外在的，大部分得力於師長的書傳口授；另一種則是內在的，是反求諸己所達成的一種心理救贖。沒有後者，照樣可以擁有前者；你們任何人都有可能成為一個有能力的醫師，但卻可能永遠不知道，自己其實只是一個傻子。你們也有可能只擁有後者，卻未必具備前者的充分條件，於醫術上無法躋身一流，不能讓你們飛黃騰達，但人間一路行來卻是可長可久。當然，我對你們的期望則是兩者兼具，不可偏廢。

講到這裡，談的都跟你們的教育有關，接下來我要說的，是要為你們鋪設一條

㊴馬克吐溫，《湯姆歷險記》（*Adventures of Tom Sawyer*）（1876; London:the Penguin Group, 1986）。

㊵ Robert Louis Stevenson, "An Apology for Idlers", in *Virginibus Puerisque*（1881 ; New York : Charles Scribner's Sons, 1924）, vol. 13, p. 77.

㊶同註㊵。

㊷同註㊵，"El Dorado", p. 109。

㊸ Robert Burton, "Marsilius Ficinus", in *Anatomy of Melancholy*（1621 ; Boston: William Veazie, 1859）, vol. 1, pp. 399-400。原文為：「用功的讀書人通常都會有一些毛病，如痛風、黏膜炎、多痰、惡液質、消化不良、腹脹、便祕、頭暈、氣喘、視力惡化、結石、肺癆等，這些疾病泰半來自於坐得太久；由於苦讀勞神，他們多半消瘦、乾癟、蒼白，花錢不講，有時連命都要賠上。」

好走的坦途。我們所要學的東西可以說是非常龐大複雜，這本身就不是一件簡單的事，老師與學生都一樣，想要面面俱到，那真是談何容易。我們做老師的總是處在變動的狀態，需要隨著方法與系統而做調整，但你們做學生的卻不同，不論走到哪裡，一切都是為了考試，結果也是唯考試是問，這種觀念想改卻是改不掉的；如此一來，為了得到學位，學生永遠所要面對的，無非就只是那些魔術數字了。但即使只能如此，套句老話，**結束就是另一個開始，你們當記住的是，得到了醫學學位時，你們只不過是抵達另一個起點，一個展開終身學習的起點。**

關於這方面，可以談的面向很多，而且各有各的特點，我只能強調幾點比較重要的。**不論從事什麼行業，成功的第一步就是對它要能感到興趣。**洛克㊹談到這一點，舉重若輕，他說，**要讓學生「嘗到知識的滋味」**㊺，這也就將學生的生命放進了他的功課裡面。**對自己所從事的工作沒有興趣，想要成為箇中高手，無異於緣木求魚，這個道理絕對是顛撲不破的。**今天你們會在這裡，毫無疑問地是受到醫學研究的吸引；但是，開頭那種想當然耳的熱情，碰到了教室裡面嚴酷的現實時，可能要不了多久也就冷卻了下來。科學知識的無窮魅力，你們大多數人都已經體驗過，但今天面對實務性的應用課程，其間所能給你們的卻是另一種熱情，那也是理論性的教學所沒有的。時至今日，生命的份量越來越重，過去的技術不免顯得幼稚，醫科學生當然是不屑一顧，但那些名稱我們倒還是記得的；最近出版的亨利．艾克蘭爵士（Sir Henry Acland）㊻傳記，裡面就有一張一八四二年的「鋸骨師」㊼照片，拿這張圖片跟今天的做個比較，很明顯地，這中間的變化真是不可以道里計，而其間很大一部分的影響正是來自於教育體系的改進。今天，光是應用方面的課程就可以將一天填得滿滿的，內容的變化又多，絕不至於讓人覺得單調，專業知識方面的安排也可以由學生自行挑選，不再是管他願不願意地硬塞。學生自己的發揮空間大為增加，不再像那隻被動的史特拉斯堡之鵝（Strasbourg goose），只能任人綁起來猛塞硬灌。

花最小的力氣得到最大的進步，如何能夠做到？答案是，培養條理。我說培養，

㊹洛克（John Locke, 1632-1704）：見〈二十五年之後〉註㉜。

㊺嘗到知識的滋味：見〈二十五年之後〉註㉞。

㊻艾克蘭爵士（Henry Wentworth Acland, 1815-1900）：牛津衛生與醫學教授。研究醫療實物與自然狀態間的關係。奧斯勒曾在他的書房中首次見到李納克利（Linacre）、哈維與賽登翰（Sydenham）的畫像，並向他索取複製品，作為自己的生日禮物，艾克蘭慨然應允。

㊼鋸骨師：外科醫師，特別是船上外科醫師的貶稱。在過去的時代，醫師這一行裡，外科醫師通常都是醫術最差的。James Beresford Atlay, *Sir Henry Wentworth Acland,*（London: Smith Elder, 1903）。

絕不是隨便說說，因為對你們有些人來說，養成條理的習慣還真是難之又難的事。有的人做事，天生就是有條有理，但有的人卻生來就是散漫、隨便，一輩子都改不掉。有少數的聰明人頗為有心，想在周圍推廣這種習慣，但往往成為別人的負擔，弄得身邊的人苦不堪言。我曾聽人說過，一板一眼的人成不了大器。或許是如此吧，但是，身為醫界中人，能夠擁有這種好習慣還真是一種福氣。我要叮嚀你們的是，這件事你們務必當下就放在心上；我所講的其他東西，你們大可以拋到腦後，單取我的這項忠告，必定受用無窮，因為我自己就是個最好的例子。由於沒有什麼條理，我這一生吃了不少苦頭，成就也就難免打了折扣。我尤其要懇請一年級的新鮮人，由於你們今天剛剛起步，在這個學期養成的習慣，跟你們未來的生涯可是息息相關。按部就班地上課並不困難，難在日常生活也能按部就班。今天，你們就像是要去朝聖的基督徒（Christian）與好青年（Hopeful），歡歡喜喜上路，平平安安走向喜樂山（Delectable mountains），懷著甜美的夢想，絲毫沒有想到會有什麼災難臨頭，但終有一天，你們卻會發現，自己竟是身陷疑懼的羅網之中，只能任憑絕望蠻橫地折磨[48]。**對自己要有信心，但不要過了頭，最好是從頭來過，謹慎地起步。**這裡面的風險與考驗，沒有一個學生能夠完全逃得過；除了不可氣餒之外，更要有心理準備。每天的每一個小時，自己都規定好該做的事情，並且**培養專心的能力，千萬不可見異思遷，**

三心二意，面對眼前該做的事，要拿出鬥牛犬死咬不放的精神，如此練習日久，自見其效。等到這個學期結束，你們便大有可能擁有最最可貴的一種能力——作工的大能。在你們痛下決心要擺脫自我的抗拒時，千萬不能低估了困難的程度，一定要堅持預定計畫，直到最後一分鐘。另一方面，切勿太過於投入一門功課，以至於偏廢了其他，因此務必詳細規劃每一天，妥善照顧到各個方面。只要能夠做到這些，即使是平平常常的學生也能表現不俗，絕非昔日吳下阿蒙。為了能夠終底於成，吃再多的苦也是值得的——如果能夠這樣熬到博士學位，那才是跟自己渾然一體的真材實料。此外，在功課上**力求完美，則是另一種需要加以培養的心志。不論手上的事情多麼微不足道，一定要全力以赴**，完成後還要以批判的眼光加以檢視，絕不能夠輕易放過自己。這是「解剖」一個學生的試金石。這個人如果把自己的「本分」做到了盡善盡美，能夠傾全力而為，又能夠不辭辛勞地理清結締組織的千頭萬緒，能夠

㊽約翰·班揚，《天路歷程》（1678; London: George Routledge and Son, n.d.），part 1。基督徒與好青年睡臥在地上，大絕望（Giant Despair）發現了他們，將之關到他的疑懼堡（Doubting Castle）的地牢中，凌虐他們，逼他們自殺，恐嚇要將他們碎屍萬段。最後，基督徒總算找到了大絕望的希望之鑰（Key of Promise）打開牢門逃走，並抵達了喜樂山。

拿自己的麥柯神經節（Meckel's ganglion）[49]示教——這樣一個學生，假以時日，一定足堪應付緊急事故，保住鐵路意外事件中嚴重受損的一條腿，或者是在面對一個傷寒的個案時，全不計較自己何時會被擊敗，只知鍥而不捨地奮鬥到最後。

學生生活是無拘無束的，但很快就會過去，要懂得好好地珍惜；趁著醫務倥傯的日子還沒到來之前，同學間的快活、新課業的樂趣以及眼看自己更上層樓的喜悅，在在值得好好地享受。閉門苦讀的學生生活對一個人並不全是好的，尤其你們將來都要執業行醫，如果老是獨來獨往，將會喪失了做一個普通醫師應有的溝通能力。不過話又說回來，你們若有心成就更大的事業，善於獨處也極為重要，**聖克里索斯頓**（St. Chrysostom）所給的忠告說得好：**「避開大路，把自己移植到某個與世隔絕的地方，因為，種在路旁的樹保不住尚未成熟的果實**[50]。」

用功難道就沒有危險嗎？我們常說的操勞過度，這個惡魔又是什麼呢？危險當然有，但只要稍加留意就可以避免。我要講的有兩個方面，一是身體的，一是心理的。最優秀的學生通常不是最健康的。柏拉圖談到他的朋友，有所謂塞吉斯（Theages）的枷鎖，指的就是體弱多病，是為了追求心智的發展卻犧牲了健康[51]，對於讀書或執業，這顯然都極為不利。記憶中，在我的同學裡面，有不少優秀的人才，一如萊希達（Lycidas）的英年早逝[52]，全都是不注重生活習慣與忽略了保健之道所致。

醫科學生尤其容易暴露在各種感染之中，防護之道無他，就是要有一副第一流的體魄。林肯郡的主教**葛洛塞斯提**（Grosseteste）⑬說過，**現世的救贖有三大要件：食物、睡眠與愉快的心情，有了這三樣，再加上適當的運動，你們也就掌握了健康之道。說到健康，並不是一件老是放在心上勉強去求來的東西，而是養成一種特質，好讓「健全的身體培育健全的心理」**⑭，**唯其如此，生活之樂與工作之樂才能合而為一**。講到

---

⑨指蝶骨神經節（sphenopalatine ganglion），以德國解剖學家 Johann Friedrich Meckel（1724-1774）之名命名。

⑩聖克里索斯頓（St. John Chrysostom，347-407）：希臘教會神父、君士坦丁堡大主教，以善言善寫以及從事醫療慈善知名於世。奧斯勒此處所引，取材自 John Donne, *Biathanatos*（1644）, part 1, distinction 2, sect. 2, lines 1695-1697。

⑪柏拉圖《理想國》（*Republic*）, book 6, 496b。塞吉斯為蘇格拉底的學生，由於體弱多病無法從政，只得研究學問。

⑫ John Milton, *Lycidas*, line 8。米爾頓這首詩獻給劍橋基督學院一位英年早逝的朋友 Edward King。Lycidas 則是第一個田園詩人 Theocritus（約 270 B. C.）作品"Idyll 7: Harvest Home"中的人物。

⑬葛洛塞斯提（Robert Grosseteste，約 1175-1253）：英國神學家、林肯郡主教，為教會的權利不惜力抗教宗與國王，同時也是自然科學實驗的先驅。翻譯亞里斯多德的《倫理學》，為該書第一本拉丁文全譯本，使其在中世紀哲學史上居有一席之地。見 *Monumenta Franciscana*, ed. John Sherren Brewer（London : R. S., 1858）, p. 64。

讀書人的多病，我在這裡要引柏頓（Burton）[55]的一段話。這位權威說：「讀書人早衰甚於常人，原因很多，第一個就是他們不知愛惜自己的身體；對於自己的工具，一般人都知道要愛惜，畫家知道要洗筆，鐵匠在意的是他的鎚子、砧子與熔爐，農夫會維修犁刀、磨利鋤頭，獵人加意愛惜他的獵鷹、獵犬與馬匹，樂手也不時會為魯特琴放弦、緊弦等等，只有讀書人最不在乎自己每天都在使用的工具——頭腦與心靈[56]。」

苦讀向來都被認為是一種身體的消耗[57]，而且不分階層與年齡，都跟心理的不健康有所關聯。但是，說到用功，適度的用功，我卻不認為會是如此。如果真的變成這樣，那就完全是「憂慮」那個陰魂不散的鬼魅在作祟了[58]。學生之所以會精神恍惚，越是仔細推究起來，越會發現用功本身並不是問題。真正因用功過度而搞出了毛病的，當然不是沒有，但畢竟並非常見。在**學生生活中，煩惱的癥結主要有三，**且容我概略地跟大家談一談。

預期的心理，也就是一種揮之不去的心理負擔，足以破壞生活的平衡，帶來災難性的後果。多年以前，**卡萊爾**（Carlyle）一篇文章裡面有一句話，我始終都記得，他說：**「首要之務，不是著眼於既不可追又不可及的過去與未來，而是做好清清楚楚擺在手邊的事情。」**[59]如果要送給學生一個座右銘，我一向主張，最好的莫過於：「不要為明天憂慮⑥⑩。」**把今天的事情做好，為今天的事情而活，千萬記得，明天自有明天要憂慮的事。**沒頭沒腦地擔心未來，害怕即將要來的考試，以及懷疑自己過不了關，要對付這一類的煩惱時，沒有比這句話更有效的萬靈丹了。這種態度絕不是要你得過且過，相反地，是要你全心全意投入當下，而這正是終底於成的最佳保證。所謂「看風的，必不撒種；望雲的，必不收割⑥①。」意思就是，把心思放在未來，

---

⑤④健全的身體培育健全的心理：原文為拉丁文。見 Juvenal, *The Satires*, satire 10, line 356。原文為：「你們應該祈求的是，在健全的身體裡面存著一顆健全的心靈。」

⑤⑤ Robert Burton, *Anatomy of Melancholy*,（1621；Boston：William Veazie, 1859）.

⑤⑥奧斯勒的原註：「引文主要來自 Marsilius Ficinus 。」Burton 所引為十五世紀哲學家 Marsilius Ficinus 所說的話。*Anatomy of Melancholy*（1621；Boston: William Veazie, 1859）, p.303。

⑤⑦見《傳道書》十二章十二節。原文為：「……著書多，沒有窮盡；讀書多，身體疲倦。」

⑤⑧奧斯勒此處所指的，可能是李爾王第一次化裝時，艾德嘉（Edgar）警告他說：「走開，你這個陰魂不散的討厭鬼，不要老跟著我。」莎士比亞《李爾王》（*King Lear*）, III, iv, 45, 82。奧斯勒以李爾王的發瘋喻學生的精神恍惚。

⑤⑨此句亦為奧斯勒自己的座右銘。Thomas Carlyle, *Signs of the Times* 的序言，in *Critical and Miscellaneous Essays*（New York: C. Scribner's Sons, 1900）, vol. 2, p. 56。

⑥⑩《馬太福音》六章三十四節。

是做不好事情的。

另外一個讓人煩心的因素則是情有所鍾，說到這事，只怕你們將來都免不了要受罪、跌跤。講到你們念書時所交的異性朋友，照說應該是天上的那個阿芙蘿戴蒂（Aphrodite），也就是娥瑞納（Uranus）的女兒㊷。把你們的整個心都交給她，她定會成為你們的保護神與朋友。至於塵世間那個年輕的阿芙蘿戴蒂，宙斯與戴奧妮（Dione）的女兒，善妒又容不下別的，如果發現你心有別屬，定會將你整得慘兮兮，讓你變成遊魂般的獵物，死在監考老師的手上，到時候就後悔莫及了。說得白一點，我就是要勸你們把自己的感情冷藏個幾年，等到成熟了再拿出來，甜蜜或許少了一點，但絕不至於那樣難以捉摸，以至於令那麼多的少年人失魂落魄。惟有對那個年長的女神全心付出，男人天生的花心才可以守得住，不至於像賴葛特（Lydgate）一樣，周旋於席麗亞（Celia）與朵拉西雅（Dorothea）之間，到頭來糊裡糊塗娶的卻是羅莎夢（Rosamond）那樣的妻子㊸。

還有**第三樣**，是這一代的學生遲早都會碰到的大難題，是你們每一個人都得去面對的，那就**是想要將科學的水跟信仰的油混在一起。如果能夠將兩者分開，那麼兩者你們都可以保有，若妄圖將兩者相混，煩惱也就來了**。身為醫師，你們所需要的信心當然是越多越好，但即使是有別於傳統的方式，而且能夠表現於行為上而非嘴巴上，按照聖雅各（St. James）的觀點㉄，也不見得就是不好的；更何況，那個身兼神職的醫師約翰・華德牧師（Rev. John Ward）㉅，在他那本有名的日記中，隱隱約約提到的那些醜行，正是要用這種表現於生活中的「義」來對抗哩！有人曾對葛勞塞斯特（Glaucester）主教說，在他的想像中，在宗教以外的事務上，醫師的判斷會比其他人來得高明，因為他們完全可以不理會宗教㉆。

㉁《傳道書》十一章四節。

㉂在柏拉圖的《饗宴》裡，據蘇格拉底說，希臘愛與美的女神有兩個：阿芙蘿戴蒂・潘德摩絲（Pandemos）是肉體之愛的保護神；年長的阿芙蘿戴蒂・泰坦妮亞（Titania）則是精神與知性的保護神。奧斯勒叫學生親近後者，避開前者。

㉃賴葛特、席麗亞、朵拉西雅、羅莎夢：均為喬治・艾略特（George Eliot,1819-1880）*Middlemarch* 中的人物。賴葛特為一醫師，亦為醫療改革家，妻子羅莎夢則是一個自私而不知足的女人。據說，賴葛特一角是在影射劍橋的亨利・艾克蘭爵士（Sir Henry Acland）。

㉄《雅各書》二章二十二節。原文為：「人稱義是因著行為，不單是因著信。」

㉅約翰・華德（1629-1681）：亞芳河史特拉福郡（Stratford-upon-Avon）教區牧師，其日記記自一六四八至一六七九年，由 Charles Severn 編輯。

㉆ John Ward, *Diary of the Rev. John Ward*（1648-1679 ; London : H. Colburn, 1839）, p. 100.

Ⅲ

不論是什麼行業，心靈都很容易變得褊狹，眼光局限不說，還會讓一個人自以為是。之所以會如此，一方面是太過專注於自己的領域，對自己行業以外的東西，很快地就變得漠不關心，以至於其他方面的能力與興趣，全都一無是處地在那兒「長霉」⑰。另一方面則是因為埋頭苦幹，什麼也都不思不想，以至於讓自己變成了一頭只知道拉犁的牛。不論是哪一種，一個是太過於專一，另一種是不問世事，兩者都不免忽略了對外界的關心，以至於無法開闊胸襟，也難以達到生命最高的境界。跟藝術一樣，醫學有如一位要求標準極高的女士，追求起來，不論在哪個科學科目上或實驗上，男人一點都不能馬虎，不能心有旁騖，但這也不能一概而論。以個人與工作之間的密切關係來說，學醫的人或許不同於其他行業，的確需要接受更高層次的教育，就像柏拉圖所說的：「要從很小的時候就給予教育，如此才能讓一個人全心去追求最高的完美⑱。」要做到這一點，未必人人能夠，也不需要人人能夠，但是，若能夠去追求，即使永遠達不到目標，畢竟還是令人安慰且有益的。對絕大部分的人來說，要滿足心靈的需求，光是日常的工作就已經夠人忙碌的了，實在沒有多餘的時間追求別的。像米爾頓（Milton）在《大裁判官》（*Areopagitica*）中所批評的那個人，一個不拘小節的好人，由於所信的宗教「玄奧纏夾，凡他弄不明白的高深教義，一律原封不動地現買現賣」，連鎖帶鑰匙全都交給了「全知全能的神」，說老實話，在這個更高層次的教育上，我們當中的許多人也正是這種情形。原本應該是我們內在的本分，套句米爾頓的說法，都變成了「可以切割的動產」⑲，今天全都讓渡給了每天的報紙，要不然就是偶爾讓神職人員、政客或雜誌大發議論去了。**正如許多其他的事情，順其自然反而更好也更能持久。**最重要的，莫過於**每天都能跟各個時代的偉大心靈神交，品賞人類最優美的一面。**今天，正值你們人生的春天，到

---

⑰莎士比亞，《哈姆雷特》（*Hamlet*），IV, iv, 39。原文為：

沒錯，他給了我們一大篇的說教，

上天下地，卻沒有給我們

能力與清明的理性

讓我們一無是處地在那兒長霉。

⑱柏拉圖《律法》（*Laws*），book 1, 643e。

⑲米爾頓（John Milton），*Areopagitica*, in *The Works of John Milton*, ed. William Haller（1644; New York: Columbia University Press, 1931）,vol. 4, pp. 333-34。

他們裡面去尋找心靈的伴侶，有系統地開始去耕耘他們的作品。你們都需要一些強力的酵母，好將你們命定了要去努力的那塊麵糰發起來。不如意的環境、期望與現實之間的落差、社會的緊張壓力、人生不可避免的悲苦與傷痛[70]、以及種種會令我們陷入絕望的暗流——所有這一切，帶著某種諷刺的意味，都有可能在與我們職業完全無關的情形下發生，當此之際，最佳的解毒劑就是這種**內在修行**。與有理想、有品格的人接觸，可以讓我們有一個好的開始——至少心嚮往之，但務必全心全意——一言以蔽之——總要**身體力行**。立刻為自己準備一套枕邊書[71]，每天用最後的半個小時跟古聖先賢交流。從約伯、大衛、以賽亞與聖保羅那兒，可以學到許多偉大的教訓；從莎士比亞那兒，可以在智慧上與道德上找到一把精準的量尺；在艾比泰德（Epictetus）與奧里略（Marcus Aurelius）那兒，可以學到愛。如果你們夠幸運，天生就有柏拉圖緣，喬威特（Jowett）可以引導你們認識這位大師，從他那兒，可以找到思想立足的水平，享受那萬古常新的驚喜。至於蒙田（Montaigne），可以教你們以處世圓融，而若能夠「受印於他的家族」[72]，也將是莫大的福氣。在我們的這一行裡面，第一流的大作家不多，但有兩個人，你們一定不可錯過他們的友誼與忠告。湯瑪斯・布朗爵士的《醫師的宗教》，你們應隨身攜帶，還有就是霍姆斯（Oliver Wendell Holmes）的早餐桌上的篇章（Breakfast Table Series），可以讓你們找到一個醫師最需要的生活哲學。想要得著智慧，有幫助的作品超過一打，只要有心，那可是隨手可得的。

柏拉圖所說的最高完美，你們若有心去追求，**可以學到三門人生的功課。學會放盡你們的火氣**(73)。日常生活本就是喧喧嚷嚷的，為了雞毛蒜皮的小事，男男女女碎言碎語，常會將人的心情弄得烏煙瘴氣。但凡事都要盡如人意，當然不可能，**碰到無足輕重的冒犯時，當學會沉默以對，養無言之品，消有形之怒，埋首工作，心地自寬**，加諸於你們的紛擾也就揚不起你們內心忿懣的灰塵。至於**第二門功課**，大概是沒有人比我們做醫師的更能夠體會的，那就是**我們的存在並不全然是為了自己的生命，而是要讓別人的生命得著更大的快樂**(74)。這也是基督一再告誡我們的精義：「得

---

(70)人生不可避免的悲苦與傷痛：原文為拉丁文 *lacrymae rerum*，字面意為「引人淚水的事」。

(71)奧斯勒建議了一套醫科學生的枕邊書，見本書卷末。

(72)班強生（Ben Jonson, 1572-1637）：詩人、劇作家，與莎士比亞同時。受印於他的家族："An Epistle 49", line 78，原句為「先生，你已經受印於班（Ben）的家族。」意指已經被當作他的朋友。

(73) James Russel Lowell, "Chaucer", in *My Study Windows*（1871 ;Boston：Houghton, Osgood, 1880），p. 228。原句為：「詩人忘記了，文學的第一課也就是人生的第一課，也就是要學會燃盡自己的火氣。」

(74)在〈醫師與護士〉一文中，奧斯勒曾說：「我們的存在是盡我們的所能對生命付出，而非向生命索取。」

著生命的，將要失喪生命；為我失喪生命的，將要得著生命[75]。」耶穌的這話說得極為嚴厲，但你們這一代的孩子若能夠加以奉持，這個世界將會少掉許多的悲慘與遺憾。更何況，能夠秉持這項教悔而生活的，論機會，恐怕沒有人比你們更好的。**行醫是一種藝術而不是交易，是一種使命而非行業；這項使命要求於你們的，是用心要如同用腦。你們最能夠表現自己的，不在於藥水與粉劑，而是強者對弱者、正者對邪者、智者對愚者所能發揮的影響力。**就你們而言，身為一個家庭所信賴的人，父親之來有其焦慮，母親之來有其隱憂，女兒之來有其難處，兒子之來有其愚行。你們的所作所為，至少有三分之一別人會記在簿子裡。**勇氣與喜悅不僅可以讓你們走過生命的荒野，而且能使你們為軟弱的心帶來慰藉與力量，**並在你們如同托比叔叔（Uncle Toby）「跟無法克服的橫逆搏鬥時」[76]，寬解你們的悲傷。

你們將會學到的**第三門功課，也是最困難的一課——高於生命的法則若要得以俱足，唯有依靠愛，亦即仁慈**[77]。有不少的醫師，每日的工作只知道計較每日的獲利，對於同業，他們的所言無非惡言，所想無非惡想；像這樣對待同業兄弟的不仁，其實是在作繭自縛。說到行醫，個人的因素佔很大的比重，疏忽與錯誤很難避免，許多人往往對此幸災樂禍，毒言、謊話、造謠乃傾巢而出。要避免這種非理性的傾軋與排擠，有兩條極簡單的規則，其一是，同業間的流言不聽不聞；其次，萬一無法避免，那麼就在紛爭、口舌初起之際，當下開誠布公，落日之前就將事情說清楚講明白，如此一來，定會讓你得著一個兄弟與朋友。但這事說起來容易，其實卻不然；當傷害已經造成，偏偏某夫人又在傷口上撒鹽，說是某先生言之鑿鑿地告訴她，說是你把事情搞砸的，碰到這種情況，恐怕你就只會詛咒他去下地獄了，想要和解，那當然是門都沒有的事。在這裡，我已將話講在前頭，等到有一天試煉來了，希望你們還能記著我的話。

最後，我要向聽眾裡面的年輕醫師講幾句話。按照這所學院、這個城市，以及這個國家的發展來看，來日方長的年輕醫師，前途一定大好。你們今天坐享其成的，是一份高貴的遺產，是多少個世代的人，為人類的病痛做出無私的奉獻才累積得到的。其中，成果固然豐碩，有待繼續努力的也很多；而道路已經開出來了，放眼望去，醫學科學的發展，其可能性乃是無限的。身為醫師，醫療以外的事情固然與你們無關，但你們卻有一項更崇高、更神聖的責任。心裡不要老想著，要在別人面前

---

⑮《馬太福音》十章三十九節。

⑯ Laurence Sterne, *The Life and Opinions of Tristram Shandy*（1759-1767）, book 1, chap. 21。托比是書中主角 Tristram 的叔叔。

⑰《馬可福音》十二章三十至三十一節；《羅馬書》十三章八至十節。

點一盞燈，好讓他們看見你的好行為[78]；相反地，你們全都是屬於那支默默工作的大軍。**醫師與牧師，修女與護士，在這個世界上，都是不爭競、不喧嚷，街上也沒有人聽見他聲音的人[79]，他們的天職就是撫傷、救窮、治病。**如同普魯塔克（Plutarch）心目中的理想妻子[80]，**最好的醫師也是最不為人所知的**；但時至今日，在照在壁爐上的強光裡[81]，讓我們能夠將工作做到盡善盡美的平靜生活，已經越來越不可得。對你們這一群默默工作者來說，無論是在偏遠的農村、大都會的貧民窟、礦區與工業城鎮、或是在富人的華屋、窮人的陋室，你們的天職都是一樣的，亦即以希波克拉底的標準，**用知識、能力、愛心與正直去承擔最艱難的工作。[82]說到知識，你們可以將所學發揮到最高，並不斷充實所學以增強能力，不分人等，不分地域，在需要你們的時候隨時伸出援手。說到愛心，是在日常生活中對弱者表現關懷與親切，對傷病心懷悲憫，對所有的人給予仁慈。說到正直，則是不論在什麼情況下，都能夠誠實地對待自己、對待你們的同業、以及你們的使命。**

⑱《馬太福音》五章十六節。

⑲《馬太福音》十二章十九節。

⑳普魯塔克（約 46-120 A.D.）心目中理想的妻子，「凡外人可以聽見的，言必謹慎小心，因為那將使她無所遁形；從她的所言，感情、個性與脾氣皆可一覽無遺。」"Advice to Bride and Groom", in *Plutarch's Moralia* 142d., trans. Frank Cole Babbitt（Cambridge, Mass: Harvard University Press, 1928）, vol. 2, pp. 321-323。

㉑丁尼生（Alfred Tennyson）, "The Idylls of the King", dedication, line 26。原句為：「照在王座上的強光裡。」

㉒希波克拉底（約 460-375 B.C.）：希臘醫師，醫療科學的奠基者，被尊為醫學之父。希波克拉底誓詞，現代醫師奉為圭臬的醫療倫理，分成兩個部分：「第一部分規定醫師對醫學生的責任，以及學生對老師的義務。第二部分，醫師誓言按照本身的能力與判斷，所開處方只做有利的治療，避免造成傷害，並在私人與職業生活上以身作則。」（*The New Encyclopaedia Britannica*）

11

定期退休

The Fixed Period

所失去的雖多，可等待的也多。
——亞弗列・丁尼生（Alfred Tennyson）
《尤里西斯》（*Ulysses*）

《編按》

一九〇五年二月二十二日，於約翰．霍普金斯醫學院畢業典禮的演說。

一九〇五年，奧斯勒告別服務了十六年的約翰．霍普金斯醫學院。在這篇講演中，奧斯勒提倡提早退休，引起了極大的爭議。此一觀點居然遭到如此負面的評價，顯然大出奧斯勒預料。

一個人並非受到強迫，身體也還健朗，同事又好，相處融洽，何以突然就退休了呢？奧斯勒針對這個問題提出了說明。他強調，一個人最好不要在一個地方待得太久，否則可能停滯不前。更何況，大學並不會因為失去一些人而有什麼損失。對一個學術機構來說，「一種來去自如的遊牧精神」毋寧是一樁好事。只要到了一定的年齡，有了一定的年資，立刻走人，英國的這種「定期退休」制度，奧斯勒大表讚揚。他認為，人的創造高峰是從二十五歲到四十歲，過了這個階段，所扮演的角色就是鼓勵並拉拔年輕的新人。

進而他又主張，人一旦過了六十，就應該退出商界、政界與醫界生活。談到這一點，他提出特羅洛普（Trollope）的論點指出，老年所面對的問題，以及所製造的問題（著作爛書、愛說教又嘮叨等），一個人如果能有自知之明其實絕非壞事。但是，儘管他鼓勵提早退休（顯然正是這幾個字眼遭到了誤解），奧斯勒卻強調，一定要跟年輕人一起生活，並對人間的問題與思考，能跟得上時代。

他這次談話真正的重點是，回顧約翰．霍普金斯醫學院的成就。十六年來，它已經成為世界上首屈一指的學府，樹立了醫學教育的典範，將學院與醫院整合成為一體，使學生能夠獲得第一手的疾病知識。醫院與大學的結合、入學標準的提高、以及強調實驗與臨床的課程安排，奧斯勒大力推崇所有在這些方面奉獻心力的人，特別是大學的創辦人兼校長吉爾曼（D. C. Gilman）。

奧斯勒指出，在醫學的知識與教育上，美國已經不再需要依賴其他國家，在世界上也佔有了一席之地，其中還包括權威的醫學期刊。但他強調，成長的空間仍然很大，譬如在發表這篇講演的當時，德國所擁有的病理學家就超過美國二十五倍，並以此敦促大家求新求變，百尺竿頭。

定期退休

I

今天，是我身為這所大學一份子的最後一次公開露面。對於這個難得的機會，我衷心歡喜地接受，並藉此表達發自內心的兩種情緒——感激與惆悵。感激的是，十六年來大家所帶給我的美好時光，惆悵的是，今後我將不能再跟大家同甘共苦。這些年來，既不曾在心理上受過沉重的打擊，也未曾在身體上罹患嚴重的疾病，各位或許會在心中納悶，究竟是什麼樣的動機，竟讓我捨得放棄如此優渥而受人看重的職位，離開如此優秀的同事，丟下這樣努力的夥伴與學生，甚至拋開如此寵我愛我超過我所應得的一個國家。我看各位最好還是繼續納悶下去，真正了解別人動機的，畢竟有誰能夠呢？倒是我現在所要講的，絕不是藉口，全都是我心裡的話。一個經過了多年奮鬥的人，有那麼一天，精力開始衰退，興起了需要多一點休息的感覺，但那個曾經造就他，使他成為社會有用之材的環境，對他的要求卻有增無減；

當東方的召喚①以不同的方式對你我響起，聽在耳裡，年歲越高，聲響也就越大，而且有如以利亞（Elijah）②所聽到的詔命，不是勞苦一天就算了，而是要拋下生活、朋友、親人甚至父母，遠走他方，到新的天地去做新的工作。當然，如果是像吉卜齡（Kipling）小說裡的普蘭．達斯（Puran Das）③那樣，新的召喚並不是要你去赴新的勞苦，而是一種「幽靜、沉靜、平靜、恬靜」④的生活，那又另當別論了。

隨著我的離開，有幾個跟大學生活有關的問題倒是值得一談。第一個要問的是，在教授這個群體裡面，新陳代謝是否夠活躍，變化是否夠大？失去一位教授難道不會給一所大學帶來良性的刺激？在這所大學裡，我們所失去的不是很多——因為這不是一所讓人捨得離開的大學——但是，翻開它的歷史，有哪個人的離開，後來被證明是一種嚴重打擊的，我還真的沒有看到過。說起來挺奇怪的是，在一個大體系裡，個人總是那樣無足輕重。一個人，或許一手創立了一個學系，栽培了不少後進，或許更有過之，道德學養俱為一時之冠，多少人都受他的影響，他的離去也許會留下一道傷口，甚至是發炎的傷口，但終究不會長久。對於這種過程，我們都習以為常了，也都知道，作為一個整體的有機體，對於這種分分離離的感受，就跟苔蘚蟲⑤剝落了一小塊菌落，或一個蜂巢飛走了一群蜜蜂差不多——非但不是什麼災難，反而是一種解脫。當然，的確有少數人，一旦失去，確實令人感到沉重；像那些將我們大部分人緊緊綁在一起，在工作上又讓我們受惠良多的人，一旦失去了，下面兩行詩句中的苦楚，有些人就體會得到了：

啊！我們全體對他的愛，如果
沒有我們的悲傷，也就不成其愛了⑥。

---

①《列王紀上》十七章二至三節：「耶和華的話臨到以利亞說，你離開這裡往東去，藏在約旦河東邊的基立溪旁。」另參閱 Rudyard Kipling, stanza 4, line 4：「若你聽到東方的召喚，你就不該往別處去。」

②此處，奧斯勒跟許多人一樣，將以利亞（Elijah）與他的繼承人以利沙（Elisha）弄混了。奧斯勒所想到的，其實應該是《列王紀上》十九章十五至二十一節。經文敘述耶和華命以利亞為以利沙抹膏，在他被接上天之後，由以利沙作先知並接續他的位子。以利沙乃先向父母告別，然後隨以利亞而去。

③普蘭．達斯：為一婆羅門，印度某一國家的首相，拋棄一切，退隱入山，成為聖者。Rudyard Kipling, "The Miracle of Purun Bhagat", *The Second Jungle Book*（New York：Doubleday, Doran, 1929）, pp. 35-60。

④米爾頓（John Milton）：*Paradise Regained*, book 2, line 81。

⑤苔蘚蟲：水生物，苔蘚蟲綱觸手動物的總稱，小個體常聚集成群。

⑥ Percy Bysshe Shelley, "Adonais：An Elegy on the Death of John Keats", stanza 21, line 1-2.

但是，對教授本人來說，離去乃是他的生涯選擇。就像馬修·亞諾（Matthew Arnold）詩中的主角⑦就明白，**「天長地久之愛」的那顆心，根本就從未成形**⑧。**無常乃是存在的本質**——每年都會有一批新的學生，每隔幾年也會有一批新的助理、新的同事，取代那些被召喚到別處去的人。**任何有活力的部門不會有恆常，在人類的天地中也不會有靜止。**但也正因為如此，惆悵乃不可免。有一個人走進了你的生活，幾年過去，你跟他形影不離，讀他的東西，沾他的福氣，或許就此建立了深厚的情誼，甚至如同子女般愛他，然後，他卻走了——留給你的，是一顆受傷的心。

有個問題或許可以問——當教授的，在一個地方待多久才算久。不論多麼好的人——即使是在每一方面都受到敬愛與尊重——能夠有那種能耐，在同一個地方一待就是二十五年的，我還真找不出來！一個人如果有一顆活躍的心，在一所學院裡窩得太久，很容易變得目中無人、眼界狹小、夜郎自大，不自覺地就早衰落伍了。這所學院之所以有非凡的成就，始終得力於一群輕蹄健馬的知識人，他們專心投入，不拘於一時一地，所作所為大開大闔，他們所效忠的不是一國一族，但不論你將他們放到哪個領域，他們一定忠心耿耿竭盡所能。這正是一個有自覺的教授所應有的態度。聖保羅（St. Paul）⑨所中意的傳道人，就絕不會是那種無法割捨的人，唯其如此，才能放心地去闖蕩。因此，基於高等教育的整體利益，一個大學的校長就應該在教師群中**培養一種來去自如的遊牧精神**，儘管有時候難免會是一種損失。一個健全的董事會，應該能夠安排一個教師輪調的制度，這將會刺激整個學校都活起來。在同一塊牧場上待得太久，我們很容易就會變得懶散，變得心志薄弱。轉換到新的草原上去，新的環境、新的同事，一個人就可以獲得新的刺激，又可以維持個好幾年。交換教師，國內或國際，正是一項最有效的方法。滕布爾講座（Turnbull Lectures）⑩豈不是最好的例子。大學協會（University Association）最近正在此間集會，若能著手安排教師交換，那將是大功一件。甚至偶爾來個大學校長「洗牌」，對財務可能也是好事一樁。我們今年準備把耶拿（Jena）的柯根教授（Pro. Keutgen）⑪交換過來開

---

⑦此處指的是恩皮多克里斯（Empedocles），希臘哲學家、政治家。見Matthew Arnold, "Empedocles on Etna", Act II。

⑧馬修．亞諾（Matthew Arnold）, "A Farewell", stanza 5, line 2。原詩句為：

我不責備於你！——我知道
天長地久之愛的那顆心從未成形，
因為在心的深處，燃燒著
太多的陌生、不安、狂野。

⑨聖保羅論婚姻說，沒有成家的人比較能夠全心投入侍奉上帝。

史學講座，整個計畫都已經詳細做了說明，其價值乃是無庸置疑的。這項工作可以成立一個國際性的組織來推動，到時候，又可以回到中世紀那樣，看到教授們縱其所願遊走於歐洲，或者回到古希臘教師們的翠鳥時代，一如恩皮多克里斯所吟唱的：

何等美好的帕米尼德斯歲月，（Parmenides，譯註：紀元前六世紀希臘哲學家）
那時，我等年少輕狂，呼朋引伴，
於義大利的各城市相知相惜；
那時，我等興高采烈加入你們的行列
奔馳於太陽神的真理之路上⑫。

對於年輕的朋友，我特別要奉勸你們的，就是趁早把握機會，投身去過一種逍遙學派（peripatetic，譯註：亞里斯多德的遊走式教學）的生活。你們當永遠心存改變，離開保母，剪斷跟老師的臍帶，到新的環境去尋找奶水，唯其如此，才能夠得到某種程度的自由與獨立。職務低、學生多、研究的機會少得可憐，可能正是培養天才的最佳土壤——也許沒沒無聞——卻可以讓你們在一個惡劣的處境中為人之所不能為，而這種挑戰往往是養尊處優所得不到的。**在年輕人的為學生涯中，有兩種極為可怕的疾病**，只有精神與肉體都能像貓一樣的靈動才足以避免。肉體方面有一種很特別的情況，**叫做幼稚症（發育停頓症）**，亦即青少年時期無法按時到來，或者延至二十歲或之後才開始發育，但也不完全，因此仍然保持兒童的心智與體型。至於我們中間**更為常見的，則是精神上的幼稚症**。這種廣為人知的幼稚症，就跟營養不良導致身體發育失調一樣，是因為精神長期停頓於一個階段，吸收的又是同一種養分，以至於心智渙散，停留於嬰兒的狀態。還有比這種更糟的。雖然罕見，卻更為嚴重，亦即身體的早老症（progeria）⑬，彷彿被邪靈的魔棒點過似的，小孩子並不是停留在嬰兒期，而是快速地通過青少年期、成熟期與成年期，很快地進入衰老，十

---

⑩指 Percy Turnbull 紀念講座。約翰·霍普金斯大學的這個詩講座，由美國小說家 Frances L. Turnbull 及其丈夫 Lawrence Turnbull 捐贈成立，紀念他們九歲的兒子 Percy Graeme Turnbull。許多傑出的詩人與學者因為這個講座而來到約翰·霍普金斯，包括艾略特（T. S. Eliot）、奧登（W. H. Auden）、Archibald MacLeish、Robert Frost 等。

⑪柯根（Friedrich Wilhelm Edudrd Keutgen, 1861-1936）：德國歷史學家。耶拿：德國東部的大學城。

⑫馬修·亞諾（Matthew Arnold），"Empedocles on Etna", act 2, lines 235-239。

⑬早老症：一種童年的異常狀態，同時具有幼稚症與提前老化的症狀。

一、二歲，看起來卻有如小型的提索納斯（Tithonus）⑭，「破舊不堪」⑮，皺成一團，活像玩具堆中的小老頭。精神生活須對應於肉體的成長，這是每個人都應該特別留意的。心智能夠達到青少年的已經不多，達到成熟期的更是少之又少。說起來真是可悲——這種司空見慣的**精神幼稚症，全是因為不良的精神糧食才導致的**。早老症在大學裡面尤其常見，教師中間總有一兩個這種病例；致病的原因無他，就跟瑞士谷地中某些人因為飲水所導致的呆小症一樣，是精神糧食偏差所造成的。我就看過有個學校，所有的教師都患了這種疾病。精神早老症的人，看起來也許體面，相處起來也許和善，問題是他們全都缺乏想像力，精神水平低落，完全無法吸收新的思想。

跟許多其他的疾病一樣，這種病也是預防勝於治療。先天的或後天的，人都有幼稚症與衰老症的傾向，預防的最佳利器就是及早改變環境與飲食。早期階段，紓解之道在於延長求學的時程，到柏林或萊比錫去洗個大學浴⑯，或在適當的時候把美式或英式飲食改換成高盧的或條頓的食譜。問題其實不在於人而在於制度。由於威權的觀念作祟，每個州政府在教育上都獨斷獨行，大學的幼稚症才一發不可收拾。要解決這個問題，最有效、最快速的辦法，莫過於把各個州立大學充實起來，給它們更自由的空氣與更營養的飲食。

追求改變，不僅是老師應有的想法，技術學院的學生也應該及早開始遊學生涯，不要等拿到碩士、博士學位後才去做。在一所學校一待就是四年，很容易養成偏見與心智的散光，不出幾年，想要矯正都有所不能了。最大的問題則在於各校的課程不一致，但如今已有所修正，一旦展開，比較優秀的學生大可花一年甚至兩年的時間，負笈別的學校，再回到原校畢業。

接下來要談的問題相當敏感，但卻是大學生活中極為重要的，也是一個在這個國家尚未受到重視的問題。我指的是，為教師定一個服務年資或年齡的固定期限。據我所知，除了某些私立學校，沒有一所大學有時間的限制，譬如說服務滿二十年、或幾年一聘之類，倫敦有些醫院就是如此。一般而言，正如老話所說的，都是「只要不犯錯，吃他一輩子」⑰。以至於在我們一些歷史較淺的大學裡，同一時期，所有的教授都是老年人，這樣的問題不可謂不嚴重。在某些地方，甚至只有發生了瘟

---

⑭希臘神話，愛娥絲（Eos）愛上提索納斯，說服宙斯賜他長生不死。但她卻忘了為他要求青春永駐，結果提索納斯變得又老又醜。丁尼生的戲劇獨白 Tithonus 即以此為主題。

⑮丁尼生"Tithonus", line 19。

⑯大學浴：奧斯勒以古代的沐浴療法作為比喻。

⑰拉丁諺語。

疫，才會出現年資與年齡的限制。熟識我的朋友都了解，我非常堅持兩個想法，都跟這個重要的問題有著直接的關聯，對他們雖然無害，卻弄得他們很不是滋味。其一是，人過了四十，相對來說也就比較沒有什麼用了⑱。聽起來相當震撼，但不妨去讀讀世界歷史，就可知道絕非危言聳聽。講到人類在功業、學術、藝術與文學上的成就——如果將年過四十之人的那一部分抽掉，儘管其中不乏寶藏，甚至無價的至寶，但不可諱言的，並無損於我們今天所能夠達到的水準。一個陽光已經照到背上的人，還能夠在心智上為世界帶來影響深遠的偉大成就，這種人可說是寥寥無幾。人間各種有用的、動人的、不朽的創作，幾乎全都成於二十五至四十歲之間——這十五年的黃金歲月，正是新陳代謝最旺盛的時期，**心智的銀行運作均衡，信用絕對可靠**。以醫學來說，不論是學術或技術，突破性的進展全都出自年輕人或相對來說還算年輕的人，像維瑟里爾、哈維、杭特、畢夏、拉昂列、佛喬、李斯特、寇霍這些大師⑲，當他們劃時代的研究問世時，全都是在青絲翠綠之年。有一句老話，不妨換個方式來說：**作為一個人，三十立於德，四十富於學，五十成於智**，過此不得則一事無成⑳。年輕人應該多給予鼓勵，盡量給他們機會，讓他們知道自己的潛力。這所大學的教授，最值得慶幸的事，莫過於年輕同仁的體諒與情誼。系裡面，尤其是我的系，吃重的工作真的還多虧了他們。至於已經過了「更年期」，創造力不再的老師，主要的價值則類似蘇格拉底之於塞提特斯（Theætetus）㉑，扮演好接生婆的角色，幫助學生，確定他們的想法是虛假的想像還是具有價值的，能做到這一點也

---

⑱奧斯勒可能對柏拉圖的兩篇文章有所混淆。在《理想國》中，蘇格拉底說，女人年過四十就過了全盛時期，但男人則要等到五十五歲。另外在《律法》中，柏拉圖說，公職人員的限制，女人應為四十，男人應為三十歲。奧斯勒喜歡用「四十危機」說法，所舉的例子包括洛克、米爾頓、達爾文與歌德。奧斯勒主張盡早退休，因而導致相當多的誤解，以為他支持早死，而有所謂「奧斯勒化」（oslerize）這個動詞。一九二〇年代，每天下午都有觀光巴士經過奧斯勒兄弟 Sir Edmund Osler 位於多倫多柯雷格萊（Craigleigh）的家門口，導遊這時候會用麥克風喊道：「這裡就是 Sir Edmund Osler 的家，他的兄弟就是那個主張人只要活到六十歲的 Sir William Osler。」Edmund 為此困擾不已，有一次對他的孫女說：對一個大人物，他們就只記得這一點。」（Anne）Wilkinson, *Lions in the Way*（Toronto: Macmillan, 1956）, p. 236。

⑲維瑟里爾：見〈科學的酵母〉註㊾。哈維：見〈老師與學生〉註⑱。杭特：見〈舊人文與新科學〉註⑲⑤。畢夏：見〈醫界的沙文主義〉註㉙。拉昂列：見〈醫界的沙文主義〉註㉙。佛喬：見〈舊人文與新科學〉註⑯。寇霍：見〈書與人〉註⑳。李斯特（Joseph Lister, 1827-1912）：英國醫師，深受細菌學之父巴斯德（Pasteur）的影響，利用石碳酸防止敗血性感染，首創防敗血症手術。

⑳「人若不能二十而俊、三十而強，四十而富，五十而智，則俊、強、富、智不可得。」此一諺語見於 George Herbert, *Outlandish Proverbs: The Works of George Herbert*, ed. F. E. Hutchinson（1639; Oxford: The Clarendon Press, 1941）, p. 333。

就足夠了。

我所堅持的第二個想法是，年過六十之人百無一用，正因為如此，無論在商界、政界或醫界，到了這個年紀如果不再管事，那還真是善莫大焉。約翰・唐恩（John Donne）在他的《自盡文》（*Biathanatos*）中豈不說過，按照智慧的標準，六旬之人大可丟下橋去㉒；在古羅馬時代，到了這個年紀就失去了投票資格，不准上橋前往元老院，因此被稱為「不准過橋的人」㉓。另外在安東尼・特羅洛普（Anthony Trollope）那本迷人的小說《定期退休》（*The Fixed Period*）中㉔，他也認為，如果讓現代生活回到這種古代的風俗，未嘗不是好事，而情節中最扣人心弦的則是，那位六十歲從大學退休的先生，在沉思了一年之後，用氯仿平靜地結束了一生㉕。一個像我這樣接近此歲數的人，如果仔細估量年至七十、八十會有的災難，再想想自己如此苟活著還會不自覺地造多少孽，到時候也依樣畫葫蘆自我了結，豈不也是功德一件？我們大可以這樣說，偉大的進步都是來自四十歲以下的人，而翻開世界歷史，絕大部分的壞事還真可以都算在六十之人的頭上，君不見，幾乎所有重大錯誤的政治與社會政策、全部的壞詩、多數的爛畫、大部分的糟小說、以及不少不入流的佈道與講演莫不都是如此。不可否認地，偶爾也有六旬之人，如西塞羅（Cicero）所說的，精神超越了肉體的朽壞㉖。不過話又說回來，真要是有這樣的人，那他一定懂得赫米帕斯（Hermippus）㉗的養生祕訣，這位古羅馬人，發現自己的銀腰帶鬆弛了，馬上跟同年齡的人斷絕往來，加入年輕人，一同讀書遊戲，藉著男童的氣息重獲生機與活力，活到一百五十三歲㉘。這些雖然只是說故事，但卻有其真理在，因為，唯有跟年輕人一同生活，才能在面對世界的新問題時有新的想法。一般教書的，生活可以

㉑塞提特斯：見〈柏拉圖筆下的醫療與醫師〉。

㉒約翰．唐恩《自盡文》（1646）。「六旬之人大可丟下橋去」為一古諺。

㉓ John Donne, *Biathanatos*, part 1, dist. 4, sect. 2, lines 2328-2337.

㉔ *The Fixed Period*（1882; New York : Arno Press, 1981）。David Skilton 在此書的導言中寫道：「此書雖有不少有趣的觀點，但終究只能視為次等作品，然而特羅洛普的用心還是值得肯定的。當然諷刺作家不免扭曲變形，倒是素以人道著稱的醫師威廉．奧斯勒醫師，一九〇五年在約翰．霍普金斯大學的告別演說中，以幽默的語氣談起這部作品，卻招來報紙的一陣撻伐。」

㉕在特羅洛普的小說中，教授退休一年後，並非如奧斯勒所說是服用氯仿，而是用古羅馬人的方法自殺，將自己泡在浴缸裡，割腕失血而死。William Bennet Bean, "Osler, Trollope, and *The Fixed Period*", trans. Am. Clin. Climatol. Assoc. 78: 242-248, 1966。

㉖西塞羅（Marcus Tullius Cicero, 106-43 B. C.）：羅馬作家、政治家、演說家。奧斯勒指的，是西塞羅在作品 *De Senectute* 中談到的八十高齡老者，名叫 Cato，說他六十幾歲時仍然「中氣十足地向大眾講解法律」。*De Senectute*, trans. William Armistead Falconer（London : W. Heinemann, 1923）, pp. 22-25。

分成三個時期，念書到二十五歲，研究到四十歲，教書到六十歲，到了這個年紀，他如果願意走路，要我拿出雙份的退休俸我都願意。至於特羅洛普的建議是否可行，由於我自己也是來日不多，看來還是置疑的好（為了替社會大眾著想，關於女人，我倒有完全不同的看法，因為女人過了六十，對其他女性的影響才是真有幫助，特別是有那些小飾物——一頂帽子、一條披肩——助陣的話）。

II

在醫學上，「約翰．霍普金斯基金會」過去的種種成就以及未來還能做些什麼貢獻，恐怕才是今天這個場合最適合談的題目。這一所醫院的成立，時機上可以說是千載難逢，當時，醫界對自己的責任正有如大夢初醒，幾家重要的大學已開始真正地將醫學教育當一回事，而對於疾病的科學研究、以及醫師之於社會的價值，民間也多少有了正確的認知。像這樣大型的機構，運作起來要說不犯大錯，那可不是一件容易的事，剛開始的時候，白花力氣的情形的確是不乏其例；但在教育機構的歷史上，像約翰．霍普金斯這樣有成就的大學，恐怕還很難舉出第二所。在醫學上，它不僅止於一個種苗園，還是一個名副其實的培育中心，從這裡分枝、嫁接、分苗、分種出去的，讓整個國家都享受到了好處。校董會與吉爾曼（Gilman）㉙先生二十五年來的貢獻，大家都有目共睹，在這裡無庸贅言；但是，當年籌建這家醫院時，能夠斷然破除成見，不是只為可憐的病人蓋一間城市救濟院，而是讓它與一所大學結合成為一體，對於做出這樣明智決策的人，我就不得不致上由衷的敬意了。醫院應該附屬於醫學院，除了是一個治療疾病的機構外，同時也應具備研究的功能，霍普金斯先生之有此遺願㉚，是誰居功最大，我並不是十分清楚。此一想法或許根本就是來自創辦人本人，但我總覺得，法蘭西斯．金恩（Francis T. King）㉛才是最重要的關鍵，對於此一概念，他始終深具信心，而且將自己一生最後的幾年奉獻出來，促

㉗赫米帕斯：十七、八世紀時，有幾個醫學方面的作者，都曾談到一份據說是古羅馬人的經文，有的說是紀念Lucius Clodius Hermippus的，說他藉著女童的氣息活到一一五歲又五天，有的則說是Lucius Clodius Hirpanus，說他靠著男童的氣息活到一五五歲。這份經文已經佚失，但也有可能只是假託或以訛傳訛。奧斯勒所讀到的可能是 Johann Heinrich Cohausen, *Hermippus Redivivus* 或 *The Sage's Triumph over Old Age and the Grave*（London: J. Nourse, 1749）。

㉘同註㉗。

㉙吉爾曼（Daniel Coit Gilman, 1831-1908）：美國教育家，約翰．霍普金斯大學首任校長。

㉚約翰．霍普金斯（1795-1873）：巴爾的摩商人，約翰．霍普金斯大學創辦人。

使理想一一實現。作為醫院的董事長，身負決策之重任，但他始終不改熱情與謙虛，善納雅言，至今每每思及，仍有如沐春風之感。令人感傷的是，不數年間，首屆董事會的各位先生都先後凋零，碩果僅存的康勒先生（Mr. Corner）㉜堅守崗位至最後一刻，也在數週前辭世，他們對本市的貢獻必將傳諸久遠！回想醫學院草創之初，百事待舉，幸有道賓（George W. Dobbin）與湯瑪斯（James Carey Thomas）㉝不懈的投入，他們的奉獻至今仍然令人動容。還有長期擔任董事會顧問的畢林斯（John Shaw Billings）㉞，始終是幫我們解決問題的智多星，影響之深遠非同小可。在基礎醫學課程的設計上，以及各門學科前置作業的安排上，紐威爾．馬丁（Henry Newell Martin）、蘭森（Ira Remsen）與威爾屈（W. H. Welch）㉟居功厥偉，今天這一套醫學入門的課程，從經典著作、專業科目到文獻資料無所不備，全都出自他們的心血。

為了醫院的開始運作，金恩先生、畢林斯醫師、威爾屈醫師加上我本人，曾經開過多次會議，一轉眼，已經是十六年前的往事了。我是在那一年的一月一日受聘，但當時人還滯留在費城。毫無例外地，一個龐大的組織成立，最後的步驟反而最為繁雜，由於我的身不由己，所有的事情都落在吉爾曼先生的身上，他肩負起代理院長的角色，不出幾個月，一切就緒，醫院也在五月七日開幕。回顧與他共事的那段日子，真是點滴在心，身受教誨與啟發不說，像他這樣不厭其煩、一心以解決困難為樂的人，更屬我生平僅見。總之，值得回憶的往事只能點到為止了，再講下去，我已經著手在寫的醫院早期回憶，恐怕都要曝光了。

醫院草建之初，國內醫界有兩個大問題，其一，是如何正確地教導學生，換句話說，就是如何才能夠讓他們在修養上、學識上與技術上無損於此一行業的尊嚴；其次則是，如何才能夠使這個富強的國家在醫學上做出具體的貢獻。

醫學院是在一八九三年首度招生，入學的條件在美國醫學史上堪稱史無前例。當時已經有不少不錯的醫學院，如果一切都依循舊章，入學考試只要具備一般的程度即可，事情也就單純得多；但是，葛萊特小姐（Miss Garett）㊱送給我們一份大禮，

㉛法蘭西斯．金恩（1819-1891）：巴爾的摩商人，約翰．霍普金斯醫院首任董事長，亦為大學的董事。

㉜康勒（George W. Corner，逝於一九〇五年）：巴爾的摩商人，醫院董事之一。

㉝道賓（1809-1891）：巴爾的摩法官，醫院與大學董事。湯瑪斯（1833-1897）：巴爾的摩開業醫師，大學董事。

㉞畢林斯：見〈書與人〉註⑱。

㉟紐威爾．馬丁（1848-1896）：美國生物學家、生理學家，約翰．霍普金斯大學教授，與奧斯勒同事。率先在美國動物學界提倡演化論。蘭森（1846-1927）：美國化學家，將德國先進的實驗室教學方法引進約翰．霍普金斯大學，一九〇一年出任該校第二任校長。威爾屈：見〈柏拉圖筆下的醫療與醫師〉註②。

讓我們有勇氣說「不」，放棄以量取勝，不接受素質平平的學生，寧願精挑細選，錄取學生的條件是：在學科上已經具備基本的醫學知識，在理念上已經有成為一個現代醫師的認知。那簡直可以說是一項實驗，依我們的期望，至少在未來的八到十年內，每年所收的學生不會超過二十五至三十人。儘管如此，這個國家為我們所做的準備，畢竟超過了我們的預期，錄取人數之多幾乎接近飽和。今天，我們對於進入醫學院所設定的高要求，哈佛已經跟進，哥倫比亞也準備比照辦理。此一制度雖然不是每所醫學院非學不可，但入學考試在全國各地均轉趨嚴格卻是不爭的事實。在我們進行醫學教育改革之前，國內早已經有人走在前面，許多地方都已經以實驗教學取代了課堂教學，生理學、病理學與藥理學都已經有了應用的課程，但我們不可忘記，這所大學的第一位生理學教授紐威爾·馬丁也適時地引進了生物學與生理學的實驗教學。由於醫學院的快速成長，生理學、藥理學與生理化學必須各有分館也就勢在必行，這些學科與解剖學所需的設備因此也已粲然大備，至於病理學、衛生學與應用病理學，當然更是不在話下。總而言之，在醫療技術各門基礎學科上，這所學院絕對是第一流的。

醫學院的科學教學快速提升到一個極高的水平，的確可說是過去二十年來最顯著的教育特色；在細菌學、病理學、有時候甚至在比較困難的科目如應用病理學上，即使是經費有限的學院，照樣卯足了全力要開出課來，但為了應付這方面的需求，對私立學院卻也形成了極大的負擔。新的教學所費不貲，光是實驗之所需就耗盡了全部的學費，其結果是，舊有的私立學院再也無利可圖，但也由於這樣而因禍得福，開始與大學進行合併。

但是，在學生的教育上，真正的困難在於第三部分，亦即醫術的養成。在過去，年輕人一旦出師成為一個普通醫師，一技在身，很容易在社會上立足，因此也造就了不少獨當一面而又能呼風喚雨的人物。但是，隨著醫學院的增加與競爭的加劇，二年制的學制開始出現，半個世紀以來，對醫界無異於一場災難，不僅延滯了進步的腳步，也使醫界充斥著半調子，徒然讓坊間的庸醫、郎中與密醫更有胡作非為的空間。直到三十年前，醫界總算是覺醒了，時至今日，幾乎沒有一所醫學院不是四年制，而且全都力圖振衰起敝，劍及履及，走上科學醫學的教學之路。問題是，醫學生的教導之難，特別難在醫術的養成。舉例來說，肺炎這種疾病為何好發於冬季

㊱葛萊特（Mary Elizabeth Garett, 1854-1915）：巴爾的摩市的女權運動者。為成立約翰・霍普金斯醫學院，需籌集五十萬美元基金，葛萊特慨然捐贈三十萬美元，附帶條件為：必須接受女生，並將校園內一棟建築以「婦女紀念館」命名（Cushing, vol. 1, pp. 373-374）。

與春季？其致命性如何？其病菌的特性如何？以及對肺臟與心臟所造成的變化等等，所有這些，要讓學生了解並不困難，對於這種疾病他可能一清二楚，但是，當你將他放到一個病人旁邊時，他卻可能不知道是哪一個肺出了問題，也不知道如何去找出問題，就算找出來了，卻又可能舉棋不定，不知道在受到感染的那一邊該敷上冰袋還是塗抹藥膏，該放血還是給予鴉片，該每個小時給藥還是完全不需要，甚至連病情是不利還是有利都沒有一點概念。醫師在醫術上可能也會有相同的問題。對於腕部的骨骼，他可能完全了解，事實上，在他的口袋裡可能就有一副，它的每個面、每個紐、每個結，他都瞭若指掌，也可能解剖過十幾條手臂，問題是他卻可能連柯萊司氏骨折（Colle's fracture）與卜德氏骨折（Pott's fracture）都無法區別，至於說要他有樣學樣地把它接起來，他更是毫無頭緒，因為他根本就不曾看過這樣的病例。又或他被召去處理一樁緊急的家庭事故——流產或胎位不正之類的，亟需要臨場的經驗與純熟的技巧，還有就是膽識——那種因為有十足把握而具備的膽識；但是，如果他從未進過產房，從未受過接生的訓練，從未有機會享受過每個醫科學生應有的權利，在那個緊要關頭，他就很有可能使一個或兩個生命變成無知的祭品，而那種無知卻不是他的錯。至少到目前為止，約翰．霍普金斯醫學院展現在美國醫界與國人面前最了不起的成就，就是醫科學生的醫術養成教育。我之所以將它擺在第一位，因為它是最有必要的一課，它也為舉一反三做了最佳的示範；更因為它，醫科學生生活與工作都在醫院裡面才會成為醫療機制的一部分，成為病房作業的核心，而這在美國乃是史無前例的。我這樣說，絕不是有意看低其他地方的同業，若真有此意，老天不容。但是，如果不讓醫科學生親自動手去做醫院的工作，而代之以看台式教室的臨床講演、病房與門診的講課，那就根本是本末倒置。坐在看台式教室的長凳上，學生並不是在診視肺炎的病例，但若能讓他每天每時都盯著它，按時按刻追蹤它，眼裡看的、心裡想的，都是同一種疾病，疾病本身也就成了最好的導師。他乃能從活生生的病人身上了解疾病的各種面向與變化，並在專家的指導下學會何時該進、何時該退，在心領神會間掌握治療的原則，因此就能避免醫師最要命的詛咒——「投幣入槽」的心態㊲。在其他地方，醫術之於醫師也有著同樣的好處；因為自己擁有第一手的知識，如果又有心，往往可以成為同事的救星。所有這些，不是因為別的，完全是因為醫院成為學院的一部分，亦即醫院成為高年級學生的學院才有可能實現。學生之於醫院絕非不速之客，進出只能走邊門；相反地，他們是重要的助手，少了他們，醫院工作的效率將會大打折扣，因此應該受到應有的尊重。醫

㊲指投幣賭博的碰運氣心態。

科學生的實習教育，對社會大眾而言，具有重大的意義，一個學養、醫術俱佳的醫師不僅是社會極有價值的資產，更是醫院與醫學院可貴的資源。就我個人來說，一生中最感到驕傲的事，就是將約翰・霍普金斯醫院的臨床體系與學院的實習教學結合起來。我的墓誌銘——雖然不急於一時——不要別的，只要說我在病房中教導學生即可[38]，因為，到目前為止，在我的心目中，這乃是自己做過最有用、最重要的事。

現在來談第二個問題：如何使這個國家對醫學做出具體的貢獻。這個問題更為棘手，因為這個國家相對來說還很年輕，在成長與發展上，不免有著難以克服的障礙。多少年以來，在世界的科學市場上，美國一直是最大的貸方，在醫學科學上尤其如此。為了要學得世界上最好的東西，我們的年輕人不得不負笈海外；我們的生理與病理實驗室也只有寥寥幾處，因陋就簡作為教學之用。無疑地，最近二十年來的變化很大，到了今天，只要在比較大的城市，幾乎都有人才濟濟的醫學系，美國也正在世界的舞臺上嶄露頭角，這只要看最近幾年問世的醫學期刊就不難知其一二；而我們這所學院更是以龍頭的地位積極參與其事，這從同仁們所發表的重要論文就可以充分證明。這些論文的價值，醫院董事會很早就已經注意到了，也透過公報與各項報導廣為發布，已經使醫院成為世界知名的醫學中心。但我們卻必須有自知之明，這不過是剛起步而已。就拿窮一生之力研究疾病原因的病理學家來說，這個國家如果有一個，德國至少就有二十五個；在德國，每一個病理學家，平均可以分到的一流實驗室更可以多達十二個。問題不止是缺乏經費而已，更要緊的是，沒能做到人在其位。如果能夠做到適才適所，美國的科學很快就可以迎頭趕上。讓我為各位舉一個實在的例子。在醫學裡面，解剖學是一門很基本的學科，只要有醫學院，哪怕是在林間鄉野，都一定有解剖室；即使如此，在美國的大學裡，開得出像樣的解剖學課程的卻沒有幾家。教這門課的人倒是不少，但問到型態學與胚胎學的問題、以及許多相關課題的科學研究時，能夠說得出究竟的不僅寥寥可數，而且多是一知半解。如此一來，年輕人想要找一所設備齊全的現代化研究所，就非得負笈海外不可。今天，這所大學總算是擁有了一所拿到哪裡都絕不遜色的解剖學院，摩爾醫師（Dr. Mall）㊴在這上面的傑出表現充分說明，**只要把對的人放在對的地方，就一定會有成績出來。**

㊳俄亥俄州凡德利亞（Vandalia）的 Presidential Art Medals 公司，曾經發行過一套「醫學巨人」的紀念幣，奧斯勒亦為其一，正面是奧斯勒的胸像，背面就是奧斯勒與一名學生站在病人的床邊，其上是他為自己選的墓誌銘：他在病房中教導學生。

在疾病的研究方面，能夠看到專門的學術機構紛紛成立，諸如紐約洛克菲勒研究所（Rockefeller Institute）、芝加哥麥考密克研究所（McCormick Institute）與費城費普斯研究所（Phipps Institute），象徵著未來大有可為，對於這個國家向來偏弱的高等研究，必將產生極大的動力。但反觀我們的德國同業，他們更能夠盡情地放手表現，不免又讓我們黯然失色而心生嫉妒。就拿人類疾病史上最令人不忍的篇章——精神疾病——來說，今天已經成為文明生活最大的詛咒；在美國，對於這類病患的照顧，絕大部分仍然止於研究的階段，說到成績，謝波醫院（Shepard Hospital）㊵的表現雖然可圈可點，也引起了廣泛的注意；但跟德國近年來的發展比較起來，卻又不免相形見絀了。在德國，每所大學都附設有精神疾病診所，針對早期的可疑個案進行有系統的研究與治療。慕尼黑大學為了成立精神病學系，不惜斥資五十萬美元，未來二十五年之內還要再成立四個新的部門，其中之一是精神病醫院，專門收容急性與可治癒的個案。再來則是兒童疾病的臨床治療。在我們這裡，已經有布克醫師（Dr. Booker）㊶主持的門診部，在嬰兒夭折方面下過不少工夫，也澄清了一些難解的謎題，但要像凱利醫師（Dr. Kelly）㊷那樣，在婦科方面㊸做出一些舉世注目的成績來，顯然仍有所欠缺，亟需有一棟建築，擁有完善的病房與檢驗室。第三個重要的部分則是梅毒與皮膚科，同樣也需要擁有獨立的建築。在這些專門科目上，布朗醫師（Dr. Brown）、吉爾克里斯醫師（Dr. Gilchrist）與漢普頓．楊醫師（Dr. Hugh Hampton Young）㊹的成就已經為醫院帶來極大的聲譽；最後則是耳、鼻、喉科的門診，同樣應予獨立，並在設備上加以充實。

對於大學與醫院的深切感激，我們是說不完的，接受兩位首長的領導更是我們

㊴摩爾（Franklin Paine Mall, 1862-1917）：美國解剖學家，約翰．霍普金斯大學教授，亦為華盛頓卡內基研究所胚胎學主任。

㊵謝波精神病院，成立於一八五三年。

㊶布克（William David Booker, 1844-1921）：美國兒科醫師，約翰．霍普金斯大學教授，美國兒科學會創會人之一，並於一九〇一年出任會長。

㊷凱利（Howard Atwood Kelly, 1858-1943）：美國外科醫師，約翰．霍普金斯大學婦科教授，率先使用放射線治療癌症，並使用可卡因作為麻醉劑。

㊸奧斯勒的原註為：「欣聞 Harriet Lane 的江斯頓醫院（Johnston Hospital）將與約翰．霍普金斯醫院合作，作為兒童專科醫院，所願將可實現矣。」Harriet Lane Home 為美國最早的兒童醫院，成立於一九一二年，由約翰．霍普金斯大學提供資源，醫院負責醫護人員及其他。

㊹布朗（Thomas Richardson Brown, 1845-1879）：美國胃腸科專家，約翰．霍普金斯大學內科學教授。吉爾克里斯（Thomas Caspar Gilchrist, 1862-1927）：英國皮膚科專家，約翰．霍普金斯大學皮膚科教授。漢普頓．楊（1879-1945）：美國外科醫師，約翰．霍普金斯大學泌尿科教授。

的福氣，他們的寬厚激勵了我們，他們的善意則將各個部門間因磨擦而導致的損害降到了最低，無疑地，在一個學院中，這種損害幾乎是不可避免的。難得的是，來自八方的各色人等在此匯聚一堂，和平相處，各安其所，營造了深厚的同事情誼，而我們與本市居民的關係可說又是另外一種福氣，對於我們為這個城市與國家所做的努力，他們不僅報之以鼓勵，而且盡可能地給予我們資源，大學之能開創一個新的時代，正是有賴於此。身為醫學院的一員，尤其要感謝醫界對醫院與學院的肯定與支持，本市與本州的醫師對我們固然愛護有加，全國的同業，特別是南方各州，對我們同樣給予充分的信任。正是這種信任，使未來充滿希望，過去十六年來的努力也不致白費。但過去的成果只是未來的張本；追隨我們足跡的，必將踏出新的腳步，並超越我們㊺。我們只不過是為一個起點而存在，現在也已經見到了這個起點。有幸能夠參與這樣一項崇高的任務，並與如此高貴的一群人結合成為一體，感念之情必將長在我心！

㊺ John Keats, "Hyperrion", book 2, lines 212-214.

12

送別

L'envoi

凡我所遇之人，我都成為他的一部分。
——亞弗列・丁尼生（Alfred Tennyson）
《尤里西斯》（*Ulysses*）

《編按》

一九〇五年五月二日紐約送別餐宴的演說，出席者均為美國與加拿大醫界望重一時的領袖人物。

一九〇五年，奧斯勒自約翰．霍普金斯醫學院退休，即將啟程赴英，在一場歡送宴會之後，發表了這一篇離情依依的講演。他將自己擁有如此美好的人生歸諸於友誼，並以此感謝同事、家人、病人與社會所給他的愛護。

他笑談多年前從加拿大到美國來的往事，原以為賓州大學邀他前往任教僅是玩笑一場，只因為通知他的朋友，也曾經被他作弄過多次。在面談的餐會中，讓他初試身手的，竟是餡餅中尚未去核的櫻桃。在賓州與約翰．霍普金斯的愉快歲月，他全都歸功於熱忱的同事。談到他從醫生涯的兩大抱負，一是做個好的臨床醫師，一是按照德國模式建立一套科學的臨床系統。

講演中他也將自己的理想分享給大家，其一，做好當日的事情，不去憂慮明天；其二，行事必按黃金律；其三，培養精神上的穩定，寧靜。結尾時他說，未來於他已不足慮，因為已經被記憶中的過去所充滿。他引馬修・亞諾（Matthew Arnold）的詩：

我不曾耽溺於黑暗，
不曾竄改真理，
不曾助長謊言，
也不曾屈服於恐懼。

◆ 送別 ◆

此時此刻，發自我的肺腑，幾乎令我難以承受的感情，深信各位定是感同身受。你們給予我的愛護與關照已經太多，而這一次尤勝於往昔，為了祝我新生涯一帆風順，許多人克服重重困難，不遠千里而來①，盛情如此，確實令我銘感五內。**蒙田曾經叮嚀過，除非是為自己辯護，否則少談自己**②。儘管如此，如果我談自己的話，還請各位多多包涵。快樂之於吾人，各有各的門徑，但我卻可以自豪地說，像我這樣能夠在多方面都得著快樂的人，恐怕還不多見。你們若問我原因，我雖然說不上來，但卻知道，並不是我應該得的比別人多，而是**我所得到的，全都是別人賜給我的。尤其是得自於朋友的最多**，多到我忍不住要「讚美主」。在自己所選擇的行業中，我也感到無比的愉快，這則是因為有你們的緣故。我所追求的成功，如果照某些人說的，就是得到了你想要的並且知所滿足，那麼，在自我的期許上、以及在我

---

①出席者約五百人，分別來自北美洲大陸各處（Cushing, vol. 1, p. 681）。

② Michel de Montaigne, *Essais*, book 1, chap. 21.

事業的人際關係上，我確實都得到了，而且也感到滿足。因為工作需要所接觸的人，我們相處得也很愉快——在自己的家鄉加拿大如此，在這個接納了我的國家亦復如此。在這裡，我從同業的身上可說是品足了人格的高貴與優美，但若非這樣，我哪裡又捨得離去呢？除了友誼的體諒與寬容使得生活大感愜意之外，病人回報我的溫暖信任，想起來更令人倍覺溫馨。

至於最大的快樂，自是來自我的家人，這你們許多人都是知道的，就不需要多說了。

我想要多講一些的是，我如何來到這個國家的始末。事情是費城的兩位先生，葛羅斯（Gross）與海斯（Hays）③起的頭。在《醫學新聞》（*Medical News*）的辦公室裡忙著編務時，他們叫泰森（Tyson）④寫封信問我，是否願意來應徵賓州大學臨床醫學教授一職。收到信時，我人正在萊比錫（Leipsic）⑤，信則是我的朋友薛佛（Shepherd）⑥從蒙特婁轉來的。由於我自己常喜歡跟朋友惡作劇，收到信時，直覺的反應就是：又來了。找我去接派柏醫師（Dr. Pepper）⑦的位子？這種事可是我想都不敢想的。心中不免盤算，薛佛大概為了要把玩笑弄得跟真的一樣，不知道從哪裡摸來一張賓大的信箋，也正因為這樣，拖了好幾個禮拜，我才壯著膽子回了一封信。沒想到米契爾醫師（Dr. Mitchell）⑧真的回了我一個電報，約我在倫敦面談，由他與他那位高貴的夫人來「考考我」，特別是在人品方面。米契爾醫師說，一個人的教養是否適合這樣一個位子，是否適合費城這樣一個城市，測驗的方法只有一個——給他一塊櫻桃餡餅，看他如何將果核剔除——這種把戲我以前剛好讀到過，於是瀟瀟灑灑地將櫻桃核挑放在湯匙裡——就這樣，我得到了那個講座！

我跟這個國家的醫界聯繫極廣，相契也最深。在賓大，我對所遇到的人，很快地就折服於他們的人格與能力，對他們真是既愛又敬，每每想到那些已經作古的先生——派柏、雷迪（Leidy）、渥姆里（Wormley）、艾格紐（Agnew）、艾許赫斯特

---

③葛羅斯（Samuel Weissel Gross, 1837-1889）：傑佛森醫學院（Jefferson Medical College）外科學教授。海斯（Isaac Minis Hays, 1847-1925）：美國眼科學家。為 *The American Journal of the Medical Sciences* 與 *The Medical News* 的編輯，擔任美國哲學學會（American Philosophical Society）的祕書與圖書管理員時，收集大量富蘭克林（Benjamin Franklin）的論文與手稿，並加以編目。

④泰森（James Tyson, 1841-1919）：美國醫師，賓州大學教授，後出掌醫學院。

⑤奧斯勒當時（一八八四年）在德國萊比錫的 Cohnheim 病理研究所深造。

⑥薛佛（Francis John Shepherd, 1851-1929）：加拿大解剖學家、外科醫師，奧斯勒在麥吉爾的同事。

⑦派柏（William Pepper Jr., 1843-1898）：美國醫師、賓大教務長、內科學教授。奧斯勒曾為他作傳。

⑧米契爾（Silas Weir Mitchell, 1829-1914）：美國神經學家、詩人、小說家，亦為賓大董事。神經疾病的「休養療法」（rest cure），亦稱衛爾．米契爾療法，即為其所創。

（Ashhurst）⑨——便慶幸自己能夠在他們長眠之前就先親近了他們，而今天，在為我所設的這個場子裡，能夠與好友如泰森與伍德（Wood）⑩共聚一堂，更是令我感到格外地歡喜。

在約翰．霍普金斯，友情之溫暖與同事之無間，可以說同樣地令人窩心，其愉快與美好，足可回味一世。

至於在醫學社團當中——美國醫學學會、美國醫師協會、以及兒科、精神科、生理學等協會——我跟工作同仁之間打成一片，二十年來，我自己固然始終如一，更要衷心感謝他們對我的包容與體諒。

而與國內的一般科醫師之間，我們也一直維持著一種格外親密的關係。在這個國家，像我這樣遊歷得那麼遼濶，到那麼多地方去拜訪過那麼多醫師的，今天已經不多見了。對於這些不吝在投票時支持我的好朋友，他們的鼓勵與愛護，我是難以表達謝意於萬一的。

最後，則是我與學生之間的關係——今天也有不少在座——我們一直都是亦師亦友。他們不僅在工作上激發我，我甚至可以說，在生活上對我也頗有啟示。

說到我的抱負，從醫一生，只有區區兩項：其一，培養自己成為一個優秀的臨床醫師，使自己可以無愧於這個國家醫界的前賢，以拿丹．史密斯（Nathan Smith）、巴列特（Bartlett）、傑克森（Jackson）、畢吉羅（Bigelow）、阿隆佐・克拉克（Alonzo Clark）、麥特卡夫（Metcalfe）、葛哈德（Gerhard）、德拉波（Draper）、派柏、達柯斯塔（DaCosta）⑪等人為模範，能夠跟他們一樣，成為一個在臨床醫學上做出重大貢

---

⑨均為賓州大學教授。雷迪（Joseph Leidy, 1823-1891）：美國解剖學家，另見〈科學的酵母〉。渥姆里（Theodore George Wormley, 1826-1897）：美國毒物學家、化學教授。艾格紐（David Hayes Agnew, 1818-1892）：美國外科醫師、解剖學家。艾許赫斯特（John Ashhurst, 1839-1900）：美國外科醫師。

⑩伍德（Horatio Charles Wood, 1841-1920）：美國精神科臨床醫師，賓大醫療材料學與治療學教授。奧斯勒受聘之前，伍德曾前往蒙特婁了解其底細，確認奧斯勒確為可用之材。

⑪拿丹・史密斯（Nathan Ryno Smith, 1797-1877）：見〈書與人〉註㉘。巴列特（Elisha Bartlett, 1804-1855）：見〈書與人〉註㉘。傑克森（James Jackson, 1777-1867）：美國醫師與教育家，重整哈佛醫學院（一八一〇年）並創設麻州總醫院，對美國的醫學教育造成深遠影響。畢吉羅（Henry Jacob Bigelow, 1818-1890）：美國醫師、哈佛外科學教授，出版第一篇有關醚用於外科手術的論文。阿隆佐・克拉克（Alonzo Clark, 1807-1887）：見〈書與人〉註㉘。麥特卡夫（Samuel Lyther Matcalfe, 1798-1856）：美國醫師、化學家。曾在印第安納、密西西比、紐約等州行醫，醫學著述甚豐。葛哈德（William Wood Gerhard，1809-1872）：美國病理學家，著有一系列有關天花、小兒肺炎、肺結核與傷寒的病理論文。德拉波（William H. Draper, 1809-1872）：美國皮膚科專家，哥倫比亞皮膚與臨床醫學教授。達柯斯塔（Jacob Mendez DaCosta, 1833-1900）：美國醫師、傑佛森醫學院教授，以採用新的物理診斷法而知名。

獻的臨床醫師，於願足矣。

第二個抱負則是建立一套條頓式的完整臨床系統，有別於此間與英國過去的模式，而是在歐陸經證明相當有效能的系統，德國的醫療就是因此而名列世界前茅。對於臨床醫學的成長，若說我曾經出過什麼力，那也就是在這一方面了，亦即打造一個大型的臨床系統，其中包括一個組織健全的助理與住院醫師制度，以及完善的檢驗室，處理我們在內科醫療上所面對的複雜問題。我非常感謝約翰．霍普金斯大學給我機會，放手讓我實現這些理想，成功與否，雖然仍有待觀察，但我可以確定的是，這個國家最迫切需要的改革，就是醫院體系與醫學院之間的關係。這方面的問題，雅各比醫師（Dr. Jacobi）⑫曾經提出來，但卻沒有受到太多的關注。依我的看法，如果醫界能夠秉持自我犧牲的信條，在醫院的管理上只用一兩個人而不要求到半打之多，那麼，在每個居民五萬的城鎮，也就可以像德國較小的城市那樣，⑬建立完善的臨床系統。只要有了充足的助理與設備，又有了完善的臨床與病理檢驗室，我們在臨床上的工作也就可以不輸給德國了。

再來，**說到個人的理想，則有三個。第一，做好當天的事情，不去憂慮明天。**這個理想，聽起來不怎麼樣，但絕對有其大用，當學生的若能夠身體力行，所帶來的好處遠遠超過其他的法門。若說我有什麼成就，全是拜這個習慣所賜，也就是說，

將全副精神放在今天的工作上，盡自己最大的能力將它做好，至於未來，一切順其自然罷了⑭。

第二個理想則是，在自己能力所及之處，對醫界的弟兄與分派給自己的病人，身體力行黃金律（Golden Rule）**（即你們願意人怎樣待你們，你們也要怎樣待人）**⑮。

第三個理想則是培養寧靜，使自己能夠在順境中懂得謙卑，待人以誠而不傲慢，並為逆境做好準備，能夠勇敢面對。

未來為我準備了什麼，我一無所知——你們也一無所知，但我一點也不在乎這些，伴我隨行的，唯你們過去所賜給我的回憶，這是誰都搶不走的。

我曾犯過錯誤，但犯錯的是腦而不是心。在我與各位相處的這些日子裡，我可以無愧地說：

---

⑫雅各比（**Abraham Jacobi, 1830-1919**）：美國兒科醫師，任教於內科與外科學院。

⑬奧斯勒指的是慕尼黑與巴伐利亞一帶的德國城市。

⑭奧斯勒終生奉行此一生活哲學，詳見〈生活之道〉。

⑮「黃金律」指耶穌登山寶訓的教誨：「你們願意人怎樣待你們，你們也要怎樣待人。」《馬太福音》七章十二節、《路加福音》六章三十一節。此一精神類似孔子所說的：「己所不欲，勿施於人。」

我不曾耽溺於黑暗，
不曾竄改真理，
不曾助長謊言，
也不曾屈服於恐懼。⑯

⑯ Matthew Arnold, *Empedocles on Etna*, act 2, lines 400-403.

13

人類的救贖

Man's Redemption of Man

必有一人像避風所和避暴雨的隱密處，
又像河流在乾旱之地，
像大磐石的影子在疲乏之地。
其中必不再聽見哭泣的聲音和哀號的聲音。
其中必沒有數日夭亡的嬰孩，
也沒有壽數不滿的老者。
——《以賽亞書》三十二章二節、六十五章十九至二十節

《編按》

一九一〇年七月三日，全英肺結核預防協會（National Association for the Prevention of Tuberculosis）在愛丁堡舉行，奧斯勒應邀在參加這項會議的愛丁堡大學學生作禮拜時的演說。

這是一篇非神職人員的佈道辭，發表於英國的愛丁堡，聽講的對象是參加肺結核研討會的學生，時在一九一〇年。

在過去的時代，罹患肺結核多被視為重症，往往難以治癒。儘管聖經中的《詩篇》有言，無人可以救贖自己的兄弟，奧斯勒卻指出，人類的救贖已經來臨，因為醫學在科學上的進步已經能夠減輕病痛。此一重大的成就根植於希臘的醫學思想，其所追求的，正是改善生活之道，以及達成身心的平衡。希臘從觀察自然出發，繼之以歸納並找出通則，加倫（Galen）更由此向前推進，將實驗納入。不幸的是，黑暗時代使此一進步的趨勢為之頓挫，長達好幾個世紀，直到知識的復興再起，轉動整個世界進入加速的步伐。發表這篇講演的六十年前，除了達爾文的演化論之外，化學與物理學的突飛猛進，使人類在對抗與馴服自然方面也邁開了大步。

在此一進步中，步幅跨得最大的，莫過於疾病與疼痛的紓解。麻醉術尚未發展之前，外科手術之恐怖簡直難以想像。一八四六年，波士頓麻州總醫院首度採用這項技術，堪稱是「受苦的人類所收到的一份最大的厚禮」。同樣重要的是，現代衛生學觀念所造成的廣泛效益。李斯特（Lister）創傷治療使手術更為安全，復元更少痛苦，不再需要每天更換包紮。隨著流行性疾病的病因研究，傳染病如天花、傷寒、霍亂都已經能夠預防。有人反對志願接種疫苗，奧斯勒起而挑戰，認為根本是多此一慮。

所有這些進步導致死亡大幅減少，顯示人類在人的救贖上已經邁出了一大步。但是，肺結核仍然是世界上極為常見的致命疾病，雖然其致病的原因已可確定，死亡率也降低了百分之四十。奧斯勒呼籲，為肺結核的預防與治療組織一支十字軍，但是，措施的障礙因素是，社會性的而非醫療性的，因此公共的教育才是當務之急。

人的本質雖然未變，隨著科學知識的增加，中古時期那種疾病與罪惡關聯的觀念已經徹底打破。苦難的擴散以及隨之而產生的恐懼與不安，雖然使希臘的光榮與聖經的應許都大為失色，但隨著文明福祉的提升，展望未來卻充滿著希望。最後，奧斯勒引述希臘哲學家**普洛迪克斯**（Prodicus）

的話，說：「能為人類的生命帶來福祉的，就是神。」

人類的救贖

人類擁有三部福音——靈魂的、財產的與肉體的①。這些福音隨著人類的增長而增長，以千百種方式，在各個不同的時代，在這個世界上宣揚、推廣，所代表的正是人類不停拓展思想的目的。

第一部福音談的是人與無形力量的關係；這部福音所帶來的，有時候是希望，但多數是絕望。從一個寬廣的角度來看，想要建立這種關係，其效應有一時的與永久的，譬如說那一件大事②，跟孔子所講的道理就大為扞格。孔子深知，宗教之為物，乃是一大拘束，故有敬鬼神而遠之的教示③。但是，活在二十世紀的自然繁衍

---

①奧斯勒所講的三福音，他的解釋如下：靈魂的福音，指的是人與無形力量的關係，亦即基督的福音；財產的福音，指的是人與人的關係；肉體的福音，指的是人與自然的關係。

②奧斯勒指的可能是耶穌復活。正如丁尼生的詩句：

有一件久遠以前的神聖大事，
所有的生靈俱為之感動。

③《論語》〈雍也〉：「務民之義，敬鬼神而遠之，可謂知矣。」由此可知，孔子重人道而輕宗教。

之中，基督福音所宣揚的今生與永生，可能還是人類命運最迫切的希望吧！

財產的福音——人與人的關係——則是用血寫在史書的每一頁裡。理論上來說，儘管使邦國高舉的公義④——永恆的正義原則——已經無聲而緩慢地贏得了普遍的共識，但無論國家或個人，我們要使之付諸實現，顯然仍遙遙無期。

至於第三部福音，肉體的福音，是關於人與自然的關係——是一部真正的福音，在一波輝煌的征服浪潮中，其他的一切都沉沒於無足輕重之中——此乃對自然的最後征服，人類的救贖在其中，這也是我迫不及待要喚起你們注意的。

不容否認的是，在生存的掙扎中，所有的生命都瑟縮於病痛的陰影下。一切受造之物一同歎息、勞苦⑤，而齒牙深紅，爪似深谷⑥，換句話說，在野蠻的狀態下，沒有一隻動物是自然死亡，至於人類的歷史，不過是大屠殺的故事罷了——天災、瘟疫、飢荒、戰爭與謀殺⑦，罪惡無可言喻，殘暴難以想像，**人對人所加諸的不人道⑧，遠遠超過看似是自然對人類的暴行**。塵世的這種苦難，有如令人難解的奧祕，對此，樞機主教紐曼（Cardinal Newman）在《順從的原理》（*The Grammar of Assent*）⑨中有一段很有意思的文字，講的是我們命中注定的種種身心苦難，他說：「不僅看不到造物主的影子，連不懷好意的自然似乎也把我們玩弄於股掌之間。不妨這樣說吧，此時此刻，在地球上有數以億計的人；但是，這一代的人從生到死，已受將受之痛苦，有誰能夠秤其重，度其長？再把過去到未來世世代代人已受將受之痛苦全部加起來，可以把在我們與上帝之間的那道鴻溝填滿嗎⑩？」像這樣一幅悲慘的眾生相，總是揮之不去，難怪尤里匹底斯（Euripides）⑪會有這樣的想法：「最好，是不要出生，次好則是趁早死了⑫。」

---

④《箴言》十四章三十四節：「公義使邦國高舉。」

⑤《羅馬書》八章二十二節。

⑥典出丁尼生的"In Memoriam A.H.H.", part 56, stanza 4, lines 15-16。原句為

　而自然的齒牙深紅，爪如

　深谷，朝著他的信條咆哮。

⑦典出《常用禱告手冊》中的連禱文：「自閃電與暴雨，自天災、瘟疫、飢荒、戰爭與謀殺，上主啊，拯救我們脫離。」

⑧ Robert Burns, "Man Was Made to Mourn", lines 55-56.

⑨紐曼（John Henry Newman, 1801-1890）：見〈老師與學生〉註⑥。

⑩紐曼，*The Grammar of Assent*（on the philosophy of faith）（1870）, chap. 10, sect. 1。

⑪尤里匹底斯（480-406 B.C.）：希臘悲觀詩人，蘇格拉底的朋友。

⑫典型的悲觀主義論調。康柏茲（Theodor Gomperz）在《希臘思想家》（*Greek Thinkers*）中引述類似的句子：「沒有出生才是最好命的。」出自希臘悲劇作家 Sophocles。

你們有些人可能記得，艾德溫．馬侃（Edwin Markham）那一首靈感來自米勒（Millet）名畫的詩：〈荷鋤的人〉（The Man with the Hoe）：

被多少個世紀的重量壓駝，倚著
鋤柄　他凝視大地，
歲月的空洞寫在臉上，
而背上馱的是世界的重擔。
誰可以讓他死於大喜與大悲，
沒有遺憾也沒有指望，
渾渾噩噩，如一頭老牛⑬？

這可是開天闢地以來的老故事了；人一呱呱落地，顫慄的心，昏瞶的眼，束手無策，「你的性命必懸懸無定；你晝夜恐懼，自料性命難保。你因心裡所恐懼的，眼中所看見的，早晨必說，巴不得到晚上才好；晚上必說，巴不得到早晨才好⑭。」

再看看大絕望（Giant Despair）處置好青年（Hopeful）與基督徒（Christian）⑮的情形，「黑暗的地牢，使他們的靈魂髒污惡臭」⑯，身無寸縷地被叮咬，痛苦得簡直生不如死。這豈不正是多少個世紀以來人世間活生生的寫照！無助地躺在黑暗與死亡的陰影中，如囚犯一般，徒然唱著盼望的詩歌，徒然祈禱著忍耐的力量，但斯時斯刻，卻跟班揚（Bunyan）筆下的基督徒一樣，心裡擁著一把叫做應許（Promise）的鑰匙，卻打不開地牢的牢門。直到有一天，如湯瑪斯・布朗爵士所說的，在「存在之前的黑夜」與不可知的未來之間，摸索於前前後後的一片漆黑中，人類終於發現了自己，才用這一把鑰匙打開了自然的奧祕，找到一條解救肉體的道路⑰。

此一人類的救贖，乃是希臘思想的大勝利。現代科學的主根就是深植在古希臘的土壤中，其中涵養著豐富的養分，正如亨利・梅因爵士（Sir Henry Maine）所說：「小小的一個民族……上天卻賜與創造進步的原則。這個民族就是希臘。除了大自然盲目的力量以外，這個世界上的動能，無一不是以希臘人為其源頭⑱。」我們的藝術、文學與哲學連同科學，其基本要素全都存在於希臘文化中，只不過平常感覺

---

⑬ Edwin Charles Markham, "The Man with the Hoe", in *The Man with the Hoe and Other Poems* , stanza 1, lines 1-7.

⑭《申命記》二十八章六十六至六十七節。

⑮好青年、基督徒、大絕望：約翰・班揚（John Bunyan）《天路歷程》（*The Pilgrim's Progress*）中的人物。

⑯ John Bunyan, *The Pilgrim's Progress,*（1678 ; London: George Rputledge and Sons, n.d.）, p.173.

⑰ Thomas Browne, *Hydriotaphia, Urn Burial*（1685）, chap. 5.

不到而已。直到今天，我們在某一個層面的所思所想，仍然少不了柏拉圖的啟發，在這所大學⑲的每間講堂中，訓練有素的耳朵還是可以聽到萊希門（Lyceum）⑳的迴響。在《希臘史詩之興起》（*Rise of the Greek Epic*）的導言中，穆瑞教授（Professor Murray）㉑說，希臘人總是懷著一種強烈的願望，要將現實生活營造得更為美好，有助於服務人群，而這種想法就如同大氣般籠罩著希臘人的生活。從荷馬㉒到魯珣（Lucian）㉓一再重複的就是：**身體之美是整體的，並深信「吾人的靈魂是與身體交融於一體的」**㉔，肉體與靈魂相輔相成，希臘人唱歌乃是「為使肉體歡愉」㉕。美好的靈魂與美好的身體相互調和，既是柏拉圖的理想也是亞里斯多德的教育目的。《理想國》第三卷中所描繪的畫面何等美好：有朝一日，「我們的年輕孩子生活在健康的天地中，耳聰目明，領受一切的良善，流入眼中耳裡的盡皆如純美之地吹來的和風，從最早的階段起就潛移默化靈魂，使之進入與理性之美調同音合的境界㉖。」正如柏拉圖告訴我們的，哲學始於好奇㉗；當人類在美索不達米亞（Mesopotamia）平原上睜開眼睛看著星空時，就已經踏出了觀察自然的第一步，引領他展開漫長的一生。但第二步的踏出往往是緩慢的，亦即哈維所說的，如何透過實驗，探詢並找出自然的祕密㉘，則不是一蹴可幾的。發明日晷儀並預知日蝕的迦勒底人（chaldeans）㉙有了一個好的起頭；儘管畢達哥拉斯（Pythagoras）㉚曾經做過一個很基本的實驗，確認音高決定於震動的波長，但善於觀察之外，希臘人似乎還沒有學到太多。當時的希臘思想家們僅靠著觀察與高明的歸納，在他們的著述中，還找不到一丁點預示現代發現的跡象。**一個人在追求大原則的過程中，步履蹣跚總是難免的。**觀察與思考的作

---

⑱亨利．梅因（Henry James Sumner Maine, 1822-1888）：英國法官，著有 *Village-Communities In the East and West*（New York: Henry Holt, 1876）, p. 238。

⑲指愛丁堡大學。

⑳雅典近郊，亞里斯多德教授學生之地，與阿波羅神殿相鄰，因阿波羅的稱號萊希爾斯（Ly-Ceus）而得名。

㉑穆瑞（George Gilbert Murray, 1866-1957）：英國古典學者。見〈舊人文與新科學〉註218．

㉒荷馬（約 700 B.C.）：希臘史詩作家，著有《伊里亞德》與《奧德塞》。

㉓魯珣（約 125-200 A.D.）：希臘作家、詭辯家、修辭學家，以諷刺偏見與迷信的對話知名。

㉔ Robert Browning, "Rabbi Ben Ezra", line 60.

㉕同註㉔。

㉖柏拉圖，《理想國》，book 3, 401c-d。

㉗柏拉圖，《塞提特斯》（*Theætetus*）, 155d.

㉘ William Harvey, *Anatomical Exercises on the Generation of Animals*（1651）.

㉙迦勒底人：起源於美索不達米亞平原的一支閃族，紀元前六世紀建立新巴比倫帝國。

㉚畢達哥拉斯（約 582-500 B.C.）：希臘哲學家、數學家。見〈柏拉圖筆下的醫療與醫師〉註③。

用雖然不小，但若僅止於此，想要揭開自然之祕，那就有所不能了。希臘人如果當時就能夠更進一步，柏拉圖與亞里斯多德如果能夠了解「實驗」在人類知識進步上的價值，歐洲的歷史大概就要改寫了。

在當時，這種思考工具（organon）㉛尚不存在，在醫療方面，縱有天才如希波克拉底，也還是僅止善於觀察、以及將疾病視為一自然過程而已。到了偉大的加倫（Galen）㉜，開始踏出了一小步；加倫了解，就利用實驗做疾病的科學研究來說，單純的事實只不過是前提而已，還需要大量蒐集材料，才能導出原理原則。古代世界黑暗的地平線上，希臘的黎明曙光亮了起來，心智的解放似乎找到了出路。然而，卻有事情發生了——為什麼會發生，天知道！火光搖曳欲滅，中古時代的大黑暗降臨，希臘竟也就此死去，連著好幾個世紀，人類被套上了枷鎖，進步的道路更加顯得漫長而崎嶇。然後，知識的復興恍如大夢初醒，先是懷疑，繼之以確認，深知若要獲得解放，唯有重返希臘的往聖先賢，因為正是他們，早已經將人類的雙腳放在了正確的道路上，於是，在化學的研究方面，在哥白尼、克卜勒與伽利略㉝的發明上，現代科學找回了它的源頭。實驗方法的成長改變了人類的眼界，直接導致物理與生物科學的發展，進而將世界轉型進入現代。

緩慢而痛苦的前進，花了三個世紀，科學從一個點爬到另一個點，其間多少的錯誤與挫折，人類的努力可以說是斑斑在目，但人類心智最具革命性與最大幅度的進步也終於達成了。重大的改變會對人與世界的關係造成重大的影響，但是，由於我們太過於貼近事件的發生，反而往往看不真切；倒是在這些改變當中，有些最重要的，卻在人們有生之年的記憶中就起了重大的作用，其中有三件是最了不起的。

我們這一代的人，從小就被教導，「人類在最初的狀態，在受造物中是非常高貴而與眾不同的，被放在這個世界最頂端的主人位置，其他所有的受造物都位於其下。人類心智的力量與機制則是無與倫比與完美的㉞。」這一段話出自我的主日學教材；但無可諱言地，達爾文一出㉟，整個情況轉了個一百八十度，人再也不會依依不捨地回顧一個失落的樂園，相反地，他覺得自己已經重回樂園的門牆了㊱。

㉛思考工具：指思想或知識的方法，為科學或哲學研究的體系。

㉜加倫（Claudius Galen，約 130-200 A.D.）：希臘醫師、哲學家。見〈教學與思想〉註㉒。

㉝哥白尼（Nicolaus Copernicus, 1473-1543）：波蘭天文學家，為現代天文學的創始者，也曾研究醫學。克卜勒（Johannes Kepler, 1571-1630）：德國天文學家，亦為現代天文學的奠基者。伽利略（Galilei Galileo, 1564-1642）：義大利數學家、物理學家、天文學家。一五九七年發明溫度計，一六〇九年發明望遠鏡。

㉞奧斯勒所引述的這一段文字，在神學淵源上可以追溯到聖奧古斯丁（St. Augustine, 354-430）。

㉟達爾文的《物種源起》一書出版時，曾引起極大的爭議。

其二是，化學與物理學終於讓人掌控了四大元素，並馴服了自然的力量。正如吉卜齡（Kipling）㊲在〈四天使〉（The Four Angels）這首詩中所觸及的核心問題，天使先後將火、氣、地、水賜給亞當，他快快樂樂地在園子裡，看著蘋果樹發芽、長葉、開花，然後結果，絲毫管不到它們；但有一天，蘋果樹被砍倒了，他必須到伊甸園的牆外去工作，於是——

拜可怕的災難所賜
他起來做了主人
掌管了地與水、氣與火㊳。

而此一主人的地位，我們今天也贏得了，使荷鋤的人可以抬頭挺胸了。

說到第三件、也是最了不起的一件成就，則是醫治萬民的科學之樹的葉子㊴。在知識上，教育在成長與普及；在物質上，有各種機器用於生活；在道德上，國與國之間的倫理標準提升，但是，跟人類受病痛折磨的減少比起來，所有這些進步都黯然失色了。《詩篇》雖然說，沒有人可以救贖自己的弟兄㊵，但這種每個人自己身體的救贖卻實現了，而這全都是許多人透過研究與實驗，從自然的過程中發掘出來的。這些人默默工作，不求聞達，護著科學聖壇上的那一炷香火，推開了知識之門，才讓我們今天得以一探健康與疾病的法則。由於時間的關係，有關人類身體的救贖，我只能舉其犖犖大者了。

在我們的有生之年，地球上發生了一件奇妙的大事——這件事，不曾有先知預言，不曾有預言家夢到，甚至於不在基督祂自己所宣講的至福中㊶；只有聖約翰在描述新天與新地的篇章裡約略提到過：到那時候，以前的事都將過去，一切的眼淚將被擦去，不再有悲哀、哭號㊷。一八四六年十月十六日，在波士頓麻州總醫院的

㊱奧斯勒此處借用米爾頓（John Milton）的兩首長詩：《失樂園》（*Paradise Lost*）與《重回樂園》（*Paradise Regained*）。

㊲吉卜齡，"The Four Angels," lines1-7。

㊳同註㊲。

㊴典出《啟示錄》中聖約翰眼中所見新耶路撒冷的景象。《啟示錄》二十二章一至二節：「天使又指示我在城內街道當中一道生命水的河……河這邊與那邊有生命樹……樹上的葉子乃為醫治萬民。」

㊵典出《詩篇》四十九篇七節：「一個（人）也無法贖自己的弟兄。」

㊶指耶穌的登山寶訓，見《馬太福音》五章三至十二節、《路加福音》六章二十至二十三節。

㊷典出《啟示錄》二十一章一至四節。

階梯手術室，一個新的普羅米修斯（Prometheus）㊸送來了一份跟火一樣貴重的大禮，堪稱是有史以來最大的禮物，可以為人類解除痛苦——不再有疼痛㊹的預言實現了；由一個人類採用新的麻醉法，進行了一項大膽的實驗，一項亙古的奧祕就此解除。正如衛爾·米契爾（Weir Mitchell）㊺在〈疼痛之死〉（The Death of Pain）一詩中所說：

不論還有什麼勝利盤據心中，
不論還有什麼禮物讓人富足，
啊！看哪，此時此刻將垂諸永久，
其甘甜無與倫比；懷著希望、懷疑與恐懼
全都陷入一片靜默，目睹一個
如神般熱切的頭腦判決疼痛之死㊻。

夏娃的詛咒，亦即代表亙古以來神所降的痛中之痛㊼，就此一舉解除。刀子的恐怖不再可怕，醫院不再是製造驚恐悲劇的場所。今天手術室中的安靜，我們視為當然，但能夠達到這種極樂世界（Elysium）㊽的境地，先是經過了漫長的努力，首度取得關鍵的化學藥物，還要有極大的勇氣，在實驗中冒名譽甚至人命的風險，才能克服人們長久以來的懷疑。

另外，更為廣被四方、惠澤全人類與所有社會階層的福祉，則是痛楚的紓緩與疾病的預防。在這方面，由於現代衛生學的發達，在人類的歷史上可說是創下了空前的勝利。關於這個眾所關心的問題，可以從三個方面來談。

今天在蘇格蘭，你們所啟用的傷口治療方法，不僅功德無量，而且改變了現代外科的整個面貌。像我這樣年紀的人，在前李斯特（pre-Listerian）時代㊾，都在一般

㊸普羅米修斯：希臘神話。據說普羅米修斯從天上將火帶到地上，並送給人類許多其他的知識。奧斯勒在此指的是威廉・湯瑪斯・格林・摩頓（William Thomas Green Morton, 1819-1868），美國牙醫師，為使用麻醉實施外科手術的第一人。

㊹《啟示錄》二十一章四節。

㊺米契爾（Silas Weir Mitchell, 1829-1914）：見〈送別〉註⑧。

㊻米契爾，"The Birth and Death of Pain", in *The Complete Poems of S. Weir Mitchell*（New York: The Century, 1914）, p. 416。

㊼奧斯勒在此處所指的是《創世記》三章十六節，上帝為懲罰亞當與夏娃，降給女人「懷胎的苦楚」。

㊽極樂世界：希臘神話中，得善果的人死後，或免於死亡的英雄所居之樂土。

㊾前李斯特時代：亦即英國醫師李斯特（Joseph Lister, 1827-1912）發展無菌外科手術之前。

醫院當過包紮員，經常會碰到傷口化膿甚至嚴重的膿毒症與敗血病，外科醫師甚至連簡單的切除都不敢做。但是，在愛丁堡皇家醫院（Edinburgh Royal Infirmary）與格拉斯哥皇家醫院（Glasgow Royal Infirmary），李斯特針對傷口治療所做的實驗，不僅使傷口的復元大為改善，而且使手術所受的痛苦大為減輕，對每個意外受傷或需要動手術的人，都具有劃時代的意義。過去的時代，化膿的傷口一定要經過包紮，換藥變成每天最大的折磨與痛苦，對小孩尤其是如此。時至今日，即使是在最大的手術之後，傷口僅需要簡單包紮，術後疼痛也可以減至最低。說到麻醉法與無菌法在醫院生活中造成了什麼樣的革命，我們這些老一輩的人總算開了眼界；我問皇家醫院的護理長，昨天晚上在病房裡有多少人喊痛，她只說，八點的時候有一個，其他人都沒事。

但是，說到最了不起的人類救贖，還是要推大規模疾病的消除與預防。我們所謂的熱病或急性感染，能夠獲得控制，可以說是醫學科學的至高成就，而你們的國家在這方面實行之徹底，在全世界更是首屈一指。你們聽起來也許是老生常談了，但我還是要提醒你們，由於採取了直接預防與防範傳染病擴散的措施，五十年來，這個城市已經保全了四至五千人的性命。今天仍然健在的亨利．小約翰爵士（Sir Henry Littlejohn）㊿為愛丁堡所作的第一次衛生調查發現，在高街（High Street）以南人口密集的地區，死亡率高達千分之四十，當時居然沒有人會感到驚訝。反觀今天，各位卻生活在一個全歐洲死亡率最低的城市——去年為千分之十五點三——這全是因為徹底實施有效措施所致。當我們獲知，去年一年，沒有人死於天花與斑疹傷寒，因傳染性熱病死亡的也只有二十一人，我們真的不敢相信，這一切居然在我們有生之年成為真實了。天花、斑疹傷寒與傷寒的絕跡，若說它改變了醫院的醫療性質，這絕非誇大之詞。在這個國家，傷寒已經被逼到死角了，雖然還有比它更棘手的敵人要對付，但我們有信心，要不了多久也都會銷聲匿跡。

在這裡，卻有一種最可怕的惡性傳染病，我要多花一點時間來談。這種病的控制，多虧詹納爾（Jenner）[51]做出了大貢獻。但最近卻有大量的文章在散播，企圖在天花疫苗接種的價值上混淆視聽。我敢說，任何一個像我一樣曾經身歷其境，熟悉其歷史，有能力作出清楚判斷的人，都絕不會懷疑預防接種的價值。幾個月前，反疫苗接種聯盟（Anti-Vaccination League）的刊物編輯還消遣我，說我對這個問題保持沉默大違常情。既然如此，我倒是希望下一份迦密山式（Mount Carmel-like）的戰書，挑

㊿小約翰（Henry Duncan Littlejohn, 1828-1914）：愛丁堡大學法醫學教授，同時也是愛丁堡公共衛生官員。

[51]詹納爾（Edward Jenner, 1749-1823）：見〈醫界的沙文主義〉註㉛。

戰那些反接種的巴力神（Baal）先知[52]，在下一次大流行時，由我挑十個接種過的人，他們則選十個未接種的（如果找得到！），三個國會議員、三個反接種的醫師、以及四個鼓吹反接種的宣傳人士。我保證，當他們得病時，我不僅不幸災樂禍，還會像照顧兄弟一樣照顧他們；萬一有人不幸死去，他們的身後事也包在我身上，我一定給他們辦一場隆重的反接種喪禮。

摸索了好長一段時間，直到三、四十年前，靠著許多流行疾病病因的發現，預防醫學總算成了一門有系統的知識。你們若想要了解這門學問，我推薦你們去讀哈道（Radot）的《巴斯德的一生》（*Life of Pasteur*）[53]；這本書讀來很有一點讀愛情小說的味道。人類未來的救贖是否能實現，跟世界上的大傳染病大有關係。為什麼說未來呢？因為我們現在只碰到這個問題的邊而已。整整一個世代的努力，我們都沒有當一回事。教我們如何控制霍亂的羅伯·寇霍（Robert Koch）[54]，不久前卻過世了。如果你們想要了解醫學面對考驗時所發揮的力量，不妨去讀讀黃熱病在哈瓦那與巴西的歷史；其成果在人類的歷史上可說是空前的。而今天，衛生學上一項最了不起的考驗也正在我們的眼前進行。眾所周知地，巴拿馬運河的開鑿，工人的健康是一個極大的問題。四個世紀以來，巴拿馬地峽一直是白人的墳墓，管理運河的法國人，死亡率一度高達千分之一百七十。即使是在最惡劣的環境，這個數字也算是相當高的。每個月我都會讀《報導》（*Reports*），這本月刊堪稱當前最佳的衛生學讀物。根據該刊報導，於三月分時，在五萬四千名員工中（其中白人約一萬三千人），死亡率已經降到千分之八點九，如此低的百分比，我相信，甚至低於美國的任何一個城市。之所以有這樣的成果，大部分要歸功於瘧疾寄生蟲生命史的研究，當然還要加上消滅這些寄生蟲的有效措施。這又可以說是人類歷史上一項無與倫比的紀錄。但我們不可忘記，凡此都在說明，現代的組織力量是能夠創造出各種可能性的，也是衛生學的一大功德。今天，將這些功德帶到熱帶地區去，乃是白種人責無旁貸的責任；責任重到什麼程度，只要看看英屬印度剛公布的驚人數字，你們就會明白了。以一九〇八年來說，在二億二千六百萬人口中，因熱病與霍亂死亡的人數居然高達五百萬；在整個畫面中，唯一的光亮是，傳染病的死亡率降低了——與一九〇七年比較，死亡的病例減少了將近一百萬。

㊷迦密山：以色列的聖山之一，為迦密教派（Carmelite）修院與修女院的所在地。奧斯勒在此是拿以利亞（Elijah）與巴力神先知的對抗做比喻。見《列王紀上》十八章十九至四十六節。

㊸ René Vallery-Radot, *Life of Pasteur*, trans. R. L. Devonshire, foreword by William Osler（1900 ;London: Constable, 1911）.

㊹羅伯・寇霍（1843-1910）：德國細菌學家，曾前往埃及與印度，發現霍亂病原體。詳見〈書與人〉註⑳。

在人類的救贖上，這些都可以看成是大有進展的指標，並在疾病的對抗上讓我們緊緊地團結在一起。肺結核如今仍是世界上重大的傳染病之一，確定其致病的原因則是我們這一代的重大成果。由於衛生條件的改善，這種傳染病的死亡率已在降低，一八五〇年以來，累積降低超過了百分之四十；但其殺傷力仍然是最大的，一九〇八年，英國與愛爾蘭就有六萬人死於該病，在本市，也多達五百八十九人，約佔全部死亡人口的百分之十至十一。擺在我們眼前的問題再清楚不過。關於這個疾病，其致病原因、擴散方式、如何加以預防、如何可以治癒等，我們全都了解，如何將我們的所知加以有效地運用，正是今天舉行這項會議的主旨。這乃是一項為社會大眾所發起的運動，過去的歷史則告訴我們，這項運動大有成功的希望。徹底消除這種疾病的辦法，紙上作業雖然簡單，但要落實卻不免牽動整個社會的筋脈，有其千絲萬縷的難處，然而絕非無法克服，更何況問題已在逐漸消失當中。基於此一理由，我呼籲大家拿出熱誠，齊心投入這一支十字軍，但也千萬記住，唯有長時間的和衷共濟，可能要經過好幾個世代的努力，才可望將這種疾病納入傷寒、斑疹傷寒與天花之列。

在人生的悲喜劇當中，跟科學的黎明時期一樣，人性並沒有改變，其反應也大同小異，但知識畢竟已經大開，風景的光與影也已經隨時移而勢易，景象光明了許多。罪與病一如夜與晝之相互關聯，這種想法的時代已經一去不回[55]；該是我們正視新的標準、重新評估生命價值的時候了！現代人的有些觀點，古人固然聞所未聞，我們的父祖輩可能聽過，但也只是模模糊糊的，至於其意義何在，卻少有人說得出個道理。我們活著的那一顆人心，就好像用普洛斯派羅（Prospero）之杖[56]點過。當揮之不去的恐懼與不安籠罩人心，當黑夜有瘟疫潛伏，白晝有疾病來襲，大英帝國的子民又如何？希臘的光榮、羅馬的輝煌，甚至福音的訊息又有何用[57]？至於新的科學的社會主義，有其既定的使命，與卡爾・馬克思（Karl Marx）[58]、費迪南・拉塞

---

[55] 疾病為因罪而受的懲罰，相關觀念詳見〈醫師與護士〉註[22]。

[56] 普洛斯派羅：莎士比亞《暴風雨》中的人物米蘭公爵，為人正直，遭到放逐至一海島，為一有智慧而好心的魔法師，戲劇結束時，將自己的魔杖折斷。在此，奧斯勒的意思是，正如普洛斯派羅用魔杖給女兒蜜蘭達（Miranda）帶來快樂，科學所帶來的也是快樂而非財富。

[57] 奧斯勒認為，人若疾病纏身，聖經的話語又有什麼用呢？由於奧斯勒為虔誠的基督徒，有此一問，顯然與聖保羅在《羅馬書》八章十八節所說的抵觸。聖保羅所說的是：「現在的苦楚，若比起將來要顯於我們的榮耀，就不足介意了。」奧斯勒於此似乎更傾向於人道主義。

[58] 卡爾・馬克思（1818-1883）：德國社會學家、政治家，一八四八年在德國發動革命，次年被驅逐，先往巴黎，後寓居倫敦至死。影響後世最大的著作為《資本論》。

爾（Ferdinand Lassalle）[59]或亨利・喬治（Henry George）[60]等人的理論關係不大，跟柏拉圖或湯瑪斯・摩爾爵士（Sir Thomas More）[61]的夢想可能更不相干——儘管他們的思想有助於讓人了解什麼是公民的福祉。**在我們竭盡所能為這個世界設想時，不用擔心會耗盡其資源，只要我們的用心是在於厚生，生命所依恃的便是永恆不變的原則——道德的熱忱、自由與公義。**

瑪麗與約翰、珍妮與湯姆所代表的世界[62]，展望從來未有像今天這樣好過，沒有絕望與失望的空間。至於那些心情與脾氣都不好的人，宛如高棲樹上無所事事的烏鴉，應該讓他們到競技場上去，用血肉去挑戰那些代表壞空氣與破房子、飲酒與疾病、沒有必要的痛苦、以及每年平白喪失寶貴生命的執政者與掌權者[63]，讓他們去為人命貴於黃金的日子奮鬥。啊，生命廉價豈不正是現今每日上演的悲劇！

記得希臘哲學家普洛迪克斯（Prodicus）[64]說過：「**凡有益於人類生命的就是神**[65]。」在這個新的福音中，我們看到了一條索帶，將我們同那些眼裡只有知識的頂尖人物聯繫在一起，在他們的手中，自然是一本敞開的書，是一條道路，可以通往雪萊（Shelley）所歌頌的美好時代：

與科學於地上破曉雖遲；
平安撫其心，健康活其形；
疾病與歡樂不再相混，
理性與感性不再衝突，
心智自由翱翔於大地，廣布
無限的能量於至廣的領域㊻。

㊾費迪南·拉塞爾（1825-1864）：德國社會主義者，德國社會民主黨創黨人。

㊿亨利·喬治（1839-1897）：美國政治經濟學家與土地改革家。一八八六年由美國工黨提名角逐紐約市長失敗。

(61)湯瑪斯·摩爾（1478-1535）：英國人道主義者，著有《烏托邦》（*Utopia*）。

(62)瑪麗與約翰、珍妮與湯姆（Mary and John, Jennie and Tom）：指典型的工人階級。

(63)典出《以弗所書》六章十二節：「因我們並不是與屬血氣的爭戰，乃是與那些執政的、掌權的……爭戰。」

(64)普洛迪克斯（紀元前五世紀）：希臘詭辯家、修辭家。見〈柏拉圖筆下的醫療與醫師〉註(82)。

(65)典出西塞羅（Marcus Tullius Cicero）《論諸神的本質》（*On the Nature of the Gods*）：「普洛迪克斯說，諸神乃是有益於人類生命之物的化身。」

(66)雪萊（Percy Bysshe Shelley），"Queen Mab", canto 8, lines 227-234。

Ⅲ 觀念與歷史

14

柏拉圖筆下的醫療與醫師

Physic and Physicians as Depicted in Plato

小小的一個民族……上天御賜與創造進步的原則。這個民族就是希臘。除了大自然盲目的力量以外，這個世界上的動能，無一不是以希臘人為其源頭。

——亨利．梅因爵士（Sir Henry Maine）

《鄉村社會》（*Village Communities*）

在一個了無生趣的停滯世界——埃及、敘利亞、冰封的塞西亞（Scythia）——，毫無目的的社群組合之外，別無他物，遑論有意識的個人以及其能力與權利。但也是從這個世界，希臘人昂首闊步而前，有如童話中的王子，讓一切都動了起來。

——華特．派特（Walter Pater）

《柏拉圖與柏拉圖思想》（*Plato and Platonism*）

一八九二年十二月十四日於約翰．霍普金斯醫院歷史學社的演說，並於次年刊行。

《編按》

這篇有關早期希臘醫學的講演，一八九二年發表於約翰．霍普金斯醫院的歷史學社。在哲學家柏拉圖的作品中，有不少地方談到古希臘的醫師，談他們在社會上的地位、醫療與保健以及神學的關係。柏拉圖為醫療所下的定義是：「這是一門照顧病人身體的藝術，對於每個個案，所作所為都有其根據，有其道理。」

在他的《對話錄》中，柏拉圖告訴我們，當時的醫療強調身心應該一體對待。在《提默斯》（*Timæus*）中，他談到他自己對於身體的看法，認為身體是由多種不同的三角體組成，這些三角體結合之後，形成髓質、血液、膽汁與骨骼。人之所以生病，就是這些體液，特別是膽汁，失常所造成的。有關呼吸與消化，柏拉圖的理論，以奧斯勒那個時代的眼光來看雖然不免怪異，但他卻明白，血液循環並滋養著這些器官。在他的老化理論中，髓質的三角體弱化，無法再行吸收養分，便將靈魂釋出然後死亡。

論及心理問題時，柏拉圖提到性情、理性與慾望的衝突。在一篇對話中，他將心智比喻成一塊接受印象的蠟；在另一篇裡面，心靈則被比喻是一個鳥籠，裡面關著各種被捉來的知識之鳥。他也討論了有益的或「神性的」瘋癲，是預言、詩、靈感與愛情的濫觴。惡習則是後天的，是不好的教養或身體的缺陷所造成的。維持身心之間的平衡可以避免心理的疾病，至於治療，則有賴於運動與飲食，而不是靠藥物。

在柏拉圖的作品中，也不乏醫師的生活資料，包括私人醫師與獲選為國家級醫師的。醫師雖然被視為社會的精英，在社會的各種行業中，柏拉圖僅將之列為第四等（哲學家第一，暴君第九）。

對於醫師，在柏拉圖所提出的意見中，最聳動的莫過於「**醫師應該親身體驗所有的疾病！**」（《理想國》）他也經常拿醫療做比喻，說蘇格拉底把自己形容為一個接生者，診斷一個男人肚子裡懷的是真理還是無知。關於蘇格拉底服毒就刑的事，從醫學的角度，他花了不少的筆墨，至於最高的敬意則是獻給醫神艾斯丘拉匹爾斯（Aesculapius）。對於柏拉圖的作品於今讀來猶新，大有益於今日的醫界，奧斯勒讚不絕口。

柏拉圖筆下的醫療與醫師

希臘醫學這個主題，歷史學會去年冬天就已經在籌劃，先是針對艾斯丘拉匹爾斯神廟①發表過一些東西，加上還有威爾屈醫師（Dr. Welch）②的獻詞，接著我們又對希波克拉底的作品做了有系統的研究，排出順序，分別是內科學、衛生學、外科學與婦科學。經過我們的爬梳與整理，我們發現，其中最發人興味的是，即使在希波克拉底之前，在幾乎沒有解剖學與生理學基礎的情況下，希臘的醫學已經有了長足的進步。不少追根究柢、心思敏銳、思考獨立的人，已經在研究自然與人的問題，在前蘇格拉底時代的哲學家中，已經不乏傑出的醫師，其中又以畢達哥拉斯（Pythagoras）、恩皮多克里斯（Empedocles）與德謨克里特（Democritus）③最享盛名。遺憾的

①醫療之神艾斯丘拉匹爾斯的神廟與神壇散見希臘全境，其中以艾皮多拉斯（Epidaurus）的最為著名，相傳該地曾有多次治療的神蹟。

②威爾屈（William Henry Welch, 1850-1934）：美國病理學家、約翰·霍普金斯大學教授，為細菌學與病理學權威，也是該校第一位醫學史教授。

是，他們的觀點，甚至他們寫過些什麼醫學方面的東西，我們全都知之甚少。雷厄休斯（Diogenes Laertius）④倒是保存了一份德謨克里特醫學作品的清單，但這徒然令我們為這些偉大作品的失佚更增惋惜之情，其中一篇的標題為：「論癒後飽受咳嗽之苦的人」，單看題目就顯示他對疾病觀察之入微，難怪戴倫伯格（Daremberg）⑤不認為那是出自前希波克拉底一個哲學醫學家之手了。

我們又一同研究了希臘的黃金時代，當時的醫療跟今天一樣，與科學、運動及神道都扯得上關係。我們不難想像，遠在紀元前四世紀的時候，雅典的一個父親，眼看著正在發育的兒子健康日衰，咳嗽不止，不免心急如焚，於是跑去求教希波克拉底，要不然就是將孩子送到陶里亞斯（Taureas）⑥技擊道場，接受有系統的體魄訓練，再不就如蘇格拉底所建議的，「當人事已盡」⑦，就只有求助於神明⑧，上艾皮多拉斯（Epidaurus）的神廟⑨，或到就近的神壇去，將兒子交給「杏林大師」艾斯丘拉匹爾斯。若是在十九世紀的今天，希臘人碰到了這種父母之憂，固然會去檢查診斷並尋求理性的治療，但也可能大老遠去求訪麥克斯（Miccus）⑩那樣道行極高的體能「師傅」，以及去到類似我們這邊的基督科學會（Christian science）⑪，尋求信心療法，取代傳統上對艾斯丘拉匹爾斯的虔誠祈求⑫。

希波克拉底以降，希臘史上最輝煌時期的醫療狀況，我們的所知可說極為貧乏，

③畢達哥拉斯（約 582-500 B.C.）：希臘哲學家、數學家，據傳曾經提出靈魂投胎的理論，並主張塵世的生命乃是靈魂淨化的過渡。他本人及其學派在幾何學上的貢獻尤其著名。恩皮多克里斯（約 495-435 B.C.）：希臘哲學家、詩人、政治家，率先主張所有的物質皆由火、氣、土、水四元素組成。德謨克里特（約 460-370 B.C.）：希臘哲學家，因天性樂觀而有「歡樂哲學家」之稱，為古代著名的原子論者。

④雷厄休斯（紀元前三世紀）：希臘作家，著有著名哲學家生平的傳記，共十卷。該書目前尚存，其中雖不乏謬誤與人云亦云，但對哲學史仍有其不可抹煞的貢獻。

⑤戴倫伯格（Charles Victor Daremberg, 1817-1872）：法國醫學史家。

⑥一所位於陶里亞斯的私人學校，專門訓練男童的體魄與技擊。

⑦Louis Dyer, *Studies of the Gods in Greece at Certain Sanctuaries Recently Excavated*（London：Macmillan, 1891）, p. 238.

⑧指希臘醫療之神艾斯丘拉匹爾斯，其常見的形象為一髯鬚老者，手執權杖，杖上有蛇盤繞。

⑨位於亞戈里斯（Argolis）的一個小鎮，為艾斯丘拉匹爾斯主廟的所在地。

⑩麥克斯（紀元前五世紀）：技擊道場的名師（Lysis, 204a）。

⑪基督科學會：在《科學與保健》（*Science and Health*, 1875）一書出版後，Mary Baker Eddy 於一八七九年在波士頓創立的教派。

⑫奧斯勒的原註為：「有關『艾皮多拉斯與雅典的艾斯丘拉匹爾斯神廟』，參閱 chap. vi of Dyer's *Gods of Greece*（Macmillan, 1891），有關民間與神靈之間的醫療關係，此書有精闢的敘述。

有關醫師個人與生活的文字雖然不少，但多屬稗聞野史。在一個文明社會的日常生活中，有關疾病與健康的問題非常之多，每個時代的偉大作家必然會有所著墨，所述不僅及於某些人對這類問題的看法，而且經常論及不同專科特殊知識的發展情況。因此，莎士比亞的文學作品中就有著大量的醫學知識，從當時的醫師、藥劑師，到十六世紀末期可能已經集中管理的瘋人等等。同樣地，莫里哀（Molière）⑬的諷刺雖然惡毒，卻也為我們保存了十七世紀醫療生活的許多面向，而這些都是我們無法在同時代的醫學著作中讀到的；至於我們這個時代的作家，例如喬治・艾略特（George Eliot），用一個像賴吉特（Lydgate）⑭那樣的人物，把十九世紀醫界人物平平凡凡的掙扎與抱負表現出來，點點滴滴告訴給未來世代的人知道，這在《刺胳針》（*Lancet*）雜誌⑮的檔案中，我們可是找不到的。

值得慶幸的是，有兩位希臘最著名的哲學家所寫的東西總算是保存了下來——偉大的理想主義者柏拉圖，他「縱橫時空、經緯萬端的思路」⑯，洞察力之深邃，可謂前無古人後無來者；以及偉大的現實主義者亞里斯多德，只要提起他，不論是哪一個學門的，無不肅然起敬，其一代宗師的風範垂二十二個世紀不墜。這兩位大師的作品中，有關希臘醫術與醫師的材料極為豐富，但在這篇文章裡，我打算只把自己局限在柏拉圖《對話錄》的範圍內。我首先要談的，是柏拉圖在生理學與病理學方面的推論；接下去，我將提到許多饒富趣味的典故與比喻，都是跟醫療與醫師有關的；最後，我試著根據《對話錄》評估希臘醫師的社會地位，並從別的角度談談當時醫界的概況。文章中所引柏拉圖的文句，全都取材自喬威特教授（Professor Jowett）一八九二年第三版的譯本⑰。

---

⑬莫里哀（1622-1673）：法國喜劇作家。在《醫師情人》（*L'Amour Médecin*）一劇中，莫里哀將醫師醜化成治病之外一無是處。

⑭賴吉特：喬治．艾略特小說 *Middlemarch*（1871-1872）中的男主角。

⑮一本報導英國與國外醫學情況的權威雜誌，一八二三年創刊於倫敦。

⑯喬威特為《提默斯》（*Timæus*）所作的引言：「對『旁觀萬古與萬事的人而言』，宇宙靜止不動。」vol. 3, p. 676 . The general idea is found in *Timæus*, 37-38。

⑰《柏拉圖對話錄》（*The Dialogues of Plato*），班傑明．喬威特譯，第一版，1871；第三版，1892。喬威特（Benjamin Jowett, 1817-1893）：牛津大學希臘文欽定教授，但以擔任貝里歐學院（Balliol College）院長時最為有名，出掌院務期間，使該學院成為牛津最受尊崇的學院。

I

就我們來說，柏拉圖的解剖學與生理學都相當粗糙而且不完美，比起希波克拉底，大約不相上下，甚至更有所不及。在《提默斯》（*Timaeus*）中，他認為組成身體的基本物質是三角形的，各種不同的三角體結合起來，可以說明恩皮多克里斯（Empedocles）⑱四種基本元素——火、水、土、氣——的存在。基本元素之不同，在於組成它們的基本三角體大小與安排各異，而這些三角體，一如原子論的原子，是小到無法用肉眼看見的。最基本的三角體是髓質，骨骼、肌肉與身體的其他結構均是由此構成。「神將這些基本三角體弄成連續而平滑的，以完美的形式形成火、水與土、氣；這些元素，依我的看法，是由神將它們分門別類，依適當的比例予以混合，再製造出髓質，作為整個人類共同的種子，然後又將靈魂種入髓質之中，並以髓質加以包覆，在開始分配的時候，每個人所接受的髓質，在數量與形狀上都是各不相同的。好比一塊田地接受神的種子，神是面面俱到的，按照他的意思，稱為腦的那一部分髓質，在一個動物打造完成時，裝這些物質的容器就是頭顱，至於其餘會朽壞的部分，他就立刻分配給形體並加以拉長，所有這些，他都名之為「髓質」；而這些又有如錨，是與整個靈魂的鉸鏈扣在一起的，然後他又繼續加工，形塑我們身體的整個架構，最重要的就是為髓質建構一個完整的骨骼包覆⑲。」

對於骨骼與肌肉的建構、以及呼吸、消化與循環的功能，柏拉圖所做的說明，以我們現代的觀點來看，可以說是完全無法理解。他知道血液一直在運動，但講到吸氣與呼氣、以及這種交互穿透身體的火網時，他說：「當呼吸作用吸入呼出時，火很快地混入其內，隨之前前後後，進入腹內，及於所吃進去的食物與飲水，將它們分解成為細小的部分，隨氣之所至而行，並如噴泉般泵入血管，猶如通過渠道，隨血管流遍周身⑳。」柏拉圖雖然不知道這種流動是完整的循環，卻完全了解血液是養分的來源——「這種我們稱為血液的液體，滋養肌肉與整個身體，於是所有各部分都受到了滋潤，空隙也都被填滿㉑。」幼年時期，三角體或現代用語所說的原子是新鮮的，有如船隻剛出廠的龍骨㉒，各個三角體之間彼此牢牢鎖合，但卻形成

---

⑱見註③。

⑲《提默斯》（*Timæus*）73c-d。

⑳《提默斯》（*Timæus*）78e-79a。

㉑同註⑲，80e-81a。

㉒同註⑲，81b。

柔軟而緻密的塊狀，全都是由髓質新組合而成的，並接受母乳的滋養。消化的過程，照柏拉圖的講法，是食物與飲水所合成的三角體跟身體結構之間的一場衝突；當三角體老化、衰弱，身體的新三角體便將之切碎，藉著大量這類微粒的滋養，動物乃因此而長大。三角體始終不斷地在起伏、變化，正如在《饗宴》（*Symposium*）中，蘇格拉底藉戴歐蒂瑪（Diotima）㉓之口所說的：「每一個人，都說始終都是一樣的，但每一剎那其實都有生老的變化；在每個剎那，又說每個動物都有生命、有自我，但實際上，他卻是處於一個喪失與補充的過程當中——毛髮、肌肉、骨骼與整個身體一直都在改變㉔。」

有關衰老、自然死與死亡的描述也值得引述：「隨著時光的流逝，三角體經歷了許多衝突，根基開始鬆動，不再能夠切碎或吸收進來的食物與飲水，反而本身很容易就被外來物質所分裂。每個動物都因此而一蹶不振，這種情況就是所謂的衰老。到了最後，使髓質三角體結合起來的鉸鏈再也無法彼此維繫，並因生存的壓力而鬆脫，終至與靈魂解離，靈魂乃自然釋出，歡喜飛離。這如果是出之於自然，那就是解脫，但若是違反自然的，便是痛苦。因此，死亡若是肇因於疾病或受傷，就是痛苦的橫死；但若是因老年而死，償清了自然的債，那就是善終，隨之而來的，是喜樂而非痛苦㉕。」

疾病的起源與本質，在《提默斯》中所談到的，同樣是粗糙與漏洞百出。身體之所以致病，肇因於四元素中任何一種元素失常，導致血液、肌腱、肌肉無法正常運作；各種不同膽汁的影響尤其重大。柏拉圖認為，最嚴重的疾病是脊髓出了問題，因為身體全部的通路都保存於其中。呼吸失常的疾病，例如濃痰，「是因為裡面有氣泡阻塞」㉖；這如果與黑膽汁混合並擴散到頭部的通路，就造成羊癲瘋。柏拉圖說，羊癲瘋如果是在睡眠中發作，那就還不嚴重，但若是在清醒時攻擊，就很難予以驅離，「因為這種病受到神靈的感應，是名副其實神性的」㉗。他又談到其他的失常，火元素過旺，會導致連續不斷的發熱；氣的過旺，是每日熱；水由於不像火與氣那樣活躍，一旦過旺，只會造成間日熱（Tertian fever）；至於土，是四元素中最遲鈍的，要花四倍的時間才會發作出來，因此是四日熱㉘。

㉓戴歐蒂瑪：曼提尼亞（Mantinea）的才女，跟蘇格拉底先談到愛，又談到他的作品《饗宴》。
㉔《饗宴》，207d。
㉕《提默斯》（*Timaeus*），81c-e。
㉖《提默斯》（*Timaeus*），85a。
㉗《提默斯》（*Timaeus*），85b。
㉘每日熱：每天發作的高熱；間日熱：每三天發作的高熱；四日熱：每四天發作的高熱。

不同於解剖學與生理學，柏拉圖的心理學頗有一點現代的味道，他把心智分成理性、性情與慾望，與今之學者所認知的三種心理型態若符合節。理性是靈魂不朽的根源，「黃金的理智紐帶」㉙居於腦中，「即使我們是一株植物，也不是塵世而是上天所生養的，理性將我們提升，與天庭的諸神同等㉚。」會朽壞的靈魂分成兩個部分，其一是人有「所愛所饑所渴，並受到其他慾望的鼓動」㉛，這一部分位在橫膈膜與肚臍周邊之間；另一則是情緒或性情，位在橫膈膜與頸項之間的胸部，「當慾望一意孤行不再服從城堡發出來的命令時，性情或能在理性的規範下，與理性攜手約束、管制慾望㉜。」

理性與慾望的衝突，描寫得最生動的，莫過於《菲德拉斯》（*Phaedrus*）中車伕駕馭的兩匹飛馬，一匹有高貴的教養，另一匹則是教養低劣，因此，「駕馭起來必然為他帶來極大的困擾㉝。」

在《塞提特斯》（*Theaetetus*）中，柏拉圖則將人的心智比做一塊蠟，「每個人各不相同，有的硬些，有的軟些，有的比較純，有的比較雜」，而在柏拉圖的心目中，最令人愉快的是「介於中庸性質的」㉞。這塊蠟是繆思（Muses）女神的母親——記憶女神㉟——所賜的禮物，「當我們想要在心中回憶看過、聽過、想過的事情時，只要手捧蠟塊，凝神默思，蠟塊上便浮現影像，就像戒指蓋在蠟封上；若是我們記得的與知道的，影像便會保留不去；但影像若消失或根本沒有出現，那就是我們忘記了與不知道的㊱。」

另外一個比喻，心智是一個鳥籠，裡面有各種鳥，逐漸增加，每隻鳥代表一種知識。童年時，鳥籠之中空無一物，漸漸長大，便「抓來」了不同的知識㊲。

至於心理疾病，柏拉圖在《提默斯》中談到兩種，分別是發瘋與無知。他的觀念足可媲美當今先進的心理學家，他認為，墮落肇因於身體的缺陷，是出於非自願

㉙《律法》，book 1, 645a。

㉚《提默斯》（*Timæus*），90a。

㉛《理想國》，book 4, 439d。

㉜《提默斯》（*Timæus*），70a。

㉝《菲德拉斯》，*Phædus*, 246b。

㉞《塞提特斯》（*Theætetus*），191c。

㉟希臘神話，妮莫茲尼（Mnemosyne）為司記憶的女神，與宙斯生有九女，亦即繆思女神，各擅常一種藝術。

㊱《塞提特斯》（*Theætetus*），191d。

㊲同註㊱，197d-e。

的，「沒有人願意壞；但之所以變壞，是因為身體的缺陷與教養的不良，大家都討厭的事竟然會發生在一個人身上，那絕不是他的本意㊳。」在原本並未納入《對話錄》的《亞爾西拜德二世》（*Alcibiades II*）中，他談到發瘋與缺乏智識，也是一樣的道理。對智能缺乏有這樣一段極為生動的描寫：

蘇格拉底：同樣的道理，談到缺乏智識，因人而異。心智極端失常的人，我們稱之為「瘋子」，但那些沒有那麼嚴重的人，我們叫做「傻子」或「白癡」，或文雅一點，說是「天真」或「單純」，要不然就是「無知」、「無識」或「愚魯」，只要你想得出來，叫他們什麼都可以。但他們之所以缺乏智能，全都是自己造成的。對我們來說，他們之各不相同正如各個行業、各種疾病之互異㊴。

在《理想國》中，有一段話說得極為精闢：「**天賦最雄厚的人，如果教養失當，往往成為怙惡不悛之徒**。大奸大惡與心腸歹毒，絕非平庸之輩，反而是稟賦豐厚之人，被教養給糟蹋了有以致之，**一個稟賦薄弱之人，既不足以大好也不至於大壞**㊵。」

在《菲德拉斯》中，提到一種瘋狂：「是天賜的禮物，是給人類最可貴的祝福㊶。」這種瘋狂有四：預言、靈感、詩與愛情。真詩人之不同於附庸風雅的騷客，之所以為百藝之首，有其難以捉摸的特性：「凡靈魂不及於繆思的癡狂，不足以入堂奧之深，依我看，其詩難登大雅也是必然的。既癡且狂，相形之下，心智清明的人不免黯然失色，只有退避三舍了㊷。」某些罪行也被認定是瘋狂所致，在《律法》（***Laws***）中，談到無可救藥的罪行，是這樣說的：「啊！先生，你說你有忍不住要去搶神廟的衝動，那可就不是正常人的毛病了，當然更不會是天意，而是自古以來人類無藥可治的一種瘋狂㊸。」在《律法》中還談到多種瘋狂，有些是病，有些則是起於性情的暴烈與偏激，且因教養的不良而變本加厲。至於對待瘋子，應該給予合乎人道的治療，不應放任他們在城中行動，親人應將他們留置於家中，否則就要

㊳《提默斯》，86e。
㊴《亞爾西拜德二世》（2 *Alcibiades*），140c-d。
㊵《理想國》，book 6, 491e。
㊶《菲德拉斯》，244a。
㊷同註㊶，245a。
㊸《律法》，book 9, 854b。

受到處罰㊹。

保持身心的平衡最有助於祛病。「健康還是生病，正直還是墮落，沒有比靈魂與肉體的平衡或失衡來得更重要㊺。」人既活著，就少不了靈魂與肉體，在兩者的結合中，靈魂的穩定更重於肉體。「依我看，在人的內在本質裡，靈魂總是騷動不已；求知學藝想要速成，固然欲速不達，無論公的私的教學或討論，當顧慮與爭辯一起，也會使人的整合失控，產生有害的黏液；這種現象的本質，連許多杏林的飽學之士也不明其理，常悖離了真正的癥結㊻。」……身心同樣都應運動以避免失衡，**「不用心則身不動，不用身則心不動。正因如此，兩者應互為呵護，才能維持健康，維持平衡。」**柏拉圖鼓勵數學家要運動，而運動家則要培養音樂與哲學的素養㊼。

關於治療，柏拉圖的意見其實很簡單，事實上，他對醫療顯然沒有什麼信心。喬威特的評論值得在此引述：「對於醫師的治療，始終抱著敵意，除非情況特別嚴重，任何人夠理性的話，都不應予採信。緊接著他就一針見血地說：『疾病，是任何生命都與生俱來的，只要受到刺激就會發作出來㊽。』照他的意思，最好是順其自然，大有看醫生不過是徒勞而已（參看《律法》第六章，柏拉圖說，溫水浴對年長的莊稼人，比尋常醫師所開的處方有效得多）。他如此之排斥醫療，特別強調飲食與運動的重要，跟我們這個時代的醫師倒是所見略同；今天最好的醫師幾乎都會告訴病人，藥物其實並無價值。以我們自己來說，豈不也對醫療大有疑慮，極不情願將自己交到醫師的手上。我們都說，在天文學與物理學上，柏拉圖是現代觀念的先行者，在醫學上難道就不是嗎？在《查密德斯》（*Charmides*）中，他告訴我們，**不顧到靈魂，肉體是無法單獨治癒的**；同樣地，在《提默斯》中，他強調靈魂與肉體的協調，任何一方面的缺陷都會導致另一方面的失序與失衡㊾。在在說明，身心互相依賴，彼此相互影響；這種觀念，即使我們今天不當回事，在未來的醫學上，肯定會受到充分的認知㊿。」

柏拉圖之所以如此排斥醫療效果，或許可以從下面的一段話中看出端倪：「一個人自願到診所去看病，難道他不明白，多日之後，他的身體將會處於一種狀態，

㊹同註㊸，book 11, 934d。

㊺《提默斯》（*Timæus*），87d。

㊻同註㊺，88e。

㊼同註㊺，88b-c。

㊽《提默斯》導言，參見 *Timæus*, 89b。

㊾同註㊽，87d。

㊿見喬威特為《提默斯》所寫的導言，vol. 3, p.688。

令他寧死也不願意這樣活到長命百歲㉛？」

值得注意的是，對於艾斯丘拉匹爾斯神廟的治療，在《對話錄》中居然隻字未提，有關醫療與醫師的評論，也完全與這一方面無涉。在雅典，希波克拉底與其他的執業者或許只是業餘懸壺，但正如戴耶爾所說：「儘管醫師與艾斯丘拉匹爾斯之間涇渭分明，神廟的祭師卻不排斥這類塵世的知識，因為他們自己也受惠於大夫㉜。」

II

有關身體的結構與功能，柏拉圖的概念已如上述。如果僅止於此的話，那麼，人類最輝煌時期最偉大心靈有關這方面的思想，頂多也只是有趣而已；但事實上，在他的作品中，神來之筆俯拾皆是，身體這部機器一旦發生故障，我們也就不難看出他對人類本質認識之深刻，堪稱是最為高明的。此外，除了耐人玩味的醫學比喻外，還有不少精闢的見解，其中與現代觀點若符合節的不在少數。高貴的領航人與有智慧的醫師㉝，這兩種人正如納斯特㉞所說：「勝過千軍萬馬」㉟，這在《對話錄》某些最有力的說明中扮演了重要的角色。

講到**醫療**的定位，我挑了一個最合我心的說法，放在扉頁，以為我的教科書增色，它是這樣說的：「**這是一門照顧病人身體的藝術，對於每個個案，所作所為都有其根據，有其道理**㊽。」另外還有一個說法則是：「醫療是一種專門知識，是要為健康把關，不分現在、過去與未來，任何時候都一樣㊾。」

現代醫學的源頭，有別於艾斯丘拉匹爾斯神廟的治療，柏拉圖有一段令人擊節的敘述㊿。

㊷《律法》，book 1, 646c。

㊸ Louis Dyer, *Studies of the God in Greece*, p. 230 .

㊹ *Statesman*, 297e。最初見於荷馬的《伊里亞德》。

㊺納斯特（Nestor）：荷馬史詩中的英雄，派勒斯（Pylos）的國王，為一有智慧的長者；特洛伊城陷落後，少數安返家園的希臘領導人之一。

㊻荷馬（Homer），《伊里亞德》（*Iliad*）, book 11, line 514。

㊽《哥吉雅》（*Gorgias*）, 501a。所引並非原句，但意思是一樣的。奧斯勒可能引自其他譯本，但也有可能是他自己從希臘文翻譯過來。

㊾ *Laches*, 198d.

㊿《理想國》，book 3，405c-406b。

但是，**我說**，求助於醫療，並不是因為有傷要治療，或者是碰到了疫病，而是如我們剛才說的，是因為年少之時以及一種生活習慣，人把自己弄得充滿了水與氣，身體有如一片沼澤，艾斯丘拉匹爾斯的徒子徒孫不得不搞出更多疾病的名稱，例如胃腸脹氣、黏膜炎之類的，這難道不是荒唐的事嗎？

的確，**他說**，他們確實搞了一些奇奇怪怪的新病名出來。

沒錯，**我說**，我可不相信在艾斯丘拉匹爾斯的時代就有這一類的疾病；依當時的環境來看，荷馬史詩裡面那個英雄尤里皮勒（Eurypylus）[59]受傷之後，喝下普拉姆里恩（Pramnian）酒奶[60]，再灑上一些大麥粉與碎乾酪，雖然引起了發炎，但在特洛伊戰爭的現場，艾斯丘拉匹爾斯的那一幫人，對給他喝酒奶的少女卻沒有任何指責，也沒有非難治療他的佩托克勒斯（Patroclus）[61]。

但是，**他說**，一個人在那種情況，給他喝那種東西，確實很怪。

一點都不怪，**我回答說**，如果你還記得，在古早以前，大家都說，希洛迪克斯（Herodicus）之前，艾斯丘拉匹爾斯那一幫人還不懂我們今天的醫療，他們的一套可以說是在調養疾病；但是，希洛迪克斯[62]身為一個教導者，自己體弱多病，卻能寓學於醫，他走的那一條路子，是先自己吃苦再及於其他的人。

怎麼會那樣呢？**他說**。

是他差一點死掉發明出來的；他有一種致命的疾病，一輩子如影隨形，要痊癒是沒有指望了，只好苟延殘喘一生；除了照料自己，他什麼事都不能做，任何時候，只要放鬆約束自己，痛苦折磨就隨之而來，如此這般的要死不活，靠著自己發展出來的專門知識，總算活到高壽。

真是難得，他的工夫總算有了回報。

---

⑲尤里皮勒：特洛伊戰爭中特洛伊人的領袖。此處，柏拉圖引述《伊里亞德》有誤。在《伊里亞德》中，酒奶是給曼傑昂（Manchaon）與納斯特，而不是給尤里皮勒。

⑳斯摩那（Smyrna）地方的一種酒，用來製成酒奶，見《理想國》，book 3, 405e。

㉑佩托克勒斯：隨阿奇里斯（Achilles）參加特洛伊戰爭的希臘英雄。

㉒希洛迪克斯（紀元前五世紀）：雅典醫師、詭辯家，希波克拉底的老師。「他的老師，塞林布里爾（Selymbria）的希洛迪克斯，教導給他的醫術，是讓他習於依靠飲食與運動而非藥物。」見 Will Durant, *The Life of Greece*（New York: Simon & Schuster, 1939）, p. 343。

柏拉圖繼續談到，艾斯丘拉匹爾斯並沒有教導弟子痼疾之術⑥③，因為他知道，在治理良好的國家裡，有工作的人根本沒有時間生病。一個木匠若是病了，跑去要求郎中「隨便給他現成的治療——一劑催吐劑、或一劑瀉藥、或一帖燒灼劑、或來上一刀——這些就是他的藥方」⑥④。不管是誰，開給他的如果是營養食譜，叫他用布巾將頭包覆起來，或諸如此類的事情，「他卻認為，為了調養疾病而荒廢了日常的勞動，這種生活是不划算的；因此，他也就不理會這種醫師，繼續他的老習慣，或許就此痊癒了，照樣做自己的營生，或者身體就此垮掉，一命嗚呼，再也沒有煩惱了⑥⑤。」

在另外一個地方（《哥吉雅》，*Gorgias*）談到醫療與運動的關係，柏拉圖顯得更為正經：「靈魂與肉體為二，對於二者，各有對應的策略：靈魂有政治在招呼，至於身體，另有照顧的法門，而就我所知，並非什麼特別的東西，它可以分成兩個部分，一是運動，一是醫療。在政治方面，立法相當於運動，司法則相當於醫療；兩個部分相互影響，司法與立法所相關的主體是同一個，醫療與運動所相關的主體也是同一個，但是，卻有一個區別……烹飪是會僭越醫療的，自以為知道什麼食品對肉體是最好的；如果讓醫師跟廚師競爭，由小孩子或知識不比小孩高多少的大人做裁判，由於他們對食品的好壞都十分在行，醫師顯然只有餓死一途⑥⑥。」

在同一篇對話中，號稱當時唯一真正的政治家蘇格拉底，講話絕不討好當權者，而是句句為著國家設想，偏偏他又絕不肯在言詞上有所保留——如此一來，他在法庭上也就成了一個壞蛋。我們且聽聽他是怎麼說的，他說：「我將受到的審判，就像醫師遭到廚師控告，並在由小男孩組成的法庭中受審。在這樣的情況下，醫師還有什麼好說的；廚師這樣指控他說：『啊，我的小朋友們，這位先生對你們可以說是壞事幹盡了；他可是你們的死神，特別是你們當中比較年幼的，他割你們、燒你們、餓你們、悶你們，不弄得你們筋疲力竭絕不罷手；他給你們最苦的藥，強迫你們挨餓、禁食，對不對？哪裡像我，各式各樣的肉食與甜點，讓你們盡情地享受。』各位不妨想想，發現自己處於這樣不利的情況，醫師還能說什麼呢？如果講實話，他頂多只能說：『孩子們，我所做的壞事，全都是為了你們的健康呀！』這樣一來，豈不正好把陪審團給掀了起來？不當場鬧成一團才怪⑰！」

---

⑥③治療痼疾的方法。
⑥④《理想國》，book 3, 406d。
⑥⑤同註⑥④，406d-e。
⑥⑥《哥吉雅》，464b-e。
⑥⑦同註⑥⑥，521e-522a。

古代的醫療視身體為一個宇宙，是不可分割的整體，治療身體有其持續性、一致性的原則。關於這一點，在《對話錄》中可以找到好幾處令人印象深刻的例子。譬如蘇格拉底就提出過這樣的問題：「你認為不需要了解整體的本質，就能夠清楚了解靈魂的本質嗎？」菲德拉斯的回答是：「希波克拉底，這位艾斯丘拉匹爾斯的信徒曾經說過，即使只是要了解身體的本質，也必須從了解整體著手⑱。」**治療的是整體而非局部，這一點非常重要，是必須要堅持到底的。**如果有一個眼睛不好的人來看病，他們會說：「要治好他的眼睛，不能光治眼睛，得先治他的頭才行。」又說：「光是治頭而不處理身體的其他部分，同樣也屬緣木求魚⑲。」

查密德斯（Charmides）⑳抱怨頭痛，克里希思（Critias）㉑請蘇格拉底出面說服他，說他能夠治好他。蘇格拉底說他有一套咒語，是他服役時跟斯悅仙（Thracian）國王傑莫克西斯（Zamolxis）㉒的御醫學的。這位醫師告訴蘇格拉底，**局部的治療如果不從整體下手是不會有結果的，同樣地，肉體的治療如果不考慮到靈魂也不會有結果。**「因此，若要頭與身體都安然無恙，就得先治好靈魂；這可是首要之務……教我治療與咒語的人還特別提醒我：『一個只要你頭痛醫頭而不肯先將靈魂交給你治療的人，你大可不必治療他。』他還說：『當今之治療身體，之所以大錯特錯，正是因為醫師把靈魂與肉體分開了。』」至於蘇格拉底所說的咒語，其實只是一些好讓靈魂知所安頓的格言㉓。

雖然是同時代的人，《對話錄》中提到希波克拉底，頂多不過兩次，其中一次說到——年輕的希波克拉底，阿波羅多拉斯（Apollodorus）之子，拜在蘇格拉底所說的「全知全能智者」普羅塔哥拉斯（Protagoras）㉔的門下，學習有關人類生命的科學知識。蘇格拉底問他：「如果你去找高司的希波克拉底，那個艾斯丘拉匹爾斯的信

---

⑱《菲德拉斯》，270c。此處所引並非原句，但意思是一樣的。奧斯勒可能引述自其他譯本，也可能是自己譯自希臘文。

⑲《查密德斯》（*Charmides*），156b-c。

⑳查密德斯（逝於 404 B.C.）：雅典美少年，以行為節制聞名。

㉑克里希思（約 460-430 B.C.）：雅典演說家、政治家，為查密德斯的表兄弟，也是柏拉圖的親戚。在 *Timæus* 與 *Critias* 中，柏拉圖均將他安排為對話者。

㉒傑莫克西斯：傳說中的斯悅仙國王（*Charmides*, 156d）。

㉓遣詞略有出入，但意思是一樣的。奧斯勒可能引用別的譯本，也可能自己譯自希臘文。

㉔普羅塔哥拉斯（約 483-414 B.C.）：希臘哲學家，人稱亞柏德拉（Abdera）的普羅塔哥拉斯。他強調，他的格言：「人是萬物的尺度。」足以傳諸萬世而不易。他是第一個擁有演說家頭銜的人，也是第一個收學費的老師。關於他的教學，柏拉圖在《普羅塔哥拉斯》中有所著墨。蘇格拉底曾說：「最有智慧的人，如果你不反對的話，普羅塔格拉斯當之無愧。」見《普羅塔哥拉斯》，309d。

徒，並打算付錢給他，這時有人對你說：『你要給錢的人只是跟你同名的希波克拉底，噢，希波克拉底；告訴我，他是幹什麼的，你居然要付錢給他？』這個問題，你會怎麼回答？」他回答道：「我會說，他是醫師我才付錢給他。」「那你又能把他造就成什麼呢？」「一個醫師。」他說[75]——這一段敘述顯示，按照當時的風俗，希波克拉底也開班授徒，教導他們醫術；在《尤塞德謨斯》（*Euthydemus*）中，蘇格拉底談到醫師的養成，說：「他會將弟子送到精於此道的人那兒去，即使收費也照樣送去，而他自己也教，只要有心來學，任何人他都收[76]。」

我們且來看看診斷的方法，從親身的觀察得到確切的結論，可能正是偉大的希波克拉底的親身體會，那些有關肺部疾病的重要知識，我們用來診斷肺結核的症狀，杵狀指以及氣胸所生之振盪——希波克拉底手指與希波克拉底振盪聲——全都是拜希波克拉底的親身經驗所賜。「假設有個人來問自己的健康或別個人的身體狀況；他會先審視他的臉和指尖，然後說：『露出胸背，讓我看清楚一點。』」接著，蘇格拉底又對普羅塔哥拉斯說：「露出你的心靈，揭開你的心思，等等[77]。」

在談到醫療時，有一段最為膾炙人口；對那些勞心的男人，蘇格拉底號稱可以用接生術診斷他們的靈魂，看出他們懷的是真理還是「小聰明」[78]。這一段相當長，但值得引述。話說蘇格拉底碰到了一點「小困難」[79]，想要認識心儀已久的飽學之士塞提特斯（Theætetus）；塞提特斯雖然年輕，但在學問之道上卻是一路平順——「有如油川之無聲淌過」⑧⓪——蘇格拉底問，什麼是知識？他當場就被困住，無法擺脫自己的焦慮。

塞：老實跟你說，蘇格拉底，你問的問題，我經常在思索；但我既不能確定自己能給你什麼答案，也不知道要是去問別人，他會怎麼回答。總之，我無法擺脫自己的焦慮。

蘇：親愛的塞提特斯，這是你的勞心在發作陣痛；看來你裡面有些東西，

---

⑦⑤《普羅塔哥拉斯》，311b-c。

⑦⑥此段引文並非出於《尤塞德謨斯》，應是出自 *Meno*, 90d。在《尤塞德謨斯》中，蘇格拉底並未談到醫師的養成。

⑦⑦《普羅塔哥拉斯》，352a-b。

⑦⑧《塞提特斯》，151c。

⑦⑨「困難」一詞是蘇格拉底典型反諷的手法。他經常假裝自己不太了解某一個問題，找個年輕人去問，由此而針對一個主題展開一場對話，事實上，他的本意是要教導那些年輕人。

⑧⓪塞提特斯（逝於 369 B.C.）：雅典數學家，蘇格拉底的門徒。

是你生來就懷著的。

塞：我不懂你的意思，蘇格拉底；我只是講出我的感受而已。

蘇：傻瓜，你沒有聽說過，我的先人是接生婆，那個很果斷、很強壯，名叫菲妮芮蒂（Phænarete）的？

塞：有，我聽說過。

蘇：我自己也接生，你聽說過嗎？

塞：沒有，從來沒有。

蘇：朋友，讓我把我的想法告訴你吧！但你絕不可洩漏祕密，因為世界上還沒有人知道，因此，他們一講到我，都說我是個大怪物，老是弄得別人不知所措。這你聽人說過嗎？

塞：是的。

蘇：要我告訴你原因嗎？

塞：求之不得。

蘇：接生婦做些什麼事，你心裡先要有個底，這樣你才能更明白我的意思。你大概有注意到，凡是還能懷孕生育的女人，都不會加入這一行，只有過了生育期的才會。

塞：是的，我知道。

蘇：說到這一點，據說是阿緹密絲（Artemis）——生育女神——自己是一個處女，所以特別尊重那些跟他一樣的女性；但她不准沒有生育過的女人接生，是因為**以人的本質來說，自己沒有經歷過的事，箇中的巧妙是無法知道的**。因此，她就把這個任務分派給年紀太大而不能生育的人。

塞：我敢說確實是這樣。

蘇：好，那我也敢說，甚至完全確定，哪個人懷孕了，哪個人沒有，接生婦比誰都要清楚。

塞：確實沒錯。

蘇：而且利用藥物與咒語，接生婦能夠引起陣痛並隨意使之緩和；她們也能夠讓不孕的人懷孕，只要認為應該，也可以使之胎死腹中。

塞：她們的確可以做到。

蘇：她們還是最高明的媒婆，什麼樣的搭配可以生出好的後代，她們可是一清二楚，這你可曾留意過。

塞：沒有，從來沒有。

蘇：那就讓我來告訴你吧！這才是她們最了不起的本事，比起來，割斷臍帶只是小事一樁罷了。如果你仔細想想就會發現，正如種植、採收地上果實的道理一樣，由此最能夠知道哪些植物或種子應該種在哪種土壤裡。

塞：對，言之成理。

蘇：那麼對女人來說，你是否認為應該另當別論呢？

塞：我不認為如此。

蘇：確實沒錯；接生婦都是值得敬重的婦人，但人格上卻不免有缺失，幹她們這一行的，一定要小心避免，免得人家說她們是在拉皮條；只有非法胡亂撮合男人與女人的才叫做老鴇，真正的接生婦可是真正的也是唯一的媒婆。

塞：確實是的。

蘇：接生婦就是這樣，她們的工作非常重要，但還沒有我的重要；因為女人不可能今天生一個真的小孩，明天又仿造一個跟先前那個一模一樣的孩子，如果她們做得到這一點，那麼分辨真假血統身世也就會是接生術最了不起的成就了——你同意嗎？

塞：我當然同意。

蘇：那麼，我的接生術大體上跟她們的是一樣的，不同的是，我伺候的是男人而非女人，我照顧的是他們勞心的靈魂，而不是他們的肉體；至於我這一套本領最得意的地方，則是檢驗年輕人的心靈所生出來的思想，看看它是冒牌的偶像還是一種高貴真實的稟賦。我跟接生婦一樣，也是不孕的，老問別人問題，自己卻沒有智慧生出答案，罵我的人總是有的；之所以如此，是因為神逼著我做個接生婦，卻不准我生孩子。因此，我自己一點也不聰明，也拿不出什麼從我靈魂裡面創生出來的東西，但跟我對話的人自會得到益處。有些人初看似是遲鈍，但到了後來，我們混熟了，如果神又中意他們，他們的進步會是很驚人的；不但別人感覺得出來，他們自己也心知肚明。很明顯地，他們並沒有從我這裡學到什麼，那許多他們所抓住的美妙發現，全是他們自己的功勞。但是，他們卻欠我和神一份情。不過話又說回來，許多人因為無知，或是出於自負而瞧不起我，或是受了別人不好的影響，要不了多久就都躲得遠遠的；結果我先前為他們接生的孩子因為養育不當而夭折，要不就是劣質的訊息在他們裡面把他們給窒息了，以至於只愛謊言與贗品而不愛真理；到了末了，不僅在他們自己的眼裡，在別人的眼裡，他們都成了傻瓜。賴西馬克（Lysimachus）之子亞里斯泰得（Aristeides）[81]就是其中之一。當然還有許多其他的人。逃學的學生通常會回頭來找我，求我再收留他們——叫他們爬著來都願意——如果我念舊，這種情形並不多見，接納了他們，他們又開始進步。我用我的那一套辦法，可以引起陣痛也可以予以緩解，但陣痛發作起來時可是難受得很，白天夜裡，他們困惑、恍惚，就跟女人分娩時一樣，甚至尤有過之。來的人，大多如此；但有些來找我的，很顯然的根本就是個空心大佬官，我也清楚他們不需要我的這套東西，於是我就力勸他們找個對象結婚，託天之福，我總算還弄得清楚什麼人對他們是有所幫助的。有許多人，我將他們送到普洛迪克斯（Prodicus）[82]那裡，有的則交給其他的良師。塞提特斯，我的朋友，我之所以長篇大論跟你講那麼多，實在是因為我看你太過於勞心，正如你自己所感受到的，苦思卻不得其果。到我這裡來吧，我是接生婦的孩子，自己也接生，我會問你一些問題，你不妨試著回答。據我的觀察，你的觀念都只是一些虛幻的影子，假使我能幫你生下第一胎，你可要跟那些生下第一個孩子的女人一樣，不要跟我為此爭辯；因為我實在知道，在我幫他們去掉小聰明的時候，哪些人是會反咬我一口的；他們不曉得我是出於善意，也不明白**神對人是沒有敵意的**——只因為在他們的觀念裡根本沒有過這樣的念頭；同樣地，我也不是他們的敵人，但我若縱容虛假或窒息真理，那就大錯特錯了。塞提特斯，我再問你一次：「什麼是知識？」別說你不知道，但求處身行事像個男子漢，託天之佑，你定然是會知道的⑧③。

對於塞提特斯所懷的理念寶寶，蘇格拉底持續加以評估，以確定是個「翼卵」（Wind-egg）⑧④還是個如假包換的胎兒。「這一次，看來是一個孩子了，總之，八九不離十；要把他給生下來，你跟我都有得忙的，如今眼看要臨盆了，我們得為他準備一個家，看看他是否值得養育，或者只是一個翼卵、贗品。無論如何都要把他生下來？還是你不想要他，也不是意氣用事，由我將你的第一胎拿掉⑧⑤？」結論是：「你所懷的只是一股氣，你的頭腦的後代不值得養大⑧⑥。」對話結束前，又談到接

---

⑧①亞里斯泰得（約 530-468 B.C.）：雅典政治家、將軍，人稱「公正者」。

⑧②席奧斯的普洛迪克斯（Prodicus of Ceos，紀元前五世紀）：希臘演說家、遊走教師，以言論獨樹一格著稱。

⑧③《塞提特斯》，148e-151d。

⑧④翼卵：意指受精失敗不能孵化的卵；此處比喻不完美或未成形的觀念。

⑧⑤同註⑧③，160e-161a。

⑧⑥同註⑧③，210b。

生婦：「我這個接生婦的任務跟我母親的一樣，是天神授予的；我母親為女人接生，我則為男人助產；但他們必得是年輕、高尚、清白的[87]。」

Ⅲ

在柏拉圖的作品中，有關當時醫師的社會地位，可以說俯拾皆是。證據顯示，早在希波克拉底之前，醫術就已經有了長足的進步與發展，我們稱希波克拉底為**醫學之父**，雖然並不過分，卻也不免有誤。從蘇格拉底與尤塞德謨斯[88]之間的小插曲來看，種種跡象顯示，醫學方面的文獻已經不在少數，蘇格拉底就說過：「當然，你們擁有那樣多的書籍，大可好好準備當個大夫。」接著又說：「你們知道的，醫學方面的書籍極多[89]。」誠如戴耶爾所言，不論這些書籍的品質如何，單就數量來說應該已經相當可觀[90]。

從柏拉圖作品所蒐羅到的資料，很明顯可以看出，在雅典，醫師可以分成兩類（江湖郎中與艾斯丘拉匹爾斯術士不在此列）：私人的開業者與國家級醫師。後者在數量上雖然少得多，但顯然屬於最頂尖的階層。從對話錄的一個篇章（《哥吉雅》）可以得知，國家級醫師是由公民大會選舉產生——「召開大會是為選出一名醫師」⑨。其任期應該是一年，因為在《政治家》（*Statesman*）中有這樣的說法：「一年任期屆滿，領航人與醫師都要出席聽證會」⑫，對各項指控提出答辯。在同一篇對話中，還出現過這樣的意見：「在私人領域，如果有任何人具備這種技能，能夠向公家醫師提出建言，難道就不能稱為醫師嗎⑬？」很明顯地，一個醫師必須執業過一段時間，並獲致相當的聲望，才有資格出任國家級醫師。「如果你和我都是醫師，我們彼此切磋請益，使我們互有長進，足以爭取到國家級醫師的身分，難道我不得請教你，你也不得找我商量？但蘇格拉底他自己呢？他的身體很好嗎？不管是奴隸還是自由人，他又治好過誰了⑭？」

---

⑰同註⑬，210c。

⑱尤塞德謨斯：見註⑯。

⑲ Louis Dyer, *Studies of the Gods in Greece*, pp.224-225.

⑳同註⑲，p. 225。

㉑《哥吉雅》（*Gorgias*），455b。

㉒《政治家》（*Statesman*），299a。

㉓同註㉒，259a。

㉔《哥吉雅》（*Gorgias*），514d。

在《理想國》中，也提到這兩類醫師：「現在你明白了，病人若是不需要醫療，只要用食物調養即可，那麼差一點的醫務人員也就足夠了；但一旦施予治療，就不能隨便抓個大夫了[95]。」

在此之前，國家級醫師的職位就已經存在，而且足足要早上兩個世代，德謨塞迪斯（Democedes）[96]在雅典擔任這項職務，時在紀元前六世紀的後半葉，俸給相當於四〇六鎊，而且跟今天的大學教授一樣，有人挖角，薩摩斯（Samos）的僭主波里克萊提斯（Polycrates）[97]就用高薪把他給挖走了。另外，從《律法》的記載可知，醫師都有助理，多半為奴隸出身。

說到醫師，我倒是要提醒你，在治療的方式上，有的人比較溫和，有的人則比較粗暴；小孩子看病，無不希望醫師溫和一點，這就好像我們觸法了，也會要求法官從寬。我之所以講到這些，主要的意思是，除了大夫之外，還有大夫的扈從，他們也是所謂的大夫。

Cle.：這倒是事實。

OEth：這些所謂的大夫，不管他是奴隸還是自由人都無關宏旨，重要的是，他跟著主子，言聽計從，有樣學樣，以此而獲得了醫療的知識；他們的學習純粹是靠經驗，而不是像自由人所採取的方式，是循正規的教育，有系統地訓練自己，並有系統地傳授給徒弟。這兩種大夫，你有概念吧？

Cle.：那是當然。

OEth：那麼你可曾留意到，病人也分成兩種，奴隸與自由人；奴隸大夫忙著為奴隸治病，或是在藥房裡等著他們上門——這一種醫師，從來不跟他的病人個別談話，也就是說，他根本不讓病人有機會詳細談自己的不舒服。奴隸大夫全憑經驗開處方，彷彿他無所不通；交代病人事情，態度也活像個暴君，有別的僕人病了，他趕去應付一下，同樣還是一副趾高氣揚；因此，照顧久病住院的奴隸，也全都由他一手包了下來，他的主子卻樂得輕鬆。但另外一種大夫是自由人，看的病人也是自由人；他問病情問得極為深入，直探失常的本源，跟病人交談就像跟朋友聊天，病人所講的，他很快就能抓住重點，並盡可能詳細吩咐應該注意的事情，而且一定

---

⑮《理想國》，book 5, 459c。

⑯德謨賽迪斯（約 550-504 B.C.）：生時為雅典醫術最高明的醫師。

⑰波里克萊提斯（紀元前六世紀）：薩摩斯的僭主（約 540-522 B.C.），傳說是希臘「最膽大妄為，但也是最成功的僭主」。

要等到病人對他產生了信心，才會開出處方；最後，他讓病人心服口服了，把他帶上了復元之路，才算是真正完成了治療。那麼，醫師也好，教師也好，採取哪一種方式比較好呢？以雙方互動的方式完成任務好呢？還是一意孤行、粗魯、隨便好呢⑱？

透過說理的方式以取得病人的信任，這個理念也見於《哥吉雅》，而且在當時為數甚多的演說家中，有幾個人的地位之所以屹立不搖，一般認為也是得力於此。對於說話的藝術，哥吉雅⑲簡直捧上了天，宣稱說話藝術可以補醫術之不足，他說：「讓我告訴你一個活生生的例子，有好幾次，我隨同我的兄弟希洛迪克斯⑳或其他的醫師去看病人，病人說什麼也不讓醫師給他吃藥、或動刀、或灸鐵，我卻把他給說服了，他不讓醫師給他做的，全都容許我給他做，憑的就只是說話的藝術而已。我還要講的是，如果有一個演說家和一個醫師，不管到哪個城邦去角逐國家醫師的職位，在公民大會㉑上展開辯論，醫師注定要敗下陣來，至於能言善道的人，只要他願意，定可無往不利㉒。」在另一個地方（《律法》），柏拉圖卻嘲笑這種心態：「正因為如此，你幾乎可以確定，如果有一個靠經驗半路出家的醫師，碰到上流的醫師跟上流的病人一本正經在談話——先談發病的源頭，又詳述身體的整個本質，他一定會笑翻掉——會說，那些所謂的大夫，怎麼大多數都是這樣掏心掏肺地滔滔不絕？他會說，笨蛋，你們根本不是在醫治病人，而是在教育他；但他可不想成為一個醫師，只是想把病治好而已⑩³。」

至於成為一個醫師的資格，柏拉圖談得並不多，但在《理想國》（III. 408）中，卻有一個相當獨特，我們卻難以苟同的觀點：「總之，醫術最高明的醫師，打從年少時開始，就把醫術知識與疾病經驗結合了起來；他們最好是沒有一副強健的體魄，甚至應該是百病叢生。依我的看法，他們之治療疾病，靠的不是他們的身體，如果是這樣的話，我們無論如何都不能讓他們生病了；但是，還好他們是用心智在治療

---

⑱《律法》，book 4, 720a-e。

⑲哥吉雅（約 480-380 B.C.）：希臘演說家。「他是第一個用各種演說技巧分析聽眾情緒的演說家。柏拉圖的批評是，由此可知，善於說話的人能夠使不好的情況變得樂觀。」（*Gorgias*）

⑩⁰希洛迪克斯：見㉒。

⑩¹公民大會：指雅典有投票權的公民所舉行的會議。在雅典，人民當家做主，任何二十歲以上的公民都有投票權。

⑩²《哥吉雅》，456 b-c。

⑩³《律法》，book 9, 857c-d。

身體，假使他們的心智病了，那還治什麼病[104]！」

在《菲德拉斯》中，談到靈魂與生命在天界的本質，在這段神祕的敘述中，頗可以看出柏拉圖對醫師的評價。我們只是有生命的糟粕，是靈魂的殘餘；靈魂在天界已經具有真理的視界，但由於在下界的善忘與墮落，這種雙重負擔使人沉淪[105]。」人的存在可以分成九等，都只是靈魂的過渡，哲學家或藝術家居首，暴君居末，醫師則排在第四[106]。

在他的玄想當中，柏拉圖雖然只將醫師排在中上的地位，但在現實社會中，卻將之歸入最優選的貴族階層。《饗宴》裡面，在亞格松（Agathon）主辦的那場歡樂盛宴中[107]，柏拉圖將亞里克希馬可（Eryximachus）[108]醫師排在致詞者的首位，毫不保留地說：「我要以醫學作為今天的開場，好讓我沾些光采[109]。」談到飲酒節制，我們可以看到他說：「頭腦衰弱如我的亞里斯多德馬（Aristodemus）[110]、菲德拉斯（Phædrus）[111]以及其他不勝酒力的人，很慶幸地發現，強者絕不濫飲（我沒有把蘇格拉底算在內，他可喝可不喝，不論我們做什麼，他全不在乎）。既然大夥都不打算多喝，請容我說，身為醫師，豪飲可不是什麼好事，我是不會奉陪的，要是我幫得上忙，那一定是勸人節制，至少是對那些仍然飽受宿醉之苦的人[112]。」亞里克希馬可為打嗝所開的藥方，也使當時的場景栩栩如在眼前。輪到亞里斯多芬（Aristophanes）[113]上場，由於吃得太多，打嗝不止，於是對亞里克希馬可說：「你得停止我打嗝，要不然就得替我上場⑪。」亞里克希馬可建議他深呼吸，如果還不行，就含一小口水，若仍然打嗝不停，就拿東西清清鼻子，打幾個噴嚏，並說：「噴嚏一打，再嚴重的打嗝也沒了⑮。」

蘇格拉底獄中飲毒之後，有關症狀描述的那一幕，在文學上無與倫比，我在這

---

⑩《理想國》，book 3, 408d-e。
⑯《菲德拉斯》（*Phædrus*），248c。
⑯同註⑯，248d。
⑩亞格松（約 450-400 B.C.）：雅典悲劇詩人，柏拉圖的朋友。饗宴是為慶祝他的首演成功，在Lenaea舉行。
⑩亞里克希馬可（紀元前四世紀）：希臘醫師。
⑩《饗宴》（*Symposium*），186b。
⑩亞里斯多德馬（柏拉圖同時人）：雅典公民，蘇格拉底早期死忠的追隨者。
⑪菲德拉斯（約 450-400 B.C.）：雅典哲學家，蘇格拉底的朋友。
⑫《饗宴》（*Symposium*），176c-d。
⑬亞里斯多芬（約 445-385 B.C.）：雅典詩人、喜劇作家。
⑭《饗宴》（*Symposium*），185d。
⑮《饗宴》（*Symposium*），185e。

裡就不再贅述；倒是為了對這位偉大醫療之神[116]的代表人物表達敬意，有一段值得一提。話說蘇格拉底要求一樽祭酒[117]，但遭到了否決（獄卒厲聲道，只有毒藥一杯）。嚥氣之前，蘇格拉底的最後一句話是：「克里托（Crito），我們都欠艾斯丘拉匹爾斯一隻公雞[118]。」這句話，據戴耶爾的解讀：「蘇格拉底臨別一笑，神色莊嚴，彷彿在說，艾斯丘拉匹爾斯以一神之尊，為人開藥處方，常見神效，多虧這一劑具有奇效的毒芹（hemlock）[119]，他總算可以解脫痛苦與恐懼，用死亡治好他的此生，從此可以得到榮耀。為了感謝艾斯丘拉匹爾斯賜給他重獲真實生命的恩典，蘇格拉底以一隻公雞獻祭，旨在彰顯艾斯丘拉匹爾斯能讓死者得以永生的大德[120]。」

喬威特教授有一段頌詞，於大師名至實歸，於他對後世的影響相得益彰，我在這裡拿來做為這篇長文的結語：

> 大師回歸阿波羅與繆思的故鄉，去今已經二千二百餘年，但他所講的話依然在人類的耳際迴響，因為，在所有的哲學家中，他的聲音最為優美。他是天賜不朽的先知與師表，形諸於外的一如其內在美好的靈魂；在他的思想中，既可以看到前賢的迴光返照，也可以看到後人的亦步亦趨。其他的哲學大師而今安在？短短幾個世紀，俱都化為塵土；只有他依然清新、盛

放，在人類的心智中播撒種子。其他人只是片面的、抽象的，只有他的智慧面面俱到。他也有不一致的地方，因為他總是與日俱進，深知學問無涯而言詞有盡，真理高於一切，又豈在於前後一致。心懷最高敬意親近他的人，將可豐收他的智慧果實；循前人的亮光閱讀他的人，將可盡得他的精髓。

我們可以神馳於亞加迪姆（Academy）(121)的林中，或伊里瑟斯河（Ilissus）(122)畔，或雅典的街道上，與蘇格拉底同在、同行，分享自當時起就已經成為

---

(116)指艾斯丘拉匹爾斯，見註⑧。

(117)祭酒：飲前潑灑於地獻給神明之酒。

(118)《裴多》（*Phædo*, 118a。喬威特的譯本為：「克里托，我欠艾斯丘拉匹爾斯一隻公雞。」但奧斯勒說成「我們都欠……」才是正確的希臘原文。蘇格拉底把他的朋友也包括在內，不僅僅是他自己而已。

(119)毒芹：一種有毒性的的藥草，具有鎮定效果。蘇格拉底被控破壞年輕人的道德與信仰，判處死刑，以飲毒芹處死。

(120) Louis Dyer, *Studies of the Gods in Greece*, p. 239.

(121)亞加迪姆：柏拉圖教學之地。Academy 源自希臘神話英雄亞加迪摩斯（Academus）。

(122)雅典南邊的小河。

人類共有資產的思想。我們將他比擬為隱身於宙斯或阿波羅神殿中的雕像，儼然神祇，不復屬於紅塵；要不就想像他追隨前賢於天庭，放眼都是老成（*Phædrus*, 248），如此這般，「雖然略顯唐突，卻不失其莊重。」（*Symposium*, 197, E）我們乃可以漫遊於已經成為過往的記憶（*Phædrus*, 250, C.）[123]。

（蒙昧、摸索的年歲）拖得夠久了，該是追求冷靜思考的時候了。如果科學獲得穩健的環境，不再迷失於幻想的迷陣中空轉，有系統的研究才能有所進展。正是高司（Cos）醫學校的光榮傳統，在這個領域開啓了嶄新的契機，對人類的整個心智生活造成了最有利的影響。這所學校首次向自然哲學的盲目與匱乏宣戰時，高舉的口號就是：「虛構的靠右！真實的靠左！」這種鬥士角色，沒有人比醫師更適合了。身為醫師，由於崇高的使命感，使他每日每時都要與自然緊密溝通，而在他的活動中，理論上的錯誤在實務上所造成的結果則是無可挽回的，因此無論在哪個時代，對於事實最真實不移的本質，醫師都必須扮演保母的角色。最好的醫師必定是最好的觀察者，縱使眼明耳聰，所有的感官生就敏銳，還是要靠不斷的練習才能加以磨利並精益求精，空想或夢想是無濟於事的。

——西奧多．康柏茲（Theodor Gomperz）
《希臘思想家》（*Greek Thinkers*）

---

[123] Jowett's translation of *Plato*, vol. 4, p. 188.

15

科學的酵母

The Leaven of Science

知識迎面而來，但智慧踟躕不前。
——亞弗烈．丁尼生（Alfred Tennyson）
《洛克斯萊堂》（*Locksley Hall*）

誰不熱愛知識？誰會詆毀
她的美？但願她能與
人類和繁榮合而為一！誰來立她為
支柱？讓她的成果得勝。
——亞弗烈．丁尼生
《懷 A. H. H.》（*In Memoriam A. H. H.*）

《編按》

這篇講演發表於衛斯特解剖與生物研究所的揭幕典禮，時在一八九四年五月二十一日。酵母代表一種影響力，例如發粉之用於發麵；此外，指的是一種可以促進漸變的力量或因子。《馬太福音》十三章三十三節有言：「天國好像發粉，有婦人來拿，放在三斗麵裡，直等到整團都發起來。」奧斯勒將酵母比喻為一種活化的影響力。

時下流行強調個人，以至於人與過去的延續感為之減弱，對此奧斯勒深以為憂。這篇講演發表於一八九四年，獻給賓州大學衛斯特解剖與生物研究所（Wistar Institute of Anatomy and Biology）。

賓大醫學院先後有四位傑出的解剖學教授，賈士柏·衛斯特（Caspar Wistar）是第二位。該校在解剖學上的成就獨步一時，足與蘇格蘭愛丁堡大學並駕齊驅，這與賓大早期有幾位教授均受業於該校的約翰·杭特（John Hunter）大有關係。第一位解剖學教授威廉·希本（William Shippen），追隨杭特學成之後，在賓大成立了醫學院。衛斯特踵接其後，編寫了第一本解剖學教科書，並成立解剖學標本陳列館，其人有才氣、有創意、有活力、平易近人，最為人所懷念。第三位是威廉・霍納（William Horner），美國首屈一指的人體解剖學家。再來則是約瑟夫・雷迪（Joseph Leidy），了不起的比較解剖學家，奧斯勒將他與達爾文相提並論。

奧斯勒探討了解剖學與生物學對現代思想的重大影響。早在本世紀初，一般都認為，解剖學已經無所不知，之後，杭特卻為解剖學另闢視野，將結構與功能的關係納入，例如大腦不同部分的功能對診斷與治療具有重大的意義，就是奧斯勒所討論的主題之一。隨著範圍的擴展，生物學提供了一個架構，有助於將生命視為一個整體，並以精確的觀察與考證訓練心智。隨著《物種源起》之問世，生物學已經全面影響了人類思想。

拜科學進步之賜，無論在眼界之擴大、精確之提升、懷疑精神、獨立心靈與避免自欺上，醫師都受益良多，奧斯勒大為推崇之餘，同時強調大學應該成為思想家探索科學的場所，並指出，科學之外，醫學教育也應該包括藝術與慈悲心。

科學的酵母

I

一個人或一個國家能夠與過去的光榮保持聯繫，方能夠獲致彌足珍貴的啟發；這種啟發，其本身是如此之可貴，與之聯結是如此之重要，今天如果減弱了，難道不是因為個人凌駕了一切，民主太過於突顯，才使得我們失落了這種延續感？翻開古羅馬史，讀到紀念先人與撫孤恤弱的慶典，即使只是民間的活動如豐年祭（Ambarvalia）①也不忘慎終追遠，今天看在我們的眼裡，仍然不免動容，這種延續感在後繼者的生活中能夠持續不斷，乃是一種提升的力量，透過冰冷的儀式，從「往昔高貴質地的神聖接觸」②，承接能量的光與熱。在我們今天的生活裡，已經找不到這種感受了，這種源遠流長的認知，甘美而充滿感恩之情，在努莫（Numa）③所建立的

---

①古羅馬時代農民一年一度的淨田儀典，每年五月舉行，向女農神席芮絲（Ceres）獻上牲祭，祈求豐年。

② James Russell Lowell, "*Memoriæ Positum*", part 1, stanza 2, lines 9-10 .

宗教傳統中，曾經如此受到珍惜，卻被我們視為一文不值。有人撫今追昔，強調我們之所以能有今日，得之於過去的甚多，我們非但嗤之以鼻，反而以為今日之展望與未來之發展全都操之在我。年復一年，奠基者逐漸從人們的記憶中消失，遺忘的陰影垂落，一點一點地擴散籠罩，最後只剩下一幅畫像或一個名字。遺忘似屬不可避免，但難免令人憂心三千師生的日常生活就此將前人的勞苦功高盡付東流；當此堂堂邁入嶄新階段之際，「先賢」④不免悲從中來，垂眉低目，但見在各項慶典中自己連個位子都沒有，在各種集會中再也沒有人記得他們、懷念他們。但是，損失的其實是我們自己，因為對我們來說，典型在夙昔，前人蓽路藍縷，在殖民時期為學院奠定基礎的記憶，正是我們今天最需要的。

今天，承蒙衛斯特將軍（General Wistar）⑤的慷慨解囊，我們在這裡為這所大學已故的重量級教授賈士柏．衛斯特（Caspar Wistar）⑥樹立一座紀念碑。這幢使校園大為增色的堂皇建築，已經用行動表達了我們崇高的敬意，至於言詞上的讚頌由我來擔綱，實是至高的榮寵。

但是，這畢竟是一所解剖研究所，我們今天所談的，為了求其詳盡，以彰顯那些遞火傳薪的前輩，不得不知所節制，以追述解剖學教授的事蹟為優先，談到學院早期的教席，也以解剖學為中心，以生理學、化學與衛材藥物學居其左，實務、外科學與產科學居其右。隨著解剖學的振興，為治療的技術帶來了更大的活力與空間，從十六、十七到十八世紀，執醫界之牛耳的，除少數一、二人外，均為解剖學家的天下，賓州大學尤為一時之重鎮，在一又四分之一個世紀中，至雷迪（Leidy）⑦逝世為止，在這一門學科中，教師陣容中擁有教授頭銜的多達六人，但其中多爾賽（Dorsey）⑧僅教了導論，而且年事已高罹患重病，命在旦夕。次年，臨時將外科學講座教授費希克（Physick）⑨帶著助理霍納（Horner）⑩一同借調過來應急。因此，事

---

③努莫（Numa Pompilius, 715-673 B.C.）：羅馬王，為羅馬建城者羅繆勒斯（Romulus）的繼承人。統治期間被譽為羅馬的黃金時期，宗教制度大備，並率先建立羅馬國家教士體制。

④可能出自但丁《神曲》第三部「樂園」（*Paradiso*）。

⑤衛斯特將軍（Isaac Jones Wistar, 1827-1905）：刑法學者，賈士柏・衛斯特之侄。

⑥賈士柏・衛斯特（1761-1818）：醫師、解剖學家。一八〇八年繼希本（Shippen）之後接任賓大解剖學講座教授，死於任內。家屬將他大批解剖收藏捐贈該校，成立陳列室。著有 *A System Of Anatomy for the Use of Students of Midicine*（1811-1841）。曾擔任美國哲學會會長及廢奴協會主席。

⑦約瑟夫・雷迪（Joseph Leidy, 1823-1891）：解剖學家、植物學家、古生物學家、動物學家，一八五三年霍納去逝，接任賓大解剖學講座。生時為全美首屈一指的解剖學家，著作極豐。

⑧多爾賽（John Syng Dorsey, 1783-1818）：外科醫師、賓大藥理學教授。

實上自醫學院成立以來，解剖學的講座教授只有四位，費希克仍以列在外科為宜。何以會有那樣的調動，我們並不清楚，但可以大膽推測，當時的外科，由於有馬里蘭大學來的強手吉布森（Gibson）⑪競爭，以霍納的年輕，當時年僅二十六歲，爭取外科講座的機會顯然相對略遜一籌。

我們這所大學的解剖學教授，平均任期相當長，一個接一個，間隔極久，這大有助益於素質的提升。雖說老王賣瓜不免自賣自誇，但放眼國內，又有哪一所學院拿得出這樣一份名單：希本（Shippen）⑫，全國第一位解剖學教授；衛斯特，第一本解剖學教科書的作者；霍納，國內首屈一指的人體解剖學者；雷迪，當代最偉大的比較解剖學家之一。較諸於歐洲同一時期的醫學院，只有愛丁堡大學可以相提並論，也是僅有四人擔任此一講座。三位孟羅（Monros）⑬的長壽與有始有終可是出了名的，一個接著一個，主持解剖學講座長達一百二十六年。該校醫學院成立不久，中孟羅（Monro *secundus*）繼承父親的衣缽，一教就是五十年；其子小孟羅（Monro *tertius*）踵其遺業，時間幾乎一樣長，接下來的才是約翰·顧德瑟（John Goodsir）⑭，然後就是現任的威廉·特納爵士（Sir William Turner）⑮。

談到我們這所學校的解剖學，有一個特色，我必須話說從頭。希本是杭特⑯的入室弟子，兩人亦師亦友。費希克更不止於如此，後來在聖喬治醫院（St. George's Hos-

⑨費希克（Philip Syng Physick, 1768-1837）：外科醫師、賓大外科教授。在外科程序及工具方面迭有創新及發明。

⑩霍納（William Edmonds Horner, 1793-1853）：解剖學家，賓大解剖學教授，著有 *Treaties on Pathological Anatomy*（1829），為全美同類著作的第一本。

⑪吉布森（William Gibson, 1788-1868）：外科醫師、賓大外科教授。在外科學上提出極多先進知識，曾為同一病人進行兩次剖腹生產而名噪一時。

⑫希本（William Shippen, 1736-1808）：解剖學的先驅。在蘇格蘭追隨杭特（Hunter）與柯林・麥肯齊（Colin Mckenzie）學習產科學。一七六二年在費城學院開設產科及解剖課程，一七九一年，費城學院與州立賓大合併成為賓夕凡尼亞大學，出任該校解剖學及產科學教授。

⑬老孟羅（Alexander Monro, primus, 1697-1767）：一七二〇年出任愛丁堡大學解剖學教授，著有 *Osteology, A Treatise on the Anatomy of the Human Bones*（1726），成為當時常用的教科書。中孟羅（Alexander Monro, secundus, 1733-1817）：繼承父親衣缽成為愛丁堡大學解剖學教授（1759-1808），著有 *Treatises on Brain, the Eye, and the Ear*（1797）。小孟羅（Alexander Monro, tertius, 1773-1859）：愛丁堡大學解剖學教授，著有 *Observations on Crural Hernia*（1803）。

⑭顧德瑟（John Goodsir, 1814-1867）：愛丁堡大學解剖學教授，著有 *Anatomical and Pathological Observations*（1845）。

⑮特納（William Turner, 1832-1916）：蘇格蘭解剖學家，後出任愛丁堡大學校長，著有 *An Introduction to Human Anatomy*（1875）。

pital）還是杭特的主治醫師。在成為我們這一行的一員之前，杭特可說就已經是亞里斯多德以來最了不起的自然觀察家，擁有深厚的科學概念，尤其具備悲天憫人的胸懷，對於疾病，他的基本觀念直到今天才成為主流，希本及費希克與之相交，受益匪淺。很顯然地，兩位年輕人受到他的啟發極大，其中一人自英格蘭回來之後，率先在殖民地開設了解剖學的課程；另一人則展開其多采多姿的生涯，贏得美國外科醫學之父的令譽。這所學校的解剖學如此之強，全是因為直接受到杭特的影響，再加上那股重視標本的狂熱，至有衛斯特—霍納陳列館的收藏之豐，只要想到這裡，就不禁令人肅然起敬。

較為年輕的希本，更與約翰．摩根（John Morgan）[17]攜手，共同制定了費城的醫學教育體制。在英求學期間，兩人就曾討論過這方面的計畫，或許是摩根能言善道，受到了董事會的信任，提出了他著名的企劃書「芻議」[18]並於一七六五年五月發表。直至同一年秋天，希本才向董事會表明意願，接受解剖學與外科學教授的職位。我在前面談過，希本與杭特亦師亦友，但他同時也拜在杭特大名鼎鼎的兄弟威廉[19]的門下。當時跟他一道的，還有威廉．修森（William Hewson）[20]，後來也成為著名的解剖學家與生理學家，是白血球的發現人，其後代在本市也是醫界的佼佼者。希本於一七六二年回到費城，時年二十六，立即展開解剖學的教學，同年十一月十六日在市政廳開始講導論㉑。踏出這一步，並將杭特的方法與精神帶過來，對這所學校產生了長遠的影響，他可以說是居功厥偉。對於他講課與示範的技巧，以及積四十年教學經驗所達致的精確，衛斯特大為推崇。教職之外，一七七七至一七八一年間，他也曾服務於軍醫院，擔任院長，並曾出任醫師學會第二任會長。

在美國的醫學史上，賈士柏．衛斯特擁有一個特出的地位。他是醫學界的艾維

---

⑯杭特（John Hunter, 1728-1793）：蘇格蘭解剖學家、外科醫師。

⑰約翰．摩根（1735-1789）：美國外科醫師、解剖學家，賓大醫學院之創立者，並教授醫療理論與實務。一七六〇年由費城赴英，先至倫敦從學於杭特，後至愛丁堡、巴黎及羅馬，再回到倫敦；一七六五年返回費城，提出成立醫學院之議，獲得同意。

⑱芻議：《在美洲成立醫學院之芻議》（*A Discourse upon the Institution of Medical Schools in America*），一七六五年發表於費城學院（今之賓大的前身）開學典禮。

⑲威廉．杭特（William Hunter, 1718-1783）：蘇格蘭生理學家、解剖學家，一七六八年成為皇家學院解剖學教授。

⑳威廉．修森（1739-1774）：英國解剖學家、生理學家，曾在杭特的解剖學校任教，後於一七七二年成立自己的學校。於血液學有獨到的研究，說明血液的凝固，並分離出凝固過程中的關鍵蛋白質：纖維蛋白原。

㉑希本於一七六二年十一月十六日在市政廳開課，雖然使用圖片與模型，但本於杭特所教，大量使用人體解剖，引起極大的爭議以及社會大眾的攻擊。

西納（Avicenna）[22]、米德（Mead）[23]、佛特吉爾（Fothergill）[24]，堪稱醫師的典範，套句他自己在愛丁堡畢業論文[25]中引用阿姆斯壯（Armstrong）[26]的話：「混在熙攘的人群中，尋找流連忘返的快樂鬼魂[27]。」從助理到教授，他在這所學校教了二十六年的書，跟他同時的人，凡我們認識的，無不說他是個好得不能再好的老師，是「學生心目中的偶像」。美國第一本解剖學教科書出自他的手筆，風行極久，數度再版，單這一點就足以名留青史。但在這門學科上，他所關心的絕不止於「刀子和叉子」[28]，因為他早年曾是一個哺乳動物古生物學者，這一方面，在他的繼任人當中，倒是有一個後來居上，成了重要的推手[29]。不過衛斯特最為人所津津樂道的還不是他的著作，而是他影響至今不衰的解剖學教學方法。與他過從甚密且擔任過他助理的霍納，在一八一八年二月一日的一封信裡說到：「反覆回想他指導學生的方式，很難說得出哪一樣才是他的專長，不論誰來請教於他，他無不發自內心地傾囊相授，因此很少有人空手而回，總是滿載而歸。但話又說回來，他上課還是有其與眾不同的地方，例如人體組織微小的部分，他都是用放大許多的模型來做說明；此外，將整個班分成多個小組，分給每個小組一箱骨骼，務使他們透徹了解人類骨骼的建構，眾所周知，這正是解剖學最基本的工夫。這種教學模式，早在十五年前就已經在做了。」希本在標本蒐集方面所下的工夫如何，我們不得而知，但很難想像在杭特的薰陶之下，他會對標本的蒐集無動於衷。無論如何，作為這所醫學院極為重要的一個部門，標本陳列館的建立全都歸功於衛斯特，今天各位所看到的那一系列珍藏，其核心部分都是衛斯特的心血。因為衛斯特的這份遺贈，校董會一致同意將陳列館

㉒艾維西納（亦名 Ibn-Sina, 980-1073）：阿拉伯醫師、哲學家。著作遍及多個領域，包括醫學、神學與教育。其哲學（艾維西納學派，Avicennism）以新柏拉圖學派的亞里斯多德哲學為基礎。主要醫學著作為《醫療準則》（*Canon of Medicine*）及《治療手冊》（*Book of Healing*）。

㉓米德（Richard Mead, 1673-1754）：英國醫師，以博學親切知名，對預防醫學貢獻卓著，著有 *Mechanical Account of Poisons*（1702），敘述蛇毒發毒的過程。

㉔佛特吉爾（John Forthergill, 1712-1780）：英國醫師，曾鼓勵威廉．希本在費城開授產科學與解剖學，並贈送他相關的圖片及模型。

㉕衛斯特一七八六年獲得愛丁堡大學醫學博士（M. D.）學位，畢業論文 *De Animo Demisso* 題獻給富蘭克林與醫療理論教授 Dr. William Cullen。

㉖阿姆斯壯（John Armstrong, 1709-1779）：蘇格蘭醫師、詩人、散文家，著有 *Edinburgh Medical Essays*。

㉗可能出於無心之誤，此處所引應為考柏之句：「流連忘返的快樂鬼魂，揮舞著斧頭。」參閱 William Cowper "The Task", book 5, line 42。

㉘刀子與叉子：奧斯勒的意思是，衛斯特真正關心的並不在於解剖標本的本身。

㉙指約瑟夫．雷迪，他不僅是傑出的解剖學家，也是極有成就的古生物學家。

以他的大名命名，如今，二十六年過去了，在這所以他為名的研究所中，這批珍藏找到了一個新家。

但是，他還有更令人懷念的地方。他的親和力極強，憑著超人一等的心靈和頭腦，他的人緣非常好，查理．卡德威爾（Charles Caldwell）㉚就說他是「一大群朋友的感情交流站」㉛。在我們這一行裡面，就算是搜盡枯腸，大概也想不起還有哪個人像他那樣好相處，那樣令人如沐春風。直到今天，在費城，講起衛斯特，都還是社交精神的同義字。年復一年，至今仍然是費城冬季重要活動的「衛斯特聚會」㉜，邀請卡上始終還是印著他的相片，傳達著他的名言：「走，去找流連忘返的快樂鬼魂去。」

接下去教這門課的，那位年輕的解剖助理可就大異其趣了。霍納生性內向、謙遜，終其一生，糾結人類心靈的疑惑與痛楚，始終在他心中縈繞不去。內在的掙扎、外在的恐懼㉝，折磨著他溫和而敏感的靈魂，死生大事，何其沉重，對他來說，四件最後的大事㉞卻比他每天工作所面對的材料更為真實。他留給我們一本跟艾米爾（Amiel）㉟一樣的《內心日記》（*Journal Intime*）㊱，在那裡面，他發現自己是某種病胎子，「在一層安全的保護罩裡，卻隨時可以聽到所有有關命運與未來的疑問，悲傷、自責與懺悔的聲音，以及靈魂企求內在平和的吶喊」㊲。我們且聽聽他是怎麼說的：「凌晨即起，守夜人的最後一更還沒喊過，處於平靜的孤獨之中，全心都交託在造我的主，衷心祈禱我能夠免於因妄想而犯錯，免於因親密的情誼而受誘惑，免於教育的偏見，在神的恩典影響下，能夠真實得到啟發與成就㊳。」何等熟悉的

㉚卡德威爾（1772-1853）：美國外科醫師。著有《自傳》一書，記錄當時美國醫界的點滴。曾經實驗性地以X光診斷病人。

㉛感情交流站：在解剖學上，意思是「感情在大腦中的位置，一般認為是在皮質層或灰質層」。卡德威爾幽默地用以比喻「頭腦」或「心靈」。

㉜衛斯特每週一次邀集美國哲學學會的朋友到家中小聚，並拜訪科學家、學生與市民。衛斯特去世後，一群朋友繼續舉辦這項活動。

㉝〈讚美詩〉（Hymn 606:3）。原句為：「掙扎與恐懼，於內，於外，主的羔羊，我來了。」

㉞指死亡、審判、天堂與地獄。參閱湯瑪斯．布朗爵士，*Religio Medici,* part, sect. 45。

㉟艾米爾（Henri Frederic Amiel, 1821-1881）：瑞士詩人、哲學評論家、散文家，著有《內心日記》（*Journal Intime*, 1883-1884），是一本探索內心的紀事，作者即以此書而知名。

㊱霍納終其一生斷斷續續寫日記，部分現存於賓大檔案室，但奧斯勒顯然看過另外的部分，今已下落不明。奧斯勒稱這本日記為《內心日記》，因其與艾米爾的作品極為類似。

㊲Humphrey Ward, "Introduction", *Amiel's Journal*, 2nd ed, trans. Humphrey Ward（1883-1884; New York: Macmillan, 1906）, p. xiv.

吶喊；一個堅強的靈魂，拼命努力，卻懷疑自己無法得勝而發出來的喊叫！但是，霍納畢竟是神所眷顧的。面對心魔，他放下了，並達到了他所企求的平安。儘管體弱多病，憂鬱不時來襲，卻仍然能夠以極大的熱忱獻身於解剖學，研究、著作都展現了原創性，為大學帶來了極大的榮譽。特別是在籌備陳列館的工作上極有價值，他的名字也將永遠與衛斯特並列。

至於雷迪，多年來始終孜孜矻矻，任令科學的酵母在他裡面拼命發酵，我又該怎麼來談他呢？根據現存的資料[39]，我們大可以說，像他那樣多元而又廣博的博物學者，確實不可多得，但其人其事竟是如此少為人知。耐心十足、溫柔敦厚、鍥而不捨，這樣的人品再也難得一見，徒留懷思而已。對於他的一生，總會有人做出肯定的迴響，我也就不在這裡獻醜，倒是利用這個機會談談他的另一個特點，藉以說明一種引起極大注意與爭議的科學影響。儘管他是一個唯感官是問的人，但卻沒有一丁點裴洛主義（Pyrrhonism）[40]的調調，而是徹頭徹尾的極端理性，絕不是那個懷疑大師[41]的忠實門徒。但老實說，在他的內心世界裡，卻有著裴洛主義者獨有的特色，一種泰然自若的「冷靜」。在這方面，雷迪與達爾文倒是極為相似。這兩個本世紀跟自然打交道打得最密切的人，居然能夠在研究與家庭生活中都得到極大的滿足，實在足堪玩味。在兒子法蘭西斯（Francis）[42]為達爾文編寫的傳記裡，擺在我們眼前的達爾文，就是一個偉大博物學家內在思想自然流露出來的坦然，我們發現，在超感官的事情上，雷迪同樣也達到了冷靜沈著的境界，借用湯瑪斯．布朗爵士有趣的比喻，可以不用把腦脊軟膜㊸綳得緊緊的。在科學上，達爾文雖然承認懷疑主義是合理的，但他卻說，他自己並非凡事都抱持著懷疑的態度。這兩位先生不僅在這一點上是相同的，而且明顯具有亞里斯多德那樣的心智，但達爾文卻更重視大量事實的累積——這正是他最大的優勢——一種從大量事實當中歸納出通則的偉大力

㊳引自霍納的日記。

㊴雷迪部分重要的作品包括：*Elementary Treatise on Human Anatomy*（1861）, *On the Fossil Horse of America*（1847）, *On the Extinct Mammalia of Dakota and Nebraska*（1869）, and *Fresh Water Rhizopods of North America*（1879）。

㊵極端懷疑主義或懷疑論，因裴洛（Pyrrho）而得名。該學派主張，感覺以外之事皆不可信。

㊶指裴洛（Pyrrho，約 365-257 B.C.）。希臘哲學家，在艾里斯（Elis）成立一所學校，教導懷疑主義。在研究上，雷迪持健康的懷疑主義，不至於像霍納那樣糾結於自我的懷疑，影響到自己的生活。

㊷法蘭西斯．達爾文（Francis Darwin, 1848-1925）：英國植物學家，達爾文之子，編著《達爾文的一生與書信》（*Life and Letters of Charles Darwin,* 1887）。

㊸湯瑪斯．布朗（Thomas Browne），《醫師的宗教》 *Religio Medici*, part 1, sect. 9。此處意指「不至於過度耗神」。

量。雷迪所缺乏的正是這種優點，另一方面，他也未曾感受過「因高度美感的失落而產生的好奇與悵然」㊹，達爾文卻曾為此而鬱鬱寡歡，這或許是他長期健康不佳的部分原因，卻也是他傾全力蒐集事實，以支持他偉大理論不可或缺的動力。

每當我想到雷迪單純的人生，想到他獻身於自然的研究，想到他窮年累月與自然密切的溝通，腦海中便浮現這樣的詩句：

他是自然打造出來的，聽哪——
他的聲音存在於她的音樂裡，發自
遠雷的低吼，與夜鶯的歌聲相合；
他之存在可以被感知
於黑暗與光明，自草木與岩石，
隨力所到之處擴散㊺

Ⅱ

接下來，讓我們從人轉到事，從過去轉到現在，來看看人體解剖與生物學的發展。俗話說，**真理是時間的女兒**㊻。即使是解剖學這門講求事實的科學，其觀點也是一代隨著一代在改變。羅伯．克利斯帝森爵士（Robert Christison）㊼曾談起本世紀初期重要的解剖學家巴克萊（Barclay）㊽，很可以拿來說明一般的解剖學教師仍舊是抱持著老舊的心態。巴克萊跟他的學生講過這樣一段話：「各位先生，當你們在解剖室中作業的時候，千萬留意你們解剖時的發現，並趕緊將它記錄下來。我們的前輩留給我們的發現並不多，你們也許會碰到一條多出來的肌肉或肌腱，一小節岔掉的或多出來的動脈，一小支分岔的神經——一切可能因此而改觀。但也千萬注意，一定要把事實公布出來，因為它很可能是早就被人發現過的。解剖很可以拿田裡的收割來做比喻。最先來的是收割的人，一切原封未動，他們四面八方把穀物大收了

㊹達爾文（Charles Robert Darwin），*The Life and Letters of Charles Darwin*, ed. Francis Darwin（1887; New York: Basic Books, 1959）, p. 81。

㊺雪萊（Percy Bysshe Shelley），"Adonais", stanza 42, lines 370-376。

㊻英國諺語。

㊼克利斯帝森（1797-1882）：蘇格蘭毒物學家、醫師，愛丁堡大學教授，專研腎臟病理學。

㊽巴克萊（John Barclay, 1758-1826）：蘇格蘭解剖學家，愛丁堡大學傑出的講師，以精準說明簡單的解剖學術語著稱。

一遍，這就好比現代歐洲早期的解剖學家，譬如維瑟里爾（Vesalius）、費拉匹爾斯（Fallopius）、馬爾皮吉（Malpighi）及哈維（Harvey）[49]。接著來的是拾穗的人，他們所撿拾的穀穗，集起來只能做幾條麵包。這一類的就好比上一個世紀的解剖學家，諸如伐耳沙爾瓦（Valsalva）、科督尼爾斯（Cotunnius）、哈勒（Haller）、溫斯婁（Winslow）、維克德齊爾（Vicq d'Azyr）、坎柏（Camper）、杭特（Hunter）與兩位孟羅（Monros）[50]。最後來撿拾剩餘的是鵝，牠們拼命在殘梗間啄食少得可憐的穀粒，天黑了才搖搖擺擺地回家，可憐的傢伙，還聒噪不休自以為得意哩！各位先生，我們就是那群鵝[51]！」沒錯，他們都是鵝，在殘梗間撿拾殘屑，但生物學那片廣大的田畝卻敞開在他們的面前。在那一段歲月裡，解剖學指的僅是一門人體結構的知識；但拜杭特之賜，通往更大視野的一條道路已經打開，他的全面性掌握了生命各種正常與不正常的現象，為解剖學者訂下了正確的研究主題。

眼光從結構的確定轉移到功能的發現，乃是進步的基礎。問題不在於要他「隨跑隨讀」[52]，**求快往往只是不清不楚而已**；要想求得正確的生理學知識，必須先詳詳細細了解其形式與關係。所有醫學的重大發展與研究方法相對應的改進，在在說明了巴克萊用「鵝」來提醒我們的深意。且讓我們隨便拿一門與實務有關的知識，譬如說神經系統的解剖學與生理學來做說明。在霍納一八二五年編的衛斯特《解剖學》第三版中，談到腦的盤迴狀態，這是今天醫科、外科、人類學的學生都耳熟能詳的，其功能則是生理學與心理學研究的標的；整個情況是這樣的：「腦的表面類

㊾維瑟里爾（Andreas Vesalius, 1514-1564）：比利時解剖學家、醫師，最早解剖人體者之一。曾在帕都亞（Padua）、巴塞爾、比薩及波隆納等地任教。著有*De Corporis Humani Fabrica*（1543），指出加倫（Galen）所教的多處錯誤，自此解剖學才成為一門科學。費拉匹爾斯（Gabriel Fallopius, 1523-1562）：義大利解剖學家，發現輸卵管的功能，也是第一個精確描述胎兒管脈與骨骼的解剖學家。馬爾皮吉（Marcello Malpighi, 1628-1694）：義大利解剖學家，被稱為顯微解剖學的創立者。哈維：見〈老師與學生〉註⑱。

㊿伐耳沙爾瓦（Antonio Maria Valsalva, 1666-1723）：義大利解剖學家，研究耳朵。科督尼爾斯（Domenico Cotunnius, 1736-1822）：義大利解剖學家，說明了內淋巴與內耳坐骨。哈勒（Albrecht von Haller, 1708-1777）：丹麥博物學家、病理學家、植物學家、醫師與詩人，在哥廷根教授解剖學、植物學與外科學。溫斯婁（Jakob Benignus Winslow, 1669-1760）：丹麥博物學家，著有*Exposition Anatomique de la Structure du Corps Humain*（1732）。維克德齊爾（Félix Vicq d'Azyr, 1748-1794）：法國解剖學家，研究神經解剖學。坎柏（Pieter Camper, 1722-1789）：荷蘭解剖學家，在外科、產科以及醫療法理學上同樣有傑出的成就。杭特：見〈舊人文與新科學〉註⑲⑤。

(51) Robert Christison, *The Life of Sir Robert Christison*, ed. by his sons .

(52)意思是快速通過的人看事不明（《哈巴谷書》二章二節）。在舊約聖經中，上帝吩咐先知盡量將啟示寫清楚，好讓跑過去的人掃一眼也能看得明白。但奧斯勒在此卻是相反的意思：欲速則不達。

似一團小一號的腸子，亦即一團盤繞的圓柱狀管子；因此，我們才說它是盤迴的。盤迴之間的裂隙並未深入腦質的內部㊼。」這樣一幅簡單幾筆的結構圖，與其相關聯的功能，或許用莎士比亞的話最能表達清楚：「**當腦停止運作，人也就死了**㊽。」本世紀前兩代的學者費盡心力將結構建立了起來，不僅造成了醫學的革命，而且使心理學家幾乎將形而上的東西全都予以掃地出門。尤其值得注意的是，在許多知識範疇，精確的解剖學知識都是不可或缺的。新的腦解剖知識，特別是腦表面的研究，衛斯特雖然只是簡單幾筆帶過，卻為希吉克（Hitzig）與弗瑞奇（Fritsch）㊾開出了一條小路，對腦部病變的個案做精細的研究，也才為修林斯．傑克生（Hughlings Jackson）㊿闢出了一條大道；然後逐漸地，一種以科學為基礎的腦理學（phrenology）乃應運而生，取代了卡歐（Gall）與史柏齊姆（Spurzheim）51的觀念；就這樣一點一滴地，到了今天這一代，才建立起一套可靠的解剖學架構，將許多腦部的功能予以定位。由內或由外，在那塊神奇表面的某一部位，小小碰觸一下，我的嘴唇就會動起來，但不一定是表達清楚的思想，同樣地，我也會看，卻不一定能夠閱讀眼前的書報；這裡碰一下，所看就不見了，那裡碰一下，所聽也不聞了。在這些主控肌肉的中樞上，碰它一下，它們就有可能單獨地或整個地喪失功能，即使意識沒有喪失，所有這些功能也會消失。那薄薄一層的養分，在時光的指尖輕觸之下，智能緩緩向後倒退，退回到孩子的簡單，嬰兒的無知與子宮的混沌。

隨著結構知識的不斷增加，新的腦生理學也不斷發展，加上疾病個案研究所做出來的貢獻，在神經系統的診斷上，今天已經達到高度精準的地步。這種不同科目間知識的相互影響、相互串連，在我們這個領域裡，表現得最為淋漓盡致，是其他領域所看不到的。在研究室中，我們用動物做實驗，而自然在我們身上所做的疾病實驗，我們也拿來研究，經過許許多多人在許許多多地方一點一滴的努力，解剖學所累積的事實，已經將五十年前的混沌導入了井然有序的境地。在一個實事求是的

---

(53) Caspar Wistar, *A system of Anatomy for the Use of Students of Medicine*, 9 th ed., vol. 1, sect. 2.

(54) 莎士比亞，《馬克白》（*Macbeth*）, III, iv, 79。

(55) 希吉克（Julius Eduard Hitzig, 1838-1907）：德國精神病學家、神經生理學家，研究大腦皮質。弗瑞奇（Gustav Theodor Fritsch, 1838-1927）：德國解剖學家，專研腦部電流生理學。

(56) 修林斯．傑克生（John Hughlings Jackson, 1835-1911）：英國神經學家，將某些語言的障礙歸咎於左腦半球的病變，發現自發性的痙攣肇因於局部的腦部刺激（傑克生癲癇）。

(57) 卡歐（Franz Joseph Gall, 1758-1828）：德國醫師，腦理學的奠基者，研究人的腦部與頭蓋，試圖建立心理機制與腦型及頭蓋的關係。史柏齊姆（Johann Kaspar Spurzheim, 1776-1832）：德國醫師，與卡歐合作建立腦理學。著有腦與神經系統相關的病理及解剖的論文。

年代，當我們面對健康違和或所謂的生病時，此一影響深遠的改變使我們知所應對，不僅知道什麼是該做的，也明白什麼是不該動的。把大腦表面的各個中樞予以定位，才可能更為精準地診斷因中樞而導致的局部病變，麥西文（Macewen）與霍斯雷（Horsley）[58]也才能用新的腦脊椎手術為腦生理學及病理學注入新血，可惜的是，他們的這項成就並未引起太大的重視。

除了視覺、聽覺、言語與自發性行為等各個中樞的定位之外，對於心理現象的身體根源，我們也逐漸有所認識。智能與大腦重量的關係、心理稟賦與大腦表面盤迴增加的關係，所有這些，甚至巴克萊所說的「拾穗者」就已經有所認知；但在過去二十五年間，最小的器官解剖，就已經有人用最精細的方法在做廣泛的研究，因而揭露了其複雜的機制。在解剖學上，腦灰白質的錐體細胞是構成思想的根本，隨著這些心理細胞的發展、結合以及複雜的互動，恰如我們所說的，心理功能乃為之整合起來。這些機械性的概念又是如何產生的呢？或許是來自於皇家學會的克魯尼講座（Croonian Lecture）[59]；最近在這個講座，雷蒙．凱哈（Ramón y Cajal）[60]指出，智能的活動、等級與發展，其基礎在於複雜的細胞機能與細胞的結合。即使是情緒性的瘋狂[61]，其身體的根源也有跡可循。對於大腦皮質更為細緻的結構，經過研究之後發現，癡呆、心理障礙與各種精神疾病，都只是錐體細胞處於錯亂狀態所發生的病徵，與一個難以言喻的實體——心靈——的疾病脫離不了關係。尤有進者，有一派人類學家，試圖將道德的錯亂跟身體的失常，尤其是腦部的，搭上關係，大肆鼓吹一種犯罪型的精神變態，落入這種情狀的人，「其為大奸大惡乃屬必然，其為愚笨乃屬天定，其為混混、為小偷、為人師，則定於球體的支配⑫。」有關於腦部的知識，之所以有這種革命性的認知，全都得歸功於巴克萊的「鵝」，是他們在神經系統的解剖上苦心研究所致。以法蓮（Ephraim）所撿拾的葡萄確實強過亞比以謝（Abiezer）所摘取的葡萄⑬。

結構研究之為解剖學的主要課題，雖然是生命現象研究的基礎，但在探討生命

---

⑱麥西文（William Macewen, 1848-1924）：蘇格蘭外科醫師，為骨骼手術的先驅。霍斯雷（Victor Alexander Haden Horsley, 1857-1916）：英國生理學家、外科醫師，其貢獻包括狂犬病的保護性治療、甲狀腺與腦功能定位的研究。

⑲皇家學會為紀念威廉·克魯尼所設的講座。威廉·克魯尼（William Croone, 1633-1684），英國生理學家，也是皇家學會的創辦人之一。

⑳雷蒙·凱哈（Santiago Remón y Cajal, 1852-1934）：西班牙生物組織學家，研究神經系統並建構神經理論。

㉑情緒性瘋狂：指因情緒變化所引起的瘋狂，通常為脾氣暴躁與憂鬱。

㉒莎士比亞，《李爾王》，I, ii，132-134。

成長、發展與活動法則的生物學中，卻只是一個小部分。約翰．杭特，希本與費希克的業師，堪稱是第一個現代的大生物學家，不僅因為他的觀察獨到而全面，更因為，將生命視為一個整體的，他是第一個，他所研究的是**生命的整體，包括正常的與失常的、健康的與生病的**。用巴葛爾（Buckle）[64]的話來說，是他最先「**把自然視為一個在不同時間、以不同面貌呈現的整體，在每一個變化當中，都保持著一個不變的原則：秩序井然、始終如一、不容切割、動靜有方，事事皆有規律可循，只不過，在凡夫俗子的眼中，到處都是亂成一團而已**」[65]。我們身在醫界，循著這位偉人的足跡前進必不至於缺乏，但我們切不可以此自滿；巨人如歐文（Owen）[66]、赫胥黎（Huxley）[67]與雷迪固然不在話下，許許多多生物學者，只要懂得謙卑與勤奮，也都躋身於醫師的行列了。從約翰．杭特到查理．達爾文，動物學與植物學的各個方面都在突飛猛進，不僅與結構相關的事實大量累積，有關功能的知識也大量增加，對生命現象的認識乃為之大開。如今，隨著《物種源起》（*Origin of Species*）的問世，我們恍如大夢初醒，演化論不但改變了生物學的整個局面，並在人類思想的各個層面都掀起了革命。

理論甚至已經跑到前頭去了；我們的生物學已經是十年前的東西，對我們這些人來說，新的觀念不免令人困惑。近年來的文獻所顯示出來的活力，旺盛到了極點。

圍繞著細胞的本質，打得最兇的一場爭奪戰，正是結構的知識迫切地想要找回生命現象的解釋權。這一方面的變化之大，使得新而複雜的術語層出不窮，本來簡單到再也無法切割的原形質，今天卻分成了胞體（cytosome）、胞淋巴（cytolymph）、核體（caryosome）、染色體，還要加上它們各自的原漿小粒與初漿粒。生命的單位，研究到了這樣精細的地步，甚至使得血統的理論都做了實質的修正。魏思曼（Weismann）⑱的觀點，特別是單細胞生物與較高等生殖細胞的不會死亡，以及後天的特質是否

---

⑥③《士師記》八章二節。原句為：「基甸（Gideon）對他們說：我所行的，豈能比你們所行的呢？以法蓮拾取剩下的葡萄，不強過亞比以謝所摘的葡萄麼？」

⑥④巴葛爾（Henry Thomas Buckle, 1822-1862）：英國歷史學家，著有 *History of Civilization in England*。

⑥⑤ Henry Thomas Buckle, *History of Civilization in England*, 2nd ed.（New York: Hearst's International Library, 1913）, vol. 2, part 2, p. 446.

⑥⑥歐文（Richard Owen, 1804-1892）：見〈寧靜〉註㉑。

⑥⑦赫胥黎（Thomas Henry Huxley, 1825-1895）：英國生物學家，達爾文的支持者，著有《美麗新世界》（*Brave New World*）。

⑥⑧魏思曼（August Weismann, 1834-1914）：德國生物學家，遺傳學的創始者之一，主張所有可遺傳的特質都存放在胚漿中，與生殖細胞隔絕，因此後天的特質是不會遺傳的。

會遺傳的理論，全都是從細胞結構與細胞分裂的研究直接衍生出來的。

其結果是，生物科學之應用到社會問題上，對人類思想所造成的紛歧，從來沒有這樣巨大過。隨著時間的流逝，在生命漸進的演化過程中，有一個目的是從來沒有終止過的；**進步來自於永無休止的競爭，永無休止的天擇與淘汰**；一言以蔽之，演化是支配所有生物的一大法則，「**天意之所為乃萬物之所趨**」⑲，這種觀念正是生物學送給十九世紀最厚重的大禮。在《社會的演化》（*Social Evolution*）一書中，基德（Kidd）⑳豈不就這樣說過：「再清楚不過的是，未來的社會現象研究必然會以生物科學的研究為依歸；雙親後天所獲得的特質，是否會遺傳給後代？生物學家今天針對這個問題所展開的論戰一旦有了定論，必將在社會與政治哲學的整個領域中產生無與倫比的效應。如果舊的觀點是對的，也就是說風俗與教育的成效是可以遺傳的，那麼毫無疑問地，過去那種烏托邦哲學的夢想就是可能實現的。先人所受的教育，以及他們的精神與道德素養，如果我們都能夠繼承下來，我們也就可以大膽地預言，未來的社會將不至於變壞，而是持續地進步下去，就連生存的鬥爭都將終止，人口會控制得恰到好處，個人與社會組織之間的對抗也會為之消弭。但是，如果魏思曼那一派的觀點才是對的；如果進步取決於累積優質的先天選項並將劣質的排除掉；如果沒有這種持續存在的天擇壓力，高等形式的生命就**一定會反轉倒退**；那麼，整個人類就只有陷入一開始就不斷在進行的鬥爭與對抗之中。如此一來，繼續不停地為生存而競爭乃是必然的，縱使在某些方面仍然不失其人性，但終究是無法扭轉也無可避免的。於是，人類所有的生活現象，個人的、社會的、政治的與宗教的，全都將被視為此一普世過程的個別面向，由於攸關重大，才透過科學加以研究與了解⑪。」

生物學之於生命的問題，可說是無所不在，我們甚至可以說，其他的科學，無論是在廣度或深度上，在這方面都是有所不及的。深入觀照生物學與人類日常生活的關係，其價值絕不可等閒視之。在這個忙忙碌碌的世界上，訓練精準的觀察與正確的推理，擁有清晰的觀點與健康的心態，研究生物學所能得到的，不僅其他的科學望塵莫及，甚至人文學科也無法比擬。年輕人來到這所生命原理基本知識的殿堂，年復一年，必不至於空手而回。

對醫師來說，這門科學的訓練更是一項彌足珍貴的禮物，足以使整個生命發酵

---

⑲丁尼生（Alfred Tennyson）, "In Memoriam A.H.H.", epilogue, lines 143-144。

⑳基德（Benjamin Kidd, 1858-1916）：英國社會學家，所著之《社會的演化》在奧斯勒的年代流傳甚廣。

⑪ Bejamin Kidd, *Social Evolution*（London: Macmillan, 1894）, pp. 203-204.

起來，培養慎思明辨的習慣與能力，唯其如此，在診療時面對變化多端的病情，才能夠對症下藥。一個醫師如果未曾充分接受這種酵母的培養孕育，也就無法掌握科學與我們這一行業之間的關係，對於兩者都有其限度，不是一無所知就是滿不在乎，那麼，等在前面的就是沈淪了！

今天是來恭賀賓大擁有了這所研究所，但請容我站在高處說幾句話。在這個國家的大學裡，當前最需要的就是有思想且肯付出的人，也就是：有理想有抱負、痛飲過神酒仙釀⑫、精力不願消耗在課堂裡那副磨子上的人。在研究室裡，大學所能做的事情應該更崇高。我們周遭的世界正在迅速改變，在那些較為古老的國度，實用之學已經不再是檢驗的標準，各個部門都在大幅提升知識的價值，在這方面，德國足堪作為我們的模範。德國的大學之所以偉大，在於有一大群追求純粹科學的人，他們夙夜匪懈、無私忘我，充滿著崇高的理想，別無其他的動機分散他們的心思，「你的工作能夠帶來什麼實際的用途⑬？」在研究室的深處，永遠聽不到這樣的呼聲，俗世或神界的偏見也不得其門而入，他們只知道珍惜「毫無蒙蔽且無瑕疵的真相——可以化解一知半解之毒的究竟事實」（赫姆茲 Helmholtz）⑭。

科學的酵母使人養成凡事精確的習慣，培養擴大心靈視野的思考模式，強化——用埃比卡莫斯（Epicharmus）的話——「領悟力的肌腱」⑮。但是，只有這些嗎？這件諸神賜給人類的最後一樣禮物，難道沒有為人類全體帶來希望的訊息？除了使個人在生命的暴風中得以寧靜，在困惑中不失清明之外，就沒有別的作用了嗎？「地上溫馴的子民終將在萬古不易的法則中悠然入眠」⑯，這樣的承諾又在哪裡呢？滿懷夢想的人，從柏拉圖到孔德（Comte）⑰，在人的國度裡⑱尋尋覓覓的，無非法則、秩序與上帝之城⑲，難道這些都只是空幻的希望、虛妄的想像？

---

⑫指浸淫於智慧或知識之海。此一比喻常見於歐洲文學，最早可以追溯到賀希歐（Hesiod，約 700 B.C.）。

⑬源自拉丁哲學家西塞羅（Cicero）。Marcus Tullius Cicero, *Pro Milone*, Book 12, sect. 32。

⑭赫姆茲：見〈舊人文與新科學〉註⑯。

⑮埃比卡莫斯（約 540-450 B.C.）：希臘喜劇作家，作品今僅餘殘篇。改行編劇之前，曾鑽研哲學，兼治形下與形上。此處所引，取材自古代史家 Polybius 的 *Histories*, book 18, chap. 40,（trans. W.R. Paton [London: Loeb Classical Library Heinemann, 1927], vol. 5, p. 175）。

⑯丁尼生（Alfred Tennyson），"Locksley Hall", lines 130。

⑰孔德（Auguste Comte, 1798-1857）：法國哲學家，實證哲學的創始者，著有 *Cours de Philosophie Positive*（1830-1842）。

⑱人的國度：有別於上帝之城的人間國度。

⑲上帝之城：聖奧古斯丁的書名。為一想像國度，於其中，上帝的計畫與塵世的善願得以實現。

其實，為千千萬萬凡夫俗子紓解痛苦，科學已經成就了許多，未來更無可限量，在緩解疾病的恐懼上，尤其功德無量；但我們總是輕易地就忘了，在科學支配的範圍之外，另外有一種沛然的力量，始終在搖撼著人類的心靈。出自於理性，科學不分人我，但若感情用事，科學又將如何呢？感情之於科學，既無任何關係，也不會放在心上。科學或能研究、分析、說明感情，卻控制不了它，它也不能證明科學的正當性。當年創辦這所大學的那位大哲，用鍊子拴住了閃電[80]，但**誰又拴得住人心呢**？人心，多麼怪異的綜合體，前一陣還裹在福報的狂喜中，一轉眼卻又陷入了邪惡的泥淖；任何酵母，地下的或天上的，都不可能一勞永逸地改變人心。有一個人描寫過人心，我們且來聽聽他是怎麼說的：「**任何時代，在這個世界上，理性都只有任由暴力擺布的分，法治云云，不過是曇花一現，只要人性依然故我，誰又奈何得了它**？個人的智慧，或國家民族的集體智慧，在人類的鬥爭中，全都一樣在劫難逃，沒錯，總有一天智慧又會活過來，但照樣又將淪為劍底亡魂。放眼四方，縱觀古今，何處不見感情將擋在它前面的思想掃開，當然，還有信念、理性。激情不屬於腦，不屬於手，只屬於心。**愛、恨、野心、貪婪，全都把才智當奴隸在使喚**，用暴力痛擊理性軟弱的反抗，理由？不需要，然後用鐵腕將之碎屍萬段。」（克勞福特 Crawford[81]）

還記得我在前面講過，那個「隨跑隨讀」的人，他所讀的古卷[82]，正是理性豎立在人類動物園外的警告牌示：「用鍊子拴住了，但尚未馴服[83]。」然而，作用於個人身上的科學酵母，終究還是可以使整個社會多少起一點發酵的作用，這一點應該是沒有人會懷疑的。理性畢竟已經自由了，或差不多是這樣，宗教教條的桎梏已經除去，而信仰本身，也已經脫離了那一樁門不當戶不對的聯姻[84]，自自在在走自己的路去了。

「歡樂哲學家」[85]有不少饒富意味的古怪想法，其中之一倒有先見之明，跟一個現代才有的觀念若符合節，他是說，環境的影響之於我們，那些偶像、觀念以及

---

[80] 指富蘭克林（Benjamin Franklin, 1706-1790）：美國政治家、科學家、哲學家。一七五一年創辦青年教育學院（Academy for the Education of Youth），為賓大的前身。他用風箏做實驗，說明閃電的性質，此處說他「用鍊子拴住了」閃電，但並未予以馴服。

[81] 克勞福特（Francis Marion Crawford, 1854-1909）：美國小說家，著作等身，包括 *Zoroaster*（1885），*The Heart of Rome*（1903）。但此處所引，出處不明。

[82] 見註[52]。

[83] 見註[79]。

[84] 此處指基督教會與科學的關係。

傳承加諸於我們的，對於我們是好是壞，是大有關係的——的確，環境對我們的幸福太重要了，甚至我們的人品，哪一樣不受外在環境的影響。在這方面，科學思想的趨勢，例如原子理論，豈不可以遠遠追溯到亞柏德拉（Abdera）的那位前賢[86]；外在環境既然是這樣重要，**教育中最最重要的一點，恐怕就非「傳承」莫屬了**。從解剖學，現代醫學思想汲取了豐富的靈感，這幢莊嚴堂皇的建築配上這門科學，真可以說是相得益彰，也使得這所大學原本就已經充滿活力的環境更臻於完美。由於校長與大家的努力，這裡終於匯集了所有傳承的大好環境，建立了使這個共同體可長可久的高等學術。**什麼是教育，說到究竟，只不過是環境影響對我們的潛移默化；每個時代的偉大心靈所留下來的文字資產、自然與藝術所賜給我們的諧美氛圍、以及我們的同仁所營造的生活——所有這些都在教育我們，塑造我們成長的心智**。在這片校園裡，這些影響將帶領一代又一代的年輕學子，從大學升到研究生，領受美、真與善的陶冶；**美，是最高的境界，唯有不懈地追求完美才能夠達到**，「燃燒，無論烈焰或微光，如鏡之反映火的實像，是眾所嚮往的[87]。」**真，是冰冷的邏輯，使得心智獨立自由，免於自欺與不求甚解的荼毒；善，我們學醫，若要無愧所學，就必須與善同生同行同在。**

⑧⑤指德謨克里特（Democritus，約 460-370 B.C.）：希臘哲學家，提出原子論。見〈柏拉圖筆下的醫療與醫師〉註③。

⑧⑥指德謨克里特。亞柏德拉為希臘泰雷斯（Thrace）的一個濱海小城，是德謨克里特的故鄉。

⑧⑦雪萊（Percy Bysshe Shelley），"Adonais", stanza 54, lines 484-485。

16

二十五年之後

After Twenty-Five Years

我們所愛、最愛與最美好的
由他所釀造的陳年老酒已經備妥，
未及飲過一或二巡，他們
卻已逐一匍匐沉沉安息。
——奧瑪・卡亞姆（Omar Khayyám）
《奧瑪・卡亞姆四行詩》（*The Rubáiyát of Omar Khayyám*）

《編按》

一八九九年九月二十一日發表於麥吉爾大學醫學院。

在麥吉爾大學初執教鞭的二十五年之後，一八九九年，奧斯勒舊地重遊，暢談醫學教育的「革命」，強調過去完全依賴文獻的教學已被科學實證與臨床經驗所取代。從他初為人師到自費購置顯微鏡，在衣帽間開始實驗室教學，這中間就已經有了極大的變化。隨著專業科目的增加，教師從最初的五人增加到五十二人，設施與儀器的需求倍增，為了加強研究，增設助理以減輕教學負擔也成為不可或缺，而臨床教學更要求醫學院與優質的醫院合作，以提供學生與病人接觸的機會。

在教學上，奧斯勒頗有革命的意味，建議廢除考試，由實驗與臨床課程的老師直接給學生打分數。他強調，**教育乃是一個終身學習的過程，學校只是啟蒙階段，教以原理原則，為未來的自修鋪設一條「正途」**。

奧斯勒強調「快樂、滿足與有意義的生活」，主張醫師應該享受學習、**享受工作。本業以外的興趣不可偏廢，成功固然有賴於豐富的醫學知識，個**

人的品味也很重要。提到布朗爵士《醫師的宗教》對他一生影響深遠，他大力推薦文學，可以在「化學困擾你的靈魂之際，你可以從莎士比亞偉大的安撫力量中找到平靜」。

接著，奧斯勒提出了他認為最重要的忠告——把握今朝，切勿為過去或未來思前想後而耗費了精神。他提醒每個學生，他們的目標不在於成為一個皓首窮經的科學家，而是要做一個「認識並治療疾病」的醫師。他引述弗洛德（Froude）的話：「**可以為人所用的知識才是真知識，真知識之中自有生命與成長，並可轉化成為實用的力量，其餘的皆有如灰塵之懸於腦際，或如雨點之乾於岩石**。」

二十五年之後

I

展望我們的人生，有兩個觀點可以得到寬廣而滿意的視野，其一，是在清晨燦爛的晨曦中，青春的露水猶未拂去①，站在山腳下，迫不及待等著動身啟程；另一個，或許並不十分滿意，但更加開闊，則是我們站在山頂上，凝視著落日拉長的影子。至於在我們向上攀登的過程中，想要看到同樣寬廣的視野，那可是完全不可能了，小徑陡峭崎嶇，連個立足的方寸都沒有，遑論得一開闊的視野。記得但丁在攀登煉獄大山（Mountain of Purgatory）時②，一番奮力的跋涉之後，來到一塊群山環抱

---

①青春的露水猶未拂去：Robert Browning, *Pippa Passes*, part 1, "Morning", lines 326, 339。「哥特萊（Gottlieb）說：「你將拂去他的生命花朵……我說，你掃掉的卻是他的青春露水。」

②煉獄為但丁《神曲》的第二卷，悔過的罪人在這裡滌淨罪孽的污點。Dante Alighieri, "Purgatorio", *La Divina Commedia*（1307-1321）, canto 4。

的坪頂，朝東坐下，對嚮導說：「回顧來時路，真有無限的歡喜③。」同樣地，今天在這個場合，站在四分之一個世紀的平台上，我也因回顧而歡喜，為自己還能夠跟大家聊聊未來的遠景而欣慰。

二十五年前，多少有點冒險，學院居然啟用了一個毫無經驗的人在醫學系開課④。多虧那些在學校服務多年的先生寬宏大度，說什麼時代不同了，把原來大可以佔著不放的位子挪出來，讓給一個後生，只因為他對所教課程有學士後研究的優勢。前輩們的大膽，加上我自己的拼命、天生用不完的精力、以及對工作的熱愛，倒也可說是不負所託。那一段快樂的時光，儘管我努力地到記憶中去搜尋，卻再也喚不回太多的東西，往事如煙如塵，蒙遮了細節，甚至連大輪廓，都不免有部分變得模糊了。**遺忘乃是一種福氣，但往往因人而異。**有些人，譬如我們那位傑出的同仁約翰·畢泰·克羅齊（John Beattie Crozier），記性可是一流，將他的經驗與心情，一章接著一章，全都化作了生花妙筆的文字⑤。我們雖屬同時，年歲相仿，我的記憶卻有如尤里西斯（Ulysses）⑥到了冥府（Hades）⑦，魔圈罩頂，形成一層陰影，卻又找不到特瑞西亞（Tiresias）⑧幫忙揭掉那層蒙蔽了過往的紗幕。但是，儘管回憶如幻似影——

過去種種

仍然是吾人今日一切的光源，

是吾人得以所見的一盞主燈⑨。

所有的點點滴滴，全都跟每個接納我的人有所關聯，因此也就特別的珍惜，可惜的是，如今所記得的，竟只有零星殘餘了。對於他們——他們的影響、典範、以及他們對我的鼓勵——我的感激是永遠銘記在心的。那一段歲月，日子雖然平淡，

---

③同註②。

④奧斯勒最初教授的科目包括生理學、病理學與組織學。

⑤約翰·畢泰·克羅齊（1849-1921）：加拿大人，奧斯勒的同學，著有 *The Religion of the Future*（1880）與 *Civilization and Progress*（1885）。其自傳 *My Inner Life: Being a Chapter in Personal Evolution and Autobiography*（London: Longmans, Green, 1898），巨細靡遺描述個人內在與公開的生活。

⑥尤里西斯（奧德塞的拉丁名）：特洛伊戰爭中，希臘軍中最有智慧的領袖，因荷馬史詩《奧德塞》而流傳不朽。其於戰後流浪十年，過程見於《奧德塞》一至四章。

⑦冥府（Hades）：希臘神話中，人死之後的地下世界。

⑧特瑞西亞：希臘神話中的預言家，希拉（Hera）將他雙眼弄瞎，為了補償乃賜與預言的能力。奧德塞之得以脫離冥府，得力於他的忠告。《奧德塞》（*The Odyssey*）, book 11。

同仁們莫不兢兢業業，全力以赴，**前輩之於後輩，生活行事，處處都是身教**，讓我們明白自己的責任重大，整個環境的氛圍充滿著激勵與活力。**所有的一切，教化自在其中**，特別是兩位院長，喬治．坎貝爾醫師（Dr. George Campbell）⑩與帕默．霍華德醫師（Dr. Palmer Howard）⑪，在他們的領導下，更是如沐春風。學院為了紀念他們，用兩位的大名成立講座，可說是益增華彩，撫今追昔，倍感溫馨！

唯獨有一事，可以說記憶猶新——今日的此情此景，反倒使得它歷歷如在眼前。記得第一次站上講台，內心的不安與惶恐真是到了極點。從來沒有講過課的我，拿著預先準備好的講義，在眾人面前照本宣科，整個心臟彷彿要跳出來，所幸在場的同仁體諒，並未當場發難，加上一進講堂時學生給我的熱烈歡迎，讓我安心不少；但總無例外地，只要想到即將上場，每一次的煎熬都是最強烈的。我永遠記得，整整一個學期，幾乎要準備一百堂課的講義，那真是苦不堪言。才上了十至十二堂課，已經是筋疲力竭，但還有該學期剩下來的課必須全力應付，而我偏偏又出於愚蠢的好勝，前一任老師德瑞克醫師（Dr. Drake）⑫好心留給我的講義，說什麼都不願意去碰。到了一月，眼看是到了山窮水盡的地步，救星卻也從天而降。一天，郵差送來了一本生理學的大作，是一位德國教授新出爐的作品，使我如獲至寶，剩下來的半個學期也就因此迎刃而解。講課的內容明顯獲得改善，而且學生受益，自己能迅速有此能力，全得力於能將德文翻譯過來。

離學期結束還有一段時間，我已經深深了解到，這項職務的託付是何等的重大，乃積極設法改進教學的方法。在應用生理學方面，在倫敦的大學學院（University College），我曾經修習過第一次為組織學（histology）所開的課程，包括有系統的講課與實物教學，受益匪淺⑬。第一個學期，我們僅有一台顯微鏡，只能讓學生觀看血液循環、纖毛運動等。但幸運的是，當我接受蒙特婁總醫院⑭的指定，出任天花科醫

---

⑨華滋華斯（William Wordsworth），"Ode: Intimations of Immortality from Recolletions of Early Childhood", Stanza 9, line 151。原詩為：

回憶如幻似影，

而過去種種，

仍然是吾人今日一切的光源。

⑩喬治・坎貝爾：見〈教學與思想〉註㉔。

⑪帕默・霍華德：見〈寧靜〉註㊷。

⑫德瑞克（Joseph Morely Drake, 1828-1887）：奧斯勒的前任，麥吉爾的創校教師，教授臨床學。

⑬一八七二至七三年，奧斯勒在倫敦的大學學院研讀生理學，師從 John Burdon Sanderson，為期十七個月。

⑭蒙特婁總醫院：麥吉爾三所附屬醫院之一，另外兩所為大學產科醫院（University Maternity）與皇家維多利亞醫院。

師，便多了一份收入，因而有餘錢訂購一打的哈奈克（Hartnack）顯微鏡，以及少數簡單的儀器。老舊的天花科病房帶給我的還不止這些，令我心懷感激的是，我的第一篇臨床論文也是在這兒產生⑮。到了第二學期，我有一系列的實物教學，另外還私下開了一門應用組織學；印象特別深刻的是，選修與利用額外時間來上課的學生都表示感激。有好幾年的時間，我都不得不在物力維艱的情況下工作，冬天擅入化學實驗室，夏天則利用樓下的衣帽間上組織學。一八八〇年，學院終於將一間講堂改裝為生理實驗室，並籌集了一筆資金改善設備，令我喜出望外。同時，我總算有時間開始思考自己的方向了。我在醫學院的課，開的是生理學與病理學，當時有個行之已久的習慣，後者必須要講滿二十堂，我在蒙特婁總醫院的一位同事，將驗屍間交給我自由支配，沒有多久，我就發現自己的主要興趣是在病理方面。事實上，在應用生理學上，我的技術並非十分在行，器械彷彿總是在跟我作對，更何況，即使是準備最簡單的實驗，我也連個幫忙的助理都沒有。啊！我花錢買的那些器械（通常都是自掏腰包，那還得慶幸自己有錢，但有時候則是朋友的，那就表示我已經是個窮措大了！）我就從來沒能夠把它們擺平，經常弄得徹夜未眠，而那些新生還以為我是在做什麼了不起的研究哩！此外，要搞懂血液循環、纖毛波動、纖維蛋白消化，相信誰都能夠做得到，但我卻不認為，學生連續上了我教的十堂課，就能夠了解淋巴腺、脾臟或胎盤循環的結構。對於這些結構，我到今天還是打從心底恨得牙癢癢的，但是，只要有一項新的研究清楚說明了它們的構造，一解我之前心中的懵懂，我一定歡喜得很。**對於任何事情，我這個人絕不會強不知以為知。學生時代起，我就明白，非如此不足以做個好學生，我也隨時準備好對學生說：「我不懂。」**在學院任職四年之後，蒙特婁總醫院主管選我擔任主治醫師，對一個年輕人來說，那真是連作夢都不敢想的事！就在同一天，我跟我最要好的朋友喬治．羅斯（George Ross）⑯連袂啟程前往倫敦，一同在臨床醫學上度過了一段美好時光，也就此告別了我初戀的情人⑰。從此以後，幾乎全心專注於病理學與實用醫學，並在我的課程中加開了一門病理解剖學、一門病理組織學，另外還開了一門臨床醫學的暑期班，把

---

⑮針對 Dr. D.C. MacCallum 在蒙特婁總醫院所治療的三個個案，奧斯勒提出報告並予以發表。分別為："Fissure and Anus", *Canada M. J.*, 1872; "Angina Ludovici", Canada M.J., 1872 ; and "Suppurative Nephritis", *Canada M.B.S.J.*, 1872。

⑯喬治．羅斯（1845-1892）：麥吉爾大學臨床醫學與外科學教授，該校醫學博物館館長。與奧斯勒交情甚篤，一同與學校年輕教師組成聯誼會，每月聚餐。

⑰譯註：原書指「初戀」可能是病理學，而後提到生理學是指相對於解剖病理，他更喜歡臨床醫學，所以是告別病理學此初戀情人。

自己弄成了一個貪多務得的四不像，十年下來，連自己專精的是哪一科都講不清楚了，倒覺得自己活像那位亞爾西拜德二世（Alcibiades II）；說到這位先生，有詩如下：

所學無所不涉；
但卻門門不通⑱。

臨床醫學這塊牧場，新鮮卻範圍狹窄，但我還是照樣軟弱，抗拒不了放牧的誘惑。

經過十年的打拼，我告別這個城市，**富有**了，但不是富在俗世的資財，這方面，我的運氣並不好——或許反而算是運氣好吧——雖然兩袖清風，但在不會銹壞、不受蟲咬的資財上卻是富有的⑲——**富在友誼與同事之情，富在樂於工作、心靈活躍，富在因此而得到的豐富知識與多方歷練**。所有賜我這些財富的人，全都常在我心。多少個日子以來，我心繫此城，常常思念暌違的朋友、同事、師長、哥兒們、把臂相交的人們，只因兩地相隔，心弦也拉得緊緊的。

II

二十五年之前，這所學院的成員由史稱的七範疇（septenary）⑳組成，外加一位實驗教學老師。今天我發現，學院登錄的教師已經多達五十二位。這場革命一直在緩慢而無聲地進行著，其間最大的差別在於，階梯式的講堂裡，師生各據一方遙遙相對，純理論的教學、以及實驗室裡摩肩接踵的人擠人，大體上都已經成了明日黃花。對於學院、老師與學生，這種變化都造成了深遠的影響。

我初來任教時，學院的財務極為單純，單純到不過幾年光景就可以交給我這個外行人來管理。如今，學院的一切開銷，除了學生繳交的學費外，還有政府的補助，為了因應系裡的支用，每個教授還得負責在系上收費，光是花在實驗室上的經費，就比一八七四年學院全部的收入還多。為因應教學上的需求，設備勢必大幅擴充，

---

⑱柏拉圖（Plato），《亞爾西拜德二世》（*Alcibiades 2*），147c。

⑲《馬太福音》六章二十節。

⑳七範疇：指早期醫學教授的七個部分，分別為解剖學、生理學、化學、衛材藥物學、實務學、外科與產科。

這方面尤其有賴於市民的捐贈，無論是自動捐輸的，或是響應呼籲的，其表現出來的慷慨與熱心，相信大家都了然於胸，無庸我再多言；如果不是因為這樣，以現代化的成長需求而言，麥吉爾是趕不上那樣快速的腳步的。一所一流的學院，有一個很重要的特點，我要在這裡多講幾句。今天所謂的專業化，指的是一群經過高度訓練的科學家，在各自的領域內，全心全力投入一個主題；要能夠做到這一點，需要投入的時間與金錢都是極為龐大的。此外，這些人通常都是水準以上的傑出學者，他們將一生投注於科學，其實可以說是一種犧牲；當然，他們自己或許並不這樣想，因為他們**努力所獲得的成就，快樂自在其中**。但是，我還是希望，全國的教育當局、校董會、醫界與每個身在其中的人，都能夠深切地認知，對於這些人，我們虧欠得太多，他們撒種而我們收割，他們勞苦而我們坐享其成㉑，那麼，我們又該如何予以回報呢？微薄的待遇，單調辛苦的教學，是常會把人的進取心消耗掉的。無論在美國、加拿大，教授這個階層，在大學裡教書維生，所得與所付出的實在不成比例。有財力成立設備完善的實驗室的醫學院已經寥寥可數，所給的薪水能夠對得起所付出的心力的，那又更是少之又少了。我充分明白，荷包的事情並不是每個老師最在意的，而且是早就應該要做的事，我之所以會提出來，實在是因為我也充分了解到，有些收入甚豐的學校近來頗有一種傾向，不惜削減老師的待遇，拿去填華爾街的指數。此外，我所要呼籲的，還不止於減輕荷包的壓力而已。在加拿大，教學方面的業務太過於繁重。一個良好的助理制度得之不易，要養得起更是難上加難。教授的待遇只請得起一個助理，這種情形可謂司空見慣。當實驗室的主力全放在教學、研究上，同樣重要的一個功能也就遭到了傷害。因此，成立特種基金以充實科學人力，不僅是永續的，更是迫在眉睫的。欣聞醫學院最近得到了這樣一筆捐贈，但我也不諱言，據我所知，還沒有一個學系因此而受惠。為了提供學生基礎教育的條件，有些看似不必要的錢，醫學院卻不得不花。一個學生，沒有良好的化學基礎訓練，就無資格在醫學院註冊；因此，縱使不是分內的事，而且不免分掉了醫藥化學的資源，普通化學仍有必要納入課程，同樣地，生物學也應該同等看待。

但是，這所學院的實驗部門卻不是在自己的直接管轄之下。過去，雖然沒有科學的實驗室，今天，蒙特婁總醫院與大學產科醫院雖然也只是從事醫療工作的部門，麥吉爾照樣產生了優秀的醫師。充足的臨床資源與健全的教學體系，使得這所學院的名聲更高於五十年前。之所以如此，學院在科學方面的成長與時俱進固居其半，

㉑他們撒種而我們收割，他們勞苦而我們坐享其成：語出聖經章節。《彌迦書》六章十五節：「你必撒種，卻不得收割。」

另一半則應歸功於實務方面的日新月異。講到這裡，不得不感謝那些加拿大的貴族們㉒，他們目光如炬，慨然捐建皇家維多利亞醫院，使學院的臨床設備倍增不說，更讓蒙特婁總醫院多了一個良性競爭的對手，刺激它精益求精。在這二十五年來諸多的變化當中，我認為這乃是最值得大書特書的，因為如此一來，麥吉爾作為一所實用醫學的學院，才得以不斷地有所長進。

學院之為一個組織，變化固然極大，同樣地，老師身在其中，也深深感受到了醫學教育環境的改變，我們當中有不少人，在教學上不免有不知從何下手的困惑。身處轉型的時期，最難把握的就是方向。在某些方面還算是幸運的，唯一的難處就是教些什麼。由於每個科目的內容都已經大幅增加，科學的醫學頗有趨於瑣細之勢，要使一、二年級的**學生知所篩去粗糠，取其易於消化的精麥，全在於能否得一良師**。在教學上要跟得上最新的進展，不二法門在於全心全力專注於一個科目，並隨時吸收新知。但此事說來容易，要得一正確的判斷卻非易事。說到好為人師，正如依薩．華頓（Izaak Walton）之論垂釣：「此乃人之天性，我是說，人皆有此傾向㉓。」對許多人來說，教學之難莫過於打好初學者的基礎。距莎士比亞的時代不遠，亞芳河畔史特拉福郡（Stratford-on-Avon）的教區牧師約翰．華德（John Ward），曾經為醫師做了一個分類，雖然頗有貶意，但卻流傳至今——「第一類，能說不能行；第二類，能行不能說；第三類，能說又能行；第四類，不能說也不能行——而賺得最多的正是此類㉔。」教授也可以做如是的分類。第一類，能思考卻不善言、也沒有技能；這種老師對一般學生或許沒有大用，卻可能是教師中間的酵母，是大學的桂冠。第二類，留聲機式的教授，一本講義窮年累月到底。第三類是有技能卻不善言也不能思；第四類則屬極少數，思、言、行均能勝任。在一個教學的團隊中，這四種類型各有各的本事，充其量只是在說明老師這種人的多樣性，院長倒是可以一笑置之。

但在今天，困擾老師的問題大多不在於教些什麼，而在於如何教？尤其特別的是，到了什麼時候、在什麼課題上，實地教學就應該取代課堂教學。大家都同意的是，醫科學生的學習，有極大的比例是在實驗室與醫院中進行。過去那種老式的講堂辯論，用詞遣字中規中矩，今天幾乎都已經取消了。我的看法是，要弄出一套固

㉒加拿大的貴族們：指受封爵位的加拿大人。奧斯勒指的可能是 Lord Donald A. S. Strathcona（1820-1914）與 Lord Mount Stephen（1829-1921），兩人均為蒙特婁人，因修築加拿大太平洋鐵路而致富。

㉓依薩・華頓（1593-1683）：英國生物學家、博物學家，著有 *The Compleat Angler*（1653），宣稱人類生而具有釣魚的傾向（奧斯勒則認為，具有好為人師的傾向）。

㉔約翰・華德（1629-1681）：任史特拉福郡牧師三十年。此處取材自 *Diary of the Rev. John Ward*, ed. Charles Severn（London: H. Colburn, 1839）, p. 265。

定的規則是行不通的，應該盡量讓老師有自由裁量的空間。由於許多學院都已經採取大班制，取消課堂教學勢必要調整整個課程乃至教師的安排。實地教學之取代課堂教學，已經是一個普遍的趨勢，雖然進行緩慢，卻是不可避免的，但依我之見，課堂上的理論教學在學院中永遠有其地位。接下來的十年，更大幅的縮減似是必然的，我們甚至可能走得更遠，但總有一些人，針對某一個主題，比起一本書，一定能夠講得更詳細也更精采。威廉．蓋爾勒爵士（Sir William Gairdner）㉕豈不說過，**老師的容貌與音聲之所以比一本書更具有說服力，關鍵在於他給人的信心是活生生的。**數年前，莫契生（Murchison）㉖——大不列顛最好的醫學教師恐怕非他莫屬——將醫學的課堂教學做了一個限制，只有碰到罕見病例、一群特徵顯著的個案、以及無法在病床邊討論的問題時，才搬到課堂裡去琢磨。在過去的四年，我在教學上做過一項實驗，週考僅出一組題目，全都是在病房、門診室與臨床實驗室中的實務作業；同時，每週也在階梯教室中討論一次，針對的則是當季的急性疾病。我採取的是小班制，結果相當令我滿意，但對象若是一大群學生，恐怕就窒礙難行了。

比起三十年前的我們，今天的學生快樂得多。對此，我只有羨慕，當然談不上同情。不僅菜單更為吸引人，菜色也更為多樣化，手藝也高明了許多。今天，普通化學與植物學這種奶汁，已經不再混到醫學院的正餐裡了，填鴨式的教學當然也就出局了。無疑地，學生想要的，當然是越多越好，而我們做老師的，則唯恐教得不夠多，但兩者都可能是枉費心機。之所以如此，關鍵在於老師與學生都忽略了**柏拉圖所訂下的基本原則**[27]，這個偉大的原則是：**教育是一個終身的過程，學生在學院中所學的不過是啟蒙而已。**制度使然，在有限的時間內，我們要求於學生的太多，想要在四年內涵蓋全部的醫學領域，根本是不可能的任務。我們所能做的，只是**教以原理原則，引導學生走上正途，給他方法，教他如何學習**，及早知道分辨什麼是重要的、什麼是次要的。對學生與老師來說，取消考試才是最大的快活。對一個真正的學生來說，考試不過是惹人反感的絆腳石罷了[28]。乍看之下，這根本就是烏托邦式

㉕蓋爾勒（William Tennant Gairdner, 1824-1907）：蘇格蘭醫師。吉布森（George A. Gibson, 1854-1913）說他：「無論談到什麼觀點，一定會讓每個學生都感受到最大的尊重，即使是質疑與批評，也讓人感受到最誠心的鼓勵。」*Life of Sir William Tennant Gairdner*（Glasgow: James Maclehose and Sons, 1912），p. 195。

㉖莫契生（Charles Murchison, 1830-1879）：英國醫師，著有*A Treatise on the Continued Fevers of Great Britain*（1862）。

㉗柏拉圖，《理想國》，book 6, 498b-c; 亦見《普羅塔哥拉斯》（*Protagoras*），325c。

㉘《以賽亞書》八章十四節。《羅馬書》九章三十三節。「絆腳石」一詞常見於聖經，意指阻擋前進的障礙物或任何惹人不快的事。

（Utopian）的空想㉙，其實卻未必。在考試的前十天，你問任何一個解剖學的實驗教師，哪些人可以過關，他一定可以給你一份名單。只要對學生有深入的認識，一個用心的解剖學實驗教師，就能夠做到這一點，推而廣之，所有其他科目亦然，大可以放心地讓學生過關，換句話說，更徹底地了解學生的程度，可能比我們現行的考試要管用得多。依我看，省的或國家的執照考試說什麼是免不掉的，但也只能測出一個人是否是個合格的執業者，照當今常見的情形來看，要測出一個人對整個醫學領域的了解，那可是萬萬不能的。

Ⅲ

這所學院的種種，已經跟大家介紹了那麼多，但最要緊的還在後頭，因為，如果我僅止於談些課程的問題，而不聊聊你們這些剛要展開人生嚴肅功課的年輕人，那麼我今天也就白來了。就我個人來說，亞伯尼瑟（Abernethy）㉚經常掛在嘴上的那種情緒，我是不太苟同的；我相信，今天要是他見到你們這樣一大班子的醫學生，一定會大叫道：「我的老天，少爺們！你們還有什麼搞頭㉛？」我的看法大不相同，你們既然選擇了這個行業，幾乎可以保證，你們每個人都會擁有一個快樂、滿足、有意義的生活。無論是誰應該都不會否認這一點。你們之所以會做了這樣的選擇，有許多人是在家裡受到醫師親朋的影響，要不就是受到你們所認識的地方開業醫師的感召，他們崇高的人格典範，以及他們在社會中所享有的獨特地位，想來都是讓你們心嚮往之的。只要你們有心，總有一天，也能夠讓自己成為這樣的一個榜樣，但我卻要提醒你們，**你們應該一開始僅止於做個值得敬重的一般科醫師。正是這樣的醫師——心胸寬闊、頭腦均衡冷靜，雖然不是事事都講求科學，但卻滿是從病房中而非從實驗室裡學來的智慧。**這所學院最該引以為傲的，不是昂貴的設備，而是從這裡畢業的學生散播到了這片大陸的各個角落，正是他們，證明了這所學院力量之所在。

日前讀約翰．洛克（John Locke）㉜的一封書信，受益匪淺。彼得波羅伯爵（Peterborough）㉝為了教育兒子的事請教洛克，**洛克**在信中強調，**教育的關鍵在於讓孩子**

㉙當時奧斯勒正閱讀湯瑪斯．摩爾爵士（Sir Thomas More）的《烏托邦》（*Utopia*）。

㉚亞伯尼瑟（John Abernethy, 1764-1831）：英國外科醫師、解剖學家、生理學家。為一極有個性的怪人，曾以講課精采與結紮骼外動脈而知名。

㉛ James Paget, *Selected Essays and Addresses*（New York: Longmans, Green, 1902）, chap. 4, p. 27.

㉜洛克（1632-1704）：奧斯勒最喜歡的哲學家之一。英國經驗主義（empiricism）之父，曾在法國學醫。

「嘗到知識的滋味」，說**「這可以賦與他生命」**㉞。**越早養成這種品味，頭腦清楚、心靈敏銳，自能樂在其中，煩悶、無趣也就無由產生。**但也千萬不可沉迷其中，以至於不問外界世事。**做個成功的醫師必先做個成功的人。**同學之間要能打成一片，玩在一塊，樂在一塊。後面的這個建議，你們可能會認為我是在說著玩的，其實不然。在今天這個時代，醫學生玩的花樣甚至成為一種時尚，早在闊台路（Coté street）㉟的時代，「入門晚餐」㊱就已經是巴克斯式的狂歡（Bacchanalian orgie）㊲，如今也已成為慣例，連校長與院長都不能置身事外。在醫師的本職上，你們應當謹守分際，但也應當放眼於狹小的工作圈之外，唯其如此，才有能力面對繁重辛苦的工作。許多的孩子在求學期間，甚少得到家人的關心，我就常勸教育圈內的朋友，應該多多關切學生的社交生活。

談起你們念書的方法，我只有一點小小的建議，但說到它的威力，我卻是出以極大的信心，拿我自己身體力行的成績來做見證，那就是不要為明天憂慮㊳。**既不要活在過去，也不要活在未來，而是全心全力活在每一天的工作中，做好每一天想要完成的事情。**克倫威爾（Cromwell）㊴給貝勒維爾（Bellevire）㊵的答案，可以說是聰明絕頂——「不知道下一步在哪裡的人，反而爬得最高㊶。」真是至理名言。一個學生，擔心自己的將來，憂慮考試，懷疑無法成為一個好醫師，另一個，不知道自

㉝彼得波羅伯爵：Henry Mordaunt（約 1624-1697），英王威廉三世的首席國務顧問。

㉞嘗到知識的滋味：奧斯勒極愛這一說法，經常引用。彼得波羅請洛克為兒子推薦一位家庭教師，洛克的回信說：「孩子的教養極為要緊；在了解閣下公子的性情與資賦上，找一個通曉世事、人情練達的人是非常重要的，如此一來，在心智的打造上，在品德、知識與勤奮的培養上，才不致有所疏漏。在我看來，一個家庭教師的最大作用，在於給學生賦與生命，無論學什麼，才容易上手，因為年輕人一旦養成了對知識的品味，對於卓越的追求自會激勵於他，將來只要有心向學，不論有沒有老師，都能一日千里。」John Locke, *The Correspondence of John Locke*, ed. E. S. Debeer（Oxford: Clarendon Press, 1979）, vol. 4, Letter no. 1252, pp. 15-16。

㉟麥吉爾學院由蘇格蘭人 James MacGill（1744-1813）建校，原址位於闊台路，一八七〇年初遷至現址，奧斯勒在此就讀兩年。

㊱入門晚餐（footing supper）：指迎新晚會。

㊲巴克斯式的狂歡：巴克斯（Bacchus）為希臘神話中的酒神。

㊳《馬太福音》六章三十四節，登山寶訓。奧斯勒經常引用這句話，勸吾人應該活在當下。見〈生活之道〉。

㊴克倫威爾（Oliver Cromwell, 1599-1658）：英國軍人政治家，於英國內戰中（1641-1652）領導國會黨，力主共和，但後來成為護國主（Lord Protector, 1653-1658）時，實施軍事獨裁。

㊵貝勒維爾（Pierre de Bellievire, 1611-1683）：法國駐英大使。

㊶卡萊爾（Thomas Carlyle）, *Oliver Cromwell's Letters and Speeches*（New York: Wiley& Putnam, 1845）, p. 278。

己的下一步在哪裡，只在乎眼前該做好的功課，其他的一概不問，兩相比較起來，後者的表現一定強得多。

行醫將是你們未來的事業，或者是一種使命，也不妨當它是一種副業——帶幾分心智消遣的意思，藉此優游於藝術、科學與文學的世界。單純的事業以外，立即著手去培養一些興趣，唯一的難處在於選擇什麼興趣，但大可按照自己的品味與專長做決定。總之，**有一項業餘的嗜好是很重要的**。對一個用功的醫學生來說，最簡單的莫過於培養一份文學的興趣。一年之中，正課之餘，撥出相當的時間讀一個作家。解剖學搞得煩了，不妨轉而讀讀奧利佛·溫代爾·霍姆斯（Oliver Wendell Holmes）[42]，調劑一下心情；擔心生理學時，找個偉大的理想主義者，譬如雪萊、濟慈，大可以抒發一下；當化學讓你焦躁不堪，莎士比亞[43]絕對是最好的鎮靜劑，而當藥理學的繁雜令你難以承受時，花個十分鐘，蒙田[44]將可減輕你的負擔。至於前輩醫師的作品，當然也值得密切留意；在我們這一行裡，很幸運地，醫學與文學的密切結合不乏其例，但在醫師作家中，首屈一指的非湯瑪斯·布朗爵士莫屬。《醫師的宗教》[45]列入英文經典之一，絕對當之無愧，每個學生都應人手一冊，隨身——隨心——攜帶。今天，我要在這裡公開告解，對我一生影響最為深遠的莫過於此書，我的第一位恩師，三一學院中學的創辦人兼校長約翰生神父（Rev. W. A. Johnson）

㊻，將這本書介紹給我時，書頁中那些奇詭而迷人的文字，猛一接觸，歡喜不已，至今記憶猶新。也正是這本書，深深影響我興起學醫、行醫的念頭，珍藏至今——我所買的第二本——陪我走過了三十個寒暑——是道路與生命的伴侶。我引塞尼加（Seneca）所說的，雖屬老調卻是至理——「**若你愛書，生命必不致空虛，你將不致在夜裡嘆息，不致為白日煩憂——也不致覺得自己無趣或別人無益**㊼。」

最後，每個醫科學生都當牢記，你們求學的目的不是要成為一個化學家、生理學家或解剖學家，而是要學會去了解並治療疾病，成為一個懸壺濟世的醫師。二十年前的夏季學期，我在蒙特婁總醫院上第一堂的臨床醫學，在為學生準備的筆記本首頁，我錄下了下面的一段文字，你們將會發現，行醫的阿拉法與俄梅戛（alpha and

---

㊷奧利佛．溫代爾．霍姆斯（1809-1894）：見〈湯瑪斯．布朗爵士〉註⑯⑨。

㊸莎士比亞：在「醫學生的枕邊書」中，奧斯勒將莎士比亞排在第二位，僅次於聖經。

㊹蒙田：見〈湯瑪斯．布朗爵士〉註⑰⑧。

㊺《醫師的宗教》：見〈湯瑪斯．布朗爵士〉。本書也屬「醫學生的枕邊書」，是奧斯勒的最愛。

㊻約翰生（1816-1880）：見〈湯瑪斯．布朗爵士〉註②。

㊼塞尼加（Lucius Annaeus Seneca，約 4 B. C.-65 A. D.）：羅馬政治家、哲學家。"On Tranquillity of Mind", part 3, sect. 6, *Moral Essays* , book 9。

omega）⑱盡在其中，非此不足以言教育的本旨：

可以為人所用的知識才是真知識，真知識之中自有生命與成長，並可轉化成為實用的力量，其餘的皆有如灰塵之懸於腦際，或如雨點之乾於岩石⑲。

---

⑱《啟示錄》一章八節。意指「從頭至尾；擁有全能的力量」。

⑲ James Anthony Froude, "On Progress", in *Short Studies on Great Subjects*（London: Longmans, Green, 1886）, vol. 2, p. 373.

17

醫界的沙文主義

Chauvinism in Medicine

胡作非為者眼中不見是非
老邁昏瞶者亦如是。
——莎士比亞（William Shakespeare）《李爾王》（*King Lear*）

由於你的右手持有溫良的平和，
嫉妒的舌頭乃為之靜默。
——莎士比亞，《亨利八世》（*King Henry VIII*）

社會上一般人常有特定的好惡，於我卻毫無感覺；民族的偏見動不了我，法蘭西、義大利、西班牙與荷蘭，我一視同仁；只要他的行為跟我們的同胞沒有衝突，我一樣地尊重他們，愛他們，擁抱他們。我出身卑微，但似乎無所不適，無處不自在；有些植物，一出了花園就發育不良，我不屬於那一類，任何地方，有土地，有空氣，就可以是我的家園；我身在英格蘭，但也在任何地方，在任何子午線之下。
——湯瑪斯・布朗爵士（Sir Thomas Browne）
《醫師的宗教》（*Religio Medici*）

《編按》

一九〇二年，在加拿大醫學學會講演。

在這篇一九〇二年發表於加拿大醫學學會的講演中，奧斯勒深深感慨，即使是在大有成就的醫界，仍然不能免於孤芳自賞、以及各式各樣的地域主義與沙文主義。所有這些都無益於學醫的初衷。古希臘時代，希波克拉底學校出來的醫師，無不力抗迷信，凡事都以慎思明辨為出發，並輔以崇高的道德理想。在那個時代，行醫被視為是學養俱佳的人才能從事的行業，其一脈相承的道統與理念、以及不分時地的渾然一體，是其他行業所無法相提並論的。由於科學基礎的建立，加上其本身的求新求變，醫學的確已經大不同於從前，以最近外科手術在麻醉、消毒與無菌方面的進步來說，對於解除人類的痛苦，可以說就是極為了不起的功德。

在邁入二十世紀之際，所有這些進步，加上更為完備的訓練與設備，醫學的展望可以說是一片光明。然而，進步也為醫界帶來了一些問題，奧斯勒一一指出，包括極端的民族主義、地域主義、派系主義、以及——屬於個人層次的——門戶主義。

民族主義所造成的問題，奧斯勒相當樂觀地指出了一條緩解之道，亦即國際醫學團體的成長、海外研習、以及不斷吸收其他國家的科學文獻。不幸的是，地域主義並不見減少。醫師資格審查委員會的作為，實際上是在處罰那些想在某州或某國行醫的外來人。奧斯勒強調，越來越定型化的訓練，事實上已經使僵化的審查制度形同多餘。他指出，這樣的審查委員會已經落伍，根本不足以做出精確的評量，因此大可以將一切都交給實務考試。

門戶主義指的是以出身的學院而「自覺高人一等」的心態。這種心態所導致的排擠，尤其是在人事上，不問能力只問出身最是危險。在一個部門裡，這種「近親繁殖」的為害之大，唯科學是問的醫界人士雖然都已經有所警覺，但問題仍然存在，儘管各種相關研究所顯示的結果都是負面的。

沙文主義則造成一般醫師看輕進修，以至於無法趕上專長領域內的進步。這種心態也會導致獨立性的喪失，自欺之外，更經不起藥品廣告的引誘。最大的無知就是強不知以為知。沙文主義特別要不得的作風之一，就是診斷上碰到了困難卻不肯求教於人。奧斯勒殷殷叮囑，診斷重於用藥，特別是那些一窩蜂的藥品。他也要求先進者應不吝於指導年輕醫師，在分享自己長期的經驗之餘，也能夠從後來者那兒吸收到較新的知識。

醫學之外，一個醫師也需要人文的薰陶，以免流於褊狹。奧斯勒告誡，表面的奉承阿諛絕不可信，對同事同業應待之以寬厚，特別是在面對潛在的競爭者時，應主動營造良好的關係。在結論中他強調，**行醫容不得一丁點的沙文主義**，應敞開心胸接受新的觀念，培養親善的人際關係。

善獨的藝術（the Art of Detachment）①是一種極為珍貴的稟賦。一個人有了這種稟賦，自然能夠與環境保持一定的距離，對於自己的行住坐臥，能夠全面性地觀照，如此一來，乃能夠將自己從柏拉圖的洞穴中解放出來②，有足夠的時間去看清楚真實之所以為真，以及影子之所以為幻。身為醫師，如果能夠達到這種境界，自然就會發現，在自己所從事的行業中有一個課題，既需要運用高度的敘述與想像能力，

・奧斯勒所講的沙文主義，他在原註中說：「定義：民族、地域、學院或人格上一種褊狹而封閉的心態。」沙文主義（chauvinism）一字，常用來表達一種侵略性的國家主義、盲目的愛國主義等，原文為法文，源起於尼古拉・沙文（Nicolas Chauvin）。沙文其人，為法蘭西共和國與第一帝國之軍人，狂熱崇拜拿破崙，愛國意識極端強烈，因而轉化成為狂熱愛國主義的代名詞。

①見〈老師與學生〉一文。奧斯勒叮嚀學生及早培養善獨的藝術。

②柏拉圖《理想國》，book 7, 514-515c。在這裡，柏拉圖描述洞穴中的囚犯僅能看見外界投射於洞壁上的影子，並以此對照於能夠看見真實形象的人。

也需要具備深度的哲學洞察。限於聰明智慧有如洞穴中的囚犯，以我的格局與才能均不足以言此一境界，頂多只能就這個主題略抒己見，希望你們用心體會，至於我首先要談的，則是我們這一行業某些與眾不同的特質。

I 醫療行業的四大特質

高貴的世系——當今世上垂諸久遠的良善事務，無一不是希臘人的智慧產物，現代醫療自不例外，也是源自於一群創造了實證或理性科學的傑出人士，其中居功厥偉的醫師，正如康柏茲教授（Professor Gomperz）③在《希臘思想家》（*Greek Thinkers*）中所說的，很早就已經具備了批判的精神，針對生活中獨斷與迷信的觀點提出針砭。科學所要求的既然是「穩定與精確，而不是漫無頭緒的幻想迷陣，就必須訴諸於有系統的研究」④。「而此一源自於高司學校（the school of Cos）⑤的不朽傳統，主導了醫療行業的理念，並對人類的整個知性生活產生了最有益的影響。虛構的靠右！真實的靠左！正是高司學校所喊出來的戰鬥口號，用以對抗自然哲學（the nature philosophy）的過與不及⑥。」希波克拉底學校的批判意識與懷疑精神，為現代醫學奠定了堅實的基礎，從那裡面，我們所得到的包括：第一，將醫療從神道與特權的枷鎖中解放出來；第二，醫療之為一種技術，是以精確的觀察為根本，作為一種學問，則是將人與自然的知識加以整合；第三，崇高的道德理想，表現於一項「人類顛撲不破的文件」，亦即希波克拉底誓言（Hippocratic oath）⑦之中；以及第四，則是一種認知：行醫乃是學養俱佳的人才能從事的行業⑧。這種一脈相承的道統與理念，別的行業可說是難以相提並論的。我們能夠擁有這樣的師承，或許真的是值得驕傲的事。多少學校與體系曾經盛極一時卻都成了明日黃花，一代接著一代，那些

---

③康柏茲（Theodor Gomperz, 1832-1912）：德國哲學家、古文學家，著有*Greek Thinkers: A History of Ancient philosophy*（London: John Murray, 1901-1912）。

④ Theodor Gomperz, "On the Age of Enlightenment", in *Greek Thinkers*, vol. 1, book 3, chap. 1, sect. 5, p. 296.

⑤希波克拉底醫學校。

⑥ Theodor Gomperz, *Greek Thinkers*.

⑦希波克拉底誓言：Theodor Gomperz, *Greek Thinkers*, sect. 2, p. 281。原文為：「經過一再向諸神懇求，此項誓言乃確立為顛撲不破的文件。」

⑧奧斯勒的原註為：「在柏拉圖的《對話錄》中，醫師 Acumenus 的兒子 Eryximachus，生動地描述了一個學養俱佳的醫師在社會中的地位。在那個輝煌的時代，醫師可以為伴為友，可以與當代最智慧之人談學論道。」

曾經支配醫界思想的學校與體系，如今已經不復存在，唯有其創立者仍然不死；**一個時代的讜論，到了下一個時代可能變成謬論，而昨日之愚蠢卻可能是明日之智慧；**經年累月，我們學習得何其緩慢，而遺忘得又何其快速——但在二十五個世紀的變化與機緣之中，在醫療界裡面，直追希臘理想的從來不乏其人，這些人包括加倫（Galen）⑨、阿瑞特斯（Aretæus）⑩、亞歷山大與拜占庭的醫學校前輩、阿拉伯人裡的佼佼者、文藝復興時期的前輩、以及我們這個時代的同業。

第二個與眾不同的特質是，醫界是渾然一體的。其他的行業，沒有一個像醫界這樣可以普遍性地適用於這種說法；天主教教會容或可以適用，但拿來形容醫界恐怕更為恰當。之所以說渾然一體，並不是因為疾病無所不在，也不是因為每個地方都有那樣一群特別的人在治療疾病，而是因為在整個文明的世界裡，我們的志向、我們的方法、以及我們的工作全都是一致的。跟大自然纏鬥，以破解每個時代哲學家都有的困惑，追蹤疾病的起因直至發現其癥結，將多方面的知識結合起來，以便快速而有效地預防與治療疾病——這，就是我們的志向。仔細觀察生命每個面向的現象，正常的與異常的，務使所有技術中這項最為困難的技術做到完美無缺，訴諸於實驗科學的協助，培養高超的推理能力，力求做到明辨真假——這，就是我們的方法。預防疾病，減少痛苦並予以治癒——這，就是我們的工作。我們這個行業，說起來根本就是一個志同道合的兄弟會，其中的每個成員，在世界上任何一個角落，都會聞聲救苦，並發現我們的兄弟就在身邊，使用的語言和方法是相同的，目標也是一致的。

第三，醫療是與時俱進的——醫療立基於科學，科學進步醫療隨之，並參與它的成長，因此，在科學大覺醒的十九世紀，醫界所受到的加速度推力也是有史以來最強大的，機械科學之外，醫學領域改變的幅度之大，超過人類知識的任何其他領域——只因為我們身在其中跟著成長，竟渾然不覺其改變。這種改變，不僅在破解疾病原因、改善預防方法以及大幅減輕痛苦上有了可觀的成績，而且更能夠擺脫陳規，以科學精神取代僵化的教條，使我們對更大的進步與更美好的未來滿懷著信心。

最後，**大不同於其他行業的是，醫療是純粹造福的。**醫療所懷的悲心有如約夫（Jovian）⑪與上帝，只要放手去做，有如普羅米修斯（Prometheus）送給人類的禮物。

---

⑨加倫（Claudius Galen，約 130-200）：見〈教學與思想〉註㉒。

⑩阿瑞特斯（Aretæus of Cappadocia，約紀元一至二世紀）：希臘醫師，遵循希波克拉底床邊觀察的傳統。著作久已失佚，但在一五五四年重新發現兩份手稿：*On the Causes and Indications of Acute and Chronic Diseases* 與 *On the Treatment of Acute and Chronic Diseases*。

⑪約夫：朱比特（相當於希臘神話的天神宙斯）的別名。此處的意思是，有如朱比特之多產。

在我看來，自從這位偉大的泰坦人（Titan）在天上盜取火種以來⑫，人類又得到了三項最為可貴的大禮。翻遍人類豐功偉績的檔案，你再也找不到足堪與之比擬的成就了。麻醉法、衛生法，及其相關的措施，加上消毒法，短短半個世紀內，對人類認為永遠無解的疼痛問題做出了重大的貢獻。在這方面，幾乎是我們的專利，是受人們信託的，沒有其他人可以跟我們競爭，同樣身在醫界，縱使飽覽群書但卻依循舊法的人，也絕不是我們的對手。每隔幾年，我們就可以看到某些問題又被征服了，我們信心滿滿。拉弗蘭（Laveran）⑬所領導的六人團隊，已經將廢地變成沃土，使荒野盛開玫瑰；西班牙的黃熱病大流行，在華特．李德（Walter Reed）⑭與同僚的努力之下，可望跟我們的斑疹傷寒一樣變成罕見疾病。放眼未來，科學醫學的可能性是無限的，慈善家正寄以厚望，哲學家也遠遠瞧著，預期將有一門學問或許有如西拉之子（the son of Sirach），預言「平安將降臨到整個地上」⑮。

醫療的前景從未有如今天這樣的光明，無論在哪裡，醫師所受的訓練、所擁有的資源，都比二十五年前強過許多。對於疾病，了解更為透徹，研究更為深入，治療的技術更是不可同日而語。人類的痛苦指數大為降低，連天使也為之歡喜。我們父祖輩習以為常的疾病銷聲匿跡了，疾病的死亡率下降了，公共衛生造福了無數的生靈，免除了不知多少災難。儘管還有人杞人憂天，不免操心那些心志軟弱的人惶惶不可終日，但對照於過去五十年來的進步，他們到底是多慮了。

然而，隨著醫界廣泛地開展，原來生理上各自不相干的東西都混了進來，結果鬧出了病理上的問題，某些部分開始壞死、變形，有些則超出了正常的範圍，在醫界這個身體上長出了異常的、危險的副產物。這些危及醫界和諧的壞成分，都不是外來的而是從裡面發出來的，而且情況更甚於其他行業，又由於環境使然，完全成了器質性整合的問題。這許多的妨害，會在什麼時候以什麼方式發作，我說不準，卻不得不提醒大家，以免為時已晚。

其中最容易讓我們犯的毛病就屬因自滿而生出的優越感。說起來，驕傲這個壞毛病還算其次，**更常見的是一種心態，也就是站在自己的觀點與地位，或心懷偏見，或自命不凡，以至一點都容不下不同於我們的方式與想法。**想要免除這種缺點招致的羞辱，尋常人還不容易做到；我們全都浸染其中，有的染得淺些，有的已經浸到骨

---

⑫普羅米修斯：希臘神話，從奧林帕斯盜取火種送給人類，並教以其他技能。

⑬拉弗蘭（Charles Alphonse Laveran, 1845-1922）：法國醫師，一八八〇年發現瘧疾病原為瘧原蟲，並因此榮獲一九〇七年諾貝爾醫學獎。

⑭華特・李德（1851-1902）：美國軍醫、細菌學家，證實黃熱病的病原體為寄生於蚊子的一種濾過性病毒。

⑮《便西拉智訓》（*Ecclesiasticus*）三十八章八節。屬不被列入聖經的十四書之一。

頭裡去了。有了這種不容異己的褊狹，雖不至於滿心的妒忌、怨恨、惡意，但它們卻會一點一點地掩蓋上來。民族也好，個人也罷，夏爾列（Charlet）⑯、維涅（Vernet）⑰這些人精心繪製的場景，或許完全無害，甚至還賞心悅目，但是，那個名叫沙文（Chauvin）⑱的狂熱士兵，因他的名字而造出來的沙文主義（chauvinism）一詞，代表的卻是偏執與自大。而這個詞今天更被擴大了，相當於某種形式的民族主義、一種狹隘的地域主義、或小鼻子小眼睛的門戶主義，它們所代表的不再是那種堂而皇之的、盲目的愛國主義（Jingoism）⑲，那還只是嚷嚷的成分居多，而是一種心理狀態，一種人格上的面向，更為微妙也更為危險。**盲目的愛國主義通常像瘟疫似地流行於無知的大眾，沙文主義卻好發於有教養的階級**——「組成巨魔的無數小片，拆開來，人模人樣，全都看似神所造的理性動物，一旦混在一塊，就成了一隻怪獸巨魔，其龐大猶甚於海德拉（Hydra）⑳」（《醫師的宗教》）㉑。**不論在何處出現，以何種方式出現，沙文主義在單位裡面都是進步、和諧與安定的大敵**。我沒有時間，就算有，也沒有辦法一一道盡這頭巨魔的各種變體，只能就民族的、地域的以及門戶的面向點到為止。

II 民族主義在醫界

民族主義始終都是人類最大的詛咒。無知之魔（Demon of Ignorance）以民族主義的形式出現時，其醜怪最為駭人；若是為它著魔起來，我們甚至連自己都可以捨掉。當屠殺了千萬可憐人的屠夫去崇拜民族主義的摩洛（Molocn）㉒時，讚美神的呼聲豈不都是響徹雲霄嗎？嗜血的惡癖㉓橫行於人間，於今猶甚，宗教的戒律、民主的法

---

⑯夏爾列（Nicolas Toussaint Charlet, 1762-1845）：法國畫家、雕刻家，所畫戰爭場景風行一時。

⑰維涅（Jean-Emile-Horace Vernet, 1789-1863）：法國歷史畫家，描繪革命與帝國的戰爭場面。

⑱沙文（Nicolas Chauvin，知名於 1790-1810）：法國士兵，因狂熱的愛國心以及對拿破崙的崇拜，人們用他的名字造出了沙文主義一詞。

⑲盲目的愛國主義：特指吹噓自己國家戰無不勝的人。Jingoism 一字源自俄土戰爭期間（1877-1878）的一首流行歌曲，歌詞的起首唱道：我們不要打仗，但誓死（by jingo）赴戰，艦已備，人已集，錢已齊。

⑳海德拉：希臘神話的九頭蛇怪，赫丘力士與之力戰，每斷一頭即生出兩頭，但最後仍然獲勝。

㉑ Thomas Browne, *Religio Medici*, part 2, sect. 1.

㉒摩洛：以色列人所崇拜的一個神，要求以兒童為獻祭。

㉓丁尼生（Alfred Tennyson），"In Memoriam A.H.H.", part 3, stanza 4, line 3。

制，有誰放在心上呢？改變是毫無希望的；宗教啞口，媒體搧風，文學迎合，人民愛死了它。民族主義也不全都是壞的。有一人呼吸於其中，靈魂僵死㉔，因此，跟他留著相同血液的人做了些什麼，他絕不會過問，他的國家將會變成什麼模樣，他也絕不會痛苦。誰不以自己的國土與家園為榮，只要得體，可以表達的方式太多太多了。**我所要大力譴責的，乃是那顆孕於猜忌、長於無知、不容異己的心；這樣的一顆心，對任何非我族類的人或事都懷著敵意，甚至視為寇讎，推而廣之，更及於整個種族與國家，完全忘記了神的明訓：天下本是一家**。

無論走到哪裡，醫療都不免沾染民族的色彩——基於共同的血脈與社稷的利益——這在醫界也是司空見慣的，我要說的是，儘管我們無法完全免除，卻應該盡量遠離這種邪惡所衍生的危害。但我也不得不承認，這種民族的沙文主義，我們是很難擺脫的。身為法國、英國、德國醫師，或是一個美國醫師，誰敢說自己生來就是天下一家，與民族沒有絲毫瓜葛？對待法國人、德國人，我們能夠像對待英國人、美國人那樣地真誠與友善嗎？不論何時何地，我們都能夠不心懷偏見，不自滿且自覺高人一等嗎？近年來，透過國際醫學大會以及國際性的專業會議，不同國家的醫界結合得更為緊密；但光是這樣並不足夠，因為**敵對的心態仍然沒有消除。其癥結則在於無知**。做醫師的，看不起其他國家同業的工作與表現，做老師的告訴你們，外國的老師一無是處，這種人，誠如阿拉伯的諺語所說——他是個笨蛋，離他遠一點㉕！**要掃除這種無知的迷障，只有從充分了解去下手，出國去旅行，或是去欣賞異國的文學。趁著心靈還年輕還有彈性的時候，到不同的國度去，親身跟人們做第一手的接觸，**乃是對這種疾病免疫的最佳法門。一個人如果曾經在佛喬（Virchow）的腳邊坐過，或是親耳聽過特勞伯（Traube）、赫姆茲（Helmholtz）㉖或柯涅姆（Cohnheim）的課，對德國人或德國的制度也就不至於投以異樣的眼光了。曾經受教於魯易斯（Louis）或夏柯（Charcot）㉗的英、美學生，凡是認識他們的，誰不對法國的醫

㉔ Walter Scott, "The Lay of the Last Minstrel", canto 6, stanza 1, line 1。原詩為：

有人呼吸於其中，靈魂僵死，

誰不曾對自己說過，祖國是屬於我的？

㉕阿拉伯諺語：「他一無所知，卻不知道自己一無所知，他是個笨蛋，離他遠一點。」

㉖佛喬（Rudolf Virchow, 1821-1902）、特勞伯（Ludwig Traube, 1818-1876）、赫姆茲（Hermann Ludwig Ferdinand von Helmholtz, 1821-1894）見〈舊人文與新科學〉註㊻。

㉗柯涅姆（Julius Friedrich Cohnheim, 1839-1884）：德國病理學家，曾利用實驗將結核病引入兔子的眼睛，有助於寇霍（Koch）發現結核桿菌。魯易斯（Pierre Charles Alexandre Louis, 1787-1872）：法國醫師，率先採用疾病臨床調查統計。夏柯（Jean Martin Charcot, 1825-1893）：法國醫師，專長治療精神與神經異常，為精神分析學創始者弗洛依德的老師。

學豎起大拇指？縱使這還不足以讓你喜歡法國這個國家，但對於它能夠產生這樣的大師，至少也應該心懷敬意吧？鼓勵年輕人出國，特別是立志要從事教職的。他們出國以後或許會發現，國內的實驗室與醫院在設備上並不見得遜色，但在自己已經知道、想要追求的東西之外，卻還可以找到別的——開闊的心胸、高遠的理想、以及「普世文化」（Welt-cultur）㉘之類的東西，足以讓他一輩子都對民族主義的惡疾有最好的免疫。

除了本身應該具備的人文知識，多涉獵不同國家的醫學文獻，也有助於對抗褊狹與沙文主義。跟我們關係密切的醫學鉅作，儘管多達三、四種語文，卻也不至於多到我們無法去搞懂它。我們不妨想一想，上個世紀的前半葉，醫界的動能豈不都是來自法國，而到了下半葉，我們就還多虧了德國的成就，至於衛生與消毒這些實用的功課，又有哪一樣不是拜英國之賜呢？身在醫界，我們最引以為傲，也可以說是這一行最與眾不同的特質，就是一本著作只要是有價值的，不論它誕生於世界的哪個角落，我們很快就會拿來運用。談到新大陸醫界的去民族主義，貢獻最大的莫過於兩個方面，其一，總有那麼一些好人，他們毫不猶豫地接受了舊大陸的那些國家，將它們的命運跟我們的結成了一體；其次則是我們的年輕子弟，他們從歐洲帶回來的東西，除了專業知識外還有同理心，其影響也是正面的。在我們當中，樂於擇善兼收而又不問來自何處的人不在少數，這表示我們的未來是大好的。何況做個有分寸的英雄崇拜者，其實是大有好處的，醫學**大師的生平可以給我們極大的啟發**，可以激勵我們的志向，也可以增長我們的同情心。一個年輕人，如果連對畢夏（Bichat）與拉昂列（Laënnec）㉙這些大師的人生與功業都無動於衷，也不能因此對法國與法國人產生好感，那他一定是一個麻木不仁的紈袴子弟㉚。讀杭特（Hunter）與詹納爾（Jenner）㉛的生平時，我們整個人都融入他的人與他的成就，誰還會想到他是哪國的人呢？在文藝復興那個翠鳥的時節（halcyon days）㉜，醫界哪來的民族主義？

㉘普世文化：原文為德文，指跨越國界的世界性文化。Johann Wolfgang von Goethe, *Unterhaltungen mit Müller*, August 23, 1827。

㉙畢夏（Marie François Xavier Bichat, 1771-1802）：法國醫師，為科學組織學與病理解剖學先驅。拉昂列（Théophile René Hyacinthe Laënnec, 1781-1826）：法國醫師，聽診器的發明人。

㉚麻木不仁的紈袴子弟：莎士比亞《哈姆雷特》，II, ii, 594。

㉛杭特（John Hunter, 1728-1793）：見〈舊人文與新科學〉註⑲⑤。詹納爾（Edward Jenner, 1749-1823）：英國醫師，杭特的學生，以接種牛痘建立免疫學，他是第一位提出「免疫」觀念的人，基於觀察到感染過牛痘的擠奶工人不會得天花。

㉜翠鳥的時節：暴風來襲前，可以看到翠鳥的平靜時期。指安定快樂的日子。

有的只是一種優雅開放的風氣，歐洲各個國家各自在國內就培育了像維瑟里爾（Vesalius）、歐斯泰邱（Eustachius）與史坦森（Stensen）㉝這一類的偉大導師。今天，這種情形不可能發生了，因為任何國家有一個偉大的老師，在我們的期刊文獻中，就會在世界各地收到私淑的學生，這種醫學的普世化真可說是功莫大焉。

Ⅲ 地域主義在醫界

正因為這種更為寬闊的文化面，以及不斷增加的學術交流，在醫學界，民族主義最糟的一面總算是偃旗息鼓了，我們在慶幸之餘，卻仍然要面對另一種令人不堪的變體；此一始終在英語國家大行其道的變體，可以稱之為地域主義或在地主義。就某種程度來說，在這塊大陸上，醫界的包容性相當地高。一個年輕人，可以在路易斯安那州準備學醫的功課，然後到麥吉爾去念書，也可以來自奧勒岡州，而進的卻是哈利法克斯（Halifax）的達爾豪斯學院（Dalhousie College），不論是哪一種情況，他一旦熟悉了環境，很快就能融為一體，不至於受到排擠。另外，在校際生活中，老師與教授的交流也極為頻繁。為了不讓腦力鈍化，學者遊走各校已屬司空見慣——哈佛、麥吉爾、耶魯、約翰．霍普金斯——多能來去自如。同樣地，美、加兩國的醫學團體，大體上對醫界的同業都是開放的。美國醫師學會（Association of American Physicians）的現任主席詹姆斯．史都華（James Stewart）㉞醫師就是住在本市，去年還曾獲選為另外兩個專業團體的主席。至於主要的期刊，那更是各方人馬無所不包。總之，在英語世界，不僅是北美洲甚至包括整個世界，醫學界的包容性可說是非常之大。儘管如此，由於這片大陸的幅員遼闊，各個生活圈自成一體，在地主義——一種以部分重於整體的感覺與想法——乃應運而生；這種意識雖然已有淡化的趨勢，全國性的社團也發揮了整合的功能，加強了和諧與兄弟的情誼。但是，地域主義卻有抬頭之勢，對我們造成了不小的傷害。說到地域主義的發生，起源於各地方孤立無援時不得不自求多福的心態。我剛才還說，這個洲（Contiment）的醫界包容性極大，盛讚各個單位之間的團結，但一旦碰到地域主義，那可正是最極端的分化。**圈起來的民主跟專制僅是一線之隔**。何況**米爾頓**早就說過，**喊自由喊得最大聲的人**，

㉝維瑟里爾（Andreas Vesalius, 1514-1564）：見〈科學的酵母〉註㊾。歐斯泰邱（Bartolommeo Eustachio，約 1510-1574）：義大利解剖學家，以發現連結耳朵與咽喉的歐氏管（eustachian tube）及心臟的歐氏瓣（eustachian valve）著名於世。史坦森（Nielo Stensen, 1638-1686）：荷蘭解剖學家，以有關腺體、肌肉（特別是心臟的）、腦、胚胎等的觀察與發現知名。

㉞史都華（James A. Stewart, 1846-1906）：麥吉爾大學醫學教授、皇家維多利亞醫院醫師。

可能正是最大的囤積者（奴隸主）㉟。工會、選任的委託人、以及不負責任的媒體，一旦專制起來，加諸於人民頭上的，可能正是最極端的獨裁。命運說起來還真諷刺！標榜民主的省與州審查委員會，不到幾年的時間，加在我們脖子上的枷鎖，竟比大不列顛花了好多個世代才打造完成的頸軛還來得沉重。

前面曾經提到過的那種自由溝通，既廣泛又無私，但只限於知識與社交生活，至於在現實方面，既缺少那種友善與和睦，地域的柵欄也豎立了起來，有如中國的萬里長城般將各自的地盤保護得密不透風。在加拿大的統治下，進入醫界得通過八道關卡，美國各州堪稱半斤八兩，而聯合王國（英國）更多達十九關，只不過這張執照一旦到手，以後也就可以在王國之內通行無阻。至於半球的這一邊，圈起來的民主已經糟到不能再糟的地步，其嚴重的程度，遠遠勝過大不列顛好幾個世代以來對這一行的捆綁。省與州的委員會，其發軔與成長，我就不多談了。最初的構想無非是將業界組織起來，選出自己的代表，授權管理有關執照的全部事宜。就形式上來說，這種依照民主原理所建立的鑑別制度有一個主要的目的，亦即藉以提升醫學教育的水準，此所以絕大多數的州都規定修業期限至少四年，並必須通過州的考試才能取得執業執照。所有這些的確都有其必要。但是，加拿大自治領八個委員會與美國為數約二十多個委員會，行事扭曲，今天確實是應該拿出來檢討的時候了。以美國來說，縱有不公平的情形或許情有可原，但說到加拿大，委員會的存在由來已久，醫學課程的全國一致性也早已確立，然而陋規依舊，那就值得非議了。這麼多個年頭都已經過去了，但是，一個在多倫多畢業並在安大略註冊執業的年輕人，想要回到故鄉魁北克省開業，居然不被准許，一經查獲，精神與荷包少不了都要受到處罰的折磨；同樣地，一個在蒙特婁畢業並在該省註冊的醫師，除非額外付出費用並科以罰金，也不准在自己的故鄉曼尼托巴（Manitoba）省行醫。凡此種種可謂蠻橫已極，地域主義到了這種程度，是可忍孰不可忍。但這正是整個加拿大自治領與美國許多州的現實寫照，豈不也正是我們所說的民主的專制，而那些成天將自由掛在嘴上的人，豈不也正是大奴隸主一般。

既要對治這種惡意的壟斷，就只有訴諸自治領法案（Dominion Bills）㊱與州委員

㉟米爾頓，*Areopagitica*, ed. William Haller, *The Works of John Milton*（1644; New York :Columbia University Press, 1931）vol.4。原文為：「接下來你們還要怎樣，這大好的知識收成、這城市每日新放出來光芒，你們非得壓榨殆盡，再為我們帶來一次心靈的飢荒，只知用升斗度量自己，變成懵懂無知的傻瓜。」針對成立一個有二十名審查委員的委員會，米爾頓提出他的反對意見，他將審查委員比喻成囤積的商人，是壟斷者——先大肆收購貨品，然後控制價格與通路。奧斯勒藉此諷喻高喊自由的人一旦權力到手便只知自肥。

㊱自治領法案：加拿大自治領議會所提出的法案，高於各省個別的立法。此一法案一直未經議會通過。

會的改革，藉以凸顯地域主義的為害之深。解決之道看起來再簡單不過，特別是在加拿大，教學體制與修業年限都已經是統一的。但是，真正的關鍵卻在於用一顆寬厚開明的心去看待法令，以消除因無知與私心所導致的敵意，唯其如此，才有利於整合各個省分的醫界，也唯有這種在水面上運行的靈㊲，才能讓險惡的怒濤立刻平息。站在各省醫師的立場，將心比心，問題自然迎刃而解。只要出之以善意，看似堅硬的難題也會融化，出之以沙文主義的心態，以為自己的省分高人一等，遲早會因反彈或聯邦的立法而瓦解，現行的制度不但過時而且不受歡迎，有朝一日，更年輕、更有活力的一代總會將它掃地出門。

這個問題是我再熟悉不過的，今天若再不提出來，必將於心不安——早在我求學的時代，帕默·霍華德博士（Dr. Palmer Howard）㊳著眼於大局，就已經點出了問題之所在，足見其眼光心胸之遠大與開闊；同樣不吐不快的是，在整合自治領分崩離析的醫界上，洛迪克博士（Dr. Roddick）㊴曾經不屈不撓地大力推動，而問題迄今仍未解決，令人遺憾。關於州與州之間、省與省之間的註冊問題，我的看法是——任何人，只要提得出合格的學歷證明與考試證書，不論是在哪裡註冊，都應該在任何國家享受到公平的待遇，繳交一般的註冊費用即可。在瑞士、法國與義大利，英國醫師所受到的歧視，以及今天在這塊大陸上所發生的相互傾軋，在在說明，一個本質上應該是寬大為懷的行業，一旦沙文主義作祟，其情操與理想照樣是不堪一擊。

另外，有關於州的委員會，雖然與這個問題沒有太大的關係，我還是覺得有必要一談——我的看法是，在這方面，整個制度的功能遭到了誤解。對於有心投身醫療行業的人，醫界的要求無非是良好的品行，加上有效施行醫療技術的能力。關於後者，任何條件合格的人，只要有適當的場所與設備，在相關的實務測驗上都不難過關。問題是，許多委員會的成員顯然趕不上時代的腳步，所出的題目往往無法配合最新的進展。這種現象之所以無法避免，關鍵在於典試委員的任命浮濫，並未能選任真正的專家，州委員會的組織與體制不論多麼健全，其結果卻是無法測出各個科目的真正程度。對於這州的醫學教育，省與州的委員會自有其不可抹滅的貢獻，但當務之急應該是盡快廢止所有的理論考試，將執照測驗限定於嚴格的實務檢驗上，包括內科、外科與產科，並應涵蓋所有的細節。

㊲在水面上運行的靈：取材自《創世記》一章一至二節：「起初……上帝的靈運行在水面上。」

㊳霍華德（Robert Palmer Howard, 1823-1889）：奧斯勒的業師。見〈寧靜〉註㊷。

㊴洛迪克（Thomas George Roddick, 1846-1923）：外科學教授，麥吉爾大學醫學系主任。

Ⅳ 門戶主義在醫界

談到沙文主義中的門戶主義及其比較個人的一面，我不免有點猶豫了；因為我們每個人，常常是不自覺地，就是活生生的一個樣板。無論在城市或鄉村，在學校或機關，我們的環境就讓我們有了表現門戶主義的最大自由，生活於其間，我們還真是如魚得水。尤里西斯很篤定地說過：「凡我到過的地方，我都成了它的一部分。[40]」由此可見環境對我們的影響；但這並不是全部，因為一個地方的大小，代表接觸點的多或少，比起人類的心理結構來，又未免太微不足道了。**越是處於困厄之中，阻難重重，障礙處處，越是能夠激發生命的活力與情操，儘管有石牆鐵欄的禁錮，純淨的心靈自有海闊天空的自由**；另一方面，我們不妨看看醫界的演變，那些最不自在而又狹隘的人，渾身上下沙文主義的惡臭，老師也好醫師也罷，又有哪個不是處身於大都市與醫學中心？如此說來，只要心安其位，不離不失，自然就能夠讓一個人超越環境。

聽起來不免得罪人，但我絕對沒有冒犯的意思。一個人的優越感，有許多是發乎自然的。舉例來說，對於我們的老師、就讀的學校、以及實習的醫院，我們都會引以為傲，這豈不是再正常不過的事？一個人如果連這種感情都沒有，那就真是個「可憐蟲」了。但是，這種正常的忠誠是很容易變質的，一不留心就會變成一種不容異己的傲慢，瞧不起其他的學校或行事不同於自己的人。理直氣壯是一回事，驕傲又是另一回事，兩者的結果適得其反。學校與學校、醫院與醫院，大可以良性競爭，提到某個人的名字時，只有盲目的沙文主義才會浮現敵意與偏見。對於一個機構或是人，人云亦云的稱讚適足以引起反效果，各位校友與朋友，你們應該都還記得，那個不識字的雅典人，只因為老是聽到別人把亞里斯泰德（Aristides）叫做「公正者」，感覺厭煩得不得了，於是欣然拿起貝殼，要求自己並不認識的亞里斯泰德在上面寫下「亞里斯泰德」，就這樣，亞里斯泰德遭到了放逐㊶。

㊵丁尼生（Alfred Tennyson），"Ulysses", line 18。

㊶亞里斯泰德（約 530-468 B.C.）：雅典政治家、將軍，有「公正者」之稱。普魯塔克（Plutarch）在《人物》一書中敘述，一個不識字的雅典公民，領取了貝殼要去投票，碰到了他並不認識的亞里斯泰德，請他幫忙將亞里斯泰德的名字寫在貝殼上；他之所以贊成放逐亞里斯泰德，並不是因為與他有什麼過節，只是因為「我聽厭了到處都在說他是『公正者』」。亞里斯泰德遭到放逐，時在紀元前四八三年。Plutarch, "Aristides", in *The Lives of the Noble Grecians and Romans*, trans. John Dryden（New York: Mordern Library, n. d.）, p. 396。

在學校裡面，最常見的沙文主義在於人事任用上的偏執。教授的職位可以說是學校的主力部隊，任用應該唯適才適所是問，絕對不容許摻入同鄉或同學的情誼。近親交配之不利於學校，一如對牛隻之害。人事的更替，特別是對年輕人，最具有刺激的作用，教授的職位，大部分的大學今天都已經完全開放，醫學院實在有必要跟進。今天既然已經能夠將德國的醫學列為重點教學，那麼教授的職位予以開放又有何不可呢？重點在於只問專業，而不在於國籍。坐在科學的位子上，我們都知道分寸，也總能嚴守分際，但腦筋一動到別的位子上時，門戶主義就開始作祟，甚至一點也不知避諱。

學院裡面還有另外一種惹人反感的沙文主義，往往是科學圈子裡激烈的競爭所造成的。對於別的地方的成就，非但不能抱持樂觀其成的欣賞態度，反而吹毛求疵，甚至違背了科學的精神也在所不惜。更糟的是所謂的「鎖門」研究，滿腦子對別人的懷疑與不信任，就怕有人窺探自己的研究，偷走自己的成果。感謝老天！這種要不得的心態總算不是那麼常見了，但也還是陰魂不散，我在這裡要規勸年輕人，在研究室裡，萬一不幸發覺了這種詭異的氣氛，趁早走人，免得壞影響鑽進你的靈魂裡去。

在個人診所，也就是一般的開業者，沙文主義表現得更為活絡，影響也更大。

關於家庭醫師過去的種種，不論是從書上讀來的，或是從別人那兒聽來的，都可說是饒富興味。在我們的歷史上，那一段時期真可以說是家庭醫師的黃金時代，其重要性固然不在話下，說到財富前途、以及在社會上的影響力，全都讓人另眼相看，在一般人的心目中，甚至成了偶像！看病開方之餘，他還身兼顧問、專家，談問題寫東西都少不了他，當然，那可都是要收費的。我的意思是說，藉著那一份工作，忙碌的例行業務使醫師登堂入室，進入了地方上的每一個家庭，不僅成為有事可以討教的對象，也成了一個可靠的朋友。他的尺，就是我們的標準，他怎麼做，我們就怎麼學；由於他在社會大眾心目中的地位，行醫這一行也隨著水漲船高。相對於其他人來說，一個訓練有素、善體人意的醫師，成了社會上最有價值的資產之一，今天如此，荷馬時代亦然。身為老師，教出一個好醫師就是我們最大的願望，身在醫界，讓他們不至於變質則是我們時時刻刻都該留意的責任。褊狹的沙文主義，既不利於我們，也有害於他本身，在這裡，請容我再談談幾個最容易犯的面向。

身為一個醫師，在各種生活的關係裡面，因為心胸褊狹，最常見的毛病，莫過於對待自己都不免顯得刻薄。我這裡要講的，不是散漫的生活習慣，也不是做事情沒有條理，或不把行醫的業務當一回事——雖然這些都是極為尋常的毛病——我所要強調的是他忽略掉了兩件事情：第一，是個人終身持續進修的必要性，以及第二，在執業的壓力中，把自己最可貴的資產——心智的獨立——給犧牲掉了。**行醫是一種最不容易修成正果的修煉**。學校所能做的，不過是把基本原理教給學生，以科學的事實為基礎，讓他擁有好的方法去完成工作。所有這些都只是給他一個正確的方向，卻不可能讓他**成為一個好醫師——這完全要靠他自己**。想要精通醫術，需要極大的努力，有如鳥雀之欲騰空飛起，需得靠雙翅不停地鼓動才行；但是，極大的努力並非輕易可以做得到，多少人豈不都是半途而廢！更重要的是，對於疾病的研究，絕不是一蹴可幾的，而是一種漸進的學習過程，自己每天的功課、自己過去經過驗證的經驗、以及同業的成果，如何將三者有系統地整合起來，再加上不間斷地努力，才能夠得到臨床智慧。以今天來說，一個訓練有素的醫師，只要能夠清楚地認知，自己所從事的工作絕不可能閉門造車，有了這層了解，要掌握科學上最新的進展絕非難事。但是，凡事都講求科學，那又大可不必；因為就某一方面來說，一個好的醫師，可能有好的醫術卻能不拘泥於理論，他，是個藝術家而非科學家。對於精密儀器的使用保持高度的熟悉，大有助於醫術；花在臨床研究室的時間，至少應該跟花在門診室的一樣多，這是我完全同意的。難就難在年復一年的蹉跎，徒然帶來無可逃避的枷鎖㊷，一個年輕人不免就此退化，因為對於實務性的技術既不熟悉，自信心是無從建立的。因此，我深切地希望，年長的醫師務必記得，多鼓勵年輕人，給他們機會，對他們來說，這是極為重要的。每次都要看那麼多的病人，其中總有十幾個或更多的個案，在診斷上需要相當熟練的技術給予協助，這時候適時伸出援手，讓自己幫得上忙，這乃是一種責任，捨此不為，只會讓自己乃至整個醫界都顯得刻薄、無情而已。當然，年長的人所能做的絕不止於此，如果他的大腦灰皮質裡的動脈還是柔軟的，一定可以從年輕人那兒撿到一些新的東西，問題是，在每一個地盤裡面，許多漂浮的臨床智慧都已經隨著老一輩的醫師蹧蹋、流失掉了，只因為他跟年輕人從來就不曾打過交道。

身在醫界，為了不至於淪為魚目混珠的庸醫，我們必須時時保護自己，而最重要的關鍵在於診斷而非在於用藥。對於疾病的辨識，系統訓練不足將導致處方不當，處方不當則導致治療無效，治療無效又拖長療程，直接的結果就是人們對我們的醫術信心盡失，在他們的眼中，我們也就無異於郎中與庸醫了。

說到對自己刻薄，沒有幾個人趕得上家庭醫師，但也正因如此，他整個人都被工作給吸乾，不知閒暇為何物；他沒有時間吃，沒有時間睡，正如德拉蒙醫師（Dr.

㊷無可逃避的枷鎖：William Wordsworth, "Ode: Intimations of Immortality from Recollections of Early Childhood", stanza 8, line 124。

Drummond）在詩裡所說的：「他，如我之了解自己，是唯一沒有假日的人㊸。」這種陀螺轉個不停的日子，失去的又何止健康、時間與休息，更大的危機在於失掉了心智的獨立。他的孤獨，遠勝過大多數人，因內在的孤獨而產生的悲愴一如馬修・亞諾（Matthew Arnold）的詩句所言：「我們雖然成千上萬，卻都孤單地活著㊹。」即使是在人來人往的場所，行醫這條孤單的道路，一徑蜿蜒入山，一不留神就會迷失，永遠無法抵達喜樂山（Delectable Mountains），除非他能夠及早碰到班揚（Bunyan）講的那位牧羊人，用學問、歷練、膽識與熱忱為他指點明路㊺。生活的環境將他打造成為一個有專業、有自信、有主見的人，但隨著這些最好的特質，最嚴重的缺陷也跟著出現。他不再為自己設想，變成了一台機器，宛如販賣機的投幣口，把自己弄成一個藥房的夥計，什麼病給什麼藥，從小恙到大病，照單全收。唯一還能夠讓生命得著生機的，就是保持法官的那種懷疑態度，當然，絕不是找碴、無的放矢，而是頭腦清醒的合理懷疑，一如西西里那個老精明**埃比卡莫斯**（Epicharmus）㊻的格言：「**學問之道無他，慎思明辨而已。**」

保持這種懷疑主義的態度，還有另外一個大優點，如歷史家葛林（Green）所說的：「一旦發現自己的對手是正確的時候，可以不至於太過驚訝與憤怒㊼。」唯其如此，乃可以免於自欺，免於墜入許多人已經沉入的昏睡，狀態有如伊拉斯謨斯（Erasmus）所譴責的神學昏睡㊽，雖然昏睡，依然寫信、飲食、醉酒，甚至賺錢——昏睡之沉，縱使泰山崩於前也喚他不醒。

在專業的獨立性上，醫師有一個大敵，要擺脫這個大敵的魔掌，就必須杜絕我們那位盟友的蠱惑，他們的宣傳品不但為害極大，而且數量有增無減，其包裝精美足以亂人耳目，其傲慢大膽可說目中無人。今天，我們受惠於藥學的極多，未來，我們更寄望於製藥的技術；但是，今天的製藥界，其危害於無形絕不下於那些地下藥廠。過去，製藥業是我們望彌撒的良伴，今天卻已經不值得尊敬，並變成了一隻

㊸德拉蒙（William Henry Drummond, 1854-1907）：加拿大詩人、醫師。"The Canadian Country Doctor", stanza 2, line4。

㊹ Matthew Arnold, "To Marguerite-Continued", line 4.

㊺約翰・班揚，《天路歷程》（*The Pilgrim's Progress*, 1678）。在這則寓言中，基督徒從毀滅之城前往喜樂山的錫安之城。

㊻埃比卡莫斯（約 540-450 B.C.）：見〈科學的酵母〉註㊵。

㊼葛林（John Richard Green, 1837-1883）：英國歷史家，文章常見於 *Saturday Review*。著有 *A Short Story of English People*（1874）、*The History of English People*（1877-1880）。

㊽ J. A. Froude, *Life and Letters of Erasmus*（New York: Charles Scribner's Sons, 1895）, p.69。伊拉斯謨斯（De-

巨大的寄生蟲，正蠶食著醫界的生命力。我們都非常清楚，這一類有如潮水般的郵寄宣傳品，無一不是以假亂真，每一張都講得天花亂墜，煞有其事，殊不知**作賊的心虛，越是無知，話就講得越是堂皇**。其中絕大多數都是偏方的廣告，無非是要矇混醫界，欺負心無定見的一般科醫師，其行徑與庸醫之獵食愚夫愚婦可以說是如出一轍。對於一般科醫師的雄性心理，藥廠的「旅行推銷員」尤其是個危險的殺手。這些人當中，固然有許多是能幹精明之士，卻也不乏口若懸河如卡西歐（Cassio）、目中無人如奧圖萊喀斯（Autolycus）、陰險無情如加里班（Caliban）者[49]，只見他口沫橫飛地告訴你，尾骨腺的萃取物能夠促進松果腺的新陳代謝，甚至連醫學大師都仍然持疑的問題，他也能夠出口成章，說出一番大道理來。這一類的人，我們當然不會上他們的當，但這也充分地說明，最大的無知正是強不知以為知；總之，製藥業與偽藥雜方的死灰復燃的確是個很大的問題，我所以在講演要結束前跟大家談一下。

倒是我們有許多人不用腦筋，不知不覺就忘了：「人活著不是單靠食物[50]。」以至於還犧牲了另外一件重要的事情。一個人不能光是在看診，也不能早上看、晚上也看，我們當中偏偏就有許多這樣的人，說得好聽，是不希望自己無所事事，免得受到不好的影響。但把整副精神全都放在一件事情上，無論多麼有趣，卻也不免將心靈拴死在狹隘的方寸裡了。**身為醫師，需要的不只是知識，同樣也需要文化的**

修養。我們在書裡就曾讀到過一個古早時期的醫師，這個希臘的君子⑤①，正是學養俱優的典範。一個年輕人，不論是住在雪布魯克街（Sherbrooke Street）⑤②的華屋，還是窩在考聶瓦加（Caughnawauga）⑤③的貧民窟，或是散居在廣闊的鄉村裡，我認為這都不重要，重要的是，他不可以沒有時間讀書。文化修養之於一個行醫的人，其重要性勝過任何其他的行業，醫師之需要文化修養尤其有其必要性。一個醫師所要面對的人，形形色色不說，每個人的情況也不盡相同，除了他的治療能力使他們身受其惠，還有些東西，他們雖然無法領會，無形中卻也有著極大的影響。以前的時代裡，做個懸壺之人，要像約翰生醫師（Dr. Johnson）的朋友羅伯．勒維特先生（Mr. Robert Levet）⑤④一樣，「**小有智慧，大有仁心**」⑤⑤，那種日子已經過去了。今天，學養越是豐厚才越是一個好醫師，特別是在那些社會地位較高的人當中，像亞里克西馬

---

④⑨皆為莎士比亞戲劇中的人物：卡西歐——《奧塞羅》、奧圖萊咯斯——《冬天的故事》、加里班——《暴風雨》。

⑤⓪《申命記》八章三節。

⑤①奧斯勒此處所指的可能是亞里克西馬可（Eryximachus）。見註⑤⑥。

⑤②雪布魯克街為蒙特婁主要街道之一，奧斯勒時代為高級住宅區。

⑤③考聶瓦加：位於魁北克，為聖勞倫斯河南岸的印地安人保留區。

可（Eryximachus）[56]那種有文化教養的君子，打打氣或是說幾句安慰的話，效果可能更勝於藥丸藥粉。當然，你們不免會問，像勒維特先生或「費塞特老大夫」（Ole Doctuer Fiset）[57]那樣的醫師，本來就是奔走於小道僻巷，不是懸壺於大都會的貧民區，就是在工業城鎮或廣大的農村裡行醫，他們要文化又有何用？我的答案是，大有作用！就跟二氯化物一樣，可以避免感染，**可以讓一個人在惡劣的環境中保持愉快與健康**，文化修養也有著相同的作用。文化修養之於行醫，直接的價值或許不大，但是，如同染匠的手，免不了要向它攪和的漆低頭，醫師只顧忙著看診就難免墮落，這時候，文化修養的作用就出來了。一個人若能不出賣靈魂，不拿自己的名分去跟別人換取一碗濃湯[58]，就算以實瑪利人[59]拿棍棒侵擾我們的邊界，用強力脅迫我們的人身，只要我們守住了自己的身分，不論去到哪裡行醫，都配得上是聖保羅的基督徒[60]，是亞里斯多德的真君子（湯瑪斯．布朗爵士）[61]。

因為工作上的關係與人相處，出之以君子的風度還是褊狹的心態，固然與個人的性情有關，但也跟所受的教養大有干係。如果僅止於相互間的應對，問題還不大，我們卻也不得不承認，在醫療上跟我們人類打交道，還真是一件惱人的差事。有時候你已經盡了人事，也有的時候不免因疏忽犯了錯誤，更常見的是，你明明已經設身處地全力施為了，但就是得不到病人與親友的諒解，甚至誤解你不懷好意，那才真是令人忍無可忍，義憤填膺。不過，說到最難應付的，莫過於女人，既是我們最好的朋友，也是最大的敵人；一旦對我們不滿，數落起我們的毛病與缺點來，她們

㊿54 勒維特（1705-1782）：英國醫師，山謬爾．約翰生之摯友。傳記作家 James Boswell（1740-1795）在 *Life of Samuel Johnson* 中，對兩人的道德與友誼備極推崇。

55 Samuel Johnson 曾寫一詩追念亡友。"On the Death of Dr. Robert Levet", line 10。

56 亞里克西馬可（紀元前四世紀）：希臘醫師。柏拉圖在《饗宴》中描述他如何教亞里斯多芬治好打嗝。詳見〈柏拉圖筆下的醫療與醫師〉。

57 William Henry Drummond, "Ole Docteur Fiset", in *The Habitant* , stanza 1, lines 1-5.

58 此處所引為聖經典故，出自《創世記》二十五章二九至三四節。一日，以撒的長子以掃打獵歸來，餓極，見弟弟雅各在熬湯。以掃求雅各分他一碗，雅各刁難他，要他先放棄長子的名分（繼承他們父親最大財產的權利）。「為一碗濃湯而出賣自己的名分」於是引伸成為微不足道的東西放棄最寶貴的資產。

59 以實瑪利人：以實瑪利的後代，《創世記》二十五章十二至十三節。此處指社會邊緣人。

60 《腓利比書》四章八節：奧斯勒在此指人格高尚之人。

61 《醫師的宗教》*Religio Medici*, part 1, sect. 25。針對「亞里斯多德對於真正大勇的要求」，布朗發現，只有亞歷山大大帝與凱撒大帝足以當之。在此處，奧斯勒將聖保羅的基督徒與亞里斯多德的真君子並列，出自湯瑪斯．布朗的〈致友人書〉，in*The Works of Sir Thomas Browne*, ed. Geoffrey Keynes（Chicago: University of Chicago Press, 1964）, vol. 1, p. 117。

可是什麼樣的形容詞都端得出來，欣賞我們的，則將我們捧在手心裡，什麼讚美的話都講得出口。「女人是醫師的號角㉒。」這句老話講得再真切不過。像這一類的溢美之詞，是否對我們有害，雖然很難定論，想要加以抗拒倒還真是無能為力。完全相反的情形是，加諸於我們的惡意謊言與毀謗，我們是無法加以阻止的；沒聽到當然耳根清靜，但這幾乎是不可能的事，除了沉默以對，恐怕也沒有更好的武器了。但是，當明明沒有的事情講到大家都信以為真，又事關一個人的名譽時，這才是做醫師的最大折磨——而且還得怪自己！這時候最好是隱忍不發，開誠布公地找人談談，或許還能夠找到個把相知的弟兄。無論是在大團體或小單位，能夠看到同事之間和諧相處，畢竟才是最愜意的事。將黃金律㉓當成倫理的信條，雖然是我們該做卻往往做不到的事，我們許多人都有過這樣的經驗，年輕時候放在心裡的怨恨與敵意，如今回憶起來，豈不都已經是雲淡風輕，由此可見，我們到底是一個可以善待別人的人。

做我們這一行的，都希望有個前輩可以帶路，因此，在小鎮裡或鄉下地區，身為前輩的人千萬記得，務必關心附近的年輕同業，經常給一些意見，而不是視為競爭的對手，如此一來，除了多交個朋友，或許還可以得著一個兄弟。講到同業間的和諧，很難不說些陳腔老調，我們大可不必管那些老古板，但他們對年輕人的體恤與鼓勵卻總是溫暖的，對於我們所熱愛的行業，他們的行止也是極有啟發的，在這裡，我就拿聖奧古斯丁（St. Augustine）⑥④來給大家做個榜樣，在《黃金傳奇》（*The Golden Legend*）⑥⑤裡談到他，說「他在自己的桌上寫下這樣的句子：

Quisquis amat dictis absentum rodere vitam,
Hanc mensam indignam noverit esse sibi.

意思是說，凡喜歡在背後議論別人的人，此桌概不歡迎⑥⑥。」

---

⑥② *Diary of the Rev. John Ward*, ed. Charles Severn（London: H. Colburn, 1839）, p. 241.

⑥③ 黃金律：《馬太福音》七章十二節、《路加福音》六章三十一節：「你們願人怎樣待你們，你們也要怎樣待人，因為這就是律法和先知的道理。」以及孔子說：「己所不欲，勿施於人。」

⑥④ 聖奧古斯丁（354-430）：基督教神父、哲學家，對基督教世界的影響極為深遠。著有《上帝之城》（*The City of God*）與自傳《懺悔錄》（*The Confessions*）。

⑥⑤ 一本中古時期基督教聖者生平的合輯，按西元紀年的日期排列，編者為 Jacobus de Voragine。

⑥⑥ Jacobus de Voragine, *The Golden Legend: Readings on the Saints*（Princeton, N.J.: Princeton University Press, 1993）, pp.122-123。這段文字並不見於聖奧古斯丁現存的著作，有可能只是 Jacobus de Voragine 託古人之名。

以我們這一行的歷史、傳統、成就與願景來看，沙文主義在醫界根本沒有立足的空間。開放的心靈、自由的科學精神、隨時準備接受別人優點的態度、對於新觀念的理性接納而非抵制、不同民族與不同派別間的包容與友善、可以遠溯到老祖宗的天下一家的情操、以及一個在人類進步過程中發展出來的濟世行業——所有這一切，對於我們習染得還不是很深的傾向，都是可以發揮中和作用的。

一開始我就談到善獨的藝術，強調這種品德的可貴，對一個願意將醫界視為一個整體的人乃是不可或缺的。從另一個角度與另一層意義來說，這門藝術的價值更見可貴。就我們每個個人而言，只要願意，都可以達到一種心智獨立更高的境界，也就是說，徹底掃除我們多數人習以為常的因循，**如實地觀照自我以及我們的人際關係，能夠做到這一點，自然可以免除自欺，看清自我、以及自己的與別人的行為，對自己的脆弱生出憐憫，並對別人待之以愛與同情**，從而不會再對自己的弟兄疾言厲色。但是，湯瑪斯．布朗爵士——這個心地寬厚、醫術不凡的人——說得漂亮極了：「思想之為物，止於思想而已⑰。」這句話倒是可以提醒大家，**做人務求實際，與其坐而言，還是起而行吧！**

---

⑰思想之為物，止於思想而已：可能出自湯瑪斯．布朗的某一封書信，但出處不明。

18

醫院即學院

The Hospital as a College

培養一個艾斯丘拉匹爾斯（Æsculapius）的門徒，醫院是唯一適當的學府。

——亞伯尼瑟（John Abernethy），出處不詳

就我的了解，學生所獲得的教導，最精華的部分並非來自課堂而是臨床。在那兒，什麼都無所遁形，疾病的節奏可以經由一再的重複加以掌握；其難以預知的發展自會留下無法抹去的痕跡。老師對於疾病的處理，學生看在眼裡，耳濡目染，症狀、病因乃至癥結，盡學於不知不覺之間，所知不下於師長。

——霍姆斯（Oliver Wendell Holmes）

《杏林走筆》（*Medical Essays*）導言

《編按》

一九〇三年紐約醫學學術院演講。

奧斯勒大力主張，醫學院的第三與第四年應該完全在臨床學習。高年級學生上課，不應該沒有「病人作為教材」。學生應該到醫院去，不光是去看，而且要參與。這篇講演一九〇三年發表於紐約醫學學術院（New York Academy of Medicine），當時一場醫學教育的革命已經展開，包括就讀的年限加長，以及入學的條件更為嚴格。最重要的改變，則是從注重講課轉變成重視實習、教導更多的實用知識、心理的養成，以及科學精神的體驗。

奧斯勒建議，學生到了第三年，應該長時間分派到門診部與外科病房，並在主任醫師的督導下例行巡房。他舉約翰·霍普金斯醫學院為例，第三年全部都花在緊鄰門診部的教室，上的則是有系統的診斷課程。學生必須將病例的報告交給老師與同學。在醫院的研究室中，他們要做臨床顯微鏡檢查，並在檢驗室的專家指導下處理自己的病例。最有趣的病例，則在圓形階梯報告討論。

第四年則是參與病房作業而非病房課堂教學。學生在督導下各分到四至五張病床，完全負起治療病人的責任，檢驗室的操作也包括在內，並必須定時協助巡房。

為了因應這些改革措施，大部分的醫院也都需要配合改變。見習學生與外科助理制度必須建立，好讓醫師有更多的時間督導學生。與學生的互動，對醫師形成一種挑戰，可使他們避免故步自封。最後，奧斯勒特別提醒學生，必須專心一致於疾病的治療（譯按：北美的醫學院是學士後制。醫學生於大學畢業後進入醫學院修習四年。本文中之第三、四年級，相當於我們現行七年制的五、六年級）。

醫院即學院

I

在上個世紀的最後二十五年，發生了許多重大的變革，其中影響最深遠的，當推醫療知識與技術的教育改革或革命。教授們有的或許有如大夢初醒，不免悵然；這些改變，也或許只是我們之所以能夠擁有今天的整個大運動的一環，這個我們都暫且不談。讓我們直接來看看改變的本身。基本上，整個改變有三大方向：要求學生接受更全面的教育、延長專業學習的年限、以及以實習取代講堂——亦即以實務教學取代理論教學。身為老師，擺在我們眼前的問題，簡單地說就是：讓學生接受一種能夠使他成為一個好醫師的教育——這也正是他們絕大多數人的命運。我們所有的資源、多樣的實驗設備、複雜的課程設計，甚至華美的建築，無非都是為了這個目的而存在。在四年的學程中，妥善劃分基礎科學教學與實習教學；前者在學院中進行，後者則在醫院中；同時，外科學的份量也應該跟胚胎學等量齊觀。過去的二十五年，醫學院的發展方向①特別著重於應用科學的教學；不論在哪裡，課堂教學都已經被實習課程取代，或者成為輔助性的教學；過去的實習，獨重解剖學，如今則已經有生理學、生化學、病理學、藥理學與保健衛生。這些課程不僅更生動有趣，也更能夠獲得有用的知識，此外，學生更可以學會精確的使用檢查工具、獲得可貴的大腦訓練，甚至可以體驗某種程度的科學精神。它的整個重點則是，學生不再只是在課堂中吸收理論知識，而是親身體驗實際的狀況。他們不僅要仔細分析交感神經系統，建立描波記錄，進行血壓觀察，親自研究毛地黃、氯仿與醚的作用，也要在實驗中自己準備細菌培養基，種植由病人取得的檢體，培養出細菌來。這些三年級的年輕朋友，今天交到我們的手上時，都已經是受過良好訓練的成人，在大型的公私立實驗室裡工作過，也經歷了嘗試與錯誤的歷練。

有人不免會問，三、四年級的課程，應該如何安排才能像一、二年級那樣可行呢？我認為，這一點都不成問題。答案不過就是將學生從課堂、階梯教室帶到門診部與病房，但是，這並不是指在門診與病房做有系統的講課，也不是示範性的臨床，甚至不是到病房裡面去上課——雖然所有這些都有其價值——而是全面改變高年級學生與醫院的關係。一、二年級時，學生泡在實驗室裡，可以說是固定在一個地方，靜態地在導師的指導與督促下學習，到了三、四年級，這種情形就必須有所改變。

第一，是有關內科與外科技術的教學應該如何著手。我堅決相信，一個學生到了三年級時，他的生涯之路就應該立即展開。我們去問任何一個當了二十年醫師的人，他之所以能夠成為一個專業醫師，是如何造成的，他的回答一定是，經常與疾病保持接觸；他也還會告訴你，他在學校裡學的醫學完全不同於在病床邊所學到的。二十五年前，醫學院的畢業生走出去，幾乎沒有什麼實用的知識，只有隨著實際執業經驗的增加，實用知識才逐漸累積起來。我們所謂的自然教學則不是這樣，**學生的學習由病人開始，自病人引申，於病人完成**，書本與講義只是工具，是前往終點的渡船。事實上，當學生以一個執業者、一個故障機器的觀察者起步時，對於機器的結構與正常功能，他都已經了然於胸，我們只要教他如何觀察，給他豐富的事實去做觀察，他所要學的功課自然就在事實裡面。教三年級學生的內科學與外科學，有一條法則保證可靠，就是不教沒有病人的課，最好的教學都是病人所教。正如一句古老的座右銘所說，醫療的整個技術端在於觀察②，但是，望聞問切教起來是很花

---

①談到當時的醫學教育狀況，Henry E. Sigerist（1891-1957）後來寫道：「醫學教育的革命始於約翰・霍普金斯，其所強調的是，醫學教學絕非僅限於理論，為求其實用，實驗室、解剖室與臨床乃是不可或缺的。」*American Medicine*（New York: W. W. Norton, 1934）, p. 138。

時間的，如何開始，如何讓一個人走上正途，正是我們責無旁貸的。對於學生，我們的期望都很高，想教他們的東西很多，但最重要的，是給他們好的方法，給他們正確的觀點，隨著他們的經驗增加，其他的自然水到渠成。

第二，是改革的最重要部分，也就是醫院的本身。如果要讓醫科學生、醫界與社會大眾都蒙其利，我們就必須要求醫院當局提供比目前更充足的人力與設備，這至少是國內絕大部分醫學院學生的期望，好讓三、四年級的功課能夠完全搬出學校，轉移到醫院去。正如亞伯尼瑟（Abernethy）③所說，**對醫科學生而言，醫院才是最適當的學府**，至少在最後一年是如此。但是，這件事情也還是有困難的地方。在有些機構，學生簡直就是特權，幾乎有求必應；在另一些地方，學生要到醫院設有圓形階梯的觀摩手術室去，只准走邊門；更有不少醫院，說是要維護病人的權益，學生根本就不得其門而入。一家醫院如果沒有教學制度，很難成為第一流的醫院。醫院的醫師儘管收入豐厚、用心治病、生活忙得不可開交，如果沒有助理與學生可教並藉此教學相長，不可避免地會流於怠惰。我敢大膽地說，病房裡有學生的醫院，病人所受到的照顧會更仔細，疾病的研究會更深入，所犯的錯誤則會更少。至於擴大利用醫院藉以推動內科與外科知識的擴充，這個問題又更大些，在此我就不談了。

令我相當羨慕的是，護士每天都能夠跟病人打成一片，至少在這個國家是如此，比起醫科學生，她們顯然比較受到醫院當局的重視④。

說病人不喜歡學生進入病房，這種反對理由純屬無稽，依我個人的經驗，事實正好相反。關於這一點，以我二十五年醫院醫師的經歷，加上現在又在病房裡教導學生，在這裡絕對可以打包票。只要做事謹慎小心，對病人出之以親切的態度，可說一點問題都沒有。以當前的醫療狀況來說，一家一流的醫院如果沒有學生的協助，工作的進行就不免捉襟見肘。我們曾經問過許多住院醫師，他們的人員編制與急速增加的工作量根本就不成比例，如果有高年級的學生在場，許多例行的工作就都可以迎刃而解。

---

②在《希波克拉底文集》（*Hippocratic Corpus*, Cambridge, Mass: Harvard University Press, 1957, p. 315）的〈準則〉（Precepts）一文中，無名氏作者寫道：「為此，我以為整個技術已經很清楚了，也就是觀察許多個案個別結果的某些部分，然後加以整合成一個整體。」在《希波克拉底文集》另一篇文章〈古代醫療〉（Ancient Medicine）中，無名氏作者也強調仔細觀察的重要性。

③亞伯尼瑟：見〈二十五年之後〉註㉚。

④奧斯勒所講到的，顯然是約翰·霍普金斯醫院的護士。該院護理學校校長瑪莉·亞德雷德·納婷（Mary Adelaide Nutting, 1858-1948），與醫院當局關係至為密切，同時，跟奧斯勒一樣，也是醫學教育方面的領導人物之一。

II

至於要如何才能夠付諸實施，讓我們先來談談三年級的學生。將一個有一百名學生的班分成十個組，每個組就是一個臨床小組，由一位老師帶領。讓我們來看看這樣一個小組每天的功課。週一、週三與週五的上午九點，是理學診斷的基本教學。十點到十二點，到門診部實習，這一部分包括例行看診、按指示記錄病歷、以及熟悉疾病的一般症狀。到十二點時，由一名資深教師與小組的四或五個學生開會，更有系統地討論特殊個案。整個下午，至少二、三個小時，也都花在門診部。全部學程不得少於六週，在這段期間內，每個小組照例都要在資深人員的督導下在門診看病。用不了多久，學生就能夠記錄病歷，學會如何檢查病人，門診的經歷隨之逐漸累積。當然，所有這些都需要有豐富的門診資源、足夠的門診教學空間、充分的設備與儀器、以及能勝任而且願意擔任這項工作的年輕人。

其他的日子，週二、週四與週六，臨床小組則是在外科門診，觀察小手術，學習包紮、麻醉，以及協助外科的配方工作。另外，由三到四個小組合成一個大組，由病理解剖實務教師帶領解剖遺體，每個人都要做，並在一週裡面找一天，所有的小組集合，由病理解剖教授示範病理解剖。依我的估計，按照這種進度，學生應可在第二年完成病理組織學，比較先進的醫學院皆是如此。

三年級的其他時間則用來教產科、醫療器材的使用、治療與臨床顯微檢查。到學期結束時，一所健全的醫學院，三年級的學生應該都已經具備了良好的基本素養，足以分辨卜德氏骨蛆與卜德氏骨折，能夠準確摸出腫大的脾臟，清楚夏柯氏晶體與夏柯氏關節的區別。

四年級，我主張仍然維持以十人為單位的臨床小組，只不過工作從門診部轉移到了病房。每個人在內科與外科所待的時間盡可能一樣長，各分到四至五張病床。三年級時的經驗已經足夠讓學生獨當一面記錄病歷，當然，仍然要接受住院醫師或負責醫師的指導與監督。在住院醫師的指導下，所有與自己有關的病例，學生都要親自動手，包括尿液分析等，並記錄巡診醫師口述的日誌。此外，一或兩個臨床小組由一位老師帶領，每週三至四次，每次巡房兩個小時，討論病例，讓學生提出問題，使小組成員都得以熟悉病情的進展。如此一來，學生可以清楚認識疾病，獲得臨床方法與臨床治療的知識。同樣地，以同一模式運用於外科病房與產科、婦科，也可以收到相同的效果。

還有一個方法，是內科與外科都可以教的，說起來並不是別的，就是在進行治療時，醫師應該時時做的自我教育。此外，在這個國家，還有一個當務之急，亦即臨床實習學生與外科助理制度的引進，在病房這個單位裡面，這兩者的角色並不下於護士與住院醫師。

談到病例的來源，絕不稀少，相反地，多得不得了。想想看，在這個城市裡面，絕大多數的多血症病人，醫科學生從來都沒有看過，更不用說接觸過。還有就是成百成千的傷寒病人，他們每天的病情發展，我們的學生也從來沒有診視過、研究過。再想想看，未來三個月將會有數以百計的肺炎個案湧進醫院，我們的四年級生又有幾個會在病房中看到他們？他們到醫學院來念書，固然要學肝臟生理學或髖關節解剖學，但這些卻也應該學，甚至更用心去學。

但你們一定會問，這一套計畫真的行得通嗎？按照我長久以來的經驗，我的答案是，絕對沒有問題。約翰．霍普金斯醫學院就是採行這套作法，按照我們學院創辦人的願望，醫院就是醫學院的核心部分⑤。我們的資源並不很特別，我們的病房也不比其他一流醫院來得更好，但是，為了教學與疾病研究，我們所提供的比較多，這就是我們最大的特色。至於事情該怎麼做，我不妨做個簡單說明。以下是三年級學生的醫學教育：

第一，有系統的理學診斷課程，由內科學副教授泰耶（Thayer）與法傑（Futcher）

⑥共同主持，地點則在緊鄰門診部的房間內。學生接受病歷記錄的訓練後，下半年開始診視門診病人。

第二，一週中有三天，門診時間結束後，全班在鄰室集合，由老師講解如何檢查與診視病人。值得注意的是，以這種方式上課，可以發現許多有趣的問題。每個學生都可以就手中的個案提出報告，除了持續追蹤，並會被問到相關的病情進展。利用這個機會，可以教導學生如何從要報告的個案中去找出與病人有關的問題，並學會如何在文獻中去查明疑問。用這種方式帶一個五十人的班，非常輕鬆愉快。

第三，臨床顯微檢查課程。臨床檢驗室是醫院的設施之一，由一名住院醫師擔任資深助理來負責，屬於醫院職員的一員。房間分為兩層，可容納大約一百名學生，每個學生都有自己的工作桌、置物櫃、以及一處可以放置標本並可加班工作的地方。這門課屬常態性質，整個學期都上，每週兩次，從兩小時到兩個半小時，例行的內

⑤該學院與醫院的創辦人約翰．霍普金斯（John Hopkins, 1795-1873）為一殷實的商人，終身未娶。倫敦銀行家兼慈善家 George Peabody 說服他，有二事必可傳之久遠：「其一是大學，因為永遠有年輕人要受教育；其二是醫院，因為永遠有人要看病。」

⑥泰耶（William Sydney Thayer, 1864-1932）：約翰．霍普金斯大學醫學教授，美國醫學協會主席（1928-1929）。法傑（Thomas Barnes Futcher, 1871-1938）：約翰．霍普金斯大學教授。

容包括血液、分泌物、胃內物質、尿液等的檢查方法。這門課程的最大價值，在於讓學生一、二年級的顯微檢查課程不致中斷，進而能夠熟悉一件價值不菲的儀器，使之成為臨床的工具而不只是一件玩具而已。醫學院的臨床實驗室則應該與醫院結合起來。今天，病房裡面有關顯微檢查、細菌與化學的工作，要求的標準都很高，住院醫師與學生都需要有臨床化學與細菌學專家的協助，因此，他們也應該是醫院人員中不可或缺的一部分。

第四，內科臨床研討會（the general medical clinic）。每週有一天在圓形階梯，集合三、四年級學生，舉行臨床講習，提出病房中較為有趣的個案，盡可能以當季的疾病為主，譬如秋天特別注意瘧疾與傷寒，冬天則是肺炎。對於肺炎與傷寒的併發症，每個個案都要提出報告。雖然並非系統性的講課，但在理學診斷課上，仍有整套的講解，同時，在我稱之為門診觀察的課中，也經常針對正在研究的疾病提出整體性的說明。

第四年的病房實習——全班分成三個大組（一在內科、一在外科、一在產科與婦科），擔任臨床實習生與外科助理。在內科，每個學生分到五或六張病床，照顧新住院的病人，做尿液與血液的工作，並協助住院醫師做全面性的病人照顧。九至十一時的巡房，臨床實習學生隨行並接受有系統的教導，過程中診視特殊的病例，探討新的病例，也可針對症狀、病因與治療提出問題。我所要強調的是，這種教學方式絕不是在病房中上課，不是將一群學生帶到病房，弄一兩個病案看看了事，而是一種病房工作，是學生要親自參與醫院的醫療工作，如同主治醫師、實習醫師與護士一樣。此外，這也不是偶一為之，三個月的病房實習，而是主修課程，每天上午從九點到十二點，加上下午的一個小時，臨床見習生都要在資深助理與住院醫師的指導下處理一些特殊的問題。

講解課——由於一般的課堂講課是為了要確定所有的醫學課題都有系統地教給學生，每週一次的講解課，就是針對預先設定好的科目而設。

每週臨床研討會在圓形階梯講堂舉行，以臨床實習學生為主角，在報告各人的病例之後，學生並發表自己的分析與意見，供作全班討論參考。在這堂課裡面，經常的提出重要的醫療問題，如此週復一週，傷寒的臨床情況常被討論，有趣的病例時被提出，病人的併發也是有系統地被列出。肺炎這種常見的疾病，有肺炎小組處理所有的臨床表徵，黑板上列有一份病例的名單，一個學期下來，學生報告的個案多達五、六十件，其中絕大部分是他們全都在門診看過的，只不過臨床實習學生還可以利用在病房的機會，每天做深入的研究。

對學生與資歷尚淺的教師來說，這一套制度運作起來必將受益匪淺。缺點容或不可避免，但我敢說，問題絕非出在制度。毫無疑問地，對於某些課題，在有關理論上的理解，許多學生或許會覺得有所不足，但就我個人來說，我始終反對從考試的角度來教育學生，那才是最有害的制度，即使是最愚魯的人，如何檢查病人，如何熟悉嚴重疾病的症狀變化，透過經常性的實地接觸，這些都是可以學會的。當學生經手過足夠多的病例，在技術上獲得了某種程度的進展時，他自然會保有一種認知，亦即，**在醫院裡面，他不是要來學會所有已知的東西，而是要來學會如何診斷疾病、如何治療疾病，或者說，學會如何照顧病人。**

III

第三種改革則是醫學院的重組。在這一方面，頭兩年所完成的，是大幅增加實驗室的份量，為因應此一改變，師資的增加固然有其必要，更有必要的是，生理學與病理學這類科目，在教學上採取一種全新的觀念。第三與第四年的教學當然也必須進行相應的改革。今天，掌握充足的臨床師資，跟擁有設備完善的大型實驗室一樣重要，這一點如果做不到，臨床的能力就會遠遠跟不上學科的教育。說到內科部門，我的看法是，一個規模最大的醫學院，好比說有八百名學生，就需要擁有三至四個設備齊全的內科臨床單位，各有五十至七十五張病床，還要加上由各科主任負責門診部門。在未來的二十五年之內，國內規模比較大的大學都將擁有自己的醫學院，對於疾病這種所謂自然問題的研究，其徹底通盤都將不輸於地質學或梵文。但以現況來說，可以做的事情仍然很多。想要學醫的學生成百上千，病人也是成千上萬，更有不少資優而有心投入醫學教育的年輕老師。正如大家都了解的，我們的現況是「嗷嗷待哺的羊群翹首，卻得不到餵食」⑦。學生要的是在病房學習的「餅」，但他們卻得到講堂上課的「石頭」⑧。學生與病人的隔離正是理論教學制度的遺害，幸好這在一、二年級時還不至於構成問題而已。

對三、四年級的學生來說，醫院即學院；三年級生在門診部門，四年級生則是在病房。學生必須留在醫院，成為醫院的一部分，而且是核心部分，非如此不可能學到最好的學問。唯有留在醫院，學生所學到的醫術與教訓，在將來執業時才真正的有用處。一所醫院如果有學生，對社會的好處將是加倍的。住院醫師的孤軍奮鬥遲早會造成臨床上的怠惰，有了學生的刺激，這種惰性將可以得到中和，這對醫界

⑦米爾頓（John Milton），"Lycidas", line 125。

⑧餅與石頭：《馬太福音》七章九節：「你們中間，誰有兒子求餅，反給他石頭呢？」

與社會大眾可說是兩蒙其利。對年輕人施以實習教育，將來他們所到之處，良好的醫術將隨之而來，醫療機構的成就也將因而擴大；醫界所招募的新兵，都是知道如何自行思考與觀察的人，是科學醫學新學院裡能獨立行醫的醫師——他們了解，**知識有其限度**，但那只會加強而非削弱他們對自己醫術的信心。今天，我在這裡主張的並不是什麼新的東西，全都是前人走過的老路子，波爾海夫（Boerhaave）⑨走過，愛丁堡學院的魯德福特（Rutherford）⑩走過，本市、波士頓與費城那些曾經追隨過杭特（John Hunter）⑪、魯德福特與桑德斯（Saunders）⑫的老前輩也走過。這一條道路使醫院成為學院，學生在裡面擔任臨床實習學生與外科助理，在醫療先進的指導下，一步一步地靠自己去認識疾病的現象；這樣的學習方法才是正路，因為這才是自然的道路，這也是一個醫師開始執業後臨床智慧得以成長的唯一道路——其他的都是旁門左道。

⑨波爾海夫（Hermann Boerhaave, 1668-1738）：荷蘭醫師，任教於當時歐洲最著名的醫學研究機構雷登（Leyden，現為 Leiden）大學，亦為在醫院教學的第一人。

⑩魯德福特（John Rutherford, 1695-1779）：蘇格蘭醫師，率先將臨床教學引進愛丁堡大學。

⑪杭特：見〈舊人文與新科學〉註⑲⑸。

⑫桑德斯（Richard Huck Saunders, 1720-1785）：蘇格蘭醫師，曾在軍中服役十七年，後成為倫敦聖多瑪醫院醫師。

19

湯瑪斯・布朗爵士

Sir Thomas Browne

《編按》

本文係一九〇五年十月十二日發表於倫敦蓋伊醫院（Guy's Hospital）醫學學會之演講詞，刊於一九〇五年之 *British Medical Journal*，另以〈醫師的宗教〉之名刊於一九〇六年之 *The Library*，Chiswick Press 一九〇六年出版的 *An Alabama Student* 也選刊此文。除非另有說明，有關布朗文句的註釋皆以傑弗瑞・凱恩斯（Geoffrey Keynes）所編之 *The Works of Sir Thomas Browne* 為依據。

發願為這位醫學文獻史上的巨匠重建形象，奧斯勒寫過好幾篇傳記性的文章，此為其中之一。就讀三一學院中學時，受到一位恩師的推介，**奧斯勒讀了湯瑪斯・布朗爵士**（Sir Thomas Browne）**的《醫師的宗教》**（*Religio Medici*），**後來他更將布朗的文章列為醫科學生的必讀，以期臻於完美、自我鞭策、獻身責任，以利益厚生之心待人。**

布朗生於一六〇五年，距奧斯勒發表這篇演說約三百年。牛津畢業後，布朗前往歐陸深造，一六三三年在荷蘭雷登（Leiden）取得醫學學位。這一段經歷為他培養了寬闊的文化視野，並精通了多種語文。

一六三四年，布朗因健康不佳而重返英倫。年齡未至三十，而《醫師的宗教》一書已成。此書之寫作，使他得識許多當時首屈一指的哲學家，其數之多，甚至超過偉大的醫師的數目。跟米爾頓一樣，布朗認為，大自然的居民「不應有雌性」，對於自然繁殖大不以為然。諷刺的是，一六四一年他結婚了，後來還生了十個孩子。

四十五年的懸壺生涯中，布朗敏於觀察而不是一個講求實驗的人，他熱中於歷史、考古、文學與哲學，後來成為皇家醫學院榮譽院士，並被冊封為爵士。七十七歲時意外死於腹絞痛。

《醫師的宗教》旨在「整合大膽的懷疑精神與基督教的謙卑信賴」，其立場則是一個沒有偏見的英國國教子民。布朗的某些理念，例如希望乃人類的終極救贖，而祈禱則是給亡者的回向，凡此均被當時視為異端。科納姆．迪格拜爵士（Sir Kenelm Digby）在獄中讀了布朗的大作，號稱就在同一個晚上，揮筆寫成一篇足以成書的評論長文，後來也編入了《醫師的宗教》。

《醫師的宗教》之寫作，並未打算公諸於世，最初僅流傳於朋友之間。但到一六四二年，一個未經授權而且錯誤百出的版本刊行，布朗乃授權發行，隨即洛陽紙貴，譯成多種文字並數度再版。

湯瑪斯·布朗爵士

說起來，我非常幸運，孩提時期就受到一位教區神父的薰陶；這位先生頗有吉伯特·懷特（Gilbert White）①之風，對自然之熱中絕不下於對宗教之虔敬，廣泛涉獵科學領域而深入物理與醫療之學。朋友口中的約翰生神父（Father Johnson）②，是多倫多三一學院中學的創辦人兼校監，這種情形在在說明——借用卡騰·馬德（Cotton Mather）的說法——醫學與神學的天使結合（angelical conjunction）③，在十六、七世紀比在十九世紀普遍得多。由於約翰生神父極度傾心於湯瑪斯·布朗爵士，特別是《醫師的宗教》一書，他經常為我們朗讀其中的一些片段，以見英文之美，有時候

①吉伯特·懷特（1720-1793）：英國自然學家、傳教士。另見本書〈生活之道〉一文。

②威廉·亞瑟·約翰生（William Arthur Johnson, 1816-1880）：生平參見本書〈生活之道〉。根據庫興（Cushing）的說法：「人稱約翰生為神父，在當時新教徒的口中，『神父』一詞頗有貶意，但約翰生卻引以為榮。」身為一個英國天主教徒或所謂的「牛津運動支持者」，約翰生欣然受之。

③卡騰·馬德：*Essays to Do Good*（1710；London: J. Dennett, 1808），pp. 84f。

則拿作者的一些古怪說法娛樂我們，譬如亞當是沒有肚臍的男人④，或女人是男人的肋骨與劣質的部分⑤等等。這本書，我所擁有的版本（J. T. Field 一八六二年版），從學生時代陪伴我至今，一直是我藏書中的珍本。我之所以拉里拉雜談到這些，無非是要說明，自己熱愛此書已經成癡，今晚特地將大師的作品全集帶來，更是要讓你們知道，在醫界那些正常人的眼中，此公簡直可說是嗜書成狂。

I 其人

小湯瑪斯一六〇五年十月十九日出生，隨即進入一個快樂的童年。經多方相傳，他曾經舉手向天說，**他是正直的父母所生，隨他「同一個卵子一起來到世界上的，還有謙卑、溫順、耐心與誠實」**⑥。他的生父，為一倫敦商人，其他則別無所知。今天在德汶郡（Devonshire）議會，保留有一幀家庭照，已經可以看出他的體面，架式頗不輸給未來的哲學家，雖然他當時年僅三、四歲，人還坐在母親的膝上。母親再嫁之後，繼父湯瑪斯．達頓爵士（Sir Thomas Dutton）⑦頗富財勢，讓他接受了良好的教育，並資助其出國深造。他在溫徹斯特（Winchester）的學童時期，寬門堂（Broadgate Hall）——今之牛津潘布魯克學院（Pembroke College）——的求學生涯，以及影響他走上學醫之途的原因，我們都所知有限。比較可能的是，後來出任潘布魯克學院院長，當時在寬門堂擔任欽定醫學講座教授的老克萊頓（elder Clayton）⑧，在這方面給了他相當大的啟發。念大學部時，第一年結束，他被選為寄宿學生代表，在潘布魯克學院開學典禮上致詞，其表現之優異，於此可見一斑。一六二六年間修讀學士學位，一六二九年開始攻讀碩士學位，這中間他有可能已經接觸醫學。對於湯瑪斯・布朗的生平，最熟悉的莫過於諾里奇（Norwich）的查理・威廉（Charles William）⑨，他就不認為布朗是在出國以後才開始學醫的。在潘布魯克學院的那幾年間，他

---

④《偽真理之害》（*Pseudodoxia Epidemica*），1646, book 5, chap. 5, Keynes；以及《醫師的宗教》（*1643*）。

⑤同註④。

⑥隨同一個卵子一起來到世界上的，還有謙卑、溫順、耐心與誠實：出處不明。

⑦湯瑪斯・達頓（約 1575-1643）：為一爭強好勝之人，與布朗的母親結婚之前，於一次決鬥中，殺死 Sir Hatton Cheke。

⑧老克萊頓（1575-1647）：潘布魯克學院第一任院長，同時也是音樂家、語言學家。擔任牛津欽定醫學講座教授，被譽為病人心靈與肉體的照護者。

⑨查理・威廉（1829-1907）：著有 *The Measurements of the Skull of Sir T. Browne*（London: Jarrold & Sons, 1895）與 *Souvenir of Sir Thomas Browne*（Norwich: Jarrold & Sons, 1905）。

至少已經「開始接觸醫療的行業」⑩，可能也在修讀醫學士了。對當時尚年少的他而言，牛津的科學復興運動（the revival of science）還言之過早⑪，但即使是在運動發生之後，也還有賽登翰（Sydenham）⑫其人大肆抨擊自己的母校（Alma Mater）⑬，說什麼培養一個學生學醫還不如培養一個鞋匠。當然，以當時的情況而言，從坊間的醫生或藥草園（Physic Garden）⑭仍然可以學到一些醫療的知識，何況還有欽定醫學講座教授⑮的課可以聽，據我們所知，後生晚輩小克萊頓⑯雖然更為傑出，老克萊頓當時的情況卻沒有那樣糟，小克萊頓見血即昏，到後來甚至不得不將解剖學的講座交給助理。

可以想像得到，克萊頓的研究內容相當駁雜，在那個時代，許多專攻神學的學者，對自然哲學也都極為留心，而醫學正是其中極為重要的一部分。克萊頓當時的一篇演說，談的是心靈與肉體的相互關係，柏頓（Burton）⑰在《憂鬱的解剖》（*Anatomy of Melancholy*）一書中就談到過。一六二一年問世的《憂鬱的解剖》，對當時的牛津人來說，顯然是一道相當能夠挑起食慾的開胃小菜⑱；我可以想像得到，該書一六二四年增修再版時，像布朗那樣求知若渴的潘布魯克學生，一定是迫不及待地先睹為快。搞不好他跟柏頓還是朋友，當這位小德謨克里特（Democritus Junior）⑲倚在橋欄上嘲笑那些互罵的駁船船伕時，他也是混在一群大學生當中的旁觀者之一。

⑩此處指醫術。參見本書〈柏拉圖筆下的醫療與醫師〉一文。

⑪科學復興運動：時在十七世紀中葉，發源地為牛津，參與者有 William Petty（1623-1687）、John Wilkins（1614-1672）、Jonathan Goddard（1617-1675）、John Wallis（1616-1703）與 Seth Ward（1617-1689），其中數人後來與 Robert Boyle（1627-1691）於一六六〇年創立皇家學會，是為英國最早的科學團體。

⑫湯瑪斯．賽登翰（Thomas Sydenham, 1624-1689）：英國醫師，有「英國的希波克拉底」之稱。主張臨床經驗重於理論，並因此而抨擊牛津。

⑬ Alma Mater 為拉丁文，意思是慈愛的母親，通常指就讀過的學院或大學。此處特指牛津。賽登翰原就讀 Magdalen 學院，後來轉入 All Souls'學院。此處所引出自 Charles Severn 編的 *Diary of the Rev. John Ward*（London: H. Colburn, 1839）。

⑭指牛津的植物園。設於十七世紀初，為英國第一座以醫藥與其他科學研究為目的的植物園區。

⑮指湯瑪斯．克萊頓。

⑯湯瑪斯．克萊頓（Thomas Clayton, 1612-1693）：小克萊頓也任教於牛津默頓學院（Merton College），與布朗是舊識，常有書信往來。一六七九年六月二十日，布朗給倫敦的兒子愛德華（Edward）寫信：「老友湯瑪斯．克萊頓爵士，現任教於默頓學院，昨日有來一函。你在牛津多虧他照應，對你，他可是讚不絕口。」（Keynes, vol. 4, p. 118）

⑰羅伯．柏頓（Robert Burton, 1577-1640）：英國牧師，著有《憂鬱的解剖》（1621），討論憂鬱（因愛情、疑心病、迷信與精神失常等所造成）的起因、症狀與治療。此書深得奧斯勒之看重。

也不知道是誰說過，在牛津，布朗還懸壺過一段時間呢！

隨同繼父出訪愛爾蘭之後，布朗展開了歐陸之旅，先後在法國、義大利與荷蘭深造兩年。關於這一趟大陸之行，我們所知相當有限。他先是去了當時仍然相當有名的蒙特皮勒（Montpellier），但並沒有什麼結果，很可能去上過李維耶赫（Rivière）[20]的課；在歐洲，李維耶赫的《常規》（*Praxis*）多年來一直是主要的教科書。接下來，他前往帕都瓦（Padua）；*Medicina Statica* 的作者，鼎鼎大名的桑克托里爾（Sanctorius）曾在那裡任教[21]。最後，他到了雷登並表現卓越，據說是在一六三三年取得了醫學學位，不過此說卻查無實據。數年前，我曾經去過那所著名的大學[22]，翻遍註冊檔案，並未找到他的大名。布朗待在歐陸的後兩年，或許財務上已經出現了困難，而雷登的學費又昂貴，正如與布朗同時代的斯特拉福（Stratford-on-Avon）那個老怪物約翰．華德牧師（Rev. John Ward）[23]（在日記中）所告訴我們的：「伯納先生（Mr. Burnet）[24]來信談到低地國[25]修讀醫學學位的費用，雷登大約要十六英鎊，還不包括宴請教授；在法國的昂熱（Angers）則不到九英鎊，更不需要宴請教授[26]。」總之，我們這位年輕的英國人接受了當時最好的教育，按照《醫師的宗教》的敘述，他在那兒還培養了極為寬廣的文化視野，而且得到了依慣例只有本地人才能享受到的獎學金。他穿透了民族主義的堅殼，與當地人打成一片，大有如魚得水之樂：「碰

⑱開胃小菜（bonne-bouche）：此處指能夠引起求知慾望的書籍。

⑲小德謨克里特：《憂鬱的解剖》第一版一六二一年出版時，柏頓所用的筆名。Kennett主教所寫的*Register and Chronicle*（1728）曾談到，一個名叫柏頓的學生，為了一消心頭的鬱悶，跑到橋上去聽駁船船伕相互咒罵。

⑳李維耶赫（Lazare Rivière, 1589-1655）：法國醫師。著有醫學教科書*Praxis Medica Cum Theoria*（1640）。

㉑桑克托里爾（一般稱為Satorio Santorio, 1561-1636）：義大利醫師，亦為帕都亞大學理論醫學教授，著有*De Statica Medicina*一書（1614）。為新陳代謝奠立現代化的研究基礎，也使用有刻度溫度計度量體溫，作為健康與否的參考，他也是第一人。桑克托里爾於一六二五年自帕都亞返回威尼斯。布朗如果見過他，應該不是在帕都亞。

㉒雷登：南荷蘭省的城市。雷登大學，一五七五年由奧蘭治（Orange）的威廉（William）創辦。本文結尾的原註說明：「在雷登的註冊檔案中，奧斯勒沒有找到布朗的名字，是因為布朗登記的是：Braun, Thomas, Anglus Londinensis，3 Dec. 1633。」

㉓約翰．華德此句出處不明。

㉔可能是指湯瑪斯．伯納（Thomas Burnet, 1635-1715），其子亦名湯瑪斯．伯納，一六九一年在雷登取得醫學學位，後來擔任查理二世御醫，著有*Thesaurus of Medicinæ Practicæ*（1673）。

㉕低地國：包括今天的荷蘭、比利時與盧森堡三國。

㉖此句英文原文為：and feasting not necessary neither，為雙重否定，是為加強語氣。

到十字架，我可以脫帽，至於救世主什麼的，卻沒放在心上㉗。」

布朗倒是充分把握了大好的機會，說自己學會了六種語言，話雖然說得滿，卻也不失謙虛。

一六三四年回到英國，落腳在哈利法克斯（Halifax）附近的希普登谷（Shibden Dale）㉘，據查理．威廉指出，他並未行醫，而是調理因船難受創的身體兼治舊疾。也就是在這裡，寫成了讓他名留青史的《醫師的宗教》。無疑地，在滯留國外期間，對人，他做了深入的觀察；對事，則蒐羅了許多有用的資料。他顯然下定了決心——幾乎是迫不及待——要趁著自己還年輕，趕緊將書寫成。他說：「我若能活到三十歲，可說是一項奇蹟㉙。」「我連土星繞太陽一圈都還沒看到㉚。」

「我的脈搏還沒有跳足三十年㉛。」的確，他似乎相信柏拉圖所講的，人過了這個年齡之後，人生的腳步就會遲緩下來㉜；此外，在他的言談之中，總是帶著一種哀傷的調調，說基本體液㉝本來足夠供應活個七十年㉞，「有些人的卻是連三十年都不夠用」㉟，他還說，在這個年紀死掉的人也就算不上是夭壽了㊱。在約克郡（Yorkshire）這個寧靜的山谷中，「閒日漫漫，大可以做自己的事，做到盡興為止」㊲，手稿就這樣完成了，「唯一不方便的，」照他的說法，「從一落筆開始，（我就發愁）沒有一本好書可以幫忙」㊳。「跟一本好書商量，對許多人來說可是很平常的事㊴。」全書完稿七年之後，一六四二年，終於草草付梓。

一六三七年，在朋友的力邀之下㊵，布朗搬到諾威奇㊶，據我們所知，他過去跟這個城市沒有絲毫瓜葛。那個時代，在醫學上，此一東盎格魯（East Anglian）的首

㉗《醫師的宗教》part 1, sect. 41, Keynes, vol. 1 p. 13，意思是他雖然尊重當地的天主教習慣，卻未改變自己的新教信仰。

㉘哈利法克斯：英國北部約克郡之城市。

㉙《醫師的宗教》part 2, sect. 11, Keynes, vol. 1, p. 87。

㉚《醫師的宗教》part 1, sect . 41, Keynes, vol. 1, p.52。當時認為土星繞太陽一週需時三十年。

㉛同註㉚。

㉜柏拉圖：《律法》（*Laws*），柏拉圖將人一生主要時期定為三十年。

㉝基本體液（radical humour）：在中世紀哲學中，動植物生來均具有體液，為其活力來源所必需。

㉞《醫師的宗教》part 1, sect. 43, Keynes, vol. 1, p. 53。

㉟同註㉞。

㊱同註㉞。

㊲《醫師的宗教》" To the Reader", Keynes，vol. 1, p. 9。

㊳同註㊲，p. 10。

㊴同註㊲，p. 9。

府還名不見經傳，雖然曾有凱爾斯（Caius）㊷這一號人物在這裡執業過，但為時極短，似乎沒有留下任何重大的影響。過去兩個半世紀中，得使諾威奇成為英國一方重鎮的，不乏一長串名重一時的人物，而湯瑪斯・布朗爵士可以說是第一個。在這裡一住四十五年，生活平靜卻不單調，他一邊執業一邊充實自己㊸，求知若渴，家人、朋友、病人與書籍，全都不放過，拼命吸收。日子過得恬淡寫意，最適深思。一六四一年，娶桃樂絲・麥倫（Dorothy Mileham）為妻，「跟她身價不凡的先生，這位女士倒是絕配，可說是天造地設的一對」㊹。在《醫師的宗教》中，布朗曾經說過女性的一些重話，強烈反對自然生殖。跟米爾頓一樣，他認為這個世界上的住民應該「沒有女性」㊺，兩人幾乎異口同聲，都希望能夠有更簡單、更文明的方法繁衍人類㊻。桃樂絲卻證明自己是個好妻子，枝繁實纍，生育了十個孩子。從她給兒子與女婿的信中，我們不難看到一幅和樂的景象，每封信都是用皮特曼（Pitman）㊼音標寫成。她的單純虔誠與溫柔慈愛，盡見於聖彼得教堂的墓誌銘。從這些家書上，不僅可以一窺其家庭生活，一個有教養的英國家庭，其間的亮麗與陰暗也躍然紙上。兩個男孩都沒有讓做父親的失望。長子愛德華（Edward）㊽成就不凡，不僅承續父親的志業，而且榮膺皇家醫師協會（Royal College of Physician）會長之職。從父子倆來往的信中可知，父親的品味全傳給了兒子，愛德華熱愛博物學與考古學，在其膾炙人

㊵其中一個朋友 Dr. Lushington，是布朗的導師，當時在附近的 Barnham Westgate 擔任教區長。山繆爾．約翰生《湯瑪斯．布朗的一生及其主要作品》（*The Life of Sir Thomas Browne: The Major Works,* 1756, London: Cox & Wyman, 1977），p. 489。

㊶諾威奇：英國諾弗克郡之城市。在布朗的時代，倫敦之外，英國最大的城市就數諾威奇與布里斯托（Bristol）。

㊷約翰．凱爾斯（John Caius, 1510-1573）：出生於諾威奇的英國醫師與學者，曾擔任倫敦外科學會的解剖學講師，後來出任愛德華四世、瑪麗一世與伊莉莎白一世的御醫。著有 *A History of the University of Cambridge*（1568）。在諾威奇施行外科手術的，他是第一人。

㊸湯瑪斯．布朗與奧斯勒的人生態度一致，其例可見於一六四六年一封致 Dr. Henry Power（1623-1668）的信。

㊹山繆爾．約翰生：《湯瑪斯．布朗爵士的一生》，p. 489。這一段文字見於 John Whitefoot 的"Some Minutes for the Life of Sir Thomas Browne"。此文為布朗 *Posthumous Works* 一書之序。

㊺在米爾頓的《失樂園》中，亞當曾經希望上帝讓整個大地上只有男人。原文是：「啊，上帝為什麼……不讓世界立刻充滿著男人，像天使一樣沒有女性。」

㊻《醫師的宗教》part 2, sect. 9, Keynes, vol. 1, p. 83。

㊼以撒．皮特曼（Isaac Pitman）：英國學者，根據音標首創速記法。

㊽愛德華．布朗（Edward Browne）：布朗之長子，在倫敦行醫，後為查理二世御醫，位至倫敦醫師協會會長，也是皇家學院院士。

口的《旅行》（*Travels*）㊾一書中表現無遺。很幸運地，我也擁有一本，還有他的親筆簽名。

愛德華的兒子，亦即信中的「湯米」（Tommy）㊿，繼承祖父的遺緒，也成為一名醫師，隨父懸壺，不幸於一七一〇年在一次意外中喪生，湯瑪斯．布朗爵士的香火也就從此而絕。至於小兒子(51)，家書中浮現的是一張樂觀的臉龐，是一個頗有乃父之風的海軍健兒，在荷蘭戰役（Dutch Wars）(52)中，表現英勇卻不幸殉職。長女下嫁亨利．費爾法克斯（Henry Fairfax）(53)，其女則嫁給巴坎伯爵（Earl of Buchan）；時至今日，湯瑪斯爵士的血脈，也僅存於巴坎與額爾金斯（Erskines）家族之中了。

內戰（Civil Wars）(54)的風暴幾乎沒有波及寧靜的諾威奇。布朗是個死硬的保皇派；一六四三年，為了收復紐卡索（Newcastle），有人發起募款，他就悍然予以拒絕。國家多難，想來他應該是憂急不已，令人訝異的是，在他寫的東西裡卻極少觸及。在《醫師的宗教》一書的序言中倒是有所發抒，對於媒體普遍的一面倒、國王陛下的污名化、國會的墮落，以及雙方言論的不擇手段、爭先恐後、造謠抹黑(55)，深感痛心疾首。在一封信裡，談到查理二世（Charles II）之遭到處決，他稱之為「令人髮指的謀殺」(56)；另一封信則直指克倫威爾（Cromwell）為叛國賊(57)。內戰期間，醫師受害最輕；由於雙方都需要這方面的能手，就拿我們的主人翁來說，儘管內心難免杌隉，只要緊閉雙唇，做好分內的事，總能化險為夷。在一生最活躍的三十年中，他有三部作品問世，照道理講，應該會談到內戰，至少對於共和（Common-

---

㊾愛德華著有 *An Account of Several Travels Through a Great Part of Germany: In Four Journeys*（1677），以及 *A Brief Account of Some Travels in Hungaria, Servia, Bulgaria, Macedonia, Thessaly, Austria, Styria, Carinthia, Carinola, and Friuli*（1673）。

㊿湯瑪斯．布朗（Thomas Browne, 1673-1710）：愛德華之長子，為一醫師，亦為皇家學院院士。可能因醉酒墜馬而死。

51湯瑪斯．布朗（Thomas Browne, 1647-1667）：湯瑪斯．布朗爵士之次子，服役於軍艦瑪莉．洛斯號，官拜海軍少尉。父子書信往返，直至布朗少尉殉職。

52英國與荷蘭之間的海戰，時在一六五二至五三年，以及一六六三至六七年。

53亨利．費爾法克斯娶湯瑪斯．布朗之女安妮（Anne）為妻，安妮之女芙蘭西絲（Frances）則嫁給 David Erskine。

54一六四二至一六五二年，英格蘭圓顱黨（Parliamentarians）、蘇格蘭國民盟約（Covenanters）與保皇黨之間的內戰。

55《醫師的宗教》：〈致讀者〉，Keynes, vol. 1, p. 9。

56給在法國的兒子湯瑪斯的信，日期是一六六一年一月四日。

57給在法國的兒子湯瑪斯的信，日期是一六六一年一月三十一日。

wealth）之所作所為會有所回應，但他卻跟佛克斯（Fox）㊽一樣，作品中只見一片靜默，所思所感全都隱忍不發。倒是在給兒子的信中，他道出了自己的生活原則：「**時代是個亂世，但你卻有一技之長，踏實無爭足以處世，一切謹言慎行為上**㊾。」

忙碌於事業工作，醉心於博物、考古與文學，與科學界的朋友時相往返、通信，魚雁之間，不難窺見布朗生活之愜意。對於孩子的教育，他自有一套計畫，早早送他們出國，督促他們養成獨立的習慣。次子湯瑪斯，年方十四，就獨自前往法國，在一封家書中，他對兒子說到：「到了法國，不學點東西，也就等於白走一趟㊿。」給孩子的家書中，他隨處不忘提醒求好、務實。一封信裡如此寫到：「切勿做下里巴人狀，穿著必求光鮮得體(61)。」甚至女兒也送往法國。在查理．威廉(62)所製作的爵士紀念品上，繪有布朗的故邸，一幢典雅的老屋，可惜數年前已經拆除，只有那座漂亮的壁爐架保存了下來。

埃弗林（Evelyn）(63)曾在一六七三年探訪爵士，為當時留下了吉光片羽：

> 整座宅邸可說是一個奇珍異物的大寶庫，琳瑯滿目，盡皆極品，特別是徽章、書籍、草木與自然事物，其中更有各種禽鳥之卵，都是爵士自鄉間，特別是諾福克四野蒐集得來，據他說，有幾種還是極為珍稀的，例如鶴、

鶴、鷹以及多種野禽，均僅在附近活動而已(64)。

愛德華・布朗(65)在倫敦立定腳跟之後，父子間來往的書信顯示，對於兒子日常的工作，爵士極為關注，談到愛德華在丘拉吉柯堂（Chirurgical Hall）(66)的解剖學講座，他提醒除了聽之外，更應該多觀察；由於講座是使用拉丁文，第一天過後，「有

---

(58)喬治・佛克斯（George Fox, 1624-1691）：英國宗教領袖，為貴格黨（Quakers）之創建人，著作有*Journal*（1694）。

(59)給在倫敦的兒子愛德華的信，日期是一六七九年十二月十五日。

(60)給在法國的兒子湯瑪斯的信，日期是一六六一年十一月一日。

(61)此句的意思是：「一改自己鄉下人的畏首畏尾，而要培養文明人的氣度。」布朗曾經數度在信中提醒湯瑪斯，此處見於一六六〇年十二月二十二日，另在一六六〇年一月三十一日與一六六一年十一月一日。

(62)查理・威廉：見註⑨。

(63)約翰・埃弗林（John Evelyn, 1620-1706）：英國保皇派官員，以旅行家及藝術與建築鑑賞家聞名，亦為保皇黨創立者之一。在其《日記》（*Diary*）中逐年記載當代大事。

(64)約翰・埃弗林：《日記》一六七一年十月十七日。E. S. de Beer（1640-1706）編（Oxford: Clarenton Press, 1955），vol. 3, pp. 594-595。

(65)湯瑪斯・布朗爵士之長子。

興趣來聽講的也就不會太多」⑰。對於兒子的進步，他顯然備極關切，不時提到文獻上的新觀點，給他建議，例如某處可見重要的醫療個案，某處又有治療方法的評論等等，不一而足。滿值得注意的是，提到瘧疾熱的流行，即使是嚴重的出血型，他提到自己採用金雞納樹的樹皮⑱。在另一封信裡，提到一個相當特別的氣胸個案，他這樣寫道：「一位年輕的婦人，胸口嘶嘶有聲，起伏極為劇烈，連站在一旁的人都聽得到聲音⑲。」至為明顯的是，他行醫的足跡遍及東部各郡，在地的醫師得之於他的甚多，對於他的醫術推崇備至；有一婦人，E. S.夫人，群醫束手，經他治療之後痊癒，有詩為證：

他來，他看，他治癒⑳！凱撒不過如此；
加倫（Galen）㉑、希波克拉底㉒、倫敦著名學院
衮衮諸公㉓……若得聞其名讀其文，
見其治療此一半死之骷髏㉔，
但見其謙卑的眼神尋尋覓覓，
診斷而非看病㉕。

給兒子的家書始終不斷，直到過世為止。但只有少數披露在懷爾金（Wilkin）的《生活》（*Life*）一書中，目前尚存的部分，多值得刊行於世。

一六七一年，查理二世授予湯瑪斯·布朗爵位。成為皇家醫學院榮譽院士，則是在一六六四年，此後並透過兒子與學院維持極為密切的關係。雖然從未名列皇家學會，但以學會的精神與宗旨，想必他是能夠體諒的。爵士也曾與當時許多首屆一

---

⑯丘拉吉柯堂，亦即外科醫師會所，位於倫敦舊城外庭，至一八〇九年為止。

⑰給在倫敦的兒子愛德華的信，日期是一六七八年二月十四日。

⑱金雞納樹皮：奎寧樹的一種，奎寧之原料，過去均磨成粉劑以治療瘧疾熱。

⑲給在倫敦的兒子愛德華的信，日期是一六七九年一月五日。

⑳他來，他看，他治癒：套用凱撒的名句：「我來，我看，我征服。」此處喻功比凱撒。

㉑克勞蒂亞斯·加倫（Claudius Galen，約 130-200 B. C.）希臘醫師。

㉒希波克拉底：古希臘醫師。

㉓此處可能是指皇家醫學院。

㉔此處指枯槁憔悴的病人。

㉕此詩作者不明。

指的人物通信，包括埃弗林、格魯（Grew）、埃里亞斯・艾許摩爾（Elias Ashmole）、達格戴爾（Dugdale）、派斯敦（Paston）、奧伯里（Aubrey）[76]等等，所談無所不包，博物學、植物學、化學，乃至巫術與考古。《偽真理之害》（*Pseudodoxia Epidemica*, 1646）[77]更使他譽重整個士林，同當代藝術界的大師結為至交。波德雷恩（Bodleian）[78]現存一封書信，出自宮廷文人亨利・貝茲（Henry Bates）之手[79]，不妨引述一段，好讓你們明白，他寫的東西是何等受到推崇：

> 爵士閣下：拜讀大作《醫師的宗教》，真知灼見源自巨識宏觀，俱見無可比擬之創意與明斷，於此不揣淺陋，略抒己思以附驥尾。自從有幸得識您的宗教[80]，我對您也就懷著宗教般的敬仰，心懷您的米娜薇（Minerva）[81]，愛不釋手[82]……始終認為大作僅次於聖書[83]，是真基督徒的傑作；雖然偶爾有人眼高於頂，自以為是[84]，實則是心虛怯懦，吹毛求疵，於那種無的放矢，雖使我極不耐煩[85]，卻無損於我的熱情，只是更發現彼等的無知[86]，徒然見其寡陋[87]，實是因為無燈[88]而迷途[89]。

布朗雖然傾心投入醫學研究，與當時醫界知名人士卻不甚親近，例如哈維（Har-

⑯格魯（Obadiah Grew, 1607-1689）：英國非國教信仰宗教作家，著有《一個罪人的辯解》（*A Sinner's Justification*）。埃里亞斯・艾許摩爾（1617-1692）：英國古物收藏家，其收藏之骨董現為牛津艾許摩爾博物館（Ashmolean Museum）之主要館藏。威廉・達格戴爾（William Dugdale, 1605-1686）：英國古物收藏家，曾撰寫一篇有關英國修道院生活的長文，並以自己的作品 *The History of Imbanking and Drayning*（1662）一書就教於布朗。羅伯・派斯敦（Robert Paston, 1631-1683）：皇家學會會員，曾參與內戰。約翰・奧伯里（John Aubrey，1626-1697）：英國古物收藏家，著有*Miscellanies*（1696）與*Minutes of Lives*（1669-1696），所記者為培根（Bacon）、米爾頓、拉雷（Raleigh）、霍布士等人。

⑰《偽真理之害》：布朗的著作。本書在英國通常以《俗誤》（*Vulgar Errors*）為書名，「俗」字在此意為「常見的」。原書為拉丁文。

⑱牛津大學圖書館，由湯瑪斯・包德雷（Thomas Bodley, 1545-1613）所建。

⑲亨利・貝茲：或許並非知名之士，此所以奧斯勒僅以「宮廷文人」稱之。

⑳指《醫師的宗教》一書。

㉑米娜薇：奧林匹亞的智慧女神。

㉒原文為拉丁文 vade mecum，意為「與我同行」。

㉓原文為拉丁文 Legenda Dei，意為「必讀的神卷」。

㉔原文為拉丁文 omnes sic ego vero non sic，意為「我行我素，一意孤行」。

㉕原文 strappado 是一種刑求逼供的方法，以繩縛腕懸吊。

㉖原文為拉丁文 non intelligunt，意為「沒有知識」。

vey）、賽登翰（Sydenham）或葛里森（Glisson）[90]，他都僅止於提到並表示尊敬。對孩子與朋友，他倒是既體貼又大方，捐錢給幼年就讀的溫徹斯特母校，重建劍橋三一學院圖書館，整修牛津基督教堂，慷慨捐輸向不後人。**在生活上，他則力求平靜、充實、自在，總是從容不迫，樂在朋友、家人與工作，務期達到內在與外在的和諧，**而在《醫師的宗教》與《基督徒的德行》（*Christian Morals*）中，對於這種人生的境界，更是不惜筆墨，諄諄誨之，字字珠璣。

他的好友約翰．懷特弗牧師（Rev. John Whitefoot）[91]談到他的印象，值得加以引述：

> 歡不逾矩，悲不過度，無論何種情狀，他總是保持一顆怡然的心，極少形諸於色；尤其罕見他打趣說笑，縱使偶一為之，竟然也會為自己的輕浮而感到侷促。他這個人，純然天成，絕無造作[92]。

休止符的譜下，倒是完全出乎意料，一陣突如其來的腹絞痛，就結束了七十七年的人生，時間是一六八二年十月十九日，這一天也正是他的生日。這種巧合，在一封給朋友的信中，他似乎早已預見：

但以多活了好多歲的人來說，每一年都有三百六十五天可以定其生死——第一天就該當作是最後一天，只要時候到了，蛇的尾巴就該回到牠的嘴裡，所有的日子都要在出生的那一日終結(93)——的確，這種大巧合，占星術或可不幸言中，但預言其發生則不可兒戲(94)。

---

(87)原文為拉丁文 vituperant，意為「批評」。

(88)原文 lanthorne，意為「燈」。

(89)奧斯勒所引之原文見 Wilkin, vol. I, p. 353。

(90)威廉・哈維（William Harvey, 1578-1657）：英國醫師與解剖學者，血液循環的發現者。賽登翰：見註⑫。

法蘭西斯・葛里森（Francis Glisson, 1597-1677）：英國醫師與解剖學講師，以佝僂病的研究知名。

(91)約翰・懷特弗（1610-1699）：Heigham 與 Hellesdon 的教區長，為布朗之至交，著有《湯瑪斯・布朗爵士的吉光片羽》（*Some Minutes for the Life of Sir Thomas Browne*），約翰生博士曾大量引用此一回憶錄。

(92)引自《湯瑪斯・布朗爵士的吉光片羽》。

(93)蛇口含其尾，布朗之所見為古希臘人的圖畫，象徵永恆與時間的完成。最早則是見於埃及象形文字。

(94)《致友人書》（*A Letter to Friend*），Keynes, vol. 1, p. 105。

湯瑪斯爵士的畫像，有三幅堪稱精品，一在倫敦醫師學院，是最有名的一幅，也是最常被複製的。葛林希爾（Greenhill）版的《醫師的宗教》，扉頁所採用的就是這一幅。第二幅存於保德雷圖書館[95]，也常被人複印。第三幅則在諾威奇聖彼得堂的祈禱室；三幅中以這一幅最為動人，畫中的布朗看上去較為年輕，比較貼近《醫師的宗教》寫作年代。另外還有第四幅，亦即《偽真理之害》第五版扉頁的那一幅，但這一幅與其他三幅相去甚遠，我相當懷疑那會是爵士本人，如果真是，那一定是畫家給畫走了樣，正如米爾頓一六四五年《詩集》（*Poems*）[96]扉頁的畫像，可說是一大敗筆；只不過米爾頓曾經為此痛痛快快地報了一箭之仇，布朗卻輕輕放過了。

II 其書

說到《醫師的宗教》，還真有一段不平凡的故事。「閒日漫漫，盡情做自己想做的事」[97]如此這般寫出來的東西，就以手稿在朋友之間流傳，「不斷轉手的抄錄以致破損不堪，原搞付梓時已不成形」[98]。一六四二年，安德魯·葛魯克（Andrew Crooke）[99]印了兩刷，還不敢大張旗鼓，都只是小八開的版本，卷首的版畫出自馬歇爾（Marshall）[100]之手，畫的是一個男子從崖上（大地）墜入永恆之海，但被雲中伸出的一隻手抓住，典出神話故事「從天而來的解救」（A Coelo Salus）⑩。約翰生認為，葛魯克的設計稿，作者本人不可能不知道，但為了能夠出版，也就將就了——「是一個急著出名的作者的權宜之計，生怕錯失了機會，不免虛榮作祟，故作謙遜而已⑩。」

《醫師的宗教》現存手稿最少有六份，全都有著細微的出入，正如作者所說，是因為轉錄所造成的手誤。現存卡索博物館（Castle Museum）⑩，懷爾金所收藏的才

---

⑨保德雷樓：牛津大學圖書館。

⑨米爾頓一六四五年出版之詩集，扉頁的畫像也是出自馬歇爾（William Marshall）之手，畫得極醜。米爾頓為了報復，刻意安排畫家刻了幾首希臘的古詩，都是在諷刺畫家技術不佳。

⑨引自《醫師的宗教》〈致讀者〉，Keynes, vol. 1, p. 9。

⑨同註⑨。

⑨安德魯．葛魯克：當時英國主要的出版商。

⑩威廉．馬歇爾（William Marshall）：多產的英國版畫家，所繪之肖像包括米爾頓、Donne及莎士比亞。

⑩從天而來的解救：原文為拉丁文。

⑩山繆爾．約翰生：《湯瑪斯．布朗爵士的一生》，pp. 485-86。

⑩本文文末的原註為：「卡索博物館收藏本上的MS.簽名咸信並非親筆。」

是真跡。當時布朗如果知道有這種無心之誤，也不至於在一年之內就讓葛魯克二刷——還不止是二刷而已，大小與頁數不同，內文也有少許出入。授權版則是在隔年問世，同一家出版社，同樣的卷首頁，僅在圖版下方增列一段文字：「前未經公開發行且非完整之《醫師的宗教》的正宗版本」[104]。未標明作者，署名A. B.的序言則說：「針對之前有所疏漏的版本，所做的通盤修正[105]。」這一次，一件奇妙的事情卻將兩個人拉到了一塊兒，兩個人可說是當時知識界的兩個典型，都是學者與神祕主義者，一個是不動聲色的自然觀察家、古物收藏家，也是一個醫師；另外一個則是精力充沛、雄心勃勃的冒險家，一個哲學家兼業餘醫師。科納姆·迪格拜爵士（Sir Kenelm Digby）[106]當時被國會派（Parliamentarians）軟禁在溫徹斯特市政廳[107]，聽到多塞特伯爵（Earl of Dorset）[108]提及《醫師的宗教》，大感興趣，當日雖然時候已晚，「那股吸引力已經勢不可擋，恨不得馬上把書弄到手。」便立刻差人到聖保羅教堂去取，待書送來，人已就寢。

　　這個了不起的人物，我輕易就將自己說服，讓他陪在我的臥榻上，結果竟令我睡意全無，欲罷不能，津津有味地汲取字字珠璣，與作者對談起來，直到我讓自己飽餐（至少是逐字細讀）了嶄新書頁間的全部寶藏，簡直無法闔眼⑩⑨。

科納姆就這樣在床上不停地閱讀，不僅讀完了全書，而且還在同一個晚上以給朋友寫信的方式做了評註，篇幅相當於《醫師的宗教》的四分之三。「如此這般地做出回應，豈止是一封信而已，根本就是一本書了⑩。」末了，他寫下的日期是「一六四二年十二月二十二日（我認為應該是二十三日，因為當時已經是凌晨了）」⑪。約翰生指出，值得大書特書的是，這篇長文是在二十四小時之內完成的，其中

---

⑩④《醫師的宗教》（1643，二版），雕版標題頁。

⑩⑤同註⑩④。

⑩⑥科納姆．迪格拜（1603-1665）：英國作家、海軍司令及外交官。多才多藝，著有《評註醫師的宗教》（*Observations upon Religio Medici*）。

⑩⑦迪格拜因過分傾向於保皇而遭到囚禁。

⑩⑧可能是第五任的多塞特伯爵理察．沙克維爾（Richard Sackville）。

⑩⑨科納姆．迪格拜：《評註醫師的宗教》（*Observations upon Religio Medici*, London: Printed by R. C. for Daniel Frere, 1643）。

⑪⓪山繆爾．約翰生：《湯瑪斯．布朗爵士的一生》，p. 257。

⑪⑪迪格拜宣稱，他之寫成《評註》，是在一六四二年十二月二十二日一天之內。

除了閱讀花掉一部分時間，另外的時間則是將布朗的大作化為己有[112]。科納姆爵士確實算得上是個人物，但若談到他這個人，不免令人聯想到，在時人當中，他的名聲卻令人不敢恭維，史塔伯斯（Stubbs）[113]就說他是「我們這個時代的騙子普利尼（Pliny）」[114]。不過話又說回來，他對這本書的批評倒是不失中肯，大有可取之處，也正因為如此，這本小冊子也就順著文學之流而下，間或附在《醫師的宗教》上露臉，反倒是他那些份量大得多的大部頭，卻都沉入河底化作了淤泥。

《醫師的宗教》很快就洛陽紙貴，正如約翰生所說：「全書辯證之新奇、情操之高尚、意象轉換之流暢、用典引喻之深奧、申論之細膩、以及遣詞之有力，立刻引起了高度的矚目[115]。」劍橋學者麥里威瑟（Merryweather）[116]，當時正旅居歐陸，將之譯成拉丁文，並由雷登的哈齊雅斯（Hackius）[117]於一六四四年出版；同年，以雷登版為底，另外一版也在巴黎問世。歐陸學者們反應多少有些困惑，對於該書的正統性不免質疑。在一封滿有趣的信中，麥里威瑟說，在雷登，他連要找一家出版社都不容易；他說，書商海耶（Haye）[118]就對塞爾邁西亞（Salmasius）[119]直言不諱：「全書雖然頗有可觀之處，但也有不少偏激的宗教觀念，可能是美中不足的地方，尤其可能引起教會中人的不悅[120]。」拒絕出版的，另外還有兩家。而歐陸方面最有意思的批評卻是來自醫界，相當傑出的巴黎醫學院教授瑞伊・帕當（Gui Patin）[121]，一六四四年十月二十一日自巴黎寫信給里昂的查理．史彭（Charles Spon）[122]，說他收到一本書，名叫《醫師的宗教》，是一個英國人寫的，是一本「神祕色彩濃厚的書，充滿

---

⑫山繆爾．約翰生：《湯瑪斯．布朗爵士的一生》。

⑬可能是指亨利．史塔伯斯（Henry Stubbs, 1632-1676）：英國醫師及牛津基督教會古典學者，曾為文反對君王、內閣與大學。此處所引，當是出自史塔伯斯的 *A Specimen of Some Animadversions upon‥‥Plus Ultra‥‥by Mr. Joseph Glanvi*（1670）。但奧斯勒顯然是在《全國名人大詞典》上讀到相關的記載。

⑭普利尼：指普利尼長老（Pliny the Elder，亦即 Gaius Plinius Secundus，約 23-79），著有《博物學》（*Naturalis Historia*），因錯誤百出而聲名狼藉。史塔伯斯以此諷迪格拜之不可信。

⑮山繆爾．約翰生，《湯瑪斯．布朗爵士的一生》。

⑯約翰．麥里威瑟（約 1644-1881）：劍橋學者，因將《醫師的宗教》譯成拉丁文而在歐陸學術界享有名聲。

⑰帕特拉．哈齊雅斯（Petrus Hackius，生卒不詳）：為雷登一出版商之假名，也曾經出版過荷蘭文的聖經。

⑱海耶，一名書商，生平不詳。

⑲塞爾邁西亞（Claude de Saumaise, 1588-1653，Salmasius 為其拉丁名字）：雷登教授，因支持查理二世國王，遭到米爾頓在 *A Defence of the People of England* 中譴責。

⑳麥里威瑟給布朗的一封信，日期是一六四九年十月一日。

㉑瑞伊．帕當（1601-1672）：巴黎醫學院醫師與外科教授。反對新藥與化學物質，贊成放血。與其他醫師來往的信中，除了談科學問題外，也討論當時的社會文化。奧斯勒喜讀他的書信，曾說：「對這個大老粗，我倒是滿欣賞的。」

著怪異過時的想法」⑫。另外在一六四五年的一封信中，卻說：「此書在此間頗得好評；作者有頭腦，書中不乏好東西。想法幽默⑫，頗討人喜，但依我的看法，他想要尋找一個宗教大師，只怕是白忙一場。」他還認為作者的情況相當不妙，如果活著，有可能更糟，但要改善，機會還是有的。總之，《醫師的宗教》後來竟成了他喜愛的一本書，分別在一六五〇、五三、五七年於信中提到其他的版本。很特別的是，作者的大名，他從來不提；倒是後來愛德華．布朗⑫到巴黎深造時，帕當還客氣地請他代向父親致意。

在歐陸方面，比較受到討論的，是《醫師的宗教》的正統性。有人說他是天主教徒，但這種說法幾乎沒有人認同，直斥為異教徒的倒是大有人在，教友會（Society of Friends）⑫就有人認為，他極有可能改信別的宗教。在英國，這本書被列入「索引」⑫，反而是迪格拜的《評註》（*Observations*）⑫，對該書並沒有反面的批評，卻未遭到禁止。倒是南安普頓（Southampton）那位古怪的老校長亞歷山大．羅斯（Alexander Ross）⑫，沒事專門唱反調，寫了一篇評論，題目就叫《治療醫師：給醫師的宗教一劑溫和的處方》（***Medicus Medicatus, or the Physician's Religion cured by Lenitive or Gentle Potion***）。

在英國，《醫師的宗教》於一六四五年兩刷，又分別在一六五六、五九、六九、

七二、以及布朗去世的一六八二年再版。與早期的比較，所有的再版，卷首頁都是重印一六四三年的插畫，變化並不大。此外，《偽真理之害》也開始再版（一六五九年三版）。《醫師的宗教》拉丁文版倒是一版接一版地再出，我已經講過，最早是一六四四年在雷登，同一年，當地與巴黎就再版了。在這些版本中，最重要的是一六五二年的史特拉斯堡（Strassburg）版，其中附有摩特基爾（Moltkius）(130)的註釋，但是，瑞伊．帕當卻指為「迂腐不堪」，說註釋者根本一竅不通。一六五五年，荷

---

(122)查理．史彭（1609-1684）：法國醫師。

(123)帕當給史彭的一封信，日期是一六四四年十月二十一日。

(124)幽默：在此指異想天開。

(125)愛德華．布朗：布朗爵士的長子。

(126)貴格黨的前身，一六五〇年由喬治．法克斯所成立。

(127)索引：指禁書索引，由羅馬天主教會所頒布，所列的書籍非經特許不得閱讀，經過修改後才能解禁。

(128)見註(106)。

(129)亞歷山大．羅斯（1590-1645）：蘇格蘭作家及校長。在《治療醫師》中，他批評布朗對宗教問題「花言巧語」，對於占星術與異教邪說，他均持批判與譴責的態度。

(130)摩特基爾：在《醫師的宗教》一六五二年拉丁文版序言的註釋，署名為L.N.M.E.M.，英國圖書目錄解為：Levinus Nicolas Moltkius Eques Misniensis。此名所指為何人，無法確認。

蘭文版本發行，一六六八年，法文本問世，總加起來，在作者有生之年，各種版本至少就有二十種之多。

十七世紀結束之前，所有的版本加起來一共是二十二種，到了十八世紀，英文的又增加四種，另加上德文的與拉丁文的各一。然後間隔了七十七年，到了一八三一年，伊克塞特學院（Exeter College）的一個年輕人湯瑪斯．查普曼（Thomas Chapman）[131]，編了一個簡明版，我所擁有的就是這個版本，因為有柯爾里吉（S. T. Coleridge）的眉批而越顯珍貴；在研究湯瑪斯的學者當中，柯爾里吉算是最早也是最認真的。同年，美國的第一個版本發行，編者是波士頓的教士亞歷山大．楊（Rev. Alexander Young）[132]。另外，身為「旅行家、語言學家、作家及編輯」的聖約翰（J. A. St. John）[133]，一八三八年也編了一個漂亮的版本；一八四四年，朗文（Longman）版發行，由布里斯托（Bristol）市立圖書館館員約翰．皮斯（John Peace）[134]主編；這個版本後來由費城的 Lea & Blanchard 在美國重印[135]；依我看，這是《醫師的宗教》唯一由醫學出版公司發行的一次。一八四五年，皮克林（Pickering）版問世；這個漂亮的版本由教士亨利．賈狄納（Rev. Henry Gardiner）所編，附有許多原註，在許多方面都稱得上是十九世紀的首選。一八六二年，波士頓的著名學者兼出版商詹姆斯．提克諾爾（James Ticknor）[136]出了一個精裝版，堪稱此書史上的第一個豪華版。一八六九年，由威利・邦德（Willis Bund）[137]主編的杉浦森羅公司（Sampson Low & Co.）版問世，一八七八年則有史密斯（W. P. Smith）[138]的利文頓（Rivington）版。接下來是一八八一年，可以說是永久的標準版了，亦即葛林席爾醫師（Dr. Greenhill）[139]主編的黃金珍藏系列

⒀湯瑪斯・查普曼（1812-1834）：《醫師的宗教》之編輯（Oxford: J. Vicent, 1831）。

⒁亞歷山大・楊（1801-1854）：美國古物學家及「一位論教派」（Unitarian）牧師。

⒂聖約翰（James Augustus St. John, 1801-1875）：英國作家，曾寫有 Sir Walter Raleigh 的傳記，以及他本人步行旅遊埃及等國家的文章。編輯《醫師的宗教》（London: J. Rickerby, 1838）。

⒃約翰・皮斯（1785-1861）：編輯《醫師的宗教》及《基督徒的德行》（London: Longman, Brown, and Longmans, 1844）。

⒄Lea & Blanchard：奧斯勒的原註為：「該公司一八四八年並未出新版，格林席爾曾代表 J. T. Field 說明這一點。」

⒅奧斯勒在此似將編者與出版者混為一談。編者應為詹姆斯・湯瑪斯・費爾德（James Thomas Field, 1817-1881），其所編的《醫師的宗教》由其所經營的波斯頓提克諾爾與費爾德（Ticknor and Field）公司出版。

⒆威利・邦德（John William Willis Bund, 1843-1928）：律師、作家、農學家。

⒇史密斯（Walter Percy Smith, 1848-1922）：溫徹斯特學院（Winchester College）院長。

㉑格林席爾（Edward Headlam Greenhill, 1814-1888）：倫敦醫師，所寫的東西包括惡性貧血（Addison's disease）病與慢性支氣管炎。

（Golden Treasury Series），麥克米倫公司（Macmillan& Co.）後來又予以重印。葛林席爾醫師所下的工夫，不僅表達了他對湯瑪斯．布朗爵士的最高敬意，也充分展現了他敬業認真的學者本色。一八八一年以來，另外又出現過十幾個版本，值得一提的只有曼徹斯特的勞合．羅伯醫師（Dr. Lloyd Roberts）[140]。結束這一段單調的出版簡史之前，我要特別提醒一點，從一六四二年粗糙的羊皮封面版本到維爾出版社（Vale Press）的豪華對開本，包括那些收在全集中的，全部加起來，版本多達五十幾種。布朗曾經說過，該書也曾被譯成高地荷蘭文（High Dutch）[141]及義大利文，但我卻找不到相關的記錄，另外，瓦特（Watt）[142]提到過一六八〇年的德文譯本，也同樣未見其蹤跡。

由於篇幅有限，布朗的其他作品只能簡略交代一下。《偽真理之害》（全名為：偽真理之害：世俗普遍接受的信條或真理之探究，*Pseudodoxia Epidemica: or, Enquiries into very many received Tenents and commonly presumed Truths*）一六四六年出版，小型對開。就某種程度來說，這本書是布朗作品中最不扎實的一本。書中廣泛蒐集市井相傳的故事與人類各種知識的通俗真理，然後站在當時的科學立場加以審視，其目的無非是要釐清一般的迷信與似是而非的道理，主張應觀察並記錄本質以求其精準。華特．派特（Walter Pater）[143]就留意到，布朗所談到的謬誤，其來源與培根的偶像理論[144]——導致人之墮落與信仰的謬誤——有著驚人的相似之處。布朗在書中力陳懷疑之用，但正如派特所說，「陶醉於洞穴偶像⑭，他自己就是一個活生生的例子，而且如同波義耳（Boyle）與迪格拜之類的人⑭，他也無法擺脫煉金術的桎梏，將氣力耗在所謂的煉金術（the philosopher's stone）上⑭。」這本書相當受到歡迎，作者也就因而聲名遠播。老實說，一六四六年《醫師的宗教》首度問世，布朗並未因而出名，當時的各種版本上，甚至連他的大名都沒有。《偽真理之害》多次重印，一六七二年就出到第六

---

⑭勞合・羅伯（David Lloyd Robert, 1835-1920）：曼徹斯特醫院產科醫師。

⑭高地荷蘭文指日爾曼語。

⑭羅伯・瓦特（Robert Watt, 1774-1819）：蘇格蘭文獻學者，曾編著 *Catalogue of Medical Books for the Use of Students Attending Lectures on the Principles & Practice of Medicine*（1812）。

⑭華特・派特（Walter Horatio Pater, 1839-1894）：英國評論家、散文家、小說家、人道主義者。

⑭指法蘭西斯・培根（Francis Bacon）《新工具》（*Novum Organum*）中所討論的偶像。

⑭「洞穴偶像」：指個人及周遭環境所形成的偶像。見培根的《新工具》。

⑭波義耳（Robert Boyle, 1627-1691）：英國自然哲學家與化學家。迪格拜見註⑩。

⑭煉金術（the philosopher's stone）：神話中可以將任何東西都變成黃金的一種石頭。布朗所指的是中世紀化學家所尋找的那種，他認為根本「不可能達成」。（《偽真理之害》book 3, chap. 12, Keynes, vol. 2, p. 197）奧斯勒在這裡並未完整引用派特的原文，原文見派特所寫的《湯瑪斯・布朗爵士》，*Appreciations*（1886 ; London: Macmillan, 1910）, pp. 148-149。

版，並在法國與荷蘭以法文發行。

論份量，《醫師的宗教》當然擺在第一位，但某些人卻也同樣喜愛布朗的另一篇大作，散文《甕葬——漫談諾福克近期出土之骨甕》（*Hydriotaphia—Urne-Buriall: or A Discourse of the Sepulchrall Urnes lately found in Norfolk*, 1658），同這篇文章一起結集出版的還有《塞魯斯的花園》（*The Garden of Cyrus*）[148]，縱橫古今，暢論各種庭園之美。瓦辛漢姆（Walsingham）[149]大量出土的骨甕，身為郡內首屈一指的古物學者，自然引起了布朗的高度關注，但他卻未仔細考究他們的年代——認為他們是羅馬人，實際上卻是薩克遜人（Saxon）——雖然精確度量了那些骨骸並做出分類，卻未予以深究，而是當作上了一堂課，文思泉湧，寫成了一篇文情並茂的散文詩，吾生也有涯，古往今來多少民族的哀悼儀式，經過他對各種葬儀的描述，配上豐富的考古與歷史知識，栩栩如在眼前。整篇文章縷縷細數等在吾人前面的悲慘命運，不過都是「冥冥之中，無常必將信手拋撒的罌粟」[150]，「對於在世為人，絕大多數人應該都是寧可不曾活過，與其人間留名，何如歸入上帝的名下[151]。」

在文章的字裡行間，思緒所到之處，無不氣勢莊嚴，且看下面這一段：

大限臨近，若能泰然處之，則蒼蒼白髮自有其樂，齒牙動搖又何足為憂。

然而，以生命為習常乃使我們患死，而貪婪則使我們成為死亡的玩物，正因如此，雖為大衛也變得殘忍[152]，雖為所羅門也不再成其為最智慧之人[153]。但總有許多人未老先衰，未亡已死。挫折使我們的白日加長，而悲苦則讓夜晚有如艾克蜜妮（Alcemena）的長夜[154]，時間也為之展翅難飛[155]。

---

148 塞魯斯（約 424-401 B.C.）：波斯王子，以所擁有的花園傳世，傳說是第一個採用五點形（quincunx）庭園設計的人。但布朗在《塞魯斯的花園》中指出，其實另有其人，且係起源於更為遠古的時代。

149 瓦辛漢姆：英格蘭諾福克郡的一個市鎮，傳說聖母曾於一〇六一年在該鎮顯聖，該鎮迄今仍然每年舉辦慶祝活動。

150 布朗的原句為：「冥冥之中，無常信手拋撒的罌粟。」（《甕葬》chap. 5, Keynes, vol. 1, p. 167）

151 同註150。

152 大衛：以色列之王。從以下的文句可以看出大衛的殘忍：「他攻打摩押人，使他們躺臥在地上，用繩量一量，量二繩的殺了，量一繩的存留。磨押人就歸服大衛，給他進貢。」（《撒母耳記下》八章二節）

153 所羅門：大衛之子，以智慧出名。布朗此處可能是指所羅門為異邦人的神祇建立寺廟。《列王紀上》十一章六至十節。

154 艾克蜜妮：希臘神話中，赫丘力士（Hercules）之母。宙斯與她睡覺，特別讓黑夜加長三倍。《甕葬》，chap. 5, Keynes, vol. 1, p. 165。

在神韻上跟《甕葬》頗為相近的，是一本薄薄的對開小書：《致朋友書：慰一位失去摯友的朋友》（*A Letter to a Friend upon Occasion of the Death of his Intimate Friend*），一六九〇年出版，係布朗死後才問世的遺作，也是他所有作品中最難得一見的。這本小書談死亡，談臨終，遣詞用字典雅，論人生一步一步走向墳墓的徒勞，有其獨到的見解，也最能表現其文筆的生動與獨樹一格，文字魔力一至如此，某些評論家甚至譽為他的巔峰之作。談到這本小書與《甕葬》時，派特以發自內心的讚嘆寫道：「由此可以證明，布朗的文學造詣絕非浪得虛名[156]。」

對於人類孤骸遺骨，著文反思，流露深切的同情，他自己卻未能受到這樣的待遇。他曾經這樣問過：「誰能知道自己屍骨的命運，誰又知道自己會被埋葬幾回[157]？」一八四〇年，工人整修聖彼得堂的聖壇，意外地打開了湯瑪斯爵士的棺木，其中一個工人拿走了頭骨，後來輾轉落到愛德華・盧巴克醫師（Dr. Edward Lubbock）[158]的手上，保存在諾福克博物館與諾威奇醫院。一八二七年，我初次見到這副頭骨時，上面附一籤條，上有引自《甕葬》中的句子：「遭人盜墓，頭骨淪為酒碗，脛骨淪為笛子，仇敵以之取歡作樂，下場如此，還不如火葬來得乾淨[159]。」查理・威廉[160]曾經仔細描繪過這顆頭骨，他肯出借照片，尤其令我銘感於心[161]。

《致朋友書》之外，另有三本遺作：大主教旦尼生（Tenison）[162]編輯的《雜文集》（*Certain Miscellany Tracts, 1684*），以古物研究為主要題材的《遺作》（*Posthumous Works, 1712*）⑯，以及同年——一七一二年——由諾威奇的副主教傑佛瑞（Archdeacon Jeffrey）⑭編輯的《基督徒的德行》，此書是從布朗遺稿中尋獲，可能為晚年之作，筆力端凝穩重，是一系列有關道德倫理的散文，足可與希伯來的詩篇相比擬，常與

---

⑮同註⑭。

⑯派特，《湯瑪斯．布朗爵士》（London: Macmillan, 1910），p. 152。

⑰《甕葬》：獻辭「致最敬愛的朋友 Thomas Le Gros of Crostwick Esquire」Keynes, vol. 1, p. 131。

⑱愛德華．盧巴克（1805-1847）：盧巴克家族世居諾福克郡。此處所提到的愛德華．盧巴克可能是屬於艾弗巴利男爵（Barons Avebury）的一系。

⑲《甕葬》chap. 3, Keynes, vol. 1, p. 155。

⑳查理．威廉：見註⑨。

⑯原註為：「頭骨於一九二二年重葬。」

⑯旦尼生（Thomas Tenison, 1636-1715）：坎特伯里（Canterbury）大主教，反對羅馬天主教甚力，兼事慈善事業與政治，極力主張英國國教寬容對待新教異議人士。

⑯可能由 Edmund Curll 編輯。見 Keynes: *Bibligraphy of Sir Thomas Browne*, 2nd ed.（Oxford: Clarendon Press, 1968）, p. 109。

⑭傑佛瑞（John Jeffrey, 1647-1720）：諾威奇副主教。

《醫師的宗教》合編，互為參照。

布朗作品的合集，一六八六年出現第一個版本，為一精裝對開本。一八三六年，諾威奇人西蒙．懷爾金（Simon Wilkin）[165]基於對老鄉親的崇敬，並以極為嚴謹的學者態度編輯了一套全集。為此，所有研究湯瑪斯．布朗爵士的人都應當心懷感激，更令人感念的是，他的媳婦，西德茅斯（Sidmouth）的懷爾金夫人（Mrs. Wilkin），用心良苦，在諾威奇的卡索博物館成立了湯瑪斯．布朗爵士圖書館，懷爾金所編的全集亦陳列其中。

Ⅲ 評價

從約翰生[166]到華特．派斯[167]，評論家給予布朗的評價均極高，並置於文學家之列。在各家的品鑑中，尤以派特最為出色。蘭姆（Lamb）與柯爾里吉[168]也對這位諾威奇的醫師愛不釋手，於其作品中，兩人均大有靈犀相通之慨。在美國的新英格蘭作家中，提克諾爾、費爾德（Fields）、霍姆斯（Holmes）與羅威爾（Lowell）[169]也都是布朗迷，羅威爾尤其喜歡引用他的句子，譽為「莎士比亞以來最有想像力的心靈」[170]。但是，對於布朗獨到之風格，法國評論家塔涅（Taine）[171]之評語最為扼要清楚，

⑯西蒙．懷爾金（Simon Wilkin, 1790-1862）：編有《湯瑪斯．布朗作品集》〔*Sir Thomas Browne's Works*〕）London: William Pickering, 1835-1836），為一古代語言學家，落魄時轉從事印刷業，成立諾福克與諾威奇圖書社。

⑯約翰生：見〈生活之道〉註⑫。

⑯華特．派特：見註⑭。

⑯蘭姆（Charles Lamb, 1775-1834）：英國散文家、評論家。著有 *Tales from Shakepeare*（1807）與 *Essays of Elia*（1823）。柯里爾吉（Samuel Taylor Coleridge, 1772-1834）：英國詩人、評論家、哲學家。最享盛名的作品包括：*Poems on Various Subjects*（1796）與 *Lyrical Ballads*（1798）。蘭姆與柯里爾吉一生交情甚篤。年輕就讀倫敦基督醫學院時，蘭姆即十分仰慕柯里爾吉。柯里爾吉曾在一信中說：「我最愛的就是湯瑪斯．布朗爵士的作品。」蘭姆也常在作品中提到布朗。

⑯提克諾爾（George Ticknor, 1791-1871）：美國教育家、歷史學家，哈佛法文、西班牙文與辭學教授，波斯頓公共圖書館創辦人之一。費爾德（James Thomas Fields）：見註⑬。霍姆斯（Oliver Wendell Holmes, 1809-1894）：美國醫師、達特茅斯醫學院與哈佛醫學院解剖學及生理學教授。奧斯勒推薦學生十本必讀之書，包括霍姆斯的 *Breakfast-Table* 系列。羅威爾（James Russell Lowell，1819-1891）：美國詩人、散文家、外交官。著有 *A Year's Life*（1841）、*A Fable for Critics*（1848）與 *The Biglow Papers*（1848, 1867）。

⑰羅威爾：*Among My Books*（Boston: Fields, Osgood）, pp. 152-53。

無人能出其右：

且讓我們想像，一種神似莎士比亞的神韻，但卻是學者的、觀察者的，而非演員的、詩人的，是以詮釋代替創作，但又跟莎士比亞一樣，能夠通達人情事理，深入其節理，融會其規矩，並將最細微處內化於自身，劍及履及，一絲不苟；另一方面，又能夠透徹推悟客觀世界，領會現象背後那個朦朧超然的世界，對於我們這個小世界所懸浮於其上的混沌深淵則心懷敬畏。這樣的一個人，就是湯瑪斯·布朗爵士，一個博物學家、哲學家、學者、醫師，一個道德家，是產生泰勒（Taylor）⑰與莎士比亞那個世代的最後一人。對於那個充滿奇想與創意的時代，沒有一個思想家所做的見證比他更有力；對於北英地區既燦爛又陰沉的想像力，沒有一個作家表現得比他更淋漓；也沒有一個人能夠像他那樣，以如此深摯的感情談死亡，談無邊的忘鄉之夜，談人類貪婪的虛榮，企圖藉生前的浮名或死後的碑銘追求永恆；更沒有一個人，能夠以如此熾烈純粹的筆法展現整個時代如詩般流動的心靈⑬。

布朗的作品歷久而彌新，他的地位也越加屹立不搖，縱使一般人並非如此認為，但在文學薪火相傳的長河中，這卻是大家都認同的。身為他的同行，我們確實與有榮焉。在醫師或是醫界傳道授業的領域中，足堪與文學的諸王與諸后並列的，或許只有拉伯雷（Rabelais）⑰④一人，至於還有哪些人夠資格廁身親王之列，儘管見仁見智，湯瑪斯・布朗爵士、霍姆斯與愛丁堡的約翰・布朗（John Brown）⑰⑤絕對當之無愧。三人當中，有兩個終身懸壺，霍姆斯雖僅在早年執業，卻也教了四十年的解剖學。這三位大師跟我們的關係，其緊密的程度都超過柯德史密（Goldsmith）、史莫萊（Smollett）或濟慈（Keats）⑰⑥；因為，後三者之於醫學，雖有其名卻無其實。

柏頓（Burton）、布朗與弗勒（Fuller）⑰⑦可說是非常相似，三人都是難得一見的

---

⑰①塔涅（Hippolyte Adolphe Taine, 1828-1893）：法國哲學家、評論家。知名的著作包括*La Fontaine et ses fables*（1861）等。

⑰②泰勒（Jeremy Taylor, 1613-1667）：英國教士，著有*The Golden Grove*（1655）等。

⑰③塔涅所著之*History of English Literature*。

⑰④拉伯雷（François Rabelais，約 1494-1553）：法國醫師，但以幽默文學與諷刺文學知名。在蒙特皮耶學醫，在里昂執業。編輯多種醫學文獻，著有小說*Pantagruel*（1533）、*Gargantua*（1535）。

⑰⑤霍姆斯：見註⑯⑨。約翰・布朗（1735-1788）：蘇格蘭醫師，著有*Elementa Medicinæ*（1780）。

奇才，見識不同於俗流，凡事見微知著。跟蒙田（Montaigne）[178]一樣——柏頓尤其如此——布朗學富五車卻平易近人，如他自己所強調的，他最好的東西並不是從書本上得來的，而是自己腦中的「莠草野稗」[179]所孕育出來的。以風格來說，他沒有現代人所謂的技巧，但可喜的是，一切都順著他的思路，潺潺有如溪流之律動，絲毫不見堆砌斧鑿的匠氣。

眾所周知，《醫師的宗教》是項藝高人膽大[180]的嘗試，想要將大膽的懷疑精神與基督教的謙卑信賴結合起來。湯瑪斯爵士承認自己「生來就是熱心腸的性子，很容易受到誤導而迷信」[181]，「只要聽到教堂的鐘聲，便油然而生莊嚴崇高的感覺」[182]。對於信仰，他不持任何偏見，雖然認定自己是英國國教的忠實子民，卻不諱言地說：「總之，聖經無言之處，教會就是我的經文，而聖經所講的則是我的註腳。當二者俱皆無言，我既不取法於羅馬也不拘泥於日內瓦（譯註：指天主教與新教），而是唯自己的理性是問[183]。」又說，在宗教上，**「沒有一個人是真理唯一的鬥士，對於事實的真相，誰也不應該自以為是**[184]。」雖然絕不沾染異教的「濁色與異味」[185]，卻也不乏異教徒的想法，諸如**希望乃是人類的終極救贖**，以及將祈禱回向給死者。聖經的敘述若有不合理之處，他也照樣不假辭色。旅居異鄉的經驗使他胸懷萬邦，免於陷入民族的一偏之見。

⑯柯德斯密（Oliver Goldsmith, 1728-1774）：愛爾蘭詩人、劇作家、小說家，著有 *The Vicar of Wake-field*（1766），曾在倫敦行醫，但業務不彰，後擔任藥劑師助理及外交官。史莫萊（Tobias George Smollett, 1721-1771）：蘇格蘭小說家。放棄醫師行業專事寫作，作品有 *The Expedition of Humphry Clinker*（1771）等。濟慈（John Keats, 1795-1821）：英國詩人。濟慈原本研讀文學，一八一〇年，由監護人帶離學校，送到愛德蒙頓（Edmonton）一家外科診所當學徒，五年後進入倫敦蓋伊醫院（Guy's Hospital）學習，一八一六年通過醫師資格考試，但從未執業。

⑰柏頓：見註⑰。弗勒（Thomas Fuller, 1608-1661）：英國教士，力主王室應與國會和解，著有 *History of the Holy Warre*（1639）等。

⑱蒙田（Michel Eyquem de Montaigne, 1533-1592）：法國散文家，著有《雜文集》（*Essais*），首二卷成於一五七一至一五八〇年，第三卷成於一五八五至一五八八年，對法國及英國的文學影響深遠。奧斯勒的「醫科學生枕邊書」，蒙田排在第三位。

⑲「莠草野稗」所孕育出來的：引自 Walter Horatio Pater。野稗（tares）指田中的野生作物，通常無害。

⑱藝高人膽大：原文為法文 tour de force。

⑱《醫師的宗教》part 1, sect. 3, Keynes, vol. 1, p. 13。

⑱同註⑱。教堂鐘聲於每天的六時與十二時敲響，提醒人們禱告。

⑱《醫師的宗教》part 1, sect. 5, Keynes, vol. 1, p. 14。

⑱同註⑱。Sect. 6, Keynes, vol. 1, p. 15。

> 我發現，大家都嫌惡的，我卻無動於衷，民族的好惡於我並不存在，法國人、義大利人、西班牙人或荷蘭人，我都不存偏見；但是，若見他們並不亞於自己的同胞，我就同樣地尊敬、友愛、擁抱。我雖出生於北緯八度[186]，卻將自己定位於天下。我不是一棵只能在一塊田地裡茁壯的植物，只要有土地與空氣，就可以給我一個國家；我人雖在英格蘭，但我也可以無所不在，可以生活在任何經度[187]。

他唯一瞧不起的，就是仗著人多勢眾的「愚蠢群眾」[188]，「龐大的烏合之眾，把他們打散，就都是上帝的理性子民，但只要混在一起，就成了一隻巨獸，其巨大猶勝過海特拉（Hydra）[189]。」[190]對於別人的悲傷，他最能感同身受，雖然身為醫師，他祈禱時，從不忘天下蒼生與風調雨順。對待病人，我們也都懷抱著同樣的心情，但沒有人比他說得更好了：

> 病人的病痛，若是自己未嘗身受過的，恨不得生病的人就是自己；只要能夠治好他的病，寧願犧牲自己都可以；若是未能改善他的病情，連收取費

用都會於心不安，雖然我也承認，那只是我們盡了一己之力之後應得的報酬[191]。

足跡遍歷多國，他用心於各國的風土人情與政治生態；他精通解剖學與植物學，更嫻熟於各家的哲學，卻從不以為足。人生在世，勞勞碌碌，所追求的無非名利，而死亡不費吹灰之力就說明了一切，因此，成就之於他，絕不用以驕人，雖然他懂得的語文多達六國，另外還加上好幾個省分[192]的方言[193]。

---

⑱同註⑭。原句為：「如此一來，我與異教徒或分裂教會之間乃能溝通，對於彼等，我不希望追究真理，說我沒有濁色或異味。」

⑱同註⑭。北緯八度指英國。布朗意指他是英國人。

⑱《醫師的宗教》part 2, sect. 1, Keynes, vol. 1, p. 70。

⑱莎士比亞，《威尼斯商人》。

⑱海特拉：希臘神話中，赫丘力士所殺死的九頭蛇怪。

⑲《醫師的宗教》part 2, sect. 1, Keynes, vol. 1, p. 71。

⑲同註⑲。p. 85。

⑲《醫師的宗教》part 2, sect. 8, Keynes, vol. 1, p. 82。布朗精通「六種現代語文（法文、義大利文、西班牙文、葡萄牙文、荷蘭文、丹麥文），古文則精通希伯來文、拉丁文與希臘文」。

雖然身為科學人，布朗卻未躋身當時科學界的名人。他有著極為敏銳的觀察力，從《偽真理之害》與他的書信當中，可以充分看出他在博物學方面的才能，脂蠟（adipocere）⑲這種特別的物質，就是他最先發現並加以描述的。另外他也不乏一些精確的觀察，例如狂犬病從一種動物傳至另一種時，其病毒就會弱化。但是，像同時代人哈維（Harvey）⑮那種了不起的成就所揭露的科學真理，我們卻沒有在他身上發現。關鍵應在於他全心傾注於懸壺濟世，長於觀察而疏於實驗，儘管如此，他還是這樣提醒我們：「對於病情的診斷，感覺之外更要加上理解與實驗，唯有這樣，才能在生命的混沌中見其事實與真相於萌發階段⑯。」對於哈維，他可以說是推崇備至，譽之為劃時代的成就：「他之發現血液循環，足可與哥倫布相提並論⑰。」他認為，在觀察上，應該以希臘老祖宗為師，想要有所進步，就必須要取法於他們。對於解剖學的價值，較諸賽登翰⑱，他的觀念更為清楚；他就曾告訴一位年輕朋友，哈利法克斯（Halifax）的鮑爾（Power）⑲，勸他要將解剖的屍體當成知心的俄凱第斯（Achates）⑳。

他之相信巫術，以及一六六四年出庭作證而使兩名可憐的婦女定罪，被認為是他人格上的污點；但是，論斷一個人，其所處的時代與環境，還是應該列入考量㉑。他當時的失察，固然令人遺憾，但千萬切記，以十六及十七世紀來說，不相信巫術實在有其困難，說到其困難的程度，就好比今天要人全盤接受舊約聖經，像瑞吉納・史考特（Reginald Scot）與約翰尼斯（Johannes）㉚這一類的人，當時就能夠以今天的眼光看問題，簡直可以說是異數，他們所提出的看法，儘管合乎理性，對當時的影響卻是微乎其微的。

⒆原文為法文 patois。

⒆脂蠟：褐色蠟狀物質，深藏於動物組織內的潮濕處。

⒆哈維：見註⑼。

⒆此句出處不明。

⒆致亨利・鮑爾書，日期為一六四六年（Keynes, vol. 4, p. 255）。

⒆賽登翰：見註⑿。

⒆亨利・鮑爾（Henry Power, 1623-1668）：布朗早年的筆友，後來在哈利法克斯行醫，為著名之博物學家，著有 *Experimental Philosophy, in Three Books: Containing New Experiments Microscopical, Mercurial, Magnetical*（London: printed by T. Roycroft, for J. Martin and J. Allestry, 1664），為英國第一本有關顯微鏡的著作。

⒇知心的朋友：原文為 fidus Achates。俄凱第斯為維吉爾（Virgil）史詩《伊里亞德》（*Aeneid*）中的人物，為特洛伊勇士伊里亞（Aeneas）的忠實朋友。此句出自致亨利・鮑爾書，時在一六四六年（Keynes, vol. 4, p. 225）。原句為：「以解剖學為基礎，其中又當以屍體解剖為知心的俄凱第斯。」

⒇作者的原註為：「時至今日，縱有布朗作證，巫師也不致遭到定罪。」

對於醫科學生，湯瑪斯·布朗爵士的大作極為可貴，不僅崇高的思想有其魅力，文字之典雅尤能令讀者得到文學之樂趣，但這些都還是其次，就如「馬丘·奧里略的思想」（Thoughts of Marcus Aurelius）[203]與「艾皮克泰特的手冊」（Enchiridion of Epictetus），[204]《醫師的宗教》可以說是暮鼓晨鐘，卻又不失其為人處世的通達與權變，只要下工夫去研讀，心領神會，於人格的穩定與氣質的變化，都將獲益匪淺。這一類的作家，學生最好及早吸收消化，當作人生旅程的良伴，以彼之所思為己思，以彼之所行為己行。自我鞭策，獻身責任，以利益厚生之心待人，所有這些功課，你們都當隨時放在心上，而這些功課，在生活中與湯瑪斯·布朗爵士的作品中都可說是俯拾皆是。

⑳②瑞吉納・史考特（約 1538-1599）：英國作家，極力反對巫師，著有 *The Discovery of Witchcraft*（1584）。約翰尼斯（Johannes Wierus，亦名 Johann Weyer 或 Wyer, 1515-1588）：荷蘭醫師，有時候也被認為是精神醫學的創始人。著有 *De praestigiis daemonum*（1563），在書中，「他主張巫師只不過是無法自我控制情緒的可憐人，其心靈是扭曲的。」（Arturo Castiglioni, *A History Of Medicine*, trans. E. B. Krumbhaar [New York: A. A. Knopf, 1941], pp. 489-499。

⑳③奧斯勒在此指的是奧里略的《沉思錄》（*The Meditations*）。

⑳④指亞歷山大大帝時代之歷史家 Flavius Arrian 所寫的一本手冊，所談的是其師 Epictetus 的主張。Epictetus（約 60-140）為斯多噶派哲學家，認為要過平靜生活就必須寡慾並行善。

20

舊人文與新科學

The Old Humanities and the New Science

《編按》

這篇牛津古典學會會長的就職演說，發表於一九一九年五月十六日，刊登在一九一九年的《不列顛醫學雜誌》（*British Medical Journal*）上，後來又在倫敦重印，一九二〇年在波士頓刊出，附有 Harvey Cushing 所做的導言。

一九一九年，奧斯勒人生的最後一年，榮膺牛津古典文學會（Classical Association）會長，本文為他在該會發表演說的講詞，所談的重點是，人文學科的教師嚴重忽略了科學及其進步，強調增加科學與人文的互動，將使二者均得蒙利。

奧斯勒用發麵的酵母為喻，提出下列的問題：科學家應如何接受人文的酵母，以避免過度的專業化與狹隘，以及人文學者又該如何接受科學的酵母？他強調，通識教育應該是讓兩者更加涵容。

在他的有生之年，科學進展神速，他形容為「有如光明之征服黑暗」，使得整個時代都捲進了人文關懷與知識激情之中，特別是在演化論方面。接著，第一次世界大戰又激發了另外一些問題，如何才能使科學的操控不至於導致破壞？

奧斯勒指出，德國儘管擁有豐富的宗教資源、高水平的科學、醫學以及人文，卻未能夠免於這場戰爭的荼毒，之所以如此，他認為，關鍵在於德國人因財富與權力而陷入妄想，以至宗教與科學均無法使其免於墮落。

時至一九一九年，即使社會條件已經不同於往昔，古典人文學者應該扮演什麼樣的角色呢？奧斯勒拿蟻巢中備受呵護的幼蟲做比方，成蟻分泌的蜜或激素（亦即人文學科）就是提供給社會的能量。人文學科能夠使人與偉大的心靈取得聯繫，特別是古希臘人的；正是古希臘人，打造了西方文明之根，西方的宗教、哲學、民主自由觀念、藝術以及科學的基礎，全都是來自此一根源。

對於牛津任令人文課程流於僵化，奧斯勒嚴加譴責。科學，特別是演化論，對現代思想所造成的衝擊嚴重遭到忽視，他感到極為痛心。至於科學與人文之所以分道揚鑣，難辭其咎的則是宗教。宗教以為，所有重要的知識都已齊備，唯一要做的不過是將之傳播出去而已，對於這種心態，奧斯勒大不以為然。在牛津，文學與歷史本科系以外，其他領域的學生在這方面的養成遭到忽視，使他深感惋惜，大力要求為現代科學思想的演進成立一所榮譽學院（Honour School），極力主張，無論是文科或理科學生，都應該回歸舊學，了解過去與現在的關係，並盼望有關這兩個領域的研究未來能夠更上層樓。

最後，奧斯勒談到希臘城邦的舊事，藉以說明，在一個民主社會中，追求更美好的生活方式其實是可行的。他預言，宗教與民主觀念之間可見的衝突將可獲得解決，對於人文的渴求，也可以在慈善與科技的結合中找到答案。

舊人文與新科學

I

十六世紀初年，文學界流傳一則笑話，整個歐洲知識界笑不可抑①。《匿名書信》（*Epistolae Obscurorum Virorum*）②這本集子其實還真不可小覷，我的理由有二：其一，按照它的標準，我的學問不過爾爾；其二，書信的主要收件人，亦即科隆

①笑不可抑（inextinguishable laughter）：語出荷馬《伊利亞德》。諸神聚宴，席間為了特洛伊戰事該如何收場爆發爭執。海非斯特（Hephaestus）提醒大家，宙斯有一次大發雷霆，將他丟出天庭，害得他成了跛子。海非斯特一瘸一拐地為大家斟滿酒杯時，模樣實在滑稽，眾神忍不住哄堂大笑，爭吵也就煙消雲散。

②一本諷刺性的古文著作，一五一五至一五一七年間刊行，以中古拉丁文寫成，係集結多封匿名書信而成，號稱出自多名神學碩儒之手，卻徒然暴露其淺薄可笑。這些書信，一般咸信是 Ulrich von Hutten（1488-1523）的手筆，此人為古文學家，也是宗教改革家路德（Luther）的支持者。

（Cologne）的那位奧圖納斯．葛拉提亞（Ortuinus Gratius）③，應邀加入那個了不起的厄夫特幫（Erfurt Circle）時④，根本不當它一回事，絕不像我，受邀主持這個英國的學術團體，卻是受寵若驚。一直以來，我又是寫又是講，總以為自己懂得一丁點拉丁文與希臘文⑤，殊不知都只能充充門面而已。所幸幾年下來，總算弄明白了，出任會長一職，只要熱心教育與文學也就足夠應付，因此才敢欣然放膽接受這個位子，但只要一想到，今天講話所面對的都是碩儒專家，仍然不免有班門弄斧的不安。以牛津來說，孜孜矻矻於古文的往事，讀過書的人莫不依稀記得，像我這一輩的老朋友們，十年苦讀的經驗，大概就屬湯姆．胡德（Tom Hood）說得最為真切：

背而記之苦不堪言！
茫茫書頁相對淚眼！
最是無奈一無所成⑥！

教書執業了一輩子，只不過是個撿拾學問殘屑的人而已⑦，因此卻更明白，人文知識的價值之於科學，絕不下於一般的文化。

弄個醫學教授坐到這個位子上來，不免讓這個牛津的聚會帶了幾分文藝復興

——或說中古時期的——味道，遙想當年，或許有人會遺憾，若是一五一九年五月的那一場講演該有多好。那一場的主講人，才真算得上是貨真價實的牛津學者醫師⑧！這位老師，早年在這所大學教授希臘文，後來成了皇家醫師學院的創建人，兩本大作《文法初階》（*Rudimenta Grammatices*）與《論拉丁語文的正確結構》（*De Emendata Structura Latini Sermonis*），影響足有一個世代，至少在歐陸如此，堪稱是英國的學術之光。還有這些牆壁，也都是聽眾——最最忠實的聽眾——滿是李納克利聲音

---

③奧圖納斯．葛拉提亞（約 1480-1542）：以反對新學而知名，據稱是《匿名書信》的收信人。

④撰寫匿名書信之古文家所組成的小團體。

⑤一丁點的拉丁文與希臘文：班．強生（Ben Jonson），"To the Memory of My Beloved, the Author Mr. William Shakespeare: And What He Hath Left Us"。

⑥胡德（Thomas Hood），"Ode on a Distant Prospect of Clapham Academy"。

⑦撿拾學問殘屑的人：羅伯．勃朗寧（Robert Browning），"An Epistle"。勃朗寧實際上是取材自《馬太福音》與《路加福音》，福音書中，敘利亞的迦南婦人求助於耶穌，將自己比作是一條狗，撿拾主人桌上掉下來的殘屑。

⑧指湯瑪斯．李納克利（Thomas Linacre，約 1460-1524）：英國醫師及古文學家，在牛津期間，曾將加倫（Galen）希臘文作品譯成英文，後為亨利八世的御醫，創立皇家醫師學院並任首任院長，為奧斯勒最崇敬的醫師之一。另見〈行醫的金科玉律〉。

的回憶，伊拉斯謨斯（Erasmus）⑨才思敏捷的底子，大有可能還是跟他打交道才磨出來的哩。那段美好的時光，認識了希波克拉底與加倫⑩也就認識了疾病，並得以躋身醫師之列；對於李納克利、凱爾斯⑪與拉伯雷這些醫界的人文先進，回首我自己的醫師生涯，孺慕之情也就油然而生。說到純粹的科學，我不敢說自己能夠講出個什麼名堂，倒是早年的因緣際會，多少還留下一些貨色，加上這一生都有心與醫學這門學科結緣，我即將要跟大家報告的，是這門學科僅有的——老實說也是主要的——一些進展。

今天的時代，在人類歷史上只有兩個時期可堪比擬⑫，我們一同度過了漫長的奮鬥，也見證了最後的勝利（以我自己來說，我深信，因此而長的智慧，足以明白其重大意義）——所有這些都可以說是極大的恩典。我們超越了人與自然的老舊學理，目睹了西方從人類思想糾纏不清的紡錘中與東方分離⑬，生活在一個嶄新的世界——包括我們那個刺激而又輝煌的維多利亞世代。在童年與青年的時候，亞里斯塔克斯（Aristarchus）⑭以來的爭論迴響不絕，接著是哥白尼，直到達爾文為止，微觀宇宙與宏觀宇宙連成了一氣，伊甸的黃金時代被魯克里夏斯（Lucretius）⑮的艱難世界取代⑯。想像一下，我們這一代如何點亮一條道路，從西米利人（Cimmerian）的幽暗世界⑰中走出來！描繪一幅景象，畫出那種能夠製造肚臍⑱的社會心靈狀態——

⑨伊拉斯謨斯（Desiderius Erasmus，約 1467-1536）：荷蘭醫師、神學家與諷刺文學家，公認是北歐文藝復興時期的領袖人物，對於神職人員的不學無術曾經大加撻伐，並主張改革羅馬天主教，著名的作品有《愚人頌》（*Praise of Folly*）。

⑩希波克拉底（Hippocrates，約 460-375B.C.）：古希臘醫師，詳見〈行醫的金科玉律〉註㉜。加倫（Claudius Galen，約 130-220）：希臘醫師。詳見〈教學與思想〉註㉒。

⑪凱爾斯（John Caius, 1510-1573）：見〈湯瑪斯．布朗爵士〉註㊷。拉伯雷（François Rabelais，約 1494-1553）：見〈湯瑪斯．布朗爵士〉註⑰④。

⑫人類歷史上的兩個時期：指古典時期與文藝復興時期。

⑬奧斯勒指的是，科學思想的興起切割了西方與東方世界。

⑭亞里斯塔克斯（Aristarchus of Samos，紀元前三世紀末）：希臘天文學家，最早提出地球自轉繞日之學說。

⑮魯克里夏斯（Titus Lucretius Carus，約 96-55 B.C.）：詳見註⑭⑥。

⑯艱難世界：原文為拉丁文 Tellus Dura，出自魯克里夏斯的詩集《論萬物之本質》（*De Rerum Natura*）。奧斯勒以此比喻聖經伊甸園與早期人類的區別。

⑰西米利人的幽暗世界：荷馬史詩《奧德塞》中記載，極西處，日照不至的地方，有西米利人居於極黑之中。奧斯勒想到的，可能是米爾頓 "L'Allegro"的句子：「幽居於黑暗的西米利荒漠。」

⑱肚臍：Omphalos 為希臘文。此處所指，為亞當是否有肚臍的問題。亞當既然是由上帝所造的成人，並非從女人的子宮出生，故而有此一問。早期的基督教思想家如湯瑪斯．布朗爵士，均嚴肅對待此一問題。

亦即想要解開大地之結的企圖心[19]！我還曾經聽過一群神職人員的熱烈討論，說化石之被深藏在地層裡面，是要考驗人類是否相信摩西的創世說，而我們的自然神論教授（Professor of Natural Theology）[20]還是一本正經地加以講授！在那些日子裡，知識上的混亂，許多都是裹在「不可知的神聖雲霧」之中[21]，也正是打著這種論調，修士赫普（Brother Herp）[22]才能高舉中世紀的神祕主義，樂此不疲；對一個年輕人來說，就這樣活下去也不見得是什麼壞事，雖然薰染日深，通常還是能夠讓人了解，心靈之為物，各有其貌甚至懷有敵意，只不過卻少了寬容之心。

既有馴服自然之志，緊接著便是進取時代（Age of Force）的來臨，發電機取代了蒸汽引擎，放射性能量揭開了物質之祕，大地的統馭繼之以天空與海洋的征服。事實上，又豈止是一個進取的時代而已。人類為自己的同胞所造就的福祉，可以說是史無前例，了解自然所獲得的成果，意味著更大的平安，瘟疫可以阻之於未發，窮人可以放聲吶喊，人溺己溺成為一種光榮的責任。我們真可以說是充滿了今生的驕傲[23]！一九一〇年，我在愛丁堡演講，題為〈人類的救贖〉（Man's Redemption of Man），結尾引的就是雪萊著名的起首詩句：「幸福與科學雖然遲來，但已在大地破曉[24]。」而時至今日，歷史上最慘烈的戰爭結束了[25]，也取得了重大的勝利，就等著清除中世紀餘孽的殘骸，以免加里班（Caliban）[26]的惡勢力死灰復燃，放眼未來，將是要在這一片碧綠的美地上重建耶路撒冷㉗。

在漫長的演進過程中，人類從未如此認識到自己的力量。光榮的犧牲，先人諄

---

⑲奧斯勒的原註為：「出自著名博物學家 Philip Henry Gosse。」Philip Henry Gosse（1810-1888）：水生物種與化石研究的先驅，為普利茅斯兄弟會（Plymouth Brethren）牧師，著有《肚臍》（*Omphalos*, 1857），旨在調和其研究與信仰的矛盾。

⑳我們的自然神論教授：指詹姆斯・鮑維（James Bovell, 1817-1880），為三一學院自然神論、生理學及化學教授，與奧斯勒同時。奧斯勒極為推崇鮑維，但在此處顯然不苟同於他的觀念。

㉑不可知的神聖雲霧：十四世紀中葉英國宗教中的神祕主義教條：人之所以無法完全了解上帝，正是因為有這種「神聖雲霧」。提出此說的作者強調，人必須通過「不可知」的階段，才能進入上帝的堂奧。

㉒修士赫普（Henricus De Herp 亦即 Henricus Harphius，約 1400-1478）：著有" Directorium aureum Contemplationum"，其中包括「不可知的神聖雲霧」。

㉓今生的驕傲：《約翰一書》二章十六節。

㉔雪萊（Percy Bysshe Shelley）：" *The Daemon of the World* "。

㉕指第一次世界大戰。

㉖加里班：莎士比亞《暴風雨》中的人物，為一惡僕，陰謀殺害主人未遂。

㉗重建耶路撒冷：《以西結書》三十六章二十八節。喻人民與上帝之國的理想都城。威廉・布雷克（William Blake）：' Milton '，原詩為：直到我們建立耶路撒冷於英格蘭碧綠的美地。

諄叮嚀過，我們自己也心裡有數；但是，在過去的四年當中，人類仍然把所有努力的成果都消耗殆盡。一如往常，各個民族的沉重負擔，全都落在筋疲力盡的泰坦（Titan）身上，祖國

寬闊的肩膀擔起
阿提拉斯般的重負，
難以承受之重的
是社稷命運所寄的權柄㉘。

祖國既是戰鬥力量的泉源，也是絕不屈服的精神支柱。

無疑地，戰鬥已經全力以赴，是為理想而戰的英勇抗爭，是以痛苦與犧牲的烈火清除民族的渣滓，是以一個偉大的目標重鑄渙散的人心。縱使最有良知的人如蒙田，豈不也說這乃是「人類最名正言順的高貴行為」㉙，軍容壯盛、正義之師的偉大戰爭同樣令人動容㉚。但是，身為醫師與護士，像我們這一類的人，有些事情明明無法迴避，是必須要去面對的，為什麼還是會感到恐怖，而且揮之不去？追根究柢，實在是因為**戰爭摧毀了靈魂**；在這場重大的衝突中，文明束手無策，宗教無能

為力，根本阻止不了橫衝直撞的野蠻，優良的人文精神整個為之癱瘓。翻開斑斑史頁，所見無非暗無天日，深沉而漫長的苦難，超過了人類所能忍受的極限。維多利亞的子民，一向自矜而嘴硬㉛，好不容易開始相信大愛乃是萬物的終極法則㉜，在這場危疑震撼之中，卻也忘記了埃及與巴比倫原是我們的鏡子，昨天的種種，豈不早已記錄在穴居人的洞壁與骸骨上。在金樹枝（Gold Bough）㉝的神祕陰影中，我們感染了祖先的兇殘，面對原始激情所揭露的人性不變本質，震懾於其深沉與野蠻。

㉘馬修．亞諾（Matthew Arnold）：《海涅之墓》（*Heine's Grave*）。阿提拉斯（Atlas）參加泰坦人的叛變，受到宙斯的咒詛，從此擔負整個地球於肩上。

㉙蒙田：見〈湯瑪斯．布朗爵士〉註⑱。

㉚莎士比亞：《奧塞羅》。

㉛嘴硬（mealy-mouthed）：意為不輕易吐露心思。

㉜大愛乃萬物的終極法則：此句似得自於丁尼生（Alfred Tennyson）的《懷念 A. H. H.》，原詩為：大愛始終是我的王與主，未來也將如此，縱使我仍身在他地上的宮殿，安睡於他穩靠的呵護中。維多利亞時代的文人多有這種情懷。

㉝金樹枝：指槲寄生植物的樹枝。希臘神話中，持此樹枝得以進入冥界。英國人類學家弗雷譯（James George Frazer）著有《金樹枝》一書，比較研究人類的各種民間傳說、神話與宗教。

當柏拉圖夢中的野獸㉞在現實中醒來，仇恨之心席捲整個國家，隨之而來的冷漠，竟然更甚於鐵蹄之下的法國與比利時，那種傷痛，以及更為嚴重的，死硬的心腸與說謊的靈魂㉟，甚至比《理想國》中所描述的猶有過之，推動著我們幹下天譴的勾當，還理直氣壯地加以捍衛！我之所以這樣說，因為我們的犯行攤在光下㊱，該當受到詛咒。我們難辭其咎。雖然我們也置身於風暴之中，但我們仍然要為我們所選擇的行徑感到不齒。前幾天，美國總統威爾遜（President Wilson）在杜林（Turin）的〈知識的志同道合〉（The Comradeship of Letters）演講，他說：「這場戰爭，最令人感到心痛的是，軸心國的大學居然運用科學思想毀滅人類；這些國家的大學，有責任反省這種科學的濫用，讓人道的脈搏重新在教室裡跳動起來，在那兒，不僅要找尋死亡的祕密，也要找尋生命的祕密㊲。」何等虔誠與崇高的願望！但是，一旦進入戰爭，國家就動員起全部的力量，若有人說，把科學拿來做為殺人的利器有損科學的本意，便被斥為不懂事情的輕重。於是，殫精竭慮，上天入地，到處尋找屠夫，而為了達到這個目的，法拉第（Faraday）㊳與達爾頓（Dalton）㊴的發現乃被充分地利用，科學人在國家的放任下，雖然未必心甘情願，卻也為所欲為起來。科學所導致的這種心態，唯物主義到了極點，真可說是大錯而特錯！科學人，民間的或公家的，並不會比他們的同胞更為殘忍，他們的發現被用之於戰爭，固然應該受到譴責，但我們這些欣然予以採用的人尤為難辭其咎。

一九一五年，第一次使用毒氣之後，那種令人驚駭莫名的經驗，對人心所造成的影響可謂難以抹滅！受害者所受到的創傷，其驚恐之深重是過去的戰爭從所未見的㊵，這種野蠻的行徑，我們絕不容許沉淪於其中！你的僕人是一條狗嗎㊶？但是，基於戰術上的權宜，同盟國卻也有樣學樣，很快就被迫動用化學武器，而我們的敵

㉞柏拉圖《理想國》卷九。「野獸」喻人類放縱的貪婪與情慾。

㉟死硬的心腸與說謊的靈魂：柏拉圖《理想國》卷二。

㊱「光」意指真理，通常也指上帝的話語，或如《約翰福音》三章十九節所說的，耶穌基督乃世界的光。犯行攤在光下：為一傳之久遠的成語，「光」或指神的啟示與顯靈，或指自然的道理。

㊲威爾遜（Woodrow Wilson, 1856-1924）：美國第二十八任總統（1913-1921）。

㊳法拉第（Michael Faraday, 1791-1867）：英國化學家與物理學家。

㊴達爾頓（John Dalton, 1766-1844）：英國物理學家與化學家，以提出原子論著稱於世，同時以自然哲學家聞名。

㊵如奧斯勒所言，德國於一九一五年首度使用毒氣。奧斯勒的原註為：「在這一年的學院展中，觀薩根的繪畫作品『毒氣』，心有戚戚，如揮之不去的惡夢。」薩根（John Singer Sargent, 1856-1925）：以人像與風景畫知名，奧斯勒所提到的畫作為一幅長達二十呎的油畫：「毒氣攻擊後的失明士兵」。

人更是變本加厲；停戰之前，在技術上與毀滅力上，這種武器都得到了長足的發展，看來最高興的人，當屬那個率先發明空中「機械，用以荼毒百姓」㊷的尼斯洛（Nisroch）了㊸。當時一群醫界人士，分別來自英國各主要大學與醫療團體，強烈主張，像這樣歹毒的武器——「使受害者長期折磨致死」，其發展又屬無限可能的毒氣——應該永久予以廢止。但報章居然這樣評論，指為想法天真，「是鑽在理論與專業故紙堆中的愚蠢行為」，完全無視「連市井小民都懂得的戰爭教訓」；另一方面，有人則提醒我們，介入此事，在時機上顯然大為不當。所幸的是，和平會議（Peace Congress）到底接納了該項主張，令人感到欣慰。

在一無掩護的城市裡，無辜的婦孺遭到轟炸，這等屠戮何等令人髮指！說到這種下流血腥的勾當，最在行的莫過於奧克西德拉人（Oxydracians）㊹，但是，相較之下，他們的光弩（Levinbolts）㊺與雷砲（Thunders）㊻，其恐怖與兇殘的程度不免大為遜色，其殺傷力與破壞力尤屬小巫見大巫，縱使雷砲百門，所殺害的生靈，所灼傷的器官，所毀壞的門牆，恐怕還不及轟炸於萬一。

反對報復的心理，總算有人首開其端了。一九一六年，我也曾在《泰晤士報》撰文：

高喊報復，徒然顯示內心陰狠，只會讓戰爭將人類變得更為激情。我並不是一個和平主義者，而是一個「最後的壕兵」㊼，但我絕不認為，一個國家儘管飽受蹂躪，就可以容許我們雙手沾滿無辜者的鮮血。在這件事情上，我們應當避免犯下血腥的罪行，使德國人遺臭萬年的人道譴責，絕不容許落在我們身上。

㊶舊約《列王紀下》八章十三節：「哈薛說，你僕人算甚麼，不過是一條狗，焉能行這大事呢？」上帝命令以利沙為哈薛塗抹油膏，並囑其向他透露，他將成為亞述的王；但先知卻悲嘆，並預見哈薛將成為以色列人的大患。

㊷米爾頓：《失樂園》。

㊸尼斯洛：亞述人的神祇。西拿基立王（King Sennacherib, 705-681B.C.）即是在尼斯洛神廟中被殺。奧斯勒似乎認為，亞述人率先使用石弩與類似的機械，並將之歸功於尼斯洛。

㊹拉伯雷《潘塔庫留》（*Pantagruel*, 1533）中的一個族群，書中主角 Gaster 發明前所未有的武器對付敵人。

㊺ Gaster 所發明的武器。

㊻同註㊺。

㊼最後的壕兵：指堅守戰壕，戰至最後一口氣的人。《牛津英文辭典》有「死守最後戰壕」之句，指係出自 Gibert Burnet 的' History of His Own Times '。

兩年下來，我們自己也變得跟一個野蠻人一般無二。英國空軍所殺害的平民，至今沒有公布過詳細的數目，但我相信，總數絕不少於德國人所造的殺孽。在停戰之前的一個星期，如果能夠對轟炸柏林的正當性做一次民意調查，毫無疑問地，對於發動這項攻擊的人，民意一定會發出怒吼。尼尼微（Nineveh）㊽這座大城中，有十二萬無法分辨左手右手的人，約拿（Jonahs）尚且不忍㊾，對一個比尼尼微更大的城市居然毫不留情，一定會有許多的約拿大不以為然。對於某個大人物㊿的所作所為，我們當然有理由予以撻伐並感到痛心：

然而公眾的意見只是——
彰顯復仇的榮耀與莊嚴
……迫使我如今
幹下連自己都深惡痛絕的惡事[51]。

但是，我們仍然認為自己是「最優秀的基督徒，是精挑細選出來的」[52]，教堂依舊開放，祈禱翳入了天聽，直達耶和華，許許多多修士——甚至主教——也都身穿卡其[53]，捨己為人[54]，因此而壯烈捐軀！戰爭就這樣將我們的精英擲入了充滿矛盾的地獄！

談到救國，學問無論新舊，似乎百無一用，但若講的是科學，譬如說細胞膜或是硫酸之類的，卻都成了最佳的文明堡壘。賴森（Lettsom）㊺在他的《醫學起源史》（*History of the Origin of Medicine*, 1778, p. 30）中說，人類之免於毀滅，火器發明之功大過於其他的任何發現。他又說：「古諺云，力量勝過智慧。但發明與心智的辨識能力卻推翻了此說㊻。」認為只要有科學，就可以避免埃及、巴比倫、希臘與羅馬的

㊽尼尼微：古亞述帝國的都城。

㊾約拿：希伯來先知。上帝因其寬恕尼尼微而不悅，並因此而使其所做的預言失靈。

㊿某個大人物：指撒但。

51米爾頓：《失樂園》。

52拉伯雷：《加貢圖雅與潘塔庫留》（*Gargantua et Pantagruel*）。

53身穿卡其：指身著制服，應召入伍。

54捨己為人：典出《撒母耳記上》四章九節，原文為：「非利士人哪！你們要剛強，要作大丈夫，免得作希伯來人的奴僕，如同他們作你們的奴僕一樣，你們要作大丈夫與他們爭戰。」

55賴森（John Coakley Lettsom, 1744-1815）：英國醫師，為研究藥物上癮的先驅。

56《醫學起源史：講辭》：一七七八年一月十九日，在倫敦醫學學會週年慶上發表的演說。

舊事重演。但是，如此說法未免大言不慚，我們所帶給這個世界的，就連相當於羅馬盛世（Pax Romana）[57]的承平都不如。啊！這又不免令人嚮往起普魯塔克（Plutarch）[58]的那個時代，自足而快樂，何等美好的景象！那一段世界上唯一真正承平的歲月，為時約二百年，確實是令人羨慕，人們無憂無慮地生活，他是這樣寫的：「沒有外患，沒有內亂，沒有暴政，沒有蟲害，也沒有天災，希臘的人口繁盛，更沒有流行疫疾，不需要尋醫求藥[59]。」身為德爾菲的祭司[60]，倒是有一首哀怨的歌詩，道盡了女祭司琵席思（Pythian priestess）[61]終日無所事事的百無聊賴[62]。想來他那個圈子裡的彬彬君子們一定都會覺得，此生大可終老於斯土矣。時至今日，科學真的已經發展到能夠控制自然，使我們的文明得以免於以弗所人律則（the law of the Ephesian）[63]——萬物皆流變（*panta rei*）[64]——的制約了嗎？即便是這樣，今天的物質文明遍及世界，成為快速變遷的動能，強大到足以居於創造的核心地位，但仍有可能只是一時的風潮，並將轉而趨緩。面對當前的危機，這也是我們所寄望的。無論如何，在自由民主的社會中，老百姓（Demos）[65]大可放膽地說「我即國家」（L'État c'est moi）[66]但是，科學已經發展成為一種體制的力量，其統治是否會造成敗壞仍是重大的關鍵。有兩種情形倒是非常清楚。其一，會出現一種迴不相同的文明，或者是弄到毫無文明可言；其二則是，不論結合舊信仰與舊學，或是將二者與新科學結合起來，俱都無法保住一個民族不走向自我毀滅之途。最明顯的例子就是這場戰爭，德國繼自殺行為之後，爆發成為一種民族的自大狂㊼。而這又只是因為它的宗教信仰——聽在各位的耳裡或許會大感驚訝！我所指的，其實是它的民族，而非它的文學家或

㊲ Pax Romana，拉丁文。指各民族組成羅馬帝國期間的承平時期。奧斯勒在此感慨，羅馬人曾經成功地為西方文明世界帶來和平，但在他的時代，現代文明卻做不到。參閱塞尼加（Seneca）《論仁慈》（*De Clementia*）。

㊳普魯塔克（約 46-125）：希臘傳記作家，著有《論美德》（*Moralia*）與《對比列傳》（*Parallel Lives*）。依奧斯勒為學生推薦的枕邊書，蒙田排第三，普魯塔克排第四。

㊴普魯塔克：《論美德》。

㊵德爾菲的祭司：指普魯塔克，他亦是德爾菲廟的榮譽祭司。

㊶女祭司琵席思：古希臘德爾菲廟的女祭司，專司傳達阿波羅的神諭。

㊷奧斯勒的原註為：「琵席思之所以無所事事，見普魯塔克的《論美德》。」

㊸以弗所人：指赫拉克里特斯（Heraclitus，約 540-470B.C.），為以弗所的居民。

㊹萬物皆流變：原文為希臘文。據傳為海洛克萊德斯受教於亞里斯多德所悟出的道理。

㊺ Demos：希臘文，原指古希臘的一般平民。奧斯勒在此泛指老百姓。

㊻法王路易十四的名言：「朕即國家。」

㊼自大狂（megalomania）：一種自大妄想的精神疾病。

思想家，也正是這個民族，路德（Luther）[68]因之而生，胡斯（Huss）[69]因之而死。在我的記憶中，虔誠的宗教儀典，印象最深刻的有兩次。其中一次就是在柏林的圓頂教堂，當時「沒有大人物也沒有動人的佈道，而是滿坑滿谷的群眾」[70]，高唱路德的大讚美歌，[71] *Ein' feste Burg ist unser Gott* [72]。德國的人文傳統從未中斷過，在學校與大學裡，研讀希臘文與拉丁文的學生，比例之高，大過任何其他國家。學者的古典研究著作汗牛充棟，這一點，各位比我更了解。有關科學與醫學的古典知識，在德國已經自成一個領域，在別的國家，這方面的學者若是有一個，德國起碼就有十幾個，相關題材的歷史研究，甚至還有專門的期刊。它的科學也極為發達，實驗室產品應用到日常生活，商業的、藝術的、軍事的，全都居於世界的領先地位。此外，有如耶書崙（Jeshurun）[73]，德國人發福了[74]；**驕傲繼之以敗壞**[75]！說起來，這還真是一場悲劇，佛喬（Virchow）、特勞勃（Traube）、赫姆茲（Helmholtz）與畢爾羅斯（Billroth）[76]的後繼者不得不以二等國民自居！正是「**百合腐敗，其臭更甚於野草**[77]。」

II

擺在我們眼前的，有太多該做的事，要應付已經改變的現實環境，就要滿懷著希望，卻也得毅然而然地面對失望。

古典學會成立的宗旨為何？我們所鑽研的這些舊學又代表了些什麼？不妨拿一個大家都熟悉的比方來談談。各位都知道，恩皮多克里斯（Empedocles）⑱略施小計，讓梅尼帕斯（Menippus）待在月亮上⑲——一次難忘之旅的第一站——清清楚楚將地上的情形看了個夠，只見人類各個族群有如螞蟻窩一般，翻翻滾滾，來來去去，忙

---

⑱路德（Martin Luther, 1483-1546）：德國新教改革領袖。

⑲胡斯（John Huss，約 1369-1415）：波希米亞宗教改革家，後被裁判為異教徒遭到火刑。

⑳此句出處不明。

㉑路德的大讚美歌：改寫自《詩篇》四十六篇。作曲者為德國作曲家巴哈（Johann Sebastian Bach, 1865-1750）。

㉒奧斯勒的原註為：「另一則是迥然不同的一次！在開羅的藍色清真寺（Blue Mosque）以及街道上，成千上萬的穆斯林跪在地上，等待塔頂傳來禮拜的呼喊。」

㉓耶書崙：以色列的別名。

㉔發福了：舊約《申命記》三十二章十五節，原文為「但耶書崙漸漸肥胖、粗壯、光潤，踢跳奔跑，便離棄造他的上帝，輕看救他的磐石。」

㉕驕傲繼之以敗壞：《箴言》十六章十八節。奧斯勒的意思是，有如古代的以色列人，驕傲使德國人走向災難。

著各自的生計⑧⓪。在我們這個有如螞蟻的社群中，大家都很傑出，而且各司其職，各有功能，這自是不待言的。各位既非戰士，也非奴隸，更非閹人，全都生活得安全無虞，免於敵人的侵犯，受到極為良好的照顧。我的意思當然不是說各位都有如螞蟻的幼蟲，但是，就我們的現狀來說，確實還真是窩在哺育階段（trophidium stage）⑧①，卻幹著了不起的大事業。且容我說得更明白一些。博物學家很早就知道，螞蟻之對待幼蟲，又是餵又是舔的，無微不至，看起來完全是利他的，所表現出來的那種行為，只能用史瓦莫丹（Swammerdam）⑧②所用的「非常親情」（*Storgê*）⑧③來形容；當蟻巢遭到破壞時，成蟻的首要之務就是將幼蟲移到安全的地方。在我們這個多足綱的社會——恕我用這個生物學的字眼——所給予各位的，也正是這樣的呵護。這種無微不至的照顧，要表達其中的愛惜之意，也只有用「親情」一詞，很難再找到其他相當的字眼了。倒是吉伯特·懷特（Gilbert White）⑧④來得乾脆，索性將這個希臘字當成英文來用。然而，實際上並非完全如此。事實顯示，這種哺育機制——或本能——其實是長幼互哺的（trophallactic）⑧⑤。以螞蟻來說，保母把幼蟲放在自己的背上，寬闊的腹側則有如食槽，供應容易消化的食物。在昆蟲的生活中，這種令人著迷的付出方式，倫理學家無不大力提倡，殊不知這只是上半場，還有續篇呢！幼蟲生有一對飽滿的蜜囊，類似唾液腺，源源流出美液，供保母舔食，而保母也視此為

⑯佛喬（Rudolf L. K. Virchow, 1821-1902）：德國病理學之父，華茲堡（Würzburg）與柏林的病理解剖學教授。對血液疾病、靜脈炎與肺結核等頗有研究；對於公共衛生的現代化貢獻卓著，在柏林進行公共衛生改革（例如下水道）。同時亦為政治領袖，當選國會議員，反對俾斯麥。特勞伯（Ludwig Traube, 1818-1876）：德國醫師與病理學家，以特勞伯曲線（Traube's curves）、薄膜、隙腔等研究知名。赫姆茲（Herman Ludwig Ferdinand von Helmholtz, 1821-1894）：德國物理學家、解剖學家與生理學家，著名的貢獻極多，包括與生理相關的物理研究，特別是在音學與光學方面，對於德國的科學研究環境，經常撰文討論。畢爾羅斯（Christian A. T. Billroth, 1824-1894）：奧地利外科醫師，以畢爾羅斯症、合劑、手術與縫合等知名。奧斯勒曾於一八七四年造訪畢爾羅斯於維也納。

⑰莎士比亞：第九十四首十四行詩。

⑱恩皮多克里斯（約 495-453B.C.）：希臘哲學家、詩人。

⑲梅尼帕斯：犬儒派哲學家。恩皮多克里斯讓他從月亮上觀看地球。見魯珣（Lucian）的'Icaro Menippus'。

⑳同註⑲。梅尼帕斯在月亮上將他看到的芸芸眾生比做螞蟻。

㉑哺育階段（trophidium stage）：trophidium 為希臘文，troph 為字根，意為餵食、營養。奧斯勒以此比喻幼蟲所寄生的蟲繭階段。

㉒非常親情：希臘文 *Storgê*，指出於本能的親子之情。

㉓史瓦莫丹（Jan Swammerdam, 1637-1680）：荷蘭解剖學家、昆蟲學家，亦為顯微研究的先驅，是第一個描述紅血球的學者，著有《昆蟲史》（*History of Insects*, 1685）。

㉔吉伯特．懷特（Gilbert White）：見〈生活之道〉註⑫。

應得的報酬。同樣地，黃蜂的自願護理隊（V.A.D.）⑯分配食物給幼蟲，幼蟲則拼命從蜂房中伸出頭來，並以自己蜜囊中的甘露相報；黃蜂若是得不到回報，就以蜂顎將幼蟲塞回蜂房，逼牠非回饋不可。這種把戲，那些好吃懶做的男人最會，更過分的是，甚至竊取更多的甘露卻不回報以補品⑰。

整個社會對各位如此之呵護，豈不對各位也有所期待？當然，從各位的古典蜜囊中源源分泌出伊甸之蜜露與乳汁⑱，我們才得以在各位的訓詁、考據、評註、史料、翻譯與文章中大快朵頤。作為學院裡的幼蟲，幾個世紀以來，巢中幾乎不分彼此的養分，各位吸飽食足，理所當然地，你們所分泌的精華自當有益於勞動者之所需。各位的人數雖然不多，這個團體卻擁有巨大的能量值，有如內分泌系統之於人體。人的身體也是一個蜂群忙忙碌碌的蜂房，各有職司，置於大腦與心臟的中央控制之下，全都依賴名之為激素（hormones）的物質（由極為微小甚至不怎麼重要的結構分泌），潤滑生命的轉輪。舉例來說，如果割掉喉結下方的甲狀腺，也就等於拿掉了使思想引擎得以運轉的潤滑劑——其情況類似切斷其汽車的供油——一個人的心智儲存便會逐漸喪失作用，數年之內陷入癡呆，皮膚的正常程序也將停頓，身體發腫，好好的一副軀體變得不成人形。這些潤滑劑，今天多數都已知道其重要性，統稱之為激素，從字源上來看，各位就可以知道它是多麼貼切了⑲。

各位所分泌出來的東西，對整個社會而言，正是甲狀腺的分泌之於人體。古典學術則是激素。我們的好朋友艾倫（P. S. Allen）⑨0，曾在學會發表過一篇最具有啟發性的論文，探討 Humanism（古典學術）一字的演變。對於這個魅力無窮的字眼，我總覺得它涵蓋了整個古典世界的學問——包括人對自然的了解與人對自己的認識。且讓我們來看看，這所大學所謂的「人文學科」（Literae Humaniores）⑨1所指究竟為何。不妨拿過去十年間精挑細選的大論文（Greats' papers）⑨2來研究一下，倒是滿有趣

---

⑧5長幼互哺的（trophallactic）：希臘文，指昆蟲的成蟲與幼蟲互相交換食物。

⑧6自願護理隊（V. A. D.）：Voluntary Aid Detachment，一次世界大戰時，由婦女組成之傷兵照顧組織。奧斯勒在此比喻成蟲。

⑧7奧斯勒的原註為："Professor Wheeler in *Proceedings of Amer. Phil. Soc.*, vol. lvii, No. 4, 1918"。Benjamin Ide Wheeler（1854-1927）：康乃爾大學古典文學與比較語文教授，一八九九年出任加州大學校長。

⑧8伊甸之蜜露與乳汁：此句源出自柯里爾吉（Samuel Taylor Coleridge）之《忽必烈汗》（*Kubla Khan*），原句：彼已飽食蜜露，並飲伊甸之乳汁。

⑧9希臘字 *hormôn*，意為「處於興奮、活潑、激昂的狀態」。

⑨0艾倫（Percey Stafford Allen, 1869-1933）：牛津三一學院院長。

⑨1人文學科：牛津古典文學（希臘文與拉丁文）的名稱。

⑨2大論文：牛津學士學位論文的通稱；今天特指人文學榮譽學位論文。

的，科目雖然是同一個，實際上卻是包羅萬象。但是，如果拿一九一八年的教材跟一八三一年第一批付梓的典籍做個比較，出人意料地，居然是相同的。換句話說，八十七年如一日，完全沒有改變！再拿這些課程跟一七七三年約翰．納普雷敦（John Napleton）⑬的《思考》（*Considerations*）作一比較，同樣也是沒變！又承蒙賴許代爾（Rashdall）⑭的協助，追溯人文學科的演變直到一二六七年，結果居然發現，其間容或有名稱上的不同，幾個世紀以來，基本上卻如出一轍——不出希臘與拉丁作家、邏輯學、修辭學、文法，以及哲學、博物學、倫理學與形而上學——正如各位所知道的，這七種學問浩瀚如海，全都寫在保德雷樓（Bodley's building）的門楣上，可說堂奧盡在其中⑮。在一個變動不居的世界，何以這一切卻能萬古常新？說起它的原因來，如此之神奇，卻又因為人人都視之為當然反而變得平淡無奇了；眾所周知，我們的文化深深根植於希臘與羅馬的土壤中——我們獨沽一味的信仰、幾乎全部的哲學、我們的文學典範、民主自由的理念、科學的基礎以及法律的根本，絕大部分都是如此。古典學科讓學子得以接觸大師的心靈，從而獲得這些財富，也因而得以與雖死猶生的哲人同在，與那些「不活在今日或昨天而屬於永恆的⑯」不朽者神交。即使在今天，就如同在紀元前五世紀，Hellas（希臘）⑰這個名稱就已經不再是代表一個民族，而是代表知識，或者如梅因（Maine）⑱所說：「除了大自然無可預測的力量之外，推動這個世界的，沒有一樣不是源自於希臘。」西方之所以能夠自東方文明的神祕色彩中向上提升，肇因於「**理性之光照亮一切**」⑲，安納薩哥拉（**Anaxagoras**）的這句名言，已經充分表達了我們今天對生命的觀點。

古典學問遭到批評的地方，有兩個方面。有人說，舊學太過於受到重視，阻礙

---

⑬納普雷敦（約 **1738-1817**）：英國神學家與教育改革家。為牛津學生生活守則與手冊的撰寫人，其中包括《牛津大學第一與第二學位必修課程之思考》，奧斯勒簡稱為《思考》。

⑭賴許代爾（Hastings Rashdall, 1858-1924）：英國神學家，著有 *The Universities of Europe in the Middle Ages*（**1895**）。

⑮保德雷樓：保德雷圖書館，牛津大學之中央圖書館，由湯瑪斯．保德雷爵士（Sir Thomas Bodley）重建。樓有四門，門楣上鐫刻有邏輯、形上等希臘文字，如奧斯勒所言，代表構成傳統知識的不同學門。

⑯不活在今天或昨日而屬於永恆的：《約伯記》八章八至九節。

⑰ **Hellas**：在古典時代，此字意為「所有希臘人的祖國」。另有 Ellas 一字，指現代的希臘國家。

⑱梅因（**Henry James Sumner Maine, 1822-1888**）：英國法官、劍橋民法教授、牛津法學教授，著有 ***Village-Communities in the East and West***（**1876**）。

⑲安納薩哥拉（約 **500-428B.C.**）：希臘哲學家，伯里克利斯（Pericles）、尤里匹底斯（Euripedes）、蘇格拉底俱為其學生。**Kirk** 著有前蘇格拉底之哲學家一書，其中有關安納薩哥拉的部分，並未提到這一句話。**Theodor Gomperz** 之《希臘思想家》（*Greek Thinkers*），扼要敘述安納薩哥拉有關理性的理論，說他認為理性是基本的動能，與亞里斯多德的說法若符合節。

了其他知識與實用之學的發展；也有人說，舊學的教學方法太過於傳統，不符合現代的需要。牛津的學術可以說是獨尊舊學，分析一九一九年的資料，二十三個學院的二百五十七名院長與教席（Heads and fellows）[100]中，只有五十一人是研究科學的，這還包括數學家在內。

如果說，在一所現代的大學裡，這類傳播者與詮釋者大可不必佔有那麼高的比例，或許還真是大不敬。何其美好的是

> 遙想當年，才子們各領風騷，
> 歲月流金，閃耀如泰晤士河[101]。

在那段美好的日子裡，總讓人覺得，天下知識已經盡在古代碩儒的胸腹之中，可以讓人享受的別無他物，無非艾西多爾（Isidore）、拉班納．摩魯斯（Rabanus Maurus）與梵桑（Vincent）[102]這些學富五車的學者皓首窮經所豐收之美物，以及巨匠如艾爾伯特．麥格納（Albertus Magnus）與聖多瑪．阿奎那（St. Thomas Aquinas）[103]所精心烹調的珍饈——八方佳味冶於一爐，恐怕也只有像艾匹休斯（Apicius）[104]的那種品味能力，才分得出其間紛陳的風味，哪一味是希臘的、教會的或阿拉伯的。

古典學程之所以遭到非議，並不是因為它的優勢，而在於它的優勢是不對等的。至於教學的方法——憑他們的果實你們就當認得105。「大論文」之產生，在此毋庸贅述。許多人認為，心靈結構之發現不可能光看表面就能做得到，一篇「第一等的大論文」，想要一眼就能看出，當然也是緣木求魚！那樣所能夠看到的，無非只是表面的堂皇，自以為達到了生命的目標，就像祭司長蓋斯福特（Gaisford）106聖誕佈道

100教席（fellows）：指牛津大學內協助院長管理各學院的學者與教師。

101馬修．阿諾（Matthew Arnald）的詩作'The Scholar Gypsy'。

102艾西多爾（Isidore of Seville，約 570-636）：西班牙神父、學者，著有 *Etymologiae*，保存了整個中世紀的知識與文類。同時也著有 *De Natura Rerum*，所論均為中世紀之天文學。拉班納．摩魯斯（776-856）：德國卡洛琳學術復興時代之神學家，著作方面包括語源學、聖經與教育。梵桑（Vincent of Beauvais，約 1190-1264）：中世紀拉丁學者，編著中世紀百科全書 *Speculum Majus*。

103艾爾伯特．麥格納（1206-1280）：聖道明修會教士，任教於巴黎與科隆，專精於亞里斯多德、猶太文與阿拉伯科學史，為阿奎那的老師。聖多瑪．阿奎那（約 1225-1274）：義大利哲學家、神學家，著有 *Summa Theologiae*（1265-1273）。此書名為討論神學，實際上是一套完整而有系統的知識論。

104艾匹休斯（Marcus Gabius Apicius，紀元一世紀）：台伯琉斯（Tiberius）統治時代的羅馬美食家。

105憑他們的果實你們就當認得：《馬太福音》七章二十節。

106蓋斯福特（Thomas Gaisford, 1779-1855）：牛津希臘文欽定講座教授，亦為基督會大教堂祭司長。

詞中發酸的句子，自以為了不起，「不僅要顯出自己的高人一等，還孜孜於高位與俸祿」[107]。**「有魔棒者其數甚眾，通靈者則寥寥可數」**[108]。任何體制所作的裁判都不能有例外，為了鍛鑄少數精英的心靈，體制絕不應該手軟，每一年，我們都必須準備好，給大學部的學生來一次慘烈的屠殺，為每個世代產生一個英葛蘭姆．白瓦特（Ingram Bywater）[109]型的學者。這是自然的法則——煎一條鮭魚，用掉好幾千顆蛋，豈不是天經地義嗎？

但是，如此一來，一般不是學者料子的人，就不免對學校或學院心懷怨懟了。除了鍛鑄心靈外，古代語文的價值還在於給學生一支學問的鑰匙。不過話又說回來，我們讓年輕人花了十年甚至十幾年的時間，研讀希臘文與拉丁文，到頭來語文之美仍然是霧裡看花，之所以會如此，問題全出在教學方法的錯誤。據我的了解，蒙田、米爾頓與洛克的高明之處，直到今天都遭到了忽視。研習語文要如練習樂器，嫻熟自然就能生巧，更要明白，在「測驗」[110]與「大論文」方面，除了少數人外，了解樂器的結構或神經肌肉的機制，其實是多餘的。令人欣慰的是，希臘文課程委員會已經表示：「獲致真正有價值的希臘知識，能夠明白曉暢地讀懂最重要的希臘文獻，其實是可以在比較短的時間內做到的。」我敢說，老師們如果能以蒙田[111]為師，把自己養得胖胖的[112]，好對付那個發明了文法而又賺飽了束脩的老渾蛋普羅塔哥拉斯

（Protagoras）⑬，並步武李文斯頓（Livingstone）⑭，在他那兩大卷的巨作中，除了文法以外，每一章都深深吸引我，不免讓我又羨又嫉。跟各位談了那麼多，難免有孔夫子面前賣文章之嫌，但我並不是衝著「大論文」的寫手來的，而是為了一般的平常人；平常人若能感染到古典人文的精神，那才是受教育所能得到的最貴重禮物。至

---

⑩⑦威廉・塔克維爾（William Tuckwell）：《牛津掠影》（*Reminiscences of Oxford*）。

⑩⑧柏拉圖：《菲德拉斯》（*Phædrus*）。

⑩⑨白瓦特（Ingram Bywater, 1840-1914）：英國古典人文學學者，牛津希臘文欽定講座教授，編輯亞里斯多德的《詩學》（*Poetics*），對《牛津英文辭典》的編輯貢獻良多。

⑪⓪測驗：指牛津學士學位第一次正式考試。

⑪①蒙田：見〈湯瑪斯・布朗爵士〉註⑰⑧。

⑪②養得胖胖的，好對付……：出自莎士比亞《威尼斯商人》。劇中人Shylock說：「把我養的那個老渾蛋養得胖胖的。」

⑪③普羅塔哥拉斯（約 483-414B.C.）：希臘哲學家、詭辯家，在學校教授科學。在另外一次演講中，奧斯勒曾說：「一想起普羅塔哥拉斯，我就咒他率先開了文法這門課，害得世世代代的學子們鎖在冰冷的文字規則中。」

⑪④李文斯頓（Richard Winn Livingstone, 1880-1960）：英國古典人文學者，牛津古典學教授，著有 *The Greek Genius and Its Meaning To Us*（1912）與 *A Defence of Classical Education*（1916）。

於對各位這樣的一時之選，只能算是虛有其表，不過班門弄斧而已。但我總覺得，畢竟還有一些東西值得一談。馬克．吐溫（Mark Twain）終日與古代碩儒為友，每天必讀普魯塔克，或者應該說是蒙田批註過的普魯塔克⑮。他批評基督教的科學⑯時說，所謂的人文學者都對科學不甚了了，而科學卻嚴重欠缺古典人文素養。這種本來不應該發生的分道揚鑣，在菲特列．肯揚爵士（Sir Federic Kenyon）⑰所提出的報告中卻是鐵證如山，學界為之震動，乃不得不嚴肅面對。令人鼓舞的是，來自各界的代表齊聚一堂，共商振衰起敝的大計，一致認為要解決此一學術上迫在眉睫的問題，以公立學校或有歷史的大學之現有條件均不足以成事，特效藥如果光是有資金也還不夠，更關鍵的是，能夠在這兩個知識領域中產生足夠改變的酵母⑱。

Ⅲ

知識需要廣度與多樣性，人文學院點出了問題，同時也強調了古代典範的價值是無可取代的。令人驚訝的是，卻沒有人說得出個所以然來，問題也就不了了之。

雖然偶爾還是有人提醒、呼籲、肯定，但是，對於推動現代世界形成的那股力量，基本上卻還是懵懂無知。其實那並不是別的，全都是古希臘的，是不折不扣的古典人文，是教育中的基本要件。人文與科學本是一根枝條上的兩粒果實，但時至今日，兩者的互補已經嚴重遭到破壞。在今天的學術界，科學的地位之所以大為走樣，或許是教會透過傳道系統傳播古典知識，其間有所過濾甚至保留所致。關於這一點，有一個很好的指標，那就是聖奧古斯丁所提出來的問題[119]居然一直延續到了十八世紀的末期。打造基督教文明的人，基本上並不重視科學，而希臘精神又在中世紀的氛圍中遭到了窒息。正如艾克頓伯爵（Lord Acton）所說，中世紀「充斥著謊

---

(115) 兩人均為奧斯勒喜歡的作家。奧斯勒推薦十本書作為醫學生的枕邊書，普魯塔克與蒙田緊隨《舊約》、《新約》、莎士比亞之後。普魯塔克：見註(58)。

(116) 馬克・吐溫：《基督教的科學》（*Christian Science*），New York: Harper & Brothers, 1899。

(117) 奧斯勒的原註為：「兩篇報告分別是：*Education, Scientific and Humane*（1917）與*Education, Secondary and University*（1919）。菲特列・肯揚（Federic George Kenyon, 1863-1952）：英國古典學學者，編輯、翻譯大量古作品，包括亞里斯多德。曾任古典學會會長、大英博物館館長。文中所提到的報告，係向不列顛學院（British Academy）提出。肯揚為該學院創辦人之一，後出任院士、院長。

(118) 酵母：奧斯勒另在〈科學的酵母〉一文中強調了酵母的重要性。參見〈科學的酵母〉。

(119) 聖奧古斯丁（Saint Augustine, 354-430）：基督教早期最偉大的神學家，其理論與聖保羅一脈相承。奧斯勒此處所指的是奧古斯丁的《舊約前七書的問題》（*Questions on the Heptateuch*），其重點在於指出，奧古斯丁認定舊約前七書所載之事皆為歷史事實。

言，人活在虛擬的昏昧中與假見證的雲霧下，日子得過且過，騙子與偽造者大行其道」[120]。唯一令人不解的是，卻有一個人特立獨行，那就是以現代的眼光做自己主人的羅傑．培根（Roger Bacon）[121]。

今天，我們的問題在於，唯一還重視人類思想哲學的一群人，對於打造新世界的新科學，居然也忘了它的根本。對於愛奧尼亞（Ionion）的大哲們，也就是你們的那些老老前輩，給人的印象是怠忽，甚至不屑一顧。直到今天，希波克拉底仍然是一口活泉；一個現代科學養成的醫師，對伊拉塞斯特拉塔斯（Erasistratus）[122]、希羅菲勒斯（Herophilus）[123]或加倫（Galen）[124]的了解，遠勝過我們今天朗朗上口的人物，譬如說哈維（Harvey）[125]，為什麼會這樣，我擔心，即使是為數已經不多的「大論文」高手，未必能夠明白其中的道理。希奧弗拉斯特（Theophrastus）[126]在植物學上的影響至今不衰，拜亞瑟．霍特爵士（Sir Arthur Fento Hort）[127]之賜，英國讀者最近已經可以窺其堂奧——甚至連希臘讀者也沾了光！但身為傳道授業解惑之人，對這位現代植物學之父，牛津學者的了解又有多少呢？許許多多一直在滋養著各個科學領域的心靈，我們所給予的關注可說是少得可憐，簡直到了棄如敝屣的地步。讀到阿基米得、希洛（Hero）、阿里斯塔克斯（Aristarchus）[128]這些人的事蹟時，學子們莫不心跳加速，但是，在過去十年的「大論文」中，這些名字甚至連提都沒提到過；然而，不

⑳艾克頓伯爵（John E. E. D. Acton, 1834-1902）：英國歷史家、倫理學家，劍橋欽定講座教授。引句出自*A Lecture on the Study of History*。

㉑羅傑・培根（約 1214-1294）：英國哲學家、科學家，放大鏡的發明人，也是火藥的先驅，因所從事的研究工作入獄，坐牢長達十二年。奧斯勒的原註：「培根的現代眼光可以見諸於下面的句子：『較諸其他的科學，實驗科學有大優點——以直接的實驗證明結果，發現其他科學所無法得到的真相，以及探索自然的祕密，為我們打開過去與未來之門。』」

㉒伊拉塞斯特拉塔斯（紀元前三世紀）：希臘解剖學家，當時就已分開對待感覺與神經，後世尊為病理學之父。著作包括解剖學、實用醫學與藥學，惜均佚失，僅知書名，有斷簡殘篇為加倫與其他醫學作家保存。

㉓希羅菲勒斯（紀元前四至三世紀）：亞歷山大之希臘解剖學家，以發現神經系統傳世，後世尊為解剖學之父。

㉔加倫（約 130-200）：希臘醫師與作家，另參見〈教學與思想〉註㉒。

㉕哈維（1578-1657）：英國醫師、解剖學家，發現血液循環。參閱〈老師與學生〉註⑱。

㉖希奧弗拉斯特（約 372-288B.C.）：希臘哲學家、植物學家，周遊各城邦，講授倫理學。身為亞里斯多德的學生，繼承師業，教學不輟。最享盛名的著作《論人格》（*Characters*）。另著有《植物史》（*History of Plants*）與《植物的起源》（*The Origins of Plants*），中世紀時均被列為該一科目最重要的參考書。

㉗霍特（1864-1935）：希奧弗拉斯特《植物入門》（*Enquiry into Plants*）的編輯與譯者。

也正是這些人所用的方法，廓清了人心的混亂與迷信，指出了自然法則的清楚知識嗎？令人驚訝的是，在典試人員當中，總有一些可笑之人，死守著八股，淨問些逍遙學派（peripatetic）[129]的老問題，諸如「蟲蚋之生命幾何」、「陽光穿透海水可達幾噚」、「蠓的靈魂生做什麼模樣」等等——倒是這些問題給現代魯珣（the modern Lucian）[130]帶來了靈感，把波義耳（Boyle）[131]與葛拉杉學院（Gresham College）[132]的教授們耍得不亦樂乎。

說到這樣的怠忽，有兩件事，請容許我在這裡多嘮叨幾句。在牛津，居然有人主張，怠忽之於「文理科的所有典試大員，即便是時有所見，在這個瞬息即逝的塵世中還是最好的」。大有視之為李察·德貝里（Richard de Bury）所稱的「學術王子」（the Prince of the Schooles）之慨[133]。各位都當記得，格列佛（Gulliver）航向勒普塔（Laputa）的途中[134]，登上小島格魯博達伯德里（Glubbdubdrib），島上總督有一個司令官是隱多珥人（Endorian）[135]，能夠跟鬼魂打交道，像這種本事，奧利佛·羅吉爵士（Sir Oliver Lodge）[136]或亞瑟·柯南·道爾爵士（Sir Arthur Conan Doyle）[137]想來一定羨慕不已。當隱多珥人將亞里斯多德連同詮釋過他作品的人都召來時，格列佛大感驚訝，因為他們彼此居然互不相識，問起原因才知道，原來是那些詮釋者在教導後代的時候，將亞里斯多德的意思全都弄錯了，強烈的羞愧使他們在地府中遠遠地躲著他，

(128)阿基米得（約 287-212B.C.）：希臘數學家、物理學家，發現狹義重力原理與槓桿原理。希洛（Hero of Alexandria，約紀元一世紀）：希臘博物學家、數學家，說明虹吸、水力與最基本的蒸氣動力現象，並發明數種機械，其中之一為「希洛泉」（Hero's fountain）。阿里斯塔克斯（Aristarchus of Samos，紀元前三世紀後期）：見註⑭。

(129)逍遙學派：指亞里斯多德的教學方式。亞里斯多德教學多在雅典郊外萊希門（Lyceum）邊走邊教學生。

(130)魯珣（Lucian，約 125-200）：希臘諷刺詩人，專門針對舊信仰、舊觀念與舊傳統提出質疑。現代魯珣：奧斯勒指的是約拿旦・史威夫特（Jonathan Swift, 1667-1745），英國諷刺散文作家，著作《格列佛遊記》（*Gulliver's Travels*）稱世。

(130)波義耳（Chares Boyle, 1676-1731）：史威夫特的好友。

(132)葛拉杉爵士（約 1519-1579），英國金融家，一五九六年在倫敦創辦葛拉杉學院，為倫敦大學前身。倫敦大學建於一八三六年。

(133)學術王子：奧斯勒指的是亞里斯多德。牛津 Durham College 圖書館創辦人德貝里（1281-1345），稱亞里斯多德為「哲學王子」。

(134)見史威夫特的《格列佛遊記》。

(135)隱多珥人：《撒母耳記上》二十八章七至十四節：掃羅被引到一個隱多珥婦人的住處，婦人為他召來撒母耳的鬼魂。

(136)奧利佛・羅吉（1851-1940）：為奧斯勒同時代的英國醫師、物理學家，研究乙太與無線電波的本質。

無顏相識。我還真擔心，這所大學裡的許多古典教師，哪一天明白自己的怠忽也曾蹧蹋過大師的心血，一定也會跟那些詮釋者一道，躲到陰暗的角落裡不敢見人。在生物學上，亞里斯多德可以說是第一個用現代科學語言發言的人，做為一個生物學家，說他是第一流的，絕對當之無愧，他在博物學上的研究，甚至對他的社會學、心理學與哲學研究都產生過重大的影響。今天，帶頭發現亞里斯多德的，或許可以歸功湯普生（D'Arcy Wentworth Thompson）博士⑬⑧一九一三年所開的赫伯特・史賓塞（Herbert Spencer）⑬⑨講座。這位看起來不太快活的⑭⓪傢伙，雖然沒什麼想像力，倒是十分的忠實，從他對這個現代生物學奠基者的描述，我們可以知道，亞里斯多德的語言是我們的，他的方法與問題也是我們的，他熟悉上千種的生物、禽鳥、動物，以及牠們外表的結構、變種與早期發展；他研究的問題包括遺傳、性別、營養、生長、適應以及生存的掙扎⑭①。高年級的學生，如果對生物發現有興趣，我倒建議，不妨去研讀約翰尼斯・穆勒（Johannes Müller）⑭②——他也是解剖學的先驅——他發現，亞里斯多德還有一項了不起的發現，是某一種鯊魚的特殊繁殖方式⑭③。兩千年來，這位胚胎學的奠基者，可以說是前無古人後無來者，但我相信，在過去的十年中，人文學的論文裡面，卻從來沒有人提到過這些生物學的成就，但也正是這些成就所形成的發現基礎，將我們的觀念搞了個天翻地覆。

這種古典人文學的斷層，尤其可見於文學史上最偉大的自然詩人，一個「坦然凝視自然裸裎之美」的人⑭，也是史無前例將「科學與詩歌的功能、性質與成就」合為一體的人⑮。魯克里夏斯（Lucretius）⑯的作品堪稱黃金之作，不僅在高級研究生叢書（Honour Moderations Books）的第一至第三卷及第五卷中，均列為D部的七篇文選之一，也常見於「大論文」中，譯文與摘引更散見於各處；但是，這部作品中的科

---

⑰亞瑟．柯南．道爾（1859-1930）：英國偵探小說作家，著有《福爾摩斯探案》（*The Adventures of Sherlock Holmes*），也研究靈學並撰寫此類文章。

⑱湯普生（1860-1948）：英國動物學家、古典學者。

⑲赫伯特．史賓塞（1820-1903）：英國哲學家，其哲學以演化論為基礎。史賓塞認為，科學應分成三類：抽象的、抽象－具象的、具象的。

⑳此處用的是莎士比亞《哈姆雷特》中的 muddy-mettled，意為「愁悶、憂鬱」。

㉑奧斯勒的原註為：「取材自湯普生的《論生物學家的亞里斯多德》（*On Aristotle as a Biologist*）。」

㉒穆勒（Johannes Peter Müller, 1801-1858）：德國病理學家，為現代病理學奠基者，研究範圍包括解剖學、言語、聽覺、視覺與內分泌腺分泌物的性質。

㉓亞里斯多德，*Historia Animalium*。

⑭見 Charles Harold Herford，《魯克里夏斯的詩》（*The Poetry of Lucretius*）。

⑮同註⑭。

學觀照與洞察卻幾乎沒有人提到過。說到魯克里夏斯持續對自然所下的工夫，無論古今，其眼光可說無人能及——巴斯葛（Pascal）的名句「無限空間的永恆寂靜」[147]已經令人拍案，較諸「時光無盡悠長，地老天荒俱往」[148]，卻也不免相形失色。也正是這個拉丁詩人，我們看到了世界起源與人類起源的現代觀點。他描述亂象紛陳的原子風暴（《論萬物之本質》卷五）導致世界的誕生，簡直可以逐字轉換成彭加勒（Poincaré）[149]或阿瑞尼爾斯（Arrhenius）[150]有關銀河中新天體生成的敘述。對於原始人類與文明的誕生，他的觀照又是何等生動！說他與泰勒（Tylor）[151]屬於同一時代，兩人足可亦師亦友也不為過。卷二則可說是一本原子物理學的手冊，其觀念真可說是神奇無比——

無盡的宇宙
有熊熊燃燒的原子急湍奔流[152]。

這樣的句子，恐怕只有欒琴（Roentgen）[153]或湯姆生（Thomson）[154]的弟子才懂得欣賞了。卷六的磁環理論（ring theory of magnetism），到了後世才由帕森斯（Parsons）[155]重新提出，而後者的磁元以環狀高速旋轉，其形式與結果，簡直就是披著我們這位德謨克里特(156)門徒的磁物理學一般。

說到這裡，請容我再做個抗議。若說愛情春藥足以讓人喪失神智，在《憂鬱的

---

(146)魯克里夏斯（Titus Lucretius Carus，約 96-55B.C.），羅馬詩人、哲學家。著有哲學詩集《論萬物之本質》（*De Rerum Natura*），闡述伊比鳩魯派的哲學觀點。魯克里夏斯雖然不是科學家，但對於光、物質的原子結構以及生命的起源等問題，所提出的理論均預見了現代的科學發現。

(147)無限空間的永恆寂靜：出自布萊瑟．巴斯葛（Blaise Pascal）之《沉思錄》（*Pensées*）。

(148)見魯克里夏斯的哲學詩集《論萬物之本質》。

(149)彭加勒（Jules Henri Poincaré, 1854-1912）：數學家、科學家，巴黎科學院天體力學教授，著有 *Les Méthodes nouvelles de la mécanique céleste*。

(150)阿瑞尼爾斯（Svante August Arrhenius, 1859-1927）：瑞典物理學家、化學家，建立電子裂解理論，利用物理與化學的方法研究 toxins 與 anti-toxins，著有 *World in the Making*，在書中，預言了愛因斯坦的發現。

(151)泰勒（Edward Burnett Tylor, 1832-1917）：英國人類學家，牛津第一位人類學教授，著有 *Primitive Culture*。

(152)魯克里夏斯：《論萬物之本質》卷二。

(153)欒琴（Wilhelm Konrad Roentgen, 1845-1923）：德國物理學家，一八九五年發現 X 光。

(154)湯姆生（Joseph John Thomson, 1856-1940）：英國物理學家，研究電子之質量與電荷、放射線等，被認為是電子的發現者。

(155)帕森斯（Charles Algernon Parsons, 1854-1931）：英國工程師，開發蒸汽渦輪引擎。

(156)德謨克里特（約 460-370B.C.）：希臘哲學家，以原子論稱世。

解剖》（*Anatomy of Melancholy*）[157]這本趣味十足的著作中，談到情慾的那一章，還真的讓我們大開了眼界。不論是哪一種的瘋狂，是否會留出一段神智清明的空隙，而且還能寫出像《論萬物之本質》這樣的詩篇，雖非我們所知，但像這種神話，除了跟丁尼生（Tennyson）的那首詩[158]扯得上一點因果關係外，實在沒有什麼其他的價值。只有大學裡的老學究，從來不解年輕的阿芙蘿戴蒂（Aphrodite）[159]之花招與媚術，才會把卷四中的那種激情視為只是智者的一時把持不住，受到維薇安（Vivien）[160]或莎翁十四行詩中那個黑女（dark Lady）[161]的誘惑。

人文學院的研究，基本上是古典文學與歷史，「但是，有很多的學生接觸到哲學。專攻數學、博物學、史學、心理學、人類學或政治經濟的學生，很自然地會對哲學發生興趣，而他們的需求，這所大學目前所提供的資源顯然不足。」以上這段引自文學院教師委員會的報告，是大戰（一九一四至一九一八年）之前提出來的，去今可謂不遠，報告建議成立新的高級研究學院，研究主題應設定在與科學相關的哲學原理，而其配套則由人文學院與科學學院共同擬訂，目標在於養成一種信念，讓學生明白，**如果不能充分了解人類心智的偉大成就是如何達成的，就不足以成為一代的知識份子**；至於現實的問題則在於，如何將這類課程列入高等通識教育，以及使科學思想也能在人文學院中發酵[162]。

科學方法一點都不神祕，同時也離不開日常生活。這種認知非常重要。科學始終都只是一種觀察的習慣或能力。唯其如此，兒童才能夠在知識的氛圍中成長，在成人的日常作息中學習；唯有從大量的差異中，才能夠做科學的——精確的——觀察；也唯有如此，我們才能夠發現事物的真相。而「**發現事物的真相**」，**無論是天上的、地下的，或是對自己的觀察，正是柏拉圖定義科學的核心**⑯③。科學方法只不過

---

⑮⑦ Robert Burton（1577-1640）的一本雜文集。

⑮⑧丁尼生（Alfred Tennyson）以魯克里夏斯的《論萬物之本質》為本，寫成《魯克里夏斯》一詩。詩中，丁尼生採用古代的傳統，魯克里夏斯在妻子給他壯陽藥恢復性能力之後，背棄了諸神，諸神乃化為惡鬼，對他糾纏不休，終至自殺而死。

⑮⑨年輕的阿芙蘿戴蒂：希臘的情慾女神。

⑯⓪維薇安：亞瑟王朝愛情故事中迷人的美女。

⑯①黑女：莎士比亞《十四行詩 127-154》中一個不知名的女人。故事是：「她是一個公認最迷人的女孩，愛上了詩人卻又與詩人年輕的朋友相好，後來更移情別戀。詩人覺得她帶壞了那個年輕人，並後悔自己同她發生關係，卻又無法切斷感情。她被人稱為『黑女』，因為她的皮膚黑，象徵心地也黑。」

⑯②奧斯勒的原註為：「在我發表這篇講演之後，J. A. Stewart 教授給我一篇他剛發表的文章：*Oxford After the War and a Liberal Education*，文中他以自己的實務經驗大力呼籲，牛津高等通識教育的基礎，應該是「人文不可以無科學，自然科學不可以無人文」。

是一種心智的活動而已，同樣可以用來讀懂古書寫體（Beneventan script）[164]，用來分析煤礦的礦權，研究俯衝的力學，或斑蝥的花紋。理性的觀察之外，希臘人還加上實驗（但未充分用在生物學上），這項利器有助於科學的發展，現代世界的文明尤其得利於此。純科學的發現應用到日常生活，可以說俯拾皆是，但是，從事研究的人，除了追尋自然法則的知識外，幾乎別無所求，這種非營利的動機，正如柏涅特（Burnet）[165]所說，是希臘人留給人類最珍貴的禮物。法拉第[166]之發現感應電流（induced currents），從來沒想到過發電機；克魯克斯管（Crookes' tubes）[167]直至欒琴將之實際用到X光上，之前都只是好玩而已。柏金（Perkin）[168]發現苯胺染料之初，從未想到要將它變成一種化學工業。普雷斯特萊（Priestley）[169]如果早知道充電產生的亞硝酸會讓德國人延長戰爭，一定會詛咒這項發現，但若想到它也能夠為我們解決肥料的問題，想來也會給予祝福。

現代科學的異常發展有可能毀了自身。**專業化在今天是大勢所趨，但已經把專業切割得七零八落。工人困在瑣碎的迷陣中失去了整體感，無論在哪個領域裡，人都陷在以利益為前提的小圈圈中，而且眼光淺短。**一個世紀之前，化學還是醫學講座的座上貴賓，甚至高不可攀，曾幾何時，卻分成了十數個門類，各有各的實驗室和文獻，有時候還有各自的學術團體。至於年輕人，早早就投身於鑽營，捨大道而由小徑，很快就喪失了整體感，變得斤斤計較，格局越來越小，大頭病(170)的傾向則越來越嚴重。地球上一千三百餘種的斑螯，花上十四個年頭去研究牠們的花紋變化，只會把一個人的創造力釘死在目光如豆的小框框裡；另一方面，他有可能自以為是個現代生物學家，一心只是想要用實驗弄出個變種來，打破遺傳特性因環境隔絕而

---

(163) 柏拉圖：*Charmides*。

(164) 古書寫體：中世紀時，從可蘭經曲線文字發展出來的一種義大利書寫體，也稱為倫巴底體（Lombardic）。奧斯勒的意思是，古書寫體若未經訓練極不易懂。

(165) 柏涅特（John Burnet, 1863-1928）：蘇格蘭聖安德魯大學（St. Andrews University）希臘文教授，曾編輯柏拉圖與亞里斯多德作品。奧斯勒想到的，可能是柏涅特的 *Early Great Philosophy*，書中有這樣的話：「正是好奇心這項珍貴的禮物……使愛奧尼亞人能夠撿起不起眼的知識碎片，將之變成有用之物。」

(166) 法拉第（Michael Faraday, 1791-1867）：著有 *The Theory of the Earth*。

(167) 克魯克斯（William Crookes, 1832-1919）：英國化學家、物理學家，發明「克魯克斯管」與輻射計。

(168) 柏金（William Henry Perkin, 1838-1907）：英國化學家，發明合成染料。

(169) 普雷斯特萊（Joseph Priestley, 1733-1804）：英國神學家、化學家，以發現氧氣著稱於世，並發現多種化合物，以及發現用電解合成肥料的原理。第一次世界大戰期間，德國天然肥料進口遭到英國海軍的封鎖，德國科學家利用普雷斯特萊的技術生產合成肥料，維持國內的糧食產量，使德國得以繼續撐下去。

(170) 大頭病（megalocephaly）：是諷刺的說法，指自誇自大，自以為是。

造成的神祕。

只有在一個情況下，現代的專家才會承認，那些已經死掉的語文其實是大有用途的。文字之神千變萬化的魔力，在希臘文上表現得最為淋漓盡致，為其他文字所不能及。相對於其他人來說，關於這一點，研究科學的人是最該肅然起敬的。面對新的發現，為了要弄清楚事實與形式的底蘊，多少學子就非得祈靈於帕納瑟斯（Parnassus）⑰不可。打開莫雷（Morley）與繆爾（Muir）⑰這些人所編的化學辭典，連篇累牘的名詞，早在十年前，根本從所未見，要是其他領域的專家，那就更是一字不識了；還有就是中世紀西蒙·堅紐恩西斯（Simon Januensis）的《同義字》（*Synonyma*）或馬瑟·塞爾維提克（Mathaeus Sylvaticus）的《醫學全書》（*Pandects*）⑰，那些阿拉伯文的術語，就更是有如天書一般了。但是，你若懂得希臘文，那又另當別論了。正如最近《旁趣》（*Punch*）雜誌⑰評論威斯特教授（Professor West）的大作，⑰就有這樣美妙的詩句：

林內（Linnaeus）⑰以來，植物學全靠拉丁文；
生物學的命名，到處借用希臘文；
至於醫學，這兩種文字你若一竅不通，

那麼，你連生得是什麼疾病都會搞不懂。

且讓我舉兩個例子吧。原生細胞是所有生命的起源，其間的方寸雖小，命名瘋（onomatomania）[177]可是鬧得兇。原生細胞在進行有絲分裂的過程中，發展出一套特殊的符碼，處理的不僅是遺傳與性別，有位細胞學家更相信，這套分裂機制除了是一種生理過程外，在其生理力量的運動與互動中，還可以找到開啟生命之祕的鑰匙。這位細胞學家簡直可說是個古希臘人，不信，且聽下面這一段，亞里斯多德可能會

---

(171)帕納瑟斯：希臘中部山岳，古希臘人敬拜阿波羅與繆思諸神的聖地，為詩歌與藝術活動中心。

(172)奧斯勒引自當時的標準參考書 *Dictionary of Chemistry*。

(173)西蒙・堅紐恩西斯（逝於1303）：義大利醫書作家，著有*Synonyma*（1473）與*Clavis Sanationis*（1474）。
馬瑟・塞爾維提克（約十四世紀初）：義大利醫書作家，著有《醫學全書》（*Pandectae Medicinae*）。

(174)英國諷刺性週刊，創刊於一八四一年。

(175)威斯特（Andrew Fleming West, 1853-1943）：普林斯頓大學研究學院院長。奧斯勒的原註為：「取材自 *The Value of Classics*, Princeton University Press, 1917。」

(176)林內（Carolus Linnaeus, 1707-1778）：瑞典博物學家，公認為植物學之父。首創雙名命名系統，使博物學更為精準，不易造成混淆。

(177)命名瘋（onomatomania）：此字應為奧斯勒自創，意為「為事物命名的偏執狂」。

比我們大部分人更聽得懂。

在精原細胞（spermatogonia）的原漿（protoplasm）中，核小粒（karyogranulo-mes），而不是體小粒（idiogranulomes），與體精細胞（idiosphaerosome）——亦即冷霍塞克尖體（acrosoma of Lenhossék），一種蛋白質——相結合，並分化成為體隱窩（idiocrypto-some）與體內膜（idiocalyptosome），兩者均包覆於體精囊（idiosphaerotheca），亦即原漿小囊（archoplasmic vesicle）之中；但當精子（spermatid）變形成為一個球體時，體外膜（idioectosome）即消失，而內膜（calyptosome）從隱窩（cryptosome）脫離之後，精囊乃變成精內膜囊（spermiocalyptrotheca）[178]。

這種克萊提勒式（Cratylean）[179]的說法，如果嫌它太過於咬文嚼字，就讓我們舉一個現實的例子。在我們寶貝得不得了的甘藍菜園裡，俗稱甘藍菜蛾的 Pieris brassicae 一旦繁殖起來，菜農辛苦的心血也就付諸東流了。幸運的是，甘藍菜蛾的幼蟲是一種學名 Apantales glomeratus 的昆蟲的寄主，而後者又是另一種昆蟲 Mesochorus pallidus 的寄主[180]。說到甘藍菜的營養與藥性，卡托（Cato）[181]曾經讚不絕口，另外還有兩個普里尼（Pliny）[182]的同行，克里希帕（Chrysippus）[183]與迪厄切斯（Dieuches）[184]，甚至還為它寫過專論，像英格蘭庄腳人[185]如此喜愛的食物，竟然是靠這些昆蟲的卵才得以保存，還真是一場悲劇，想到那種場景甚至不免悚然。原來 Mesochorus pallidus 多胚胎卵的原生質寄生在 Apantales glomeratus 的卵上，先會形成一種 trophoamnian，並發育成為 polygerminal mass，一種球狀的桑葚胚，由此再長成數百隻幼蟲，不旋踵就把寄主以及寄主的寄主吃個精光，甘藍菜蛾因此胎死腹中。也只有靠這種方式，大自然才保存了卡托所喜愛的 Selenas、Leas 與 Crambes⑱，以及農民所賴以維生的甘藍菜。

科學人過度的專門化，不免陷入褊狹，以至忽略了古典人文的傳統。為了提升

---

⑰⁸奧斯勒的原註為：「改寫自近期出版的 *American Journal of Anatomy* xxiv, 1。」

⑰⁹克萊提勒式的：柏拉圖在對話錄《克萊提勒》（*Cratylus*）中說，克萊提勒堅信，所有語言的文字都有其固定的意義。

⑱⁰Pieris brassicae：常見的甘藍菜害蟲，會變成所謂的「甘藍菜白」。Apantales glomeratus：寄生於甘藍菜蛾的一種昆蟲。Mesochorus pallidus：寄生於甘藍菜蛾的寄生蟲上，專食寄主，使甘藍菜蛾無法成長。

⑱¹卡托（Marcus Porcius Cato, 234-149B.C.）：羅馬政治家、作家，著有 *De Agricultura*。

⑱²普里尼（Pliny, 23-79A.D.）：羅馬博物學家、作家，著有博物史，內容涉及考古學、動物學、植物學、礦物學、繪畫與雕刻，但道聽塗說的錯誤極多。

⑱³克里希帕（約 280-204B.C.）：希臘哲學家，將斯多葛派哲學系統化。

⑱⁴迪厄切斯（紀元前四世紀）：希臘醫師。

⑱⁵庄腳人（Hodge）：為" Roger "常見的變體字，通常指英格蘭的鄉下人。

⑱⁶ Selenas, Leas：均為甘藍菜屬的蔬菜。Crambes：甘藍菜的拉丁名稱。

科學的境界，關鍵在於體認一種新的哲學——知識的系統知識（scientia scientiarum）[187]，關於這一點，柏拉圖是這樣說的：「**只有各種知識達到彼此交融與結合的地步，其相互的密切關係又能夠受到重視，唯其如此，知識的追求才是有價值的**[188]。」這種融會貫通，我不敢說自己已經做到，因為跟約翰生博士的好友奧利佛·愛德華（Oliver Edwards）[189]一樣，我從來就不曾把哲學搞通過，總是「樂在其中，以至未能求其甚解」[190]。

籌備中的高等研究院，哲學的原則就是要納入科學，同時引進文學與歷史的研究，亦即沙頓（George Sarton）[191]大力提倡的新人文主義，[192]務使學生明瞭科學思想的來龍去脈。倒是把科學史局限在克卜勒（Kepler）[193]至今，未免有所不足。理科學生都應該追本溯源，德謨克里特與達爾頓、阿基米得與克爾文（Kelvin）[194]、阿里斯塔克斯與牛頓、加倫與約翰·杭特（John Hunter）[195]，以及柏拉圖、亞里斯多德與所有這些人之間彼此的關係，都應該教給學生知道，「大論文」的學生也應該有機會一窺希臘科學的堂奧。至於公立學校，十六、七歲的孩子就應該擁有足夠的科學知識，能夠明白希奧弗拉斯特（Theophrastus）在植物學中的地位，甚至自己也能夠弄出一個希洛（Hero）[196]泉來。對於科學發展的來龍去脈，學子們一旦擁有了完整的知識，科學在這個國家的地位也將大不相同。讓保德雷圖書館成為一個總館的時機也已成熟，可以成立十個或更多的部門，各自主管一個分館。當學子們再度生活在美輪美奐的圖書室中時，歷史動線的教學也將眉清目楚，隨著音樂館的完備，以及辛格博士與夫人（Dr. and Mrs. Singer）(197)對科學館的厚賜，古典學術、歷史、文學、神學等也將齊

---

(187)知識的系統知識：柏拉圖 *Charmides*。

(188)見柏拉圖《理想國》（*Republic*）。

(189)奧利佛．愛德華（1711-1791）：約翰生博士在潘布魯克學院的摯友。

(190)奧利佛．愛德華的名句，見 James Boswell 的 *The Life of Samuel Johnson*。

(191)沙頓（Alfred Léon George Sarton, 1884-1956）：哈佛科學史教授，著有 *History of Science and New Humanism*（1937）。

(192)奧斯勒的原註為：*Popular Science Monthly*, September, 1918，and *Scientia*, vol. xxiii, 3。

(193)克卜勒（Johannes Kepler, 1571-1630）：德國天文學家、數學家，發現「刻卜勒定律」，推翻傳統天文學說，指出行星繞日，包括運行的軌道、與太陽的距離、以及運行的速度。

(194)克爾文（William Thomas Kelvin, 1824-1907）：蘇格蘭數學家、物理學家，格拉斯哥（Glasgow）大學自然哲學教授，在物理學方面有著廣泛的貢獻，包括光、能、熱、波以及大西洋越洋電纜與電話等的理論。

(195)約翰．杭特（1728-1793）：蘇格蘭解剖學家、外科醫師，一七七三年展開講書生涯，包括解剖學、生理學與病理學，成為一時的權威，桃李甚眾。

(196)希洛泉：見註(128)。

備，不論對教授、職員或大學部學生，每個分館都將成為解惑先生（Doctor perplexorum）。

在這個歷史悠久的知識殿堂中，真希望能有時間，扼要地來談談科學的演進。不過，眼前倒是有一個絕佳的機會，可以讓各位一睹科學演進的兩個面向。承蒙好幾個學院的惠允，特別是三一、默頓、聖約翰與奧里耳（Oriel）這幾個學院，協同保德雷的主任們、考雷博士（Dr. Cowley）[198]、以及瑪格狄倫（Magdalen）學院的剛瑟先生（Mr. Gunther）[199]，出借早期的科學儀器與手稿展出。從一系列的四分儀與星盤，不難看出這些保有古希臘遺風的阿拉伯儀器，是如何將亞歷山大時期的科學轉化進入現代世界的，其中不乏出自牛津，有一件更是與我們的天文詩人喬叟（Chaucer）[200]有關。

默頓學院提供天文與醫學的早期儀器與作品，也是破天荒地首度亮相，而且全都是出自十四世紀一群前輩之手，包括李德（Reed）、艾斯虔登（Aschenden）、西蒙．布萊頓（Simon Bredon）、墨雷（Merle）、瓦林福特的理查（Richard of Wallingford）[201]等等，由於他們的努力與奉獻，才使牛津得以成為世界頂尖的科學學府。

皇家學會早期的科學儀器，存世的已不多見，承蒙三一學院院長與該院管理單位的概允，學會成立之後，由奧萊里伯爵（Earl of Orrery）[202]苦心經營三十年的研究儀器也一併展出，其中一組天文模型以「奧萊里」為名，正是為紀念這位學者的。

希臘自由城邦的歷史在在顯示，**熱愛生命中高尚而美好的物事，足以促進民主精神的發展**。當前西方世界的問題是，在一個以勢為尊的文明中，這種熱愛是否仍然得以開展。今天，無論個人或國家，縱使行為已經喪心病狂到了令人絕望的地步，

---

⑰辛格博士與夫人（Charles Joseph Singer, 1876-1960 與 Dorothea Singer, 1882-1964）：英國醫學與科學史家，對科學史研究的改進貢獻卓著。

⑱考雷（Arthur Ernest Cowley, 1861-1931）：保德雷圖書館館員，為東方學專家。

⑲剛瑟（Robert William Theodore Gunther, 1869-1940）：英國動物學家、骨董家。

⑳喬叟（Geoffrey Chaucer，約 1340-1400）：英國詩人，公認為「英詩之父」，著有家喻戶曉的《坎特伯里故事》（*Canterbury Tales*）。作者對天文學的興趣與知識，廣泛見於作品之中。

㉑李德（William Reed，逝於 1385）：英國主教、數學家、天文學家，一三七五年創辦默頓學院圖書館。艾斯虔登（John Aschenden，生卒不詳）：英國作家，撰有天文學綱要。西蒙．布萊頓（約逝於 1386）：英國數學家、天文學家、醫師。墨雷（William Merle，逝於 1347）：英國氣象學家，撰有世界最古老的天氣記錄。瓦林福特的理查（約 1292-1336）：聖亞爾班修道院院長，為亞爾班鐘（Albion clock）的設計者；此鐘以托勒密的（Ptolemaic）天文學為本，顯示太陽、月亮與諸行星的路徑。

㉒奧萊里伯爵：指查理．波義耳（Charles Boyle, 1676-1731），為牛津三一學院的校友，贊助 George Graham（逝於 1751）利用鐘表原理製作「奧萊里」模型，展示各行星繞日的運動。

但仍然無法就此論斷其存亡。拉法席耶（Lavoisier）[203]在法國大革命中慘遭毒手，巴黎大主教[204]也被巴黎公社送上祭壇給剁了，但法國還是沒有垮掉；在俄羅斯，儘管有丹尼列夫斯基（Danielevski）[205]與史莫諾夫（Smirnov）[206]這類乖戾的學者，以及鮑特金（Botkin）[207]的枉死，卻也還是存活了下來。像明智的希臘自由民那樣，將身家性命都信託給國家，讓男男女女都能夠熱愛周遭照亮他們的光，勉勵大家行兄弟之愛以達到善心撒馬利亞人（Good Samaritan）[208]的標準，但無疑地，要實現這樣的民主，雖非癡心妄想，卻也必須有其他的配套，藉科學控制自然的力量，促進公共的福祉，並追求宗教、藝術與文學中的最美好。

至於生活在現代工業城市的煙塵與髒亂中的人們，勞碌整天之後，個個有如「無福消受福音書的擲鐵餅者」[209]，而我們的清教徒文明，雖有安提諾（Antinous）[210]之美名，卻也還是不脫粗鄙。各位都當記得，山繆爾．巴特勒（Samuel Butler）發現兩尊「擲鐵餅者」（Discobolus，譯註：紀元前五世紀希臘雕刻家麥隆〔Myron〕的作品，存世者皆為複製品）棄置在蒙特婁（Montreal）自然歷史博物館的雜物室中，混雜在獸皮、草木、蛇虺、昆蟲之間，只見一隻填充的貓頭鷹棲在「這位史伯金先生（Mr. Spurgeon）[211]姐夫的身上」，對於這個褻瀆美的老先生[212]，山繆爾．巴特勒大為反感，乃發而為詩，並忍不住喊出：「啊上帝！啊蒙特婁！[213]」

⑳拉法席耶（Antoine Laurent Lavoisier, 1743-1794）：法國化學家，為現代化學之先驅，被判處死刑，死於斷頭台。行刑前，有人為他求情，審判團的答覆是：「在法國，我們不再需要科學家。」

㉔巴黎大主教：指達玻伊（Monseigneur Georges Darboy, 1813-1871），一八七一年五月二十四日在 La Roquette 遭到槍決。

㉕丹尼列夫斯基（Nikolai Ia. Danilevsky, 1822-1885）：俄羅斯哲學家，以自然科學的知識，特別是生物學的，印證他自己的暴力觀點。按照他的說法，暴力乃是歐洲文明的生物性本能，尤以法國革命表現得最徹底，其哲學同時主張民族主義與種族主義。

㉖史莫諾夫（S. A. Smirnov，生卒不詳）：俄羅斯醫師。

㉗鮑特金（Eugene Botkin，逝於 1918）：俄羅斯沙皇尼古拉（Nichola）的家庭醫師，與沙皇及其家人同時遭到殺害。對於俄皇全家在共產革命中遭到殺害，甚至波及無辜的鮑特金，歐斯勒顯然無法苟同。

㉘《路加福音》十章三十至三十七節。指對受苦之人表示同情並給予幫助。

㉙無福消受福音書的擲鐵餅者：山繆爾．巴特勒（Samuel Butler）的〈七首十四行詩與蒙特婁讚歌〉（Seven Sonnets and a Psalm of Montreal）。詩中，一個蒙特婁的老者宣稱，擲鐵餅者無衣遮體，四肢裸露，是個下流粗鄙、沒有指望的傢伙，因此「無福消受福音書」。

㉚安提諾（逝於 130A.D.）：羅馬皇帝哈德里安（Hadrian, 76-138A.D.）的俊美男伴。安提諾早逝，哈德里安封之為神，為其立像建廟。

㉛史伯金先生：巴特勒詩中人物，為男性服飾商的一個客戶，是個吝嗇的富人，滿身銅臭，不知美為何物。

㉜奧斯勒的原註為：「此人我知之甚深，是康乃爾地方的一個老天真，名叫 Passmore。」

但是，我們大可不必洩氣。放眼天下，一切如故，經過了四年的大混戰，飽受摧殘的人文精神依舊呵護著永不屈服的希望，期盼著一個理想的國家：「人民安樂……聰明絕頂，全都勇敢、正直、自制……和諧團結，安享法治、平等、自由，以及所有美好的事物[214]。」魯珣（Lucian）這幅「四海昇平」的畫面，今天的圓桌文士（Round Table pen）[215]或國際聯盟（League of Nations）[216]的謀士們，也有可能依樣葫蘆勾勒一幅出來。這種**對於希望的堅持，見證了理想的力量深入人心，或許比我們敢於夢想的還更深切**。君不見，一場可怕的感染，譬如說天花之類的，只要活了下來，也就終生免疫了。同樣地，我們所經歷過的這場災難，或許也終將嘉惠天下蒼生。柏拉圖在討論過各種形式的政府之後，下結論說：「**國家亦如人民，無非人性而已**[217]。」等到夢想中的理想國接近完成時，他終於了解到，**真正的國家畢竟是在人心裡面。我們每個人都是它的建造者，並按照一個理想一絲不苟地打造它的存在**。將希臘的理想予以重建，落實到今天的民主上，難道不是我們每個人都想要的嗎？而藉此將每個人的服務與社會融而合之，豈不也正是喬治．吉勃特．穆瑞教授（Professor George Gilbert Murray）[218]慧眼之所見。

我們的雙頰仍然燃燒著仇恨，居然在此侃侃而談未來的拯救之道，聽來不免可笑；但是，我們從小所受的教育，其精髓豈不也正是這些東西？人類有生存的權利，有健康幸福生活的權利，這樣的福音今天總算是深入人心了；大戰（一九一四—一八年）之後，科學已經立下了大功，使人免於死非其時，「人的生命貴於純金，甚至比俄斐（Ophir）的黃金更為貴重㉑⑨。」以賽亞（Isaiah）口中的日子似乎已經是唾手可得。醫學之父（the Father of Medicine）有一句發人深省的名言：**仁心與仁術本屬一體**

㉑③見山繆爾．巴特勒的〈七首十四行詩與蒙特婁讚歌〉。

㉑④魯珣（約 125-200A.D.）：希臘諷刺詩人。這段引文的出處無從考查，但似與魯珣《文集》（*Works*）中的〈真實故事〉（A True Story）有關；在〈真實故事〉中，魯珣說他航行至 Rhadamanthus 的島上，好人死後的靈魂在那裡都過著無憂無慮的日子。

㉑⑤圓桌文士：借喻自亞瑟王圓桌武士的民間傳說。奧斯勒在此比喻大英帝國為國家未來所召開的會議，並藉此暗示，期望中的烏托邦是不可能完美達成的。

㉑⑥第一次世界大戰後，各國組成的國際組織，旨在推動國際的和平與合作。成立於一九二〇年，至一九四六年聯合國成立為止。

㉑⑦柏拉圖，《理想國》卷八。

㉑⑧喬治．吉勃特．穆瑞（1866-1957）：牛津欽定希臘文教授，對於希臘理念的詮釋最具權威性，依他的解釋，理想國不是別的，只不過是人盡其才並服務他人而已。

㉑⑨《以賽亞書》十三章十二節。俄斐數度出現於《舊約》，為一產金之地。

⑳。**的確，愛人如兄弟，工作之樂自在其中。**或許唯有二者完全合一，人類的渴望才能夠得到解決，智慧也才能夠代代相續㉑。

⑳希臘原文應譯為：「若有人類之愛，自有術道之愛。」（希波克拉底〔Hippocrates〕，*Precepts*）

㉑《馬太福音》十一章十九節。

奧斯勒給醫科學生的枕邊書

通識教育既不需要花很多的時間，也不需要花很多的金錢，每天不管多忙，拿一成的力氣好好下工夫，切勿以弄好專業為足，務須踏實養成，即便不能成為學者，至少也能成為一個君子。睡前讀半個小時，晨起就有書敞開在眼前。一年下來的成果，定然超出你自己的想像。這裡有十本書，可以終身為友。別的選擇當然很多；總之，在學生生涯中精讀細讀，於心性的養成必將受益無窮。

1. 新舊約聖經（Old and New Testament）
2. 莎士比亞之作品（Shakespeare）
3. 蒙田之作品（Montaigne）
4. 普魯塔克《傳記》（Plutarch's *Lives*）
5. 馬科・奧里略之作品（Marcus Aurelius）

6. 艾匹克泰特之作品（Epictetus）
7. 《醫師的宗教》（*Religio Medici*）
8. 《唐・吉訶德》（*Don Quixote*）
9. 愛默生之作品（Emerson）
10. 奧利佛・溫道爾・霍姆斯——早餐桌上的篇章（Oliver Wendell Holmes-Breakfast-Table Series）

威廉・奧斯勒醫師生平年表

一八四九　七月十二日：出生於上加拿大（Upper Canada，今安大略省），為費德史東・雷克・奧斯勒（Featherstone Lake Osler）與芙瑞・皮克頓（Ellen Free Pickton）之么兒。

一八五七　三月：舉家遷至當達斯（Dundas），位於安大略湖之西緣。

一八六六　一月：入三一學院中學就讀。該校為一獨立男校，位於威斯頓（Weston），即今之希望港（Port Hope）。遇恩師約翰生牧師，三一學院中學校長暨創建人與主教任命的內科主任詹姆斯・包維爾醫師，兩人均對年輕的奧斯勒影響至深。

一八六七　秋：進入多倫多三一學院，主修神學，後改攻醫學。

一八六八　秋：進入多倫多大學醫學院。

一八六九　二月：〈耶誕節與顯微鏡〉一文刊登於《哈德威克科學瑣談》（*Hard-*

Wicke's Science-Gossip），為生平發表的第一篇文章。

一八七〇 秋：轉學麥吉爾大學醫學院，因為該校的臨床教學條件較佳。遇導師羅伯·帕默·霍華德醫師。

一八七二 春：自麥吉爾大學醫學院畢業。

一八七二 遊學歐洲兩年，赴倫敦、柏林、維也納進修臨床醫學。一八七四年返回加拿大。

一八七四 七月：任麥吉爾醫學院研究所講師。

一八七五 四月：德瑞克醫師（Dr. M. Drake）去世，正式任命為麥吉爾醫學院教授。

一八七八 夏：偕同喬治·羅斯（George Ross）訪英（倫敦及愛丁堡），接受皇家醫師學院院士，並從事臨床醫學。

一八七九 五至七月：開始在蒙特妻總醫院教授臨床醫學。其後五年，冬季學期教授生理學與病理學，夏季教臨床醫學。

一八八四 春：訪問歐洲（倫敦、柏林、萊比錫），接受賓州大學聘任為醫學教授。

十月：正式在賓大上任，擔任臨床醫學教授，從此展開為期二十一年的美國生活。

一八八八 九月：應聘於巴爾的摩約翰·霍普金斯醫學院與醫院，分任教授與主任醫師。

一八八九　五月：向賓大醫學院畢業生發表告別演說，講〈寧靜〉。

一八九一　六月：於約翰．霍普金斯醫學院對護理系第一屆畢業生演講〈醫師與護士〉。

一八九二　二月：《醫學原則與實務》出版。

五月：與葛莉絲．林季（Grace Linzee）——費城 Dr. Samuel W. Gross 之遺孀——結成連理。

十月：於明尼蘇達大學新醫療大樓啟用典禮中演講〈老師與學生〉。

十二月：於約翰．霍普金斯醫院歷史學社演講〈柏拉圖筆下的醫療與醫師〉。

一八九四　五月：於賓大衛斯特解剖與生物研究所開幕時演講〈科學的酵母〉。

一八九五　一月：於麥吉爾醫學系新大樓啟用典禮中演講〈教學與思想——醫學院的兩個功能〉。

十二月二十八日：兒子艾德華．萊弗里．奧斯勒（Edward Revere Osler）出生。

一八九七　二月：於費城醫院護理學校畢業典禮演講〈護士與病人〉。

六月：於約翰．霍普金斯醫院護理學校畢業典禮再次演講。

一八九九　九月：向麥吉爾大學醫學院師生發表〈二十五年之後〉。

一九〇一　一月：於波士頓醫學圖書館開館典禮演講〈書與人〉。

一九〇二　九月：於加拿大醫學學會演講〈醫界的沙文主義〉。

一九〇三　十月：畢業三十五年之後，返回母校多倫多大學，於新的生理暨病理實驗室啟用典禮上演講〈行醫的金科玉律〉。

十二月：於紐約醫學院演講〈醫院即學院〉。

一九〇四　八月：接受牛津大學欽定醫學講座。

一九〇五　二月：於約翰．霍普金斯大學畢業典禮向校友、全體師生發表告別演說，講〈定期退休〉。

四月：於麥吉爾大學向美、加學生發表告別演說，講〈學生生活〉。

四月：再講於賓州大學。

四月：於巴爾的摩馬里蘭內科與外科年會上，向美國醫界領袖發表告別演說，講〈整合、平安與和諧〉。

五月：講〈送別〉於紐約的歡送餐會，與會者皆為美、加醫界領袖。

六月：舉家遷至牛津，出任牛津大學欽定醫學講座。

一九一〇　十月：講〈湯瑪斯·布朗爵士〉於倫敦蓋伊醫院醫學社。
　　　　　七月：講〈人類的救贖〉於愛丁堡的麥艾溫堂（McEwan Hall）。
一九一一　六月：英王喬治五世頒授男爵爵位。
一九一三　四月：講〈生活之道〉於耶魯大學，最後一次訪美。
一九一七　八月：兒子艾德華·萊弗里·奧斯勒殉職於歐洲戰場，時為英國皇家砲兵軍官。
一九一九　五月：講〈舊人文與新科學〉於牛津古典學會，時任會長。
　　　　　七月：罹患急性支氣管性肺炎。
　　　　　十二月廿九日：去世，享壽七十。
一九二〇　元月一日：於牛津基督會大教堂舉行追思會。

〈附錄〉／楊義明／美國愛慕理大學醫學院教授

醫學院教師在教學上的成長與魅力

奧斯勒教授（Sir William Osler）於十九世紀末在北美創始的教育體系與觀念，可說是現代醫學教育的源起。奧斯勒教授堪稱是醫學教育的始祖、臨床醫學的泰斗、更是醫學院教師的典範。我們要在醫學教育上有所成長，就要先行認識這位大師，進而學習他的風範。

奧斯勒教授在一八七二年畢業於麥吉爾（McGill）大學醫學院，隨後留學歐洲，進修生理、病理、外科、神經科學與實驗研究。他於一八七四年返回加拿大，回母校執教，開創了床邊（Bedside）教學的觀念，此先進的作風，與當時北美的教學方法迥異，備受矚目。

一八八四年他受到賓州大學醫學院的禮聘，負責醫教。他到了這頗富盛名的美國第一家醫學院，隨即推展醫教改革、實施病床邊教學，以引發學生的學習熱忱，同時設立實驗室，發展研究風氣。他更熱心的參與社區活動，為學術界與一般社會建立起良好的關係。

因為當時北美醫學生只接受課堂上課，完全沒有實際臨床經驗，所以他開始呼籲病床邊教學的重要性，並且加以大力推廣。他的一句名言，點破了臨床教育的真諦。他說「學習臨床醫學，如果沒有書本做導讀來學習病人的臨床症狀，就好像沒有航海圖來導引海上的航行。但是，如果沒有從病人身上觀察來學習醫學，而只讀書本，就好像學習航海，卻從來沒有出海航行過。」

他的優異表現，於一八八九年受到新成立的約翰．霍普金斯大學醫學院與附設醫院的大力延攬，擔任內科主任，並主掌教學。他一面引用德國組織完善的住院醫師制度，同時採用英國良好的「實習學生」制度（Clerkship），進而成為美國最嶄新的醫學教育體系。在短短數年中，他把約翰．霍普金斯大學醫學院發展為醫學教育的殿堂，並且成為名聞世界的醫學中心。

他深信醫學院的學生，必須先具備一般大學畢業資格，不但擁有生物、物理、化學的基本知識，同時應具有良好的語文能力，除了英文之外，還需有德、法文的閱讀能力，更要有通識人文教育的薰陶。他一再強調醫學院的臨床教育，必須在病床邊來教導臨床醫學，經由建立的實習學生制度，讓學生主動的親身參與臨床醫療及教學活動，使學生能實地來學習。他常提到臨床醫學教育的三部曲，就是「由病人開始，自病人引申，於病人完成」，也就是完全以病人為中心的教學。書本與授課，只是教學的導引與工具。

奧斯勒教授除了在醫學上的精深造詣，在人文素養上也是極其醇厚。他所編寫的「醫學原則與實務」，成為當時最重要的醫學教科書。他的著作與演說，異常豐富，不但詞藻優美，充滿睿智，而且令人省思，深具啟示。他激勵我們「要從日常病房工作中接觸的平凡人身上，感受他們的愛和喜悅，他們的憂傷與悲痛」。

他不但極具教學才華，更擁有教師的教誨本質，就是以自己為模範來教導（Teaching by example）。他強調角色仿同（Role model）的重要性，他的身教與言教，樹立了教師的楷模。

奧斯勒教授把他對人類的熱愛、人性的尊重、人道的實踐與全人的關懷，都融入在行醫、教學、生活與著作中。他把醫師、教師與學者的精髓，提升到極致。這是大師的風範，更是無比崇高的魅力。

醫學系的主要教育目標是：教導、培育與訓練醫學生，使其具備良好與適切的一般醫療知識、態度與技巧，進而接受住院醫師的訓練，成為一個稱職的醫療工作者。這種教育過程不但漫長且繁複，也是非常具有挑戰性的困難任務。

我們都知道醫學院的教師，要扮演教學、研究與服務的三重角色。在教學上，指導學生獲取知識與技巧，培養獨立判斷的能力與人性關懷的情操；在研究上，吸取學術新知，探索專業新發現；在服務上，提供良好的醫療與照顧，並且促進疾病的防治與保健。醫學教育者在這三方面都要負起一定程度的責任，尤其是教學。醫學教育者每天面對的挑戰，就是要如何去達成這個任務。這個使命感與責任心，就是鞭策教師成長的動力。

今日醫學院教師的成長，是多方面，也是多層次的。在研究與服務上要有專業發展，在教學上更要有積極的成長，要促使教師對醫學教育有整體的認識與全面的了解，提升教師的教學技巧與運用，加強基礎與臨床醫學的關聯，建立扎實的評量系統與方法，激勵教師秉持全人關懷的情操與最高醫學倫理的實踐，以及擔當角色仿同。

由於醫學教育的漫長歲月與繁複課程，我們對教育的整體性，要有深入的認識。不但要知悉醫學教育的主旨與目標，更要體會醫學教育課程的設計，進而熟悉醫學教育的執行與評估。在硬體上，教師們要協助並參與營造校園的建設與美化、教室的適用、實驗室的設備、圖書館的空間與使用性、討論室的設置、醫院品質與教學的配合。在軟體上要對學生與教師有品質的要求，並有足夠的支持員工。在運作上要有明確的教學目標，良好的課程設計，周全的教學程序與協調，以及合適的教學方法的使用。在資料上必須有適切的教學內容、並提供學生足夠的參考資料。在評量上要有適合的評估方法、有成效的評估，以期優良素質的維持。

在醫學教育的全面了解上，我們要顧及縱向與橫向的交織與互動。在縱向方面，教師要知道各科的相關性與關聯，能預先安排有成效的學習順序，同時講解邏輯關聯，使基礎與臨床能接軌。在橫向方面，要了解各科間的相關與融合，進而能夠維持各科間的協調與各科內部的溝通補強。

在教學技巧的提升上，教師要在演講的技巧與視聽教材的妥善準備與運用上來求精進，並且下功夫，以期教學果效的彰顯。在培養與導引學生發展邏輯思考與獨立判斷的能力，要花心思去改進發揮。教材講義的準備，試題的設計與寫作，往往都被忽略，需要去重視改進，以期達到教學與評估的果效。臨床教學上，一定要著眼於臨床教育的精義，亦即以病人為中心的醫療照顧，輔以主動參與的積極學習。教學小組，是臨床教學的基層架構，必須鞏固的建立起來。唯有以住院醫師為主體，上有主治醫師，下有實習學生與實習醫師的臨床小組，才能發揮教、學相長的功效，也才能培養學生的主動參與意願以及獨立思考與判斷，而且更能培植他們的責任心志與關懷情操。臨床教學技巧的實際運用，有待於臨床老師的努力磨練，互相切磋來提升。

在建立扎實的評量系統與方法上，教師要投入參與，用有效的評估來評鑑學生在知識、態度與技巧的表現，進而以回饋讓學生知道優缺點，而加以改進。

在激勵教師秉持全人關懷的情操上，教師們，由上至下（包括主治醫師、住院醫師、實習醫師，因為在不同層次上，都是老師）需要堅守「最好的醫療照顧，就是從關懷病人開始」的信念，而付諸於實際。在每件醫療工作上，都是為病人的福祉著想，維護最高的醫學倫理標準。如此教師們才是真實的模範，也擔當得起角色仿同。教師要教導學生，要關注學生，用心營造與學生良好的溝通與關係，對學生誠心的關切並且肯費心、有耐心的來教導啟發他們。

拉丁文的醫師與教師是同一個字"Docer"，正好指出在臨床醫學裡，醫師就是教師，教師也是醫師。當醫師把病人照顧好就是病人的好醫師，也正是學生的好典範；當教師把學生教導好，就是學生的好老師也即是病人的好福氣。這個關聯，把醫學院教師的職分與責任帶到了另一個境界。我們教導的學生是將來為人治病解痛的醫者，也是「社會賢者」。博格勒（Roger J. Bugler）寫了一本"In Search of Modern Hippocrates"（《尋找現代的良醫》）來提醒、指正醫學界及醫教工作者。當有人問到，何處去「尋找現代的良醫」時，我們應該有把握說，就在中國醫藥大學及成大附設醫院，就在中國醫藥大學與成大培育的醫師學子當中。

中國醫藥大學醫學院剛走過豐盛的教學元年，正積極進展全面醫學教育改革，成功大學醫學院也正在辛勤耕耘過的教學田園上豐收。我們在醫學教育上，不但已經跨出第一步，而且有了持續的腳步。在這每一個腳步上，教師們不但都要參與，都要付出，更必須帶頭。我們要讓每個腳步留下扎實的腳印，並且能讓後來者遵循我們的腳蹤。這些，就有賴於我們教師自己的成長與自我的要求。教師的魅力，就是帶領我們的莘莘學子踏出穩健的腳步，走在正確的方向上，在醫學教育的耕地裡，培育我們的下一代。

（本文曾於成功大學與中國醫藥大學演講）

給醫學院學生的推薦閱讀

黃達夫、黃崑巖、賴其萬推薦（依姓氏筆畫序排列）

《誰先來》*Who Goes First ?* , Lawrence K. Altman 著；廖月娟譯
《佛克曼醫師的戰爭》*Dr. Folkman's War: Angiogenesis and the Struggle to Defeat Cancer*, Robert Cooke 著；楊玉玲譯
《第二意見》*Second Opinions*, Jerome Groopman 著；陳萱芳譯
《最稚齡的科學》*The Youngest Science*, Lewis Thomas 著；廖月娟譯
《一位外科醫師的修煉》*Complications: A Surgeon's Notes on an Imperfect Science*, Atul Gawande 著；廖月娟譯
《白袍》*White Coat*, Ellen Lerner Rothman 著；朱珊慧譯
《醫學這一行》黃崑巖、黃達夫、賴其萬等編
《希望》*The Anatomy of Hope*, Jerome Groopma 著；廖月娟譯
《愛無國界》*Mountains Beyond Mountains*, Tracy Kidder 著；錢基蓮譯
（以上書籍皆天下文化出版）
《時間等候區》*The Measure of Our Days*, Jerome Groopma 著；鄧伯宸譯
（心靈工坊）

王浩威、沈戊忠、林其和、莊裕安、陳克華、楊義明推薦

（依姓氏筆畫序排列）

《哀悼乳房》西西 著／洪範
《哈佛醫師之路》*Harvard Medical School*，田中真由美著；李尚霖譯／原水文化
《肝炎聖戰》*Hepatitis B combat in Taiwan*，楊玉齡、羅時成著／天下文化
《醫院裡的危機時刻》*Conversations on the Edge*, Richard M. Zaner 著；蔡錚雲、龔卓軍譯／心靈工坊
《醫學與人類文化》邱鴻鍾著／廣東高等教育出版社

《醫學簡史》*Blood & Guts: a Short History of Medicine*, Roy Porter 著；王道還譯／商周出版

《感官之旅》*A Natural History of the Senses*, Diane Ackerman 著；莊安祺譯／時報文化

《白袍》*White Coat*, Ellen Lerner Rothman，朱珊慧譯／天下文化

《做最好的自己》李開復 著 ／聯經出版

《涓涓人生》郭漢崇著／原水文化

《四種愛》*Four Loves*, C. S. Lewis 著；梁永安譯／立緒文化

《魯迅小說選》魯迅著／洪範

立緒文化推薦人文閱讀

大學知識　《哈佛經驗：如何讀大學》*The Making of the Most College, Richard Light* 著；趙婉君譯

大學知識　《百年大學演講精華》胡適、余英時、余秋雨、龍應台等著

人格的修養　《品格的力量》（普及版）*Character*, Samuel Smiles 著；劉曙光譯

生命智慧　《神話》*The Power of Myth*, Joseph Campbell 著；朱侃如譯

生命智慧　《少即是多》*Less is More*, Goldian Vandn Broeck 著；高志仁等譯

人道精神　《自求簡樸》*Voluntary Simplicity*, Duane Elgin 著；張至璋譯

心理學通識　《弗洛依德全傳》*Freud: a Life for Our Time*, Peter Gay 著；梁永安譯

心理學通識　《焦慮的意義》*The Meaning of Anxiety*, Rollo May 著；朱侃如譯

心靈的深層　《人的宗教》*The World's Religion*, Huston Smith 著；劉安雲譯

公民的視野　《文化與抵抗》*Culture and Resistance*, Edward W. Said 著；梁永安譯

內容簡介

對於生命，我們只加一分自己之所能，絕不取一分自己之所欲。

泰然無愧、泰然無懼、泰然無爭。——奧斯勒醫師

這是奧斯勒醫師對自己以及對後輩們的期勉。這樣的期許在今天的社會裡似乎很陌生，但卻是我們應該追求的生命境界。

本書為奧斯勒醫師一八八九年至一九一九年間，對北美各地醫學院學生的演講所編輯完成，觸角遍及醫療倫理、醫療與人道關懷與醫病關係。

奧斯勒醫師的講演在其生前雖然屢經披露，逝後也曾分別以不同版本結集問世，但這本文集卻獨樹一格，一九八三年日本醫學博士日野原重明將之重編，加以註釋，出版了日文版及英文版。英文版由美國杜克大學（Duke University）出版。本書即根據英文版本翻譯而成。

奧斯勒醫師是二十世紀醫學領域的大師，開創了現代醫學新觀念與新里程，是現代醫學教育的始祖、臨床醫學的泰斗，尤其強調醫學的人文與教養。時至今日，他仍然是醫界的典範，世界各地的奧斯勒協會也依然活躍。

作者

威廉．奧斯勒醫師（Sir William Osler, 1849-1919）

歷任美國麥吉爾大學、賓夕凡尼亞大學及約翰．霍普金斯大學醫學教授（1888-1905）、牛津大學的欽定講座教授（1905-1919）。著述等身。

譯者

鄧伯宸

成功大學外文系畢業，曾任報社編譯、主筆、副總編輯、總經理，現為《新觀光》雜誌專欄作者，譯作有《邱吉爾的黑狗》等。

編者

日野原重明醫學博士（Shigeaki Hinohara, M.D.），日本聖路加國際醫院名譽董事長、日本醫學教育協會名譽理事長。

仁木久惠（Hisae Niki, M.A.），日本明海大學英國文學教授。

中文版策劃

楊義明，美國愛慕理大學醫學院教授。

王英明，王英明診所醫師。

中文版審訂

林其和／成大醫學院教授。沈戊忠／中國醫藥大學教務長。吳錫金／中國醫藥大學醫學系系主任。蔡崇豪／中國醫藥大學神經部主任。

中文版編輯

黃秀娟，資深編輯。

中文版校對

馬興國，資深編輯。

國家圖書館出版品預行編目(CIP)資料

生活之道/威廉・奧斯勒(William Osler)著；鄧伯宸譯. -- 二版.
-- 新北市：立緒文化事業有限公司, 民110.04
面；　公分. --(世界公民叢書)
譯自：Osler' s a way of life and other addresses,with commentary and annotations.
ISBN 978-986-360-172-2(平裝)

1.醫學倫理　2.醫病關係　3.文集

410.1619　　110004028

生活之道（第二版）

Osler's A Way of Life and Other Addresses, with Commentary and Annotations

出版——立緒文化事業有限公司（於中華民國 84 年元月由郝碧蓮、鍾惠民創辦）
作者——威廉・奧斯勒（William Osler）
譯者——鄧伯宸

發行人——郝碧蓮
顧問——鍾惠民

地址——新北市新店區中央六街 62 號 1 樓
電話——(02) 2219-2173
傳真——(02) 2219-4998
E-mail Address —— service@ncp.com.tw
劃撥帳號——1839142-0 號 立緒文化事業有限公司帳戶
行政院新聞局局版臺業字第 6426 號

總經銷——大和書報圖書股份有限公司
電話——(02) 8990-2588　傳真——(02) 2290-1658
地址——新北市新莊區五工五路 2 號
排版——伊甸社會福利基金會附設電腦排版
印刷——祥新印刷股份有限公司

法律顧問——敦旭法律事務所吳展旭律師

分類號碼——410.1619
ISBN —— 978-986-360-172-2
出版日期——中華民國 95 年 7 月～104 年 9 月初版 一～四刷（1 ～ 5,600）
　　　　　中華民國 110 年 4 月二版 一刷（1 ～ 1,000）

本書英文版為日野原重明編輯，Duke University 出版，中文版由日野原重明博士授權出版。
內頁照片由 John Hopkins Medical Institutions, Alan Mason Chesney Medical Archives 授權使用。

定價◎ 550 元（平裝）

年度好書在立緒

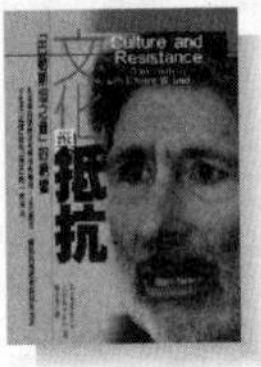

文化與抵抗
- 2004年聯合報讀書人最佳書獎

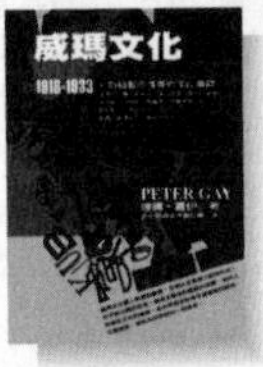

威瑪文化
- 2003年聯合報讀書人最佳書獎

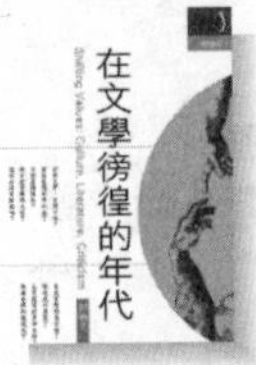

在文學徬徨的年代
- 2002年中央日報十大好書獎

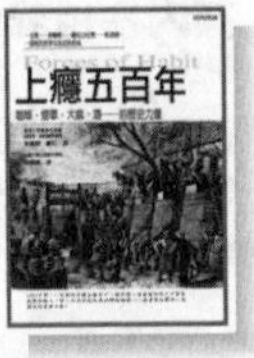

上癮五百年
- 2002年中央日報十大好書獎

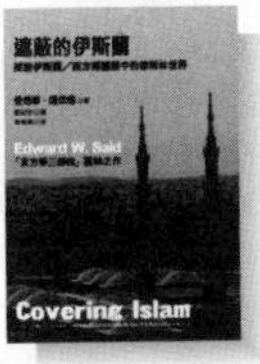

遮蔽的伊斯蘭
- 2002年聯合報讀書人最佳書獎
- News98張大春泡新聞2002年好書推薦

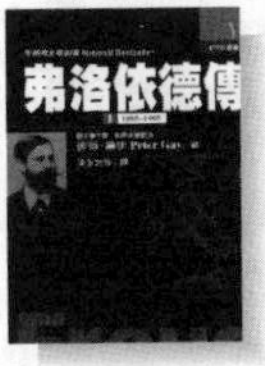

弗洛依德傳
（弗洛依德傳共三冊）
- 2002年聯合報讀書人最佳書獎

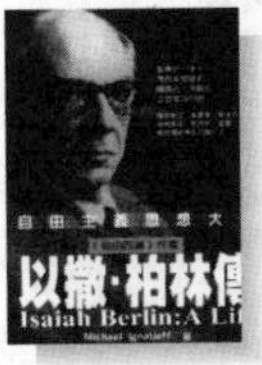

以撒・柏林傳
- 2001年中央日報十大好書獎

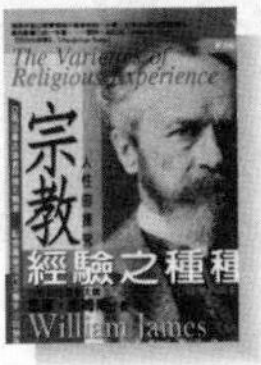

宗教經驗之種種
- 2001年博客來網路書店年度十大選書

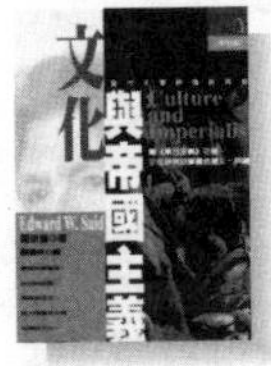

文化與帝國主義
- 2001年聯合報讀書人最佳書獎

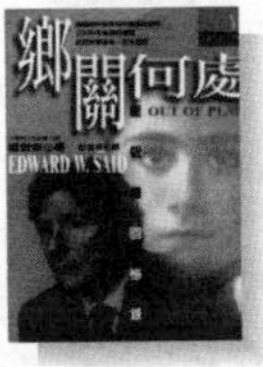

鄉關何處
- 2000年聯合報讀書人最佳書獎
- 2000年中央日報十大好書獎

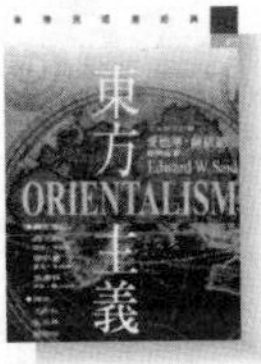

東方主義
- 1999年聯合報讀書人最佳書獎

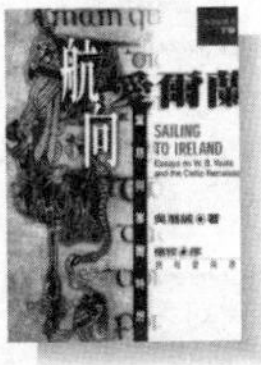

航向愛爾蘭
- 1999年聯合報讀書人最佳書獎
- 1999年中央日報十大好書獎

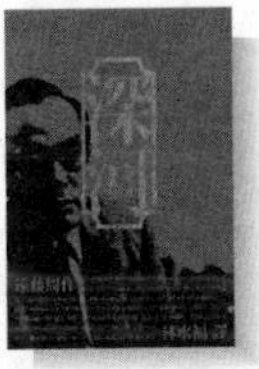

深河(第二版)
- 1999年中國時報開卷十大好書獎

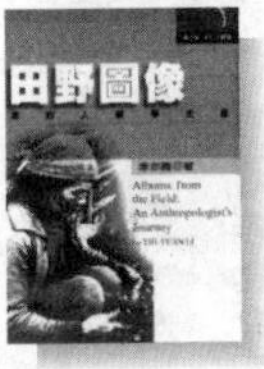

田野圖像
- 1999年聯合報讀書人最佳書獎
- 1999年中央日報十大好書獎

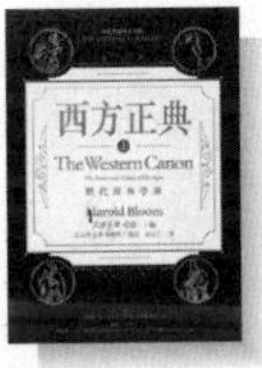

西方正典(全二冊)
- 1998年聯合報讀書人最佳書獎

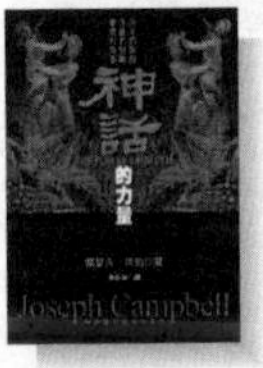

神話的力量
- 1995年聯合報讀書人最佳書獎

心理學與哲學思考

C. G. Jung 榮格對21世紀的人說話

發現人類內在世界的哥倫布

榮格早在二十世紀即被譽為是
二十一世紀的心理學家，因為他的成就
與識見遠遠超過了他的時代。

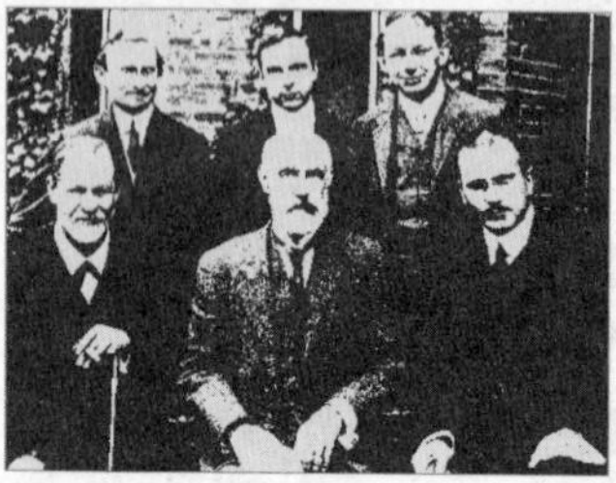

榮格（右一）與弗洛依德（左一）在美國與當地學界合影，中間爲威廉．詹姆斯。

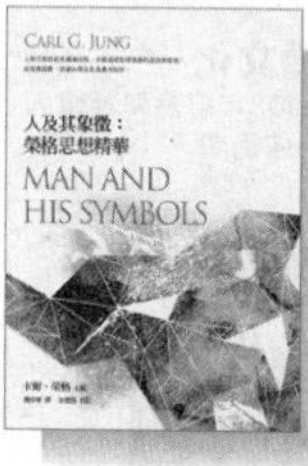

人及其象徵：
榮格思想精華
Carl G. Jung ◎主編
龔卓軍 ◎譯

中時開卷版書評推薦
ISBN: 978-986-6513-81-7
定價：390元

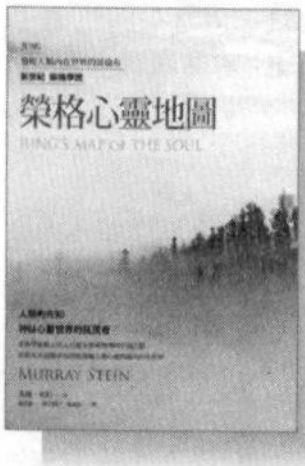

榮格心靈地圖
人類的先知，
神秘心靈世界的拓荒者
Murray Stein◎著
朱侃如 ◎譯
中時開卷版書評推薦
ISBN: 978-986-360-082-4
定價：320元

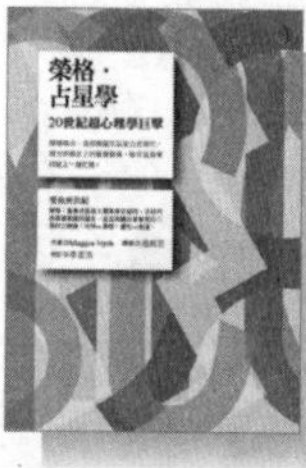

榮格．占星學
重新評估榮格對
現代占星學的影響
Maggie Hyde ◎著
趙婉君 ◎譯

ISBN: 978-986-6513-49-7
定價：350元

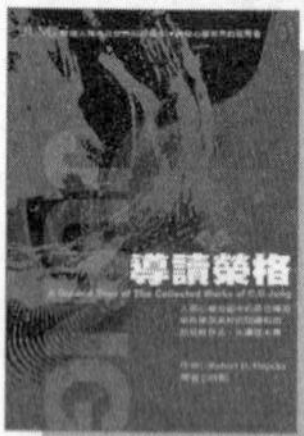

導讀榮格
超心理學大師
榮格全集導讀
Robert H. Hopcke ◎著
蔣韜 ◎譯

ISBN: 978-957-8453-03-6
定價：230元

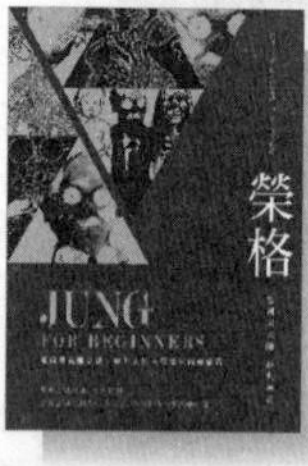

榮格：
思潮與大師經典漫畫
認識榮格的開始
Maggie Hyde ◎著
蔡昌雄 ◎譯

ISBN: 987-986-360-101-2
定價：250元

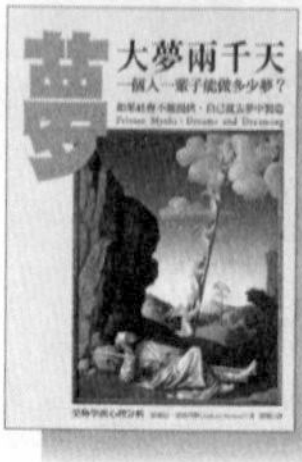

大夢兩千天
神話是公眾的夢
夢是私我的神話
Anthony Stevens ◎著
薛絢 ◎ 譯

ISBN: 978-986-360-127-2
定價：360元

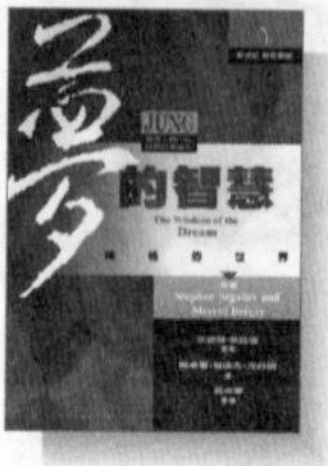

夢的智慧
榮格的夢與智慧之旅
Segaller & Berger ◎著
龔卓軍 ◎譯

ISBN: 957-8453-94-9
定價：320元

心理學與哲學思考

羅洛·梅 Rollo May

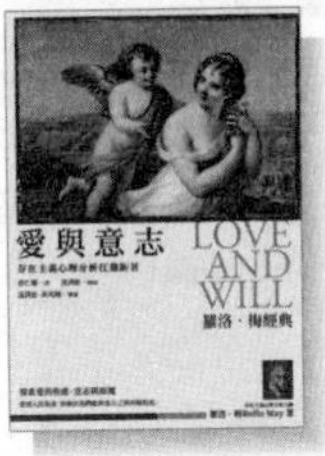

愛與意志：羅洛·梅經典

生與死相反，
但是思考生命的意義
卻必須從死亡而來。

ISBN:978-986-360-140-1
定價：420元

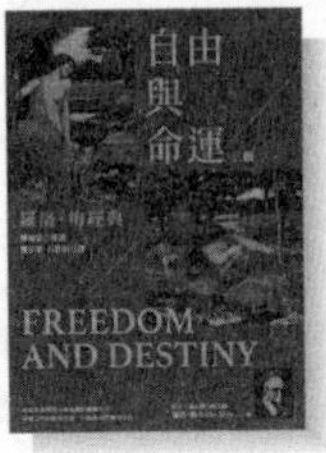

自由與命運：羅洛·梅經典

生命的意義除了接納無
可改變的環境，
並將之轉變為自己的創造外，
別無其他。
中時開卷版、自由時報副刊
書評推薦
ISBN:978-986-360-165-4
定價：360元

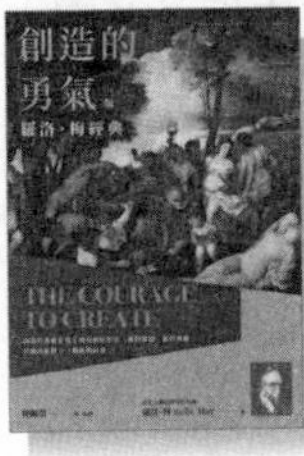

創造的勇氣：羅洛·梅經典

若無勇氣，愛即將褪色，
然後淪為依賴。
如無勇氣，忠實亦難堅持，
然後變為妥協。

中時開卷版書評推薦
ISBN:978-986-360-166-1
定價：230元

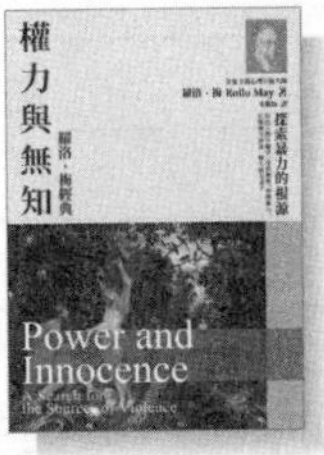

權力與無知：羅洛·梅經典

暴力就在此處，
就在常人的世界中，
在失敗者的狂烈哭聲中聽到
青澀少年只在重蹈歷史的覆轍。

ISBN:978-986-3600-68-8
定價：350元

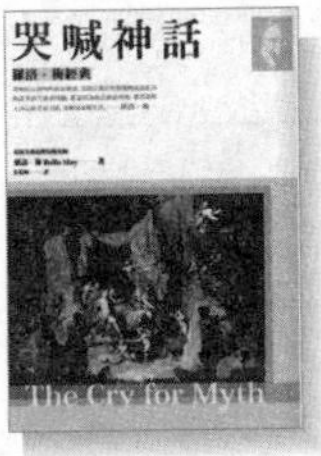

哭喊神話

呈現在我們眼前的....
是一個朝向神話消解的世代。
佇立在過去事物的現代人，
必須瘋狂挖掘自己的根，
即便它是埋藏在太初
遠古的殘骸中。

ISBN:978-986-3600-75-6
定價：380元

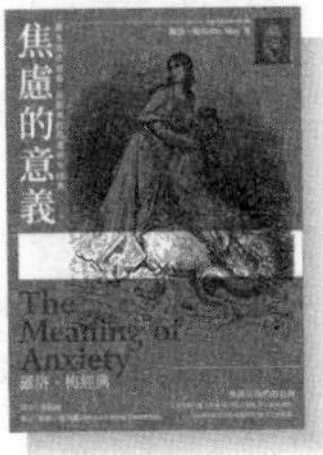

焦慮的意義：羅洛·梅經典

焦慮無所不在，
我們在每個角落
幾乎都會碰到焦慮，
並以某種方式與之共處。

聯合報讀書人書評推薦
ISBN:978-986-360-141-8
定價：420元

尤瑟夫·皮柏 Josef Pieper

二十世紀最重要的哲學著作之一

閒暇：一種靈魂的狀態 誠品好讀重量書評推薦

Leisure, The Basis of Culture
德國當代哲學大師經典名著

本書摧毀了20世紀工作至上的迷思，
顛覆當今世界對「閒暇」的觀念
閒暇是一種心靈的態度，
也是靈魂的一種狀態，
可以培養一個人對世界的關照能力。

ISBN:978-986-360-107-4
定價：280元

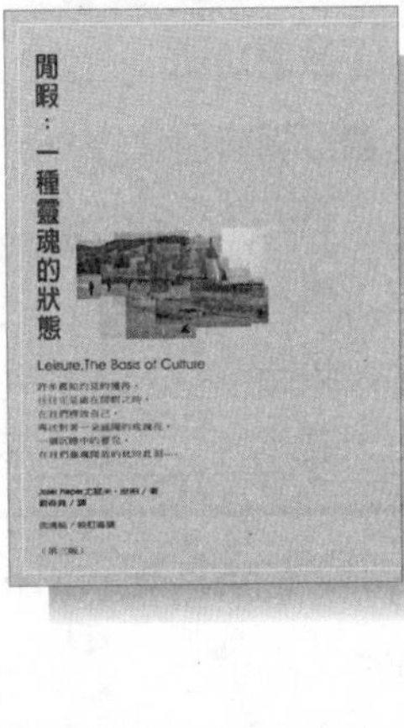

立緒文化事業有限公司　信用卡申購單

■信用卡資料

信用卡別（請勾選下列任何一種）

□VISA　□MASTER CARD　□JCB　□聯合信用卡

卡號：＿＿＿＿＿＿＿＿＿＿＿＿＿＿＿＿＿＿＿＿

信用卡有效期限：＿＿＿＿年＿＿＿＿月

訂購總金額：＿＿＿＿＿＿＿＿＿＿＿＿＿＿＿＿

持卡人簽名：＿＿＿＿＿＿＿＿＿＿＿＿＿＿＿＿（與信用卡簽名同）

訂購日期：＿＿＿＿年＿＿＿＿月＿＿＿＿日

所持信用卡銀行＿＿＿＿＿＿＿＿＿＿＿＿＿＿＿

授權號碼：＿＿＿＿＿＿＿＿＿＿＿＿＿（請勿填寫）

■訂購人姓名：＿＿＿＿＿＿＿＿＿＿＿＿＿＿性別：□男□女

出生日期：＿＿＿＿年＿＿＿＿月＿＿＿＿日

學歷：□大學以上□大專□高中職□國中

電話：＿＿＿＿＿＿＿＿＿＿＿＿職業：＿＿＿＿＿＿＿＿＿＿＿＿

寄書地址：□□□

＿＿＿＿＿＿＿＿＿＿＿＿＿＿＿＿＿＿＿＿＿＿＿＿＿＿＿＿＿＿

■開立三聯式發票：□需要　□不需要（以下免填）

發票抬頭：＿＿＿＿＿＿＿＿＿＿＿＿＿＿＿＿＿＿

統一編號：＿＿＿＿＿＿＿＿＿＿＿＿＿＿＿＿＿＿

發票地址：＿＿＿＿＿＿＿＿＿＿＿＿＿＿＿＿＿＿

■訂購書目：

書名：＿＿＿＿＿＿＿、＿＿＿＿本。書名：＿＿＿＿＿＿＿、＿＿＿＿本。

書名：＿＿＿＿＿＿＿、＿＿＿＿本。書名：＿＿＿＿＿＿＿、＿＿＿＿本。

書名：＿＿＿＿＿＿＿、＿＿＿＿本。書名：＿＿＿＿＿＿＿、＿＿＿＿本。

共＿＿＿＿＿本，總金額＿＿＿＿＿＿＿＿＿＿＿＿元。

⊙請詳細填寫後，影印放大傳真或郵寄至本公司，傳真電話：(02)2219-4998

愛戀智慧 閱讀大師

大都文化閱讀卡

姓　名：

地　址：□□□

電　話：(　　)　　　　傳 真：(　　)

E-mail：

您購買的書名：________________

購書書店：________市（縣）________書店

■您習慣以何種方式購書？

□逛書店 □劃撥郵購 □電話訂購 □傳真訂購 □銷售人員推薦

□團體訂購 □網路訂購 □讀書會 □演講活動 □其他________

■您從何處得知本書消息？

□書店 □報章雜誌 □廣播節目 □電視節目 □銷售人員推薦

□師友介紹 □廣告信函 □書訊 □網路 □其他________

■您的基本資料：

性別：□男 □女　婚姻：□已婚 □未婚　年齡：民國______年次

職業：□製造業 □銷售業 □金融業 □資訊業 □學生

□大眾傳播 □自由業 □服務業 □軍警 □公 □教 □家管

□其他________

教育程度：□高中以下 □專科 □大學 □研究所及以上

建議事項：

愛戀智慧 閱讀大師

廣告回信
北區郵政管理局登記證
北臺字8448號
免貼郵票

立緒文化事業有限公司 收

新北市 231

新店區中央六街62號一樓

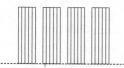

請沿虛線摺下裝訂，謝謝！

立緒文化 閱讀卡

感謝您購買立緒文化的書籍

為提供讀者更好的服務，現在填妥各項資訊，寄回閱讀卡（免貼郵票），或者歡迎上網http://www.facebook.com/ncp231即可收到最新書訊及不定期優惠訊息。

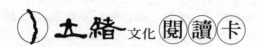